中医临床必读丛书

验方新编

上册

清·鲍相璈 纂辑
清·梅启照 增辑
苏 礼 焦振廉
张琳叶 胡 玲
周 晶 徐 伟
武文筠
整理

人民卫生出版社

图书在版编目(CIP)数据

验方新编　上册/清·鲍相璈纂辑，清·梅启照增辑；苏礼等整理.—北京：人民卫生出版社，2007.7

（中医临床必读丛书）

ISBN 978-7-117-08622-6

Ⅰ.验…　Ⅱ.①鲍…②梅…③苏…　Ⅲ.验方-汇编-中国-清代　Ⅳ.R289.5

中国版本图书馆 CIP 数据核字(2007)第 045424 号

中 医 临 床 必 读 丛 书

验方新编

（上册）

纂　　辑：清·鲍相璈
增　　辑：清·梅启照
整　　理：苏礼等
出版发行：人民卫生出版社（中继线 010-59780011）
地　　址：北京市朝阳区潘家园南里 19 号
邮　　编：100021
E - mail：pmph @ pmph.com
购书热线：010-59787592　010-59787584　010-65264830
印　　刷：三河市尚艺印装有限公司
经　　销：新华书店
开　　本：850×1168　1/32　　**印张：**19.5
字　　数：495 千字
版　　次：2007 年 7 月第 1 版　2025 年 4 月第 1 版第 18 次印刷
标准书号：ISBN 978-7-117-08622-6/R·8623
定　　价：34.00 元(上、下册总定价：77.00 元)

出版者的话

中医要发展创新，提高临床疗效是必由之路。而提高临床疗效的捷径，就是继承前人宝贵的诊疗理论和丰富的临床经验。古今大凡著名医家，无不是在熟读古籍，继承前人经验的基础上而成为一代宗师的。厚积薄发，由博返约，是读书成才的必然过程。步入21世纪，中医的发展与创新仍然离不开继承，而继承的第一步必须是熟读中医古籍，奠定基础。这好比万丈高楼，筑基必坚；参天大树，扎根必深。

为了在新世纪进一步发展中医，提高中医临床疗效水平，针对目前中医现状，国家中医药管理局启动了"优秀中医临床人才研修项目"。该计划首批精选培养名中医200名左右，期望在新世纪再培养一大批中医临床大家，为我国人民的医疗保健再做贡献。做临床，必读古籍；做名医，更需要熟悉古籍并能灵活应用。为了适应中医临床人才培养计划，我们从"优秀中医临床人才研修项目"必读书目中先期精选了中医各科必读的70余种整理后已相继出版发行，应广大读者要求，经全国著名中医专家王永炎、余瀛鳌等推荐和论证，续增34种，使《中医临床必读丛书》的出版渐臻完备。本丛书共105种，所选精当，涵盖面广，多为历代医家推崇，尊为必读经典著作，在中医学发展的长河中，占有重要的学术地位。

本次整理突出了以下特点：①力求原文准确，每种医籍均由各科专家遴选精善底本，加以严谨校勘，为读者提供精确的原文。②原则上只收原文，不作校记和注释，旨在使读者在研习之中渐得旨趣，体悟真谛。③每书撰写了导读，介绍该书的作者生平、成书背景、学术特点，及对临床的指导意义以及如何学习运用等内容，提要钩玄，以启迪读者。为便于读者检索，书后附以索引。

期望本丛书的出版，能真正起到读古籍，筑根基，做临床，提疗效的作用，有助于中医临床人才的培养和成长，以推动我国中医药事业的发展与创新。

一、经典著作

《灵枢经》
《黄帝内经素问》
《伤寒论》
《金匮要略》
《温病条辨》
《温热经纬》

二、诊断类著作

《脉经》
《诊家枢要》
《濒湖脉学》

三、通用著作

《中藏经》
《伤寒总病论》
《素问玄机原病式》
《三因极一病证方论》
《素问病机气宜保命集》
《内外伤辨惑论》
《儒门事亲》
《脾胃论》
《兰室秘藏》
《格致余论》
《丹溪心法》
《景岳全书》
《医贯》
《理虚元鉴》
《明医杂著》
《万病回春》
《慎柔五书》
《内经知要》
《医宗金鉴》
《石室秘录》
《医学源流论》
《兰台轨范》
《杂病源流犀烛》
《古今医案按》
《笔花医镜》
《类证治裁》
《医林改错》

《血证论》
《名医类案》
《医学衷中参西录》
《丁甘仁医案》

四、各科著作

（一）内科

《金匮钩玄》
《秘传证治要诀及类方》
《医宗必读》
《医学心悟》
《证治汇补》
《医门法律》
《张氏医通》
《张聿青医案》
《临证指南医案》
《症因脉治》
《医学入门》
《先醒斋医学广笔记》
《温疫论》
《温热论》
《湿热论》
《串雅内外编》
《医醇賸义》
《时病论》

（二）外科

《外科精义》
《外科发挥》
《外科正宗》
《外科证治全生集》
《疡科心得集》

（三）妇科

《经效产宝》
《妇人大全良方》
《女科经纶》
《傅青主女科》
《竹林寺女科秘传》
《济阴纲目》
《女科辑要》

（四）儿科

《小儿药证直诀》
《活幼心书》
《幼科发挥》
《幼幼集成》

（五）眼科

《秘传眼科龙木论》
《审视瑶函》
《银海精微》
《目经大成》
《眼科金镜》

（六）耳鼻喉科

《重楼玉钥》
《口齿类要》
《喉科秘诀》

（七）针灸科

《针灸甲乙经》
《针灸资生经》
《针经摘英集》
《针灸大成》
《针灸聚英》

（八）骨伤科

《永类钤方》

《仙授理伤续断秘方》

《世医得效方》

《正体类要》

《伤科汇纂》

《厘正按摩要术》

（九）养生

《寿亲养老新书》

《遵生八笺》

《老老恒言》

五、方药类著作

《太平惠民和剂局方》

《医方考》

《本草原始》

《医方集解》

《本草备要》

《得配本草》

《成方切用》

《时方妙用》

《验方新编》

人民卫生出版社

2007年3月

序

中医药学是具有中国特色的生命科学，是科学与人文融合得比较好的学科，在人才培养方面，只要遵循中医药学自身发展的规律，只要把中医理论知识的深厚积淀与临床经验的活用有机的结合起来，就能培养出优秀的中医临床人才。

近百余年西学东渐，再加上当今市场经济价值取向的作用，使得一些中医师诊治疾病，常以西药打头阵，中药作陪衬，不论病情是否需要，一概是中药加西药。更有甚者不切脉、不辨证，凡遇炎症均以解毒消炎处理，如此失去了中医理论对诊疗实践的指导，则不可能培养出合格的中医临床人才。对此，中医学界许多有识之士颇感忧虑而痛心疾首。中医中药人才的培养，从国家社会的需求出发，应该在多种模式多个层面展开。当务之急是创造良好的育人环境。要倡导求真求异，学术民主的学风。国家中医药管理局设立了培育名医的研修项目，首先是参师襄诊，拜名师制订好读书计划，因人因材施教，务求实效。论其共性则需重视“悟性”的提高，医理与易理相通，重视易经相关理论的学习；还有文献学、逻辑学，生命科学原理与生物信息学等知识的学习运用。“悟性”主要体现在联系临床，提高思想思考思辩的能力，破解疑难病例获取疗效。再者是熟读一本临证案头书，研修项目精选的书目可以任选，作为读经典医籍研修晋阶保底的基本功。第二是诊疗环境，我建议城市与乡村、医院与诊所、病房与门诊可以兼顾，总以多临证多研讨为主。若参师三五位以上，年诊千例以上，必有上乘学问。第三是求真务实，“读经典做临床”关键在“做”字上苦下功夫，敢于置疑而后验证、诠释进而创新，诠证创新自然寓于继承之中。

中医治学当溯本求源，古为今用，继承是基础，创新是归宿，认真继承中医经典理论与临床诊疗经验，做到中医不能丢，进而才是中医现代化的实施。厚积薄发、厚今薄古为治学常理。所谓勤求古训、融汇新知，即是运用科学的临床思维方法，将理论与实践紧密联系，以显著的疗效、诠释、求证前贤的理论，寓继承之中求创新发展，从理论层面阐发古人前贤之未备，以推进中医学科的进步。

综观古往今来贤哲名医均是熟谙经典，勤于临证，发遑古义，创立新说者。通常所言的“学术思想”应是高层次的成就，是锲而不舍长期坚持“读经典做临床”在取得若干鲜活的诊疗经验的基础上，应是学术闪光点凝聚提炼出的精华。笔者以弘扬中医学学科的学术思想为己任而决不敢言自己有什么学术思想，因为学术思想一定要具备有创新思维与创新成果，当然是在继承为基础上的创新；学术思想必有理论内涵指导临床实践，能以提高防治水平；再者学术思想不应是一病一证一法一方的诊治经验与心得体会。如金元大家刘完素著有《素问玄机原病式》，自述“法之与术，悉出《内经》之玄机”，于刻苦钻研运气学说之后，倡“六气皆从火化”，阐发火热症证脉治，创立脏腑六气病机、玄府气液理论。其学术思想至今仍能指导温热、瘟疫的防治。非典型传染性肺炎(SARS)流行时，运用玄府气液理论分析证候病机，确立治则治法，遣药组方获取疗效，应对突发公共卫生事件造福群众。毋庸置疑刘完素是“读经典做临床”的楷模，而学习历史，凡成中医大家名师者基本如此，即使当今名医具有卓越学术思想者，亦无例外，因为经典医籍所提供的科学原理至今仍是维护健康防治疾病的准则，至今仍葆其青春，因此“读经典做临床”具有重要的现实意义。

值得指出，培养临床中坚骨干人才，造就学科领军人物是当务之急。在需要强化“读经典做临床”的同时，以唯物主义史观学习易经易道易图，与文、史、哲，逻辑学交叉渗透融合，提高“悟性”指导诊疗工作。面对新世纪东学西渐是另一股潮流，国外学者研究老聃、孔丘、朱熹、沈括之学，以应对技术高速发展与理论相对滞后的矛盾日趋突出的现状。譬如老聃是中国宇宙论的开拓者，惠施则注重宇宙中一般事物的观察。他解释宇宙为总包一切之“大一”与极微无内之“小一”构成，大而无外小而无内，大一寓有小一，小一中又涵有大一，两者相兼容而为用。如此见解不仅对中医学术研究具有指导作用，对宏观生物学与分子生物学的链接，纳入到系统复杂科学的领域至关重要。近日有学者撰文讨论自我感受的主观症状对医学的贡献和医师参照的意义；有学者从分子水平寻求直接调节整体功能的物质，而突破靶细胞的发病机制；有医生运用助阳化气，通利小便的方药能同时改善胃肠症状治疗幽门螺杆菌引起的胃炎，还有医生使用中成药治疗老年良性前列腺增生，运用非线性方法，优化观察指标，不把增生前列腺的直径作为惟一的“金”指标，用综合量表评价疗效而获得认许，这就是中医的思维，要坚定地走中国人自己的路。

人民卫生出版社为了落实国家中医药管理局设立的培育名医的研修项目，先从研修项目中精选 70 余种陆续刊行，为进一步扩大视野，续增的品种也是备受历代医家推崇的中医经典著作，为我们学习提供了便利条件，只要我们“博学之，审问之，慎思之，明辩之，笃行之”，就会学有所得、学有所长、学有所进、学有所成。治经典之学要落脚临床，实实在在去“做”，切忌坐而论道，应端正学风，尊重参师，教学相长，使自己成为中医界骨干人才。名医不是自封的，需要同行认可，而社会认可更为重要。让我们互相勉励，为中国中医名医战略实施取得实效多做有益的工作。

王永炎

2007 年 3 月 5 日

导读

辑录我国清代以前民间单方验方的《验方新编》一书，是一部影响较大、流传较广的中医验方著作。《验方新编》搜罗宏富，门类赅备，征引广博，实用性强，比较全面地展示了历代民间医家的医学理论和治疗经验，为中医临床医学、康复医学、预防保健医学的发展提供了重要的借鉴和参考。《验方新编》是中医工作者进行教学、研究，特别是从事临床诊疗必读的中医古籍之一。以简体通行本的形式重新整理出版《验方新编》一书，对于进一步学习、掌握古代医家的临床经验，继承、发扬历代先贤的学术思想，开发新一代中医治疗技术和药品，不断提高当代中医临床诊疗水平，具有相当重要的现实意义。

一、《验方新编》与作者

《验方新编》系清代官吏兼医家鲍相璈纂辑，书成于清道光二十六年（1846）。

鲍相璈，清道光、咸丰间湖南善化（今湖南长沙）人。幼时因鄙视有良方却秘不传世的行为，遂立愿广求良方，凡见载于古今医籍，或得之于亲友传闻的验方单方，皆亲手记录下来，经过二十多年不遗余力地广搜博采，积累了大量的第一手资料，可谓“荟萃甚富，各门具备”。于是鲍氏便在此基础上进行编辑整理，删去其中不切于实用，或药物偏于冷僻贵重，或方药重复的内容，着重选择针对性强、简便廉验的秘验单方加以校雠整理，以期达到“有是病即有是方，有是方即有是药”的目的，终于在粤西武宣（今广西武宣）任职时编成《验方新编》一书，并于清道光二十六年（1846）正式刊行。

《验方新编》原刻本8卷，经梅启照等增辑为24卷本，其卷一至卷八分为五十三部，按人体部位及病证收载内科杂病的内外治方，卷九至卷十一为妇、儿、外科验方，卷十二至卷十三为急救解毒及跌打损伤方药，卷十四至卷十六为怪症奇病及辟毒去污杂法，卷十七至卷二十四为后人增辑的内容，分别载述了内科杂症、妇科儿科、喉痧骨伤、痈疽疮疔等治法方药。书末附有《咽喉秘集》一卷，收载咽喉疾病的治法及验方。所收验方大多简便易求，切于实用。

《验方新编》流传极广，版本繁多，据统计，从1846年到1994年，复刻重印的版本竟达170余种之多。除原刻8卷本外，尚有10卷本、16卷本、18卷本、24卷本等等，不一而足。卷数虽有不同，但皆是在原刻本的基础上，或调整卷数，或增补内容而成。现存《验方新编》的主要版本有清道光二十六年（1846）8卷原刻本，清道光二十九年（1849）粤东海山仙馆8卷本，清光绪四年（1878）杭州东壁斋24卷刻本以及人民卫生出版社1990年12月排印本等。

二、《验方新编》的主要学术特点及其对临床的指导意义

《验方新编》集中展示了我国清代以前在民间验方方面的研究成果，具有鲜明的学术特点。

1. 全面搜集，系统整理

《验方新编》的内容相当丰富，它不仅全面吸收了流传在民间的奇验秘方，而且重点采撷了历代专科医家的经验医方。其内容涉及内、外、儿、妇、五官、针灸、骨伤各科，范围包

括医疗、预防、保健乃至辟毒、去污等各个方面。在资料的整理上，《验方新编》采用以人体脏腑部位为纲，以具体病症为目的编排方法，颇便于读者据病选方，按证用药。鲍氏认为“单方最夥，选择宜精，果能方与症对，则药到病除”，所以对资料的遴选极为审慎，《验方新编》中所载诸方“虽未能一一遍试”，但多为疗效卓著之方。正如清人张绍堂在光绪辛巳年（1881）为其续编18卷本《验方新编》所写的序言中评赞说：“惟鲍氏所辑《验方新编》，为时珍异，病者按册稽部，按部稽症，按症投剂，至剂之得，犹磁石之取铁焉。既简既便，亦精亦博。”

2. 内外兼收，尤重外治

《验方新编》收载了大量的经效内治方、食疗方，更收载了丰富的外治方，为临床治疗提供了更多的选择。如治疗酒食凝滞攻冲作痛方，用川楝子一钱半，延胡索、五灵脂、桃仁、蒲黄各一钱，水煎服，并特别注明：“其效如神，此叶天士先生方也。”按此方乃是刘河间《素问病机气宜保命集》金铃子散与《太平惠民和剂局方》失笑散的合方，再加一味桃仁而成。前者善治气郁化火，气滞血瘀诸痛；后者功能活血行瘀，散结止痛；桃仁破血行瘀，合奏化瘀止痛之功。证之临床，此方对因气滞血瘀所致的心腹胃脘疼痛均有较好的疗效。《验方新编》收载的食疗方多有较高的使用价值，如治咳嗽痰喘，用雪梨四两，生姜一两，共捣汁，去渣，加蜜四两，共煎数沸，不拘时服。此方对慢性气管炎、支气管炎证属阴虚肺热者，当有滋阴降火之效。《验方新编》重视对外治方的整理研究，所谓“期于稳妥，外治为多。”除一般外治方外，流传于民间的刮痧疗法，整骨、接骨、夹缚手法及民间手术疗法等等，都有较多的载述，足资参考。

3. 专科专病，简便廉验

《验方新编》中收载了许多治疗专科专病的秘验单方，诸如妇科专病方、儿科专病方、痈疽专病方、急救解毒方、痧痘专病方等，为中医专科专病的研究和发展，提供了相当丰富的资料。《验方新编》所载之方，大多具有简便廉验的特点，所谓“有不费一钱而其效如神者，虽至穷乡僻壤之区，马足船唇之地，无不可以仓促立办，顷刻奏功”。如治疗痢疾多年不愈而以白痢为主者，用鸦胆子去壳，以桂圆肉包而服之。现代药理研究证实，鸦胆子有较强的抗阿米巴作用，对阿米巴痢疾有很好的治疗作用。再如治疗鼓胀水鼓症，用商陆根、葱白捣，填脐中。按此方中商陆竣下逐水，葱白温阳利水，服之可使“小便利，肿自消”，既达到了利水消鼓的目的，又避免了商陆竣下伤正的毒副作用。

《验方新编》汇集了中国民间医学的主要成就和经验，对于当代中医学术理论的发展以及临床诊疗水平的提高，具有相当重要的参考意义。

三、如何学习和应用《验方新编》

1. 全面浏览，重点掌握

学习和应用《验方新编》，首先要对其进行全面的浏览，认真阅读其凡例及序文。《验方新编》成书时只有八卷，经后人不断修订补充，至今已成洋洋 24 卷、百万余字的医方巨著。其内容不仅涉及中医临床各科疾病的适宜技术和方药，也包括中医学术理论的阐述与发挥；既有常规诊疗方法的记载，又有神秘独特医术的论说。只有在全面浏览的前提下，才可能充分了解其编辑宗旨和基本内容，正确把握其核心技术和关键方药。

2. 详加考证，务求其真

《验方新编》收载资料的时间跨度大，来源范围广，内容丰富而难免庞杂。学习时应参照有关医典，详加研究考证；应用时要结合具体病症，务求药证相符。《验方新编》卷七痢疾门载有“痢疾三方”、“微理妙论”等内容，后人用之辄效，多所推崇。细考其文字，当出自清人倪涵初手订《倪涵初疟痢三方》。倪氏曾对疟疾、痢疾各拟三方，详述其适应证及加减用法，处方平易有效，秦伯未氏曾收其方于《中医临证备要》一书，流传弥广。倪氏还提出痢疾忌温补、忌大下、忌发汗、忌分利之所谓“四忌”，其书后被刊入《济世专门篇》。了解了这些传承渊源，临床使用其法其方，就更多了几分底气和把握。

3. 传承精华，扬弃糟粕

《验方新编》所载验方治法，大多“亦精亦博，既简既便”，堪称为中医方剂学中的瑰宝，受到许多医家的重视和赞誉。清道光间著名藏书家、《海山仙馆丛书》的辑刊者潘仕成就曾对《验方新编》大加赞赏，认为其书堪与葛洪《肘后方》、孙思邈《备急千金要方》相媲美。今人也有不少医家和学者对该书进行认真发掘，深入研究，取得了丰硕的成果。如用《验方新编》四妙勇安汤治疗脱疽及风湿类疾病取得卓越疗效；用《验方新编》有关少商穴的用法治疗多种疾病疗效满意等等。但需要指出的是，由于受历史条件的限制，书中还存在一些诸如所谓“张天师催生符”之类不合时宜的文字、不尽恰当的内容。为了尽可能地保存其原貌，这次校订整理过程中对其不尽符合现代要求的内容，除个别适当删削外，一般未作改动，读者在学习和应用的过程中，需要加以注意和鉴别。

苏 礼

2007年5月于陕西省中医药研究院

以载有"制剂之方"、"服用之法"等内容，言人用之解效，多与书后，明多其文字，皆出自前人医籍的引订，《医治的汇编》"方"。阅所占引书籍，都按各种分类，详述其适应证及用法用法。此方本书自有效，我们未作删改，收入了《中医临证备要》一书"点校说明"。依据《验方新编》……分类之所谓"四类"，其特点被引入《临证备要》，了解、改进传承研究，提供使用其效其方，使更多了解分析它和使用。

3. 传承精华，继承创新

《验方新编》收载验方近万首，大多系"小偏方"，简便廉验，可补中医方剂学中的缺憾，受到历代医家的重视与推崇。清道光同治年间……《验方新编》的编刊者……对《验方新编》大加赞赏，认为其书是……和赞誉……合适了……之类……人……个少……补……这……广……方新编，同时……《验方新编》……有关……的……但需要指出的是，由于受历史条件的限制，书中也存在一些谬如……等不合时宜的文字……这部分内容，书中也……有……的，我们在整理过程中……保持原貌……请读者在学习和运用的过程中，有所鉴别。

苏　礼

2007年5月于陕西省中医药研究院

整理说明

《验方新编》十卷，清鲍相璈纂辑，书成于清道光二十六年（1846）。

《验方新编》是一部流传极广、影响甚大的中医民间医药验方著作，其纂辑者鲍相璈为我国清代地方官吏兼医家。《验方新编》一书原刻本8卷，经梅启照等增辑为24卷，分别收载内科杂病、妇科、儿科、外科、急救及时症验方，按人体部位及病证详分为头、面、眉、目及咳嗽、吐血、哮吼、痰疾等门类。所收验方大多简便易求，切于实用。《验方新编》比较全面地展示了历代民间医家的医学理论和治疗经验，是中医工作者进行教学、研究，特别是从事临床诊疗必读的中医古籍之一。

《验方新编》版本众多，流传极广。现存的主要版本有清道光二十六年（1846）8卷原刻本、清道光二十九年（1849）粤东海山仙馆8卷本、清光绪四年（1878）杭州东壁斋24卷刻本以及人民卫生出版社1990年12月排印本等。

整理并重新出版《验方新编》一书，推出符合时代要求、适于中医工作者学习研究之需的《验方新编》新的版本，对于发展中医学术、提高中医临床诊疗水平，具有重要的现实意义。

在这次点校整理过程中，我们主要做了以下几项工作：

1. 选本　根据刊刻较早、内容完整、校印较精、错误较少的选本原则，选用清光绪四年（1878）杭州东壁斋24卷刻本为底本，清同治元年（1862）海山仙馆刻本、清同治三年甲子（1864）醉六堂刊本为主校本，人民卫生出版社1990年12月排印本，以及该书所引用的有关医籍如《黄帝内经》、《伤寒论》、《金匮要略》、《备急千金要方》、《千金翼方》、《外科证治全生集》等为参校本。

2. 正字　凡底本中可以对应为简化字的繁体字皆改用简化字，其个别不能对应者酌予沿用。

凡文中的完全异体字统一改为相应的正体字。部分异体字及通用字，视具体情况采用相对通行的字体。

凡文中的通假字原则上改用相应的本字，其个别习用者酌予沿用。

凡文中的古体字原则上改用相应的今字，其个别习用者如癥（症）、痠（酸）等，酌予沿用。

3. 段落与标点　依照原文文义划分段落。

依据文义与医理对原文进行标点。标点符号的使用按照现代汉语标点符号使用规范进行。标点符号以句号、逗号、顿号为主，一般少用问号、惊叹号。

4. 校勘　凡原文中可以确认的讹、夺、衍、倒且有校本可据者，据校本改、补、删、移，不出校记。

凡原文中可以确认的讹、夺、衍、倒但无校本可据者，据文义改、补、删、移，不出校记。

凡底本与校本文字不同义均可通者，不予校改，亦不出异文校记。

凡底本正确而校本有误者，不加校勘，不出校记。

凡底本目录与正文标题不一致者，据正文及校本予以改正。

凡底本右药、右方之“右”，悉改为“上”。

5. 其他

（1）原书中的药名与现代使用不合者，依据《中药大辞典》和高等中医药院校《中药学》教材酌予规范。药名的规范仅限于字数及发音皆同者，如山查→山楂、只壳→枳壳、龟板→龟版、黄耆→黄芪、栝楼→瓜蒌、浮苹→浮萍、白芨→白及、益志仁→益智仁等，余概不及。

（2）凡文中小字夹注，使用小号字体接排于正文大字之后。凡眉批，根据文义用小号字体排于正文中相应位置。

（3）根据现代书籍的排版习惯，对原本的目录及署名进行了适当的调整。

（4）据校本增补了张绍堂、潘仕成的序文。

（5）据校本补录《咽喉秘集》一卷。

（6）删去原书中带有较强迷信色彩的“诸般骨鲠符水法”、“张天师催生符”等个别内容。但为保持内容完整性，有些内容仍予保留。

6. 书后增加方剂索引，便于读者查阅。

鲍相璈序

凡人不能无病，病必延医服药。然医有时而难逢，药有时而昂贵，富者固无虑此，贫者时有束手之忧。为方便计，自莫良于单方一门矣。单方最夥，选择宜精。果能方与症对，则药到病除，无医亦可。余幼时见人有良方秘而不传世，心窃鄙之，因立愿广求，不遗余力。或见于古今之载籍，或得之戚友之传闻，皆手录之。久之荟萃甚富，各门俱备，乃删其不甚经验及数方相同与夫贵药不能力致者。今之所存，期于有是病即有是方，有是方即有是药，且有不费一钱而其效如神者。虽至穷乡僻壤之区，马足船唇之地，无不可以仓卒立办，顷刻奏功。区区救世之苦心，校雠不倦，寝食与俱，盖二十年于兹矣。同人见之，谓可传世，遂集资以付手民，而志其缘起如此。后有所得，当俟续刻云。

道光丙午仲春月善化鲍相璈选于粤西武宣官廨

梅启照序

语云：医不三世，不服其药。夫药不轻服者，亦恐其方之不验耳。若有经验之方，遇相合之症，而不广其传以济之，非所以体好生之德也。然古人著书，多指一事。如《灵枢》、《铜人》之言针灸，《直格》、《标本》之论伤寒，《卫生总微》之纪小儿，《卫济宝书》之考痈疽，《大全良方》之载妇科，《脉诀刊误》之详经络，以及吴有性、卢之颐之徒，或精时疫，或治痎疟，皆偏于一门，不能兼综。惟张机《金匮要略》二十五篇，分二百六十二方，为医家杂症之祖，然世罕传本，睹之者稀。他若葛洪《肘后备急方》，虽分五十三类，然有方无论，人或疑之。巢元方虽论《病源》，而又不载方药，仍不足以征信。董汲《旅舍备要方》虽足救急，而其药有不可理解者，似亦未善。独王焘《外台秘要》先论后方，深得授受之法。王衮以家藏医方七千余道，择其精者为《博济方》，用无不验，其法与此正合。厥后许叔微《类证普济本事方》，吴彦夔《传信适用方》，沙图穆苏《瑞竹堂方》，危亦林《世医得效方》，皆由历验而著，同为兹篇所本，故以验方名之。虽博洽不能如朱橚《普济方》六万一千七百余之多与钦定《医宗金鉴》之富，而穷乡僻壤，无从骤睹巨帙，得此一篇，亦可按图而索，不致误于庸医。盖方名为验，则经历者多，服者用者俱无疑义。昔善化鲍氏此书告成，番禺潘氏序之，比为《苏沈良方》。迨同治甲子重刻，冯序又以孙思邈《千金》为喻，知自来之宝贵至深矣。惟旧版日久浸废，翻本又多鲁亥，非所以传广远而示征信也。会余重梓《叶天士眼科书》，爰饬属以此并刊，其附益诸方，则仿徐用诚《玉机微义》之例，各加新增二字。即以天士之书列于所增各方之首，计原书十六卷，益以八卷，合之得二十四卷。较之旧刻，繁富过之。既成，同僚者乞为之序。余不敏，自束发受书，即爱岐黄之学，中年从事军中，风雨鏖突，士多劳疢，更留意于此。盖不读书不足以临症，不临症亦不足用书，故每遇以医理来叩者，辄以此语答之，然此犹道其难。若得此篇，虽平日未三折肱，而对症发药，一目了然，其收效尤易。虽然，吾固愿斯民惩忿遏欲，疾疢不生，并此方而不用，惟寒暑燥湿，不能必其俱无。倘得此书扶持其间，将见消疢戾于无形，登闾阎于仁寿，则兹篇也即为长生之箓可也。是为序。

光绪四年岁在著雍摄提格二月抚浙使者梅启照撰并书

张绍棠序

子长传扁鹊、仓公，谓其以禁方、精方、妙方相授受，又备载医药已病之状，而孟坚《艺文志》，医经著录者七家，经方著录者十一家，古之重方书如此。降至葛洪《肘后》、思邈《千金》、陆氏《集验》、王焘《外台秘要》，著录者亦夥颐不可枚数。后世于方书不讲，仓卒无以应疾。惟鲍氏所辑《验方新编》为时珍异，病者按册稽部，按部稽症，按症投剂，至齐之得，犹磁石之取铁焉，既简既便，亦精亦博。特麻沙版行，五历剞劂，字经三写，转鸟为乌，甚者漫漶不可识。恐如班氏所言，以愈为剧，以生为死，而说者遂訾言古方不能已新病也。爰觅初雕善本重梓之，嘱幸舍诸贤任校雠之役，儿子席珍、士瑜、士珩左右襄助，蕲成善本。印墨俵散，诊籍流传，庶几僻陋传舍，荒寒乡邑，应病投药，易于施治。则中流一壶，向之殇子，今之寿民，其功用何渠不若古昔诸事乎？世有好方如国工圣儒者兴，置之青囊，以时参习，成仓公之艺，则异日谒者求书，侍医校录，此篇庶赖明哲而备秘府方技之采，以传视奕祀焉。

光绪辛巳仲夏合肥张绍棠识

潘仕成序

昔陆宣公在南中撰《古今集验方》五十篇，惜今不传。而苏端明复与沈存中撰《苏沈良方》一书，后人力辨非端明之笔。顾端明杂著，时言医理，于是事殆亦颇究心。盖方药之事，术家能习其技，而不能知其所以然；儒者能明其理，而又往往未经试验。即谓方出存中，而端明以博通物理而辗转代传，其功岂遽出存中下！宜迄今千百载以苏沈齐称矣。明焦弱侯亦尝欲集古杂记诸药方为一书，惜未成，只《笔乘》中载有数十条耳。周栎园《书影》谓：古人非自验之方，未必肯记于集。若依《笔乘》所载，再为推广，各分症类，都为一集，胜刻快书清记诸鄙俚无用之书多矣。此书亦不难成，留心医术志之。近善化鲍君成《验方新编》一书，刻于粤西，其视葛洪《肘后方》、孙思邈《千金方》，未知何如？而平易近人，随地随时均可济物。予特重付剞劂，以分贻四方诸君子，庶益广流布，更冀人同此心，心同此理，俾立方者与余之愿力引伸于无穷。或又重刊，以辗转代传于通都大邑，以迄海澨山陬，则弥溥功德于无量耳。

道光己酉小寒节番禺潘仕成识于粤东海山仙馆

凡　例

一、是编搜辑考订垂二十年，原委已详序中。其方虽未能一一遍试，然偶一施治，辄著神奇，故敢付梓，公诸同好。

二、是编期于稳妥，外治居多，即内治诸方，亦经斟酌，然后入选。惟药性未能尽谙，如有纰谬之处，尚祈高明者正之。

三、膏粱之家，喜服贵药，而庸医每多迎合，草菅人命，恬不为怪。不知药如对症，虽溲勃亦见奇功；药不对症，即参茸每多贻误。尤须炮制得宜，分量较准，方能奏效。是编贵药甚少，多系眼前常用之物，虽穷乡僻壤，购觅良便，切勿以平易忽之。

四、是编随手缀录，门类不伦，有乖体例，从俗便也。识者谅之。

五、古今痈疽方书，以古吴林屋山人王洪绪先生维德《外科全生集》为最，治疽之法尤为千古独得之奇，其余杂症诸方，亦多神效。编中采录十之八九，特为随症标明，俾资择用。并将《全生集》序文、凡例附录于后，俾阅者知其独具只眼，济世深心。

六、是编方多奇验，药料亦价廉工省，贫富皆宜家置一部，最为方便。如能印刷施送，较送善书经文，功德最大。若能醵金翻刻，广为流传；或按方制药，施医济世，尤非寻常阴骘可比。好善君子，尚毋忽诸。

七、四方君子，如有奇验良方，惠寄×××××，以便续刻。

目录（上册）

验方新编卷之一

头　部

偏正头风

此症发时，虽盛暑亦觉畏风，痛不可忍，用荞麦粉炒热，加醋再炒，乘热敷上，用布包紧，勿令见风，冷则随换，日夜不断。有人患头风，十年不愈，照此治之，其病若失，愈后鼻流黄水数日，从此断根。屡试神验。此治头风第一方也，并治寻常伤风头痛，惟气虚及风火、虫痛不效。

又方：生大乌头去皮四两，南星泡一两，共为末，每服二钱，用薄荷七片、盐梅一个煎水，临睡调服。虽二十年头风亦效。或用生南星、生乌头等分为末，葱汁调贴太阳穴，亦可。

又方：用手揿按头上，有一处按着更酸痛者，以朱笔记之，用斑蝥一个，去头翅足，研末，安于所记痛处，以小黄蚬壳或核桃壳盖上，用布扎好，过夜起一小泡，以针刺出黄水，其痛若失。曾治数人，愈后多年不发。

又方：硫黄一钱，川椒取红色者，去子为末三分，二味拌匀，溶成小饼，左痛塞左鼻，清涕从右鼻出，右痛塞右鼻，正痛左右俱塞，清涕流尽即愈，神验。

又方：荜拨末三钱，入猪胆内，候干取出，再用真川芎、白芷、藁本、真青黛、延胡索各二钱，为末，水和为丸如莲子大。令病人仰睡，用一丸水化，灌入鼻中，觉药味至喉，微有酸气，令病人坐起，口咬铜钱一个，口内有涎出盈盆，即愈。或加皂角末一钱亦可。

又方：白芷二两五钱，真川芎、甘草、川乌头半生半熟、明天麻各一两，共为末。每服一钱，食后服，细茶、薄荷汤下。百药不效者，一服即愈，效验甚速。

又方：白芷三钱，天麻、防风各一钱，荆芥一钱半，共研末，煎服。此林屋山人经验方也。

又方：真蕲艾揉融为丸，时时向鼻嗅之，以黄水出尽为度。

又方：风尾草捣融，加麝香一分拌匀，敷囟门上，甚效。

又方，都梁丸：昔王定国病头风，至都梁求名医杨介治之，连进三丸，即时病去。其方用白芷酒洗为末，蜜丸弹子大，清茶或荆芥汤化下，食后服。忌食各色鱼。

又方：明天麻、白芷为末，蜜丸，重二钱，每服一丸，先将荆芥一钱，细辛三分，煎汤，细嚼，甚者不过一丸，食后服。忌食各色鱼。

又方：生牛蒡子梗叶无梗叶用根亦可，取自然汁二碗，陈酒一碗，食盐八分，共熬成膏，搽之，须极力搽热乃效。凡头风抽掣作痛者，用此必愈。

又方：到牛车处候牛下粪，即将热粪敷头上，用布包紧，快走十里，如头上痒更要快走，不可停步，亦不可擦动，候痒止解下视之，有无数细白虫伏粪上，即愈。有人头痛，百药不效，后用此方断根。此陕西名医传出之方也。

寻常感冒风寒头痛

照上偏正头风第一方治之。

雷头风痛

头痛而起核块，或头中如雷鸣者是也，用川芎、白芷、防风、羌活、天麻、甘菊、薄荷、甘草等味治之。如不见效，用天麻、升麻各一钱，新荷叶一大张，煎服。或不省人事，用地肤子同生姜捣烂，热酒冲服，取汗即愈。头风攻目者亦治。

又方：山羊粪炒枯，研，每服二钱，酒送下。百药不效者，服此即愈。此林屋山人经验方也。

热痰头痛

瓜蒌一个，牛子四两焙，共为末，每用三钱，食后酒冲服。忌食动风发热之物。

气虚头痛

春茶叶末水调成膏，摊碗内复转，用巴豆四十粒作两次烧烟熏之，曝干研细，每服二分，滚水冲下，食后服。

又方：照前乌头南星方最效。

厥阴风火上冲头痛

肝脉弦者是，用消障救睛散见目部治之，神效无比。肝脉不弦者不效。

头风目痛

制香附二两，藿香、甘草各二钱，共为末，每服二钱，滚盐汤下。

终年头似痛而非痛

此肾水不足而邪冲上作痛，用熟地、玉竹各一两，山茱肉四钱，真山药、元参、川芎、当归各三钱，五味、麦冬各二钱，水煎服。服后头痛更甚，至重二剂断根，屡试如神。药味不可加减，稍有加减则不效。有人患此数年，百药不愈，二剂而安，永不复发，真奇方也。

脑后作痛

此风入肾经所致，用熟地五钱，真山药炒、云苓、当归各三钱，川芎、陈皮、炙草各一钱，天麻钱半，炒芍二钱，麻黄三分，水煎服。

头脑鸣响

状如虫蛀，名天白蚁，以春茶子为末别样茶子亦可，惟打油之茶子则不用，吹入鼻中取效。如不见效，即照头风各方治之。

又方：土茯苓煮猪肉食之，神效。前后忌茶十日。

头脑晕眩

晕眩，虽然小症，然而大病皆起于晕眩，眼目一时昏花，卒致猝倒而不可救者也，宜早治之。用台党、半夏各三钱，白术、当归、熟地、白芍各一两，川芎、茱肉各五钱，天麻一钱，陈皮五分，水煎服，数剂见效。此方名防眩汤，专治气血之虚，不治头目之晕，盖气血足则阴阳和，阴阳和则邪火散，自不致于晕眩，多服数剂，受益无穷，不可因一二剂不能收功，便弃而不能用也。

又方：白果二个，去壳，生捣烂，冲滚水空心服，至重五剂即安，老年更效。

妇人血风头晕欲死倒地不知人事

生苍耳草嫩心阴干，为末，每用一钱，酒调服，神验。此物能通顶门，故易奏效也。

摇头下血

此肝风甚也，用防风三两，天花粉、黄芪蜜炙、羌活、白芍各五钱，犀角锉碎。甘草各二钱半，蛇蜕炙赤、钩藤、麻黄各一钱，共研末，枣肉和丸梧子大，薄荷汤下五七十丸。

脑漏

从脑顶一股酸气由鼻孔流出黄水，臭不可闻，治法见鼻部鼻渊门。

肾气上攻头项不能转动

大熟附子二钱，川椒二十粒用面塞满椒口内，生姜七片，水煎，加盐少许服。

头面发热有光彩他人手近之如火烧

葱汁五钱，酒调服，吐出如虫，即安。

头面肿大

此名大头瘟，自颈至顶肿成一桶，咽喉闭塞，治法见卷十五瘟疫门。

头上生疮如葡萄痛甚

参看卷十一葡萄疮方。此名鬈毛毒疮，用黄柏一两，乳香二钱半，共为末，槐花煎浓汁，调作饼，贴于疮口，并用吴萸研末醋调，敷两足心，即愈。

头顶结核如寡蛋响者

此命门火亏也，用寡蛋，水酒煮老，每食一二个，酒送下，服至数十个自愈。

又方：七制固脂丸见内外备用诸方，每服三钱，服至半月必愈。或照下头顶白色肿块治之，必愈。

头顶生白色肿块

小儿头发内生白色肿块，名瘖瘖头。多有误认跌肿，漫不加意，及至高大作痛，方延医治。庸医以头为首阳，误用寒凉解毒，是以溃烂者内脓复瘖，增出者不一，殊未知此患色白，其脓不红，乃阴寒虚弱之症。用小金丹，初起三服而消，已溃烂者服七丸而愈，外贴阳和解凝膏。大人患之，名曰发疽，服阳和自愈。小金、阳和各方均见阴疽门。

又方：如愈而复发者，用绿云膏见痈毒诸方门贴之，最为神效。

头顶生疮或红或白甚至紫黑色其人喉有痰涎或能言或不能言

此名劈脑疳疮，用木鳖子焙枯存性三分，加顶上梅花冰片三四厘，共为细末，吹入喉内，即吐出痰涎而疮亦愈。喉内无痰，色不红紫，或先白后红者，仍照前小金丹各方治之。

发中生疖如珠相染不已

此名火珠，迟则难治，急用生萝卜捣烂，好醋泡透敷。此林屋山人经验方也。

又方：内服地丁饮见疔疮门一二剂，外用菊花叶捣融，调蜜敷，或用燕泥散见痈毒通治门敷，均效。

小儿头面胎毒

浮水石煅存性，研末，放碗内，童便调匀，用艾绒烧烟熏透，以里面均带黄色为止，俟冷用麻油调敷，虽十年不愈者，敷三五日必愈，神效无比。一切疮毒年久不愈者，皆可治。

又方：白龙散：水牛屎晒干，烧枯存性，烧太过不效，擦患处，即收水脱痂而愈。并治痘后余毒。

又方：桐油调轻粉，涂之，多年不愈者皆效。

又方：用米汤油洗净，取燕子窝泥，用麻油调敷，数日即愈。米汤油即米锅水面浓汁也。

头面红疖

名曰石疖，紫薇花半茶钟，煮精猪肉食之，可保一年不生。

又方：洞天鲜草膏见痈毒诸方贴，一日全消，溃者贴之亦愈。用连翘、花粉、赤芍、银花、甘草、车前、滑石、泽泻各一钱煎，温服，即无热毒之患，男妇大小，暑天宜服。此林屋山人秘方也。

又方：苦荬菜梗折断，有白汁出，取汁搽之，即消。初起者最为神效。

又方：大黄、远志等分，为末，猪胆汁调搽，极效。

又方：黄柏、真川连、黄芩各等分，研末，醋调服，效。

又方：菊花叶捣汁，调白蜜敷之，用渣敷四围，留头不敷，俟毒水流尽即消。

头上软疖

软疖愈而复发，最难除根，用枳壳一个鲜者更佳，又名臭橘子。无鲜者，用干枳壳蒸融摊冷用刳去瓤，以面糊涂抹枳壳四围，合盖疖上，旁安一灯心以通脓水，数日即愈，愈后并无疤痕。

又方：一野芋头磨醋，敷。

又方：旧船底陈石灰研末，油调敷。

又方：生半夏、生山药各等分，研末，用葱头捣敷。此治初起甚效。

又方：猪头上毛、猫颈上毛各一扎烧灰，雄鼠粪一粒两头尖者是，共研末，香油调敷，虽数年不愈亦效。

又方：五倍子七个，研末，麻油四两熬至一半，沥尽渣，搽四五遍，即愈。切忌水洗。

头上生疮干而无脓

抱过鸡蛋壳名凤凰窝烧灰存性，研极细，麻油调搽。

千层疮

此疮生在头面，好而复发，生生不已，故名千层，俟破口时用新鲜橄榄核无鲜者，用盐橄榄核，以水煮去盐味亦可烧灰，和鸡蛋油见痈毒诸方，以鸭毛调敷。

秃头疮

又名腊梨头，香黄散：松香二两，为末入葱管内用线扎定，水煮融化，去葱研末，黄丹一两水飞，无名异一钱炒，宫粉一钱炒，轻粉三分炒，共为细末，香油调搽。并治头面黄水疮，俱极神效。

又方：牛牙散见痈毒诸方敷之，生肌断根，神效之至。

又方：白油膏见腿部臁疮方贴之，虽多年不愈亦效。

又方：先用刀将疮刺破，以熟荞面将头面上四围高高敷之，取一雄鸡宰杀，以热血灌人头顶，数日生肌而愈。

落头疽

俗名砍头疮，此疽生在脑后，由小而大，系属阴症，断不可服寒凉等药。倘医不得法，即腐烂落头而死。大半系冤孽所侵，即照卷十一阴疽各方治之，并查看阴疽孽报见阴疽卷末为要。

头角太阳生疮当日头重如山二日即变青紫三日青至心胸而死

此症有因好服春方药而生者，有因食煎炒厚味而生者。初起用金银花二斤煎汤，饮数十碗，方可少解其毒。然必溃烂，再用金银花、元参各三两，当归二两，甘草一两，水煎，日服一剂，七日始可收口。又手脚指头上生疮，亦多不救，亦可以此法治之。

太阳出血

有人两太阳陡起红疮，用手抓破，出血如线不止，用瘦猪肉一厚片贴之，即止。或用穿山甲尾上者佳炒，研细末，敷，亦止，内服元麦地黄汤见内外备用诸方，即愈。

发瘤

多生耳后发下寸许，按之不痛，用针刺破挤尽粉发，用生肌药敷之，自愈。

发落重生

黑芝麻梗、柳树枝各等分，熬水洗头，发易生而且润。妇人以此二味泡油搽头，更妙。小儿发稀，洗之亦生。

又方：旱莲草又名墨头、墨斗、墨东捣敷，易生而多。

又方：嫩枣树皮一大把，砍作尺余长，满插净瓷瓶内，勿令到底，上面以火燃之，下面流汁水，先用温水洗头，后将枣汁擦之，即生发矣。

发易脱落

榧子三个，核桃二个又名胡桃，侧柏叶一两，共捣泥，泡雪水梳头，发永不落，而且光润。

发短而少

桑叶、麻叶用淘米水煮汁，洗之，洗至七次，可长数寸。

发黄而赤

生柏叶一斤研末，猪油和为丸如弹子大，每日用一丸，淘米水放开洗之，一月后色黑而润。

发枯不润

桑根白皮、柏叶各一斤，宣木瓜半斤，泡油搽头，即润。男子煎水洗数次，亦黑润也。

少年白发

拔去白发，以白蜜涂毛孔中，即生黑发。如不见效，取梧桐子捣汁涂上，必黑。如白多难拔，用干柿饼用茅香煮热、枸杞子酒泡焙干各三两，研末，为丸梧子大，每服五十丸，茅香煎汤送下。

乌须黑发

黑芝麻九蒸九晒，研末，枣肉为丸，久服自黑。或加旱莲草自然汁，和枣肉为丸，更妙。

又方：草灵丹见内外备用诸方服之，须发可以转黑，神效无比。

头脑内痒渐至发落

芦荟、苦楝子各一钱，为末，吹入鼻内，数次自愈。

又方：山豆根研末，麻油浸搽。

头生白屑痒极难忍

藜芦末煎汤，洗头，半干时再用藜芦末掺上，令入皮内，用布扎紧，数日即愈。

又方：桑枝烧灰，淋水洗，甚效。

又方：王不留行、白芷各三钱，研末干掺，一夜梳去，即愈。

治癞子神方

俗名髦鬁，治好后能长头发郁澄斋先生试验传出。先用米泔水加明矾、花椒、葱头煎汤，熏洗，又用黄牛明牙数枚醋泡，炭火煅炼七次成炭，研细末，加熟矾少许，亦研末，柏油调搽，几次即愈，十数年来不发。治脚痔亦用此方，甚效。

治脑漏神方

一名鼻渊，白鹁鸽翎毛三钱，擦生漆丝棉一块如无丝棉即用揩漆布亦可，二种系向漆匠铺买，将二味放于瓦上，焙炮存性，共研细末，入冰片少许，令病人仰卧，用笔管吹入鼻中，不过三四次即愈。此余患此症觅得之仙方也，用之除根，病愈已三十年矣。

面　部

面上生疮

急寻有壳蜗牛一二条查药物备要便知，捣融，摊纸上贴之，即愈。纸上留一小孔出气，初起用之神效。

又方：鹿角烧研，猪胆调搽，亦效。

面上似疥非疥似癣非癣

若不急治，延及遍身不救，照上蜗牛方治之。或照上鹿角猪胆方，更效。

又方：鹌鹑粪、鸽子粪、胡桃壳即核桃熬汤，以绢帕溅汤热搽，即愈。忌羊鹅鱼虾等物一月。

面上粉刺

又名酒刺，由肺经风热而生，发于面鼻，碎黍如粟，色赤肿痛，破出粉汁。用大黄、硫黄等分，研末，以凉水调敷，内服清肺热药，自愈。

又方：轻粉、黄芩、白芷、白附子、防风各一钱，为末蜜丸，每日洗面时多擦数次，临睡时又重洗面而擦之，三日消痕灭迹。或用下雀斑附子蛤粉方，亦效。

又方：紫参、丹参、党参、苦参、沙参各一两，为末，胡桃肉又名核桃捣融，为丸梧子大，每服三十丸，茶送下。

面上雀斑

其色或黄或黑，碎点无数，由火郁血分，风邪外搏而成，用时珍玉容散：猪牙皂角、紫背浮萍、青梅、樱桃各一两，鹰屎白三钱或鸽粪白亦可，共研细末，每早晚用少许在手心内调浓擦面上，良久以温水洗面，至七八日后其斑皆去，神效。或用好玉时时擦之，久则自退。

又方：附子、蛤粉、茯苓、白芷、陀僧、山柰各五钱，共为末，蜜调擦面上，次日洗去，甚效。并治酒刺。

又方：苍耳草嫩叶尖和盐少许捣烂，五六月间日擦十余次，甚效。

又方：紫背浮萍、汉防己煎水，洗，或晒干为末，擦之，甚效。

抓破面皮

橄榄核磨水搽之，即愈，并无痕迹。或用白糖擦之，亦妙。

又方：生姜自然汁调轻粉末，擦之，亦无痕迹。

玉蓉粉：治雀斑、酒刺、肺风、酒糟鼻、面上一切斑点，绿豆一升，荷花瓣二两，晒干，滑石、白芷、白附子各五钱，上冰片、密陀僧各二钱，共为细末，早晚洗面擦之。

面生皱纹

大母猪蹄四个洗净，煮成膏，卧时擦面上，次早洗去，半月后即不皱矣。

冬天面唇皱破

热猪油夜夜敷之。

面上黑气

半夏焙研，米醋调敷，不可见风，自早至晚，不计次数，三日后用皂角煎汤洗下，即白。

又方：天门冬和蜜捣烂为丸，日日洗面，即白。

面黑皮厚

羊胫骨末，鸡蛋清调，每夜敷，早以淘米水洗去，十日后面白皮嫩，神效。

又方：冬瓜一个，竹刀去皮切片，酒水各半煮烂，沥渣熬成膏，夜夜擦之，次早洗去。

洗面光彩

西瓜子仁五两，桃花四两，白杨柳皮二两，为末，食后米汤调服一匙，一日三服，一月面白，五十日手足俱白。无白杨皮，或用橘皮亦可。

又方：轻粉、滑石水飞净、杏仁去皮取霜各等分，为末，蒸过，加冰片少许，用鸡蛋清去黄调匀，洗面，敷之，一月后色如红玉。

又方：顶上金色密陀僧一两，研极细末，用人乳或蜜调如薄浆糊，每夜略蒸，待热敷面，次早洗去，半月后面光如镜。

又方：冬桑叶煎浓汁，收贮，冬月早晨用一酒杯搀入水内，洗面，光滑如镜，面亦不冻。

腮边酸痛发肿

腮内酸痛名遮腮，用洞天鲜草嫩膏敷上，次日即愈。若病后两腮发肿，不作酸痛者，名发颐，用天麻、白芷、防风、荆芥各一钱，送服醒消丸三钱而愈。此林屋山人方也。洞天、醒消各方均见痈毒诸方门。

腮颊穿烂

腮边穿一小眼，时发时愈，名曰漏腮，内服荆防败毒散见内外备用诸方，外用夜合花树皮煎水洗，并用夜合树皮捣融敷，再用夜合花根煎浓汤，时含口内。有人患此，十年不愈，照此治之，收口断根。

两腮赤肿

俗名撑耳风，又名痄腮，用灯火灯心一根，点油烧之，在大指二指之下手背微窝处烧一下左腮烧右手，右腮烧左手，半日即消，神效。或烧少商穴查鼻部鼻血第一方便知更妙。

又方：皂角二两，生南星二钱，糯米一合，共为末，姜汁调敷，立效。

又方：轻者用靛花或磨鹿角搽，重者用大黄、白及、五倍子共为末，鸡蛋清调搽。

又方：丝瓜又名水瓜烧存性，研末，调水涂之。

又方：醋调陈石灰，敷之。

小儿腮肿内有硬核

见小儿科杂治门。

眉　　部

眉上生疮

肥皂烧存性、枯矾要烧透各等分，为末，麻油调涂，先用白矾泡水洗净。

又方：分别色之红白，照痈毒阴疽各方治之。

眉烂毛脱

此肝经受风所致，用侧柏叶去梗，九蒸九晒，磨末，蜜丸梧子大，每早晚服一钱，开水送下，以愈为度。外用菟丝子研末，麻油调搽。或茅屋上旧草烧灰，麻油调搽，亦可。

眉毛不生

黑芝麻花阴干为末，以黑芝麻油泡之，日搽数次，自生。

又方：桑叶七片，日日洗之，一月复生如旧。须落亦然。

又方：旋覆花、天麻、防风各一钱，共研末，麻油调敷。

又方：雄黄末一两，好醋调搽，即生。

又方：生旱莲草又名墨头、墨斗、墨东捣敷，数日即生。

眉毛摇动昼夜不睡唤之不应但能饮食

大蒜二两，捣汁，兑酒饮，自愈。

目　　部

洗眼仙方

此方得自仙传。凡患肝虚目疾，虽双目不见，洗至年余复明，平日宜养心息气，切忌怒恼。洗眼方多，药与洗期各有不同，惟此方与后方治愈数百人，神效非常，不可轻视。青皮五钱干者色微青黑方是，微红者系陈皮，洗之不效，煎水，每逢洗期，诚心斋戒，早中晚三时先熏后洗。日期列后：正月初三，二月初四，三月初四，四月初九，五月初六，六月初四，七月初三，八月初九，九月初十，十月初二，十一月初八，十二月廿四，闰月同期。

又方：此方亦由神授，专治肾亏目疾，业已治愈多人，虽双目不见亦可复明。与前方药料、洗期虽有不同，神效则一。如照前方洗有一年尚无功效者，即是肾虚，照此方洗至年余，必有奇效，屡试如神。皮硝五钱，净水二钟煎成一钟，每逢洗期，早中晚三时诚心斋戒，先熏后洗。日期列后：正月初三，二月初一，三月初三，四月初四，五月初五，六月初四，七月初三，八月初五，九月十二，十月十三，十一月十四，十二月十二，闰月初二、十六两日。

双目不明

后有增补瞽目神方。凡双目不见，青光黑眼，瞳人反背皆治。黑豆一百粒，黄菊花五朵，皮硝六钱，水一钟煎七分，带热熏洗。五日换药再洗，一年后可以复明。平日忌茶，并戒恼怒。

又方：鸡胆一个，入蜜半匙，以线扎住，再入猪胆内，吊房檐下通风不见日处，二十一日去猪胆留鸡胆，先以人乳点患处润之，少刻用骨簪蘸鸡胆点上，遍身透凉，流泪出汗，二三次即明。忌茶百日，可将霜降后桑叶煎汤代茶饮，并戒恼怒。

青光瞎眼

人望如好眼，自觉不见者是，白羊子肝一副，竹刀切片，黄连一两研末，熟地黄二两，同捣，为丸梧子大，食远茶服七十丸，日三服。崔承元病内障丧明，有人以此方报德，服之遂明。

又方：菟丝子、补骨脂、巴戟、川牛膝、枸杞、肉苁蓉各一两，共为末，加青盐二钱，用猪腰子一个切开半边，去筋膜，入前药末一钱，将线扎紧，用陈酒蘸，温烧熟食之。初起最效。

两目忽然不见

取地上三尺下黄土，搅水澄清，洗之。此葛仙《肘后方》也。

瞳人反背

若眼珠已有白点便不验，密蒙花、蝉蜕、白菊、郁李仁、石膏、生草决明、石决明、甘草、谷精草、白矾各四钱，百部二钱，珍珠四分，另为末，以上共为末，分量不可加减，和猪瘦肉二两捣烂，煮服，即时发冷者其光必转，若光未尽转，再服一剂必愈。愈后宜服镇精丹一二剂。镇精丹：石膏、蝉蜕、栀子、槐花、白菊花各一钱，生地、蒙花各二钱，草决明钱半，甘草五分，煎服。

小儿瞳神不正

小儿因跌打损伤，头脑受惊，以致瞳神不正，观东则见西，观西则见东，用石楠叶一两，甜瓜蒂七个，藜芦三分，共研细末，吹少许入鼻孔，通顶为度，日吹三次，并请名医，内服牛黄定惊平肝等药，自愈。石楠叶有雌雄两种，若得雌石楠叶更佳。

两目夜不见物

俗名鸡朦眼，此肝虚也，黄蜡不拘多少，溶汁，取出，入蛤粉相和得宜，每用二钱，以猪肝羊肝更妙二两批开，掺药在内，麻绳扎定，水一碗同入铜器内煮熟，取出，乘热熏眼，候温连肝食之，日服两次，以愈为度，其效如神。

又方：羊肝二两，煮熟，点锅底烟食，二三次即愈。锅底烟以烧草者为佳，烧煤炭者断不可用。

风火眼痛

凡两目肿胀，赤甚痛甚，作痒多泪，畏日畏风，容易惹人，鼻塞脑酸诸病皆是，后列各方治之必愈。但洗眼时务在帐内，方可避风，即帐内脱衣揭被亦有风动，俱宜留意，若不谨避则不效也。

吹鼻散：鹅不食草五钱晒干查药物备要便知，真青黛、川芎各一两，共为细末，将药少许嗃入鼻中，或新白布泡水蘸药入鼻中亦可，口含温水，以泪出为度，数次必愈。兼散目中星翳。

又方：每日望井中周围三遍，能去火气。

又方：黄丹和白蜜调，敷太阳穴，立效。

又方：轻白炉甘石以能浮水者更佳。用童便泡一日夜，越久越好，炭火内烧红，再泡一日，再烧一次，又用川黄连水泡一日夜，越久越好，炭火内烧红，再泡一日，再烧一次用一钱，净硼砂五分，大朱砂四分，真珠三分煅，牙色梅花冰片、制乳香查药物备要便知、薄荷末各二分，共为极细末，研至无声，放舌上无渣方可用，用清水以骨簪蘸药少许点眼，治风火肿烂，一切神效。

又方：脂麻、威灵仙、何首乌、苦参、甘草、石菖蒲各三钱，共为细末，每服三钱，黄酒下。此系武当山石刻仙方，神效无比，兼治头风目疾。

又方：苦参钱半，五倍子一钱，明矾、薄荷、荆芥穗各三分，煎水，临睡时用绸绢轻轻避风洗之，神效之至。

又方：黑枣一枚，胆矾即绿矾黄豆大一块，黄柏三分，水蒸透，温洗四五次，冷则再蒸，或加铜绿、生姜汁少许，立试立验。

又方：川连、防风、白菊花、归尾各一钱，甘草、铜绿各五分，胆矾三分，杏仁七个去皮尖，打碎，泡水蒸热，照前法洗之，甚效。

肝热目痛

龙胆草一味，用瓦器熬成膏，点入眼内，瞽目俱能点去云翳，不可以平淡而忽之也。

又方：夏枯草二两炒，香附二两醋炒，生甘草四钱炒，共为末，每服钱半，清茶调下，数日即愈，屡试如神，夜间痛甚者更效。此观音梦授方也。

肾虚目痛

四神丸：甘州枸杞上好新红者一斤，用好酒浸一夜，分作四起，一起以川椒二两拌微炒，一起以小茴香拌炒，一起以黑芝麻拌炒，以上三起去拌者不用，一起以净青盐二两研末拌炒，盐即入药，外加当归头、生地、白菊花、白术、白茯苓各四两，共为末，每于午饭后开水服三四钱，久则目如童子，屡试如神，百无一失。

目昏多泪

生地、熟地、川椒去子、闭口者不用各等分，为末，蜜丸梧子大，每服五十丸，盐米汤空心下，两月后目如童子。此吕仙方也。

通治目疾诸方

珊瑚紫金膏：白炉甘石一两以能浮水者为佳，用童便浸七日，用炭火销银朱锅内煅红，再入童便内浸十日，晒干研细末，黄丹一两滚水飞过三次，晒干研细末，乳香、没药各二钱俱入砂锅内加灯心四分，微火炒出烟，去灯心研细末，海螵蛸二钱刮去皮甲，微火炙过，研细末，真白硼砂二钱，青盐、麝香各五分，顶上牙色梅花冰片三分，以上均研成细末，合一处乳钵研极细，然后入麝香、冰片二味拌匀，再研极细，放舌上无渣方合用，用蜂蜜熬成珠，先用绢袋沥尽蜜渣，夏老冬嫩，春秋酌看老嫩之间，将药末调入蜜内，用瓷罐封固，以蜡封口，不可泄气。此方治七十二种眼疾，屡用如神，虽十年不愈者亦效。惟瞳人反背而惊散者不效。

天赐膏：点眼目障翳。兖州朱秀才忽不见物，朝夕祈祷，梦仙人张三丰传授此方。好焰硝一两铜器熔化，入飞黄丹二分，顶上梅花冰片三分，铜筷搅匀，入瓷瓶收之，以蜡封口，勿令泄气，每点少许，其效如神。

又方：治目疾红痛，日久不愈。蕤仁选白净者去壳，细研，去净油，不净不效调白蜜，用骨簪点眼内角，即能退红止痛，效验之至。

又方：治目疾时发时愈。不见水羊肝四两忌铁器，捣极融烂，开水冲服，连服数次，可保十年不发，屡试甚效。

又方：治目赤肿痛，数日不能开者。生姜一块，洗净去皮，用古铜钱刮汁点之，初点颇痛，点后即愈。

又方：治目赤肿痛。用自己小便乘热绸帕轻轻蘸洗，即闭目少顷。此以真气而退肝热之法也。小便头尾不用。

又方：老能夜书。每年九月二十三日用桑叶煎水洗目一次，至老永不昏暗，且夜能看书，其妙无穷。桑叶须五月五日、六月六日、立冬日采者为佳，同黑芝麻等分蜜丸，名为扶桑丸，能除风湿，乌须明目。

两目昼夜不闭

一妇因受惊吓，两目昼夜不合，用郁李三钱酒煮饮之，尽醉即愈，神效非常。

小儿疳积瞎眼生翳

草决明四两晒干勿见火，研细末，生鸡肝不落水者，将鸡肝捣烂，和决明末三钱研匀，加酒，饭上蒸服。如腹胀如鼓，加芜荑末一钱；目翳腹大，加鸡内金更妙。

又方：火硝一两，朱砂三钱，共为末，每用四分，不落水生鸡肝一个剖开，入药扎定，酒蒸熟，空心服。轻者一料，重者二三料，翳膜推去半边而愈。

又方：小儿科疳疾门内有消疳无价散，服之最妙，虽眼瞎亦可复明。

珠目蟹眼

蛇蜕全者一条，马庇勃一两，皂角子十四枚虫蛀者切不可用，共入瓷缸内，盐泥封固，烧红，勿令气出，候冷存性，出火气，研末，每服三钱，滚开水调下，神效。

眼生萝卜花

大萝卜一个，剜空，入生鸡蛋白一个，包好种土内，待开花结子后，取鸡蛋白研细，加白炉甘石以浮水者为佳，照前制紫金膏制法，用一钱，真熊胆五分，顶上牙色梅花冰片一分五厘，共为末，调蜜点眼，一日一次，七日痊愈，神效。

眼生星翳

白盐少许，灯心蘸点三五次，不痛不碍，累用有效。或用荸荠槌碎，取汁成粉，去渣，取粉点之，甚效。如不见效，即照风火眼痛内吹鼻散及前后治云翳各方治之，无不愈也。

目中胬肉红筋白膜云翳诸症

消障救睛散：石蟹生研细。连翘各钱半，羚羊角、草决明、防己、茺蔚子、白蒺藜各一钱，龙胆草酒炒、木贼草各五分，甘菊八分，水二钟煎八分，食远服。此方能消胬肉及一切红筋白膜云翳等眼症，立见功效，百无一失。并治厥阴风火上冲头痛。此王晋三所选秘方也。体虚者勿服。

又方：用老麻雀粪又名瓦雀钵中研细，以甘草水泡一夜，去水与渣，焙干，和初生男孩乳，用灯心点之，即消，神效。男用雄麻雀粪尖而竖立者是，女用雌麻雀粪圆而倒者是。

又方：韭菜根洗净，用橘叶外裹，男左女右，塞鼻中，过夜即愈，屡试神效。

又方：蕤仁二钱选白净者去净油，青盐一钱，猪胰子一两，共捣融烂，用骨簪点入，甚效。

又方：青萍少许研烂，入顶上梅花冰片少许，贴眼皮上，过夜渐散。

眼中急起胬肉

此症不过半日即遮白眼，一日即遮黑眼，用刀上铁锈，滴凉水少许，用筷子头磨起锈水，点患处，频点频开。

目中生管

此即胬肉之类，以上各方可治。用生白蜜涂目，仰卧半日，洗去，每日一次，自愈。

又方：樱桃三个，去骨，炒研为末，纸卷条烧熏之，即消。

眼生红子

有人白眼珠上生一红颗，顷刻头面皆肿，用真熊胆二粒米大，开水调服，立刻平复。

目中流血

用四物汤加龙胆草减半，煎服，即愈。

又一妇人眼中出血如射，或沿鼻流下，月经不行，乃阴虚相火妄动之症，用当归酒炒、生地酒炒、酒芍、黄连炒、黄柏炒、知母炒、条芩炒、木通、侧柏叶、柴胡、桃仁去皮尖、红花各一钱，水煎，食前服，次日即愈。

眼中如有虫行痒不可忍

羌活、枯矾、硼砂共研细入口无渣方合用，口水调如米大，时将一丸纳入眼中，少顷枣汤洗下。

眼中生虫

红枣去核，用黑矾填满枣内，入炭火内煨过，研为细末，再用朴硝放砂锅内熬炼，滴水成珠，取出候冷，不必研末，用枣矾末一二钱，朴硝五六分，一并和匀，开水对冲，露一夜，洗之，三五次即愈。

眼边生虫

覆盆子叶为末一钱，干姜烧灰、生矾各五厘，枯矾一分，共研细，蜜调，用绸片做膏药，贴眼上，一夜揭起，虫自粘在绸上，次晚又将肥猪肉切片贴眼上，一夜即愈。或照后铜绿方，更妙。

眼边湿烂红肿

名烂弦风眼，用川连四五分，铜刀切成米粒大，先以茶盅盛蕲艾绒一平盅许，上以薄皮纸封盅口，先将其纸用针刺多孔，将黄连铺匀纸上，用香火将艾燃引，上用一盅盖住，约俟艾烟尽时，方揭去盖住之盅，取黄连十余粒，滴清水二三茶匙，干饭上蒸过，用鸭翎扫搽患处，三日除根。如不见效，照后铜绿方治之，无不愈也。

又方：鲜色铜绿三钱，研末，以生蜜浓调，涂粗碗内，用艾叶烧烟，将碗覆艾烟上熏之，须熏至铜绿焦黑为度，取起冷定，以人乳调匀，饭上蒸过，搽之。诸药不效者，用此如神，百无一失，并治痘后风眼。

眼漏流脓

龙胆草、当归各一钱，为末，温酒下。

又方：将目闭住，用热牛粪敷，一日数次，数日即愈。

小儿斗睛

黑眼珠呆而不动者是，用真西牛黄五分，白附子泡、肉桂、全蝎炒、川芎、石膏各一钱，白芷、藿香各二钱，共研末，蜜为丸芡实大，每服一二丸，薄荷汤下。

眼边忽然红肿发痒

名偷针眼，背上膏肓穴处第三节骨两旁是有红点，用针挑破，即愈。如不用针挑，用灯心一烧，即愈。如不见点，用大梳背频频刮之，红点自现出也。

又方：臭虫血每日点数次，其效如神。

又方：用蛇蜕皮贴之，立愈。

又方：白及磨水点之，亦效。

眼皮翻出

石膏五钱煅，栀仁一两，甘草三两，豨莶草四两酒蒸晒干，防风二两酒拌微炒，共研细末，体壮者每服二钱，弱者一钱，小儿减半，白滚水送下。

白眼珠忽然尽黑毛发坚如铁能饮食而不能言其形如醉

此血溃症也，用五灵脂二钱，研末，酒冲服。

眼胞生珠生菌坚凝不痛

黄丹五分，鲤鱼胆汁和如膏，点三五次，自消。

又方：药线见痈毒诸方缠之，即落。

又方：取过江蜘蛛丝缠之，即落。凡蜘蛛牵丝搭过屋者，谓之过江。

又方：樱桃核磨水，搽之，自消。

眼 胞 痰 核

此症生眼胞皮里肉外，大者如枣，小者如豆，推之移动，皮色如常，硬肿不痛，宜服化坚二陈丸见痈毒诸方，外用生南星和醋磨浓汁，时时搽之，浅者数日即消，深者多搽数日，微微用指甲挤出白粉，即愈。

眼珠无故涌出垂下大便下血亦有不便血者

名曰肝胀，羌活煎浓汤，乘热先熏后服，即入。或用羌活烧烟熏之，更妙。

又方：新井水洗眼数次，即入。

又方：防风、黄芩、白芷、川芎、苍术、细辛、生地、甘草、生姜、枣子、葱白，水煎服，仰卧片时，眼珠自然收上。

眼 珠 暴 出

淫羊藿、威灵仙各一钱，水煎服。

眼 珠 缩 入

老姜烧热，敷眉心，即愈。

眼 珠 伤 损

凡眼珠打出，或触伤肿痛，或火炮冲伤，用南瓜瓤捣烂厚敷，外用布包好勿动，渐次肿消痛定，干则再换。如瞳人未破，仍能视物。瓜以愈老愈佳，如无南瓜，用野三七叶敷，或用生地黄浸酒捣敷亦可。南瓜北人呼为倭瓜。

又方：用牛口涎，日点二次，避风，即愈。忌酒并各热物。

又方：如火药冲眼欲瞎者，急用热小便频洗，即愈。或用野三七叶捣融敷，更妙。忌酒并热物。

又方：如眼珠受伤突出，赶急揉进，用生猪肉一片，当归、赤石脂末少许掺肉上，贴之，即愈。

又方：眼目打伤青肿，以生半夏为末，水调涂之，即愈。

眼被伤损不开

用前风火眼痛吹鼻散，每日吹数次，其目自开。

箭头入目

寒食饧糖，即寒食所做米糖，无则不论何月所做米糖亦可，点入，待其发痒，一拔即出。

蟾酥入目

紫草取汁点之，即消。

泥沙入目

取粗牛膝一段，约二寸长，本人自行嚼烂如泥，吐出搓丸，塞于两眼角，其泪流必多，少刻泥沙裹药尽出，其目随愈。左眼以牛膝口内右嚼，右眼左嚼。虽肿痛欲瞎，无不立效，屡试如神。

尘芒入目

生藕汁滴入，自出。

飞丝入目

好墨磨浓，用新笔蘸墨点眼角内，闭目片时，其丝自然成块，用手轻抹即出。杂物入目亦可治，并可散翳，奇效之至。

又方：凡诸药不效，赤肿痛甚者，以滚水一杯，入食盐少许，明矾三钱，将舌尖浸入水中片刻，其丝自落水中而愈。

又方：火麻仁一合，捣碎，井水一碗泡半刻，搅匀，将舌浸水中，涎沫自出，神效。

杂物入目

左手指甲以刀刮细末，灯草蘸点一二次，甚效。如不能出，即用好墨磨浓点之，亦效。

眼瞠成漏

凡眼下空处生疖出脓，流水不干，日久成漏，诸药不应者，以柿饼去皮，取肉捣烂涂之，十日痊愈。

拳毛倒睫

眼毛颠倒卷缩刺目者是，木鳖子一个，去壳为末，绵裹鼻中，左眼塞右，右眼塞左，一二夜即愈。切不可将毛拔去，拔后重出，毛硬而更拳，将为终身之累。

又方：冬天壁上干苍蝇研末，时向鼻内嗅之，立愈。

又方：五倍子为末，蜜调，敷眼皮上，其睫自起。

眼中常见异样禽虫飞走

枣仁、青葙子花即草决明花、元明粉各一两，共研末，每用二钱，滚水冲服三次，自愈。

耳部

两耳聋闭

活鲤鱼一尾，将脑髓取出，饭上蒸出油，滴入耳内，自然窍开。再用补骨脂一两先用淘米水泡一夜，晒干，再用黄柏二钱煎水泡一夜，晒干，再用食盐二钱加水泡一夜，晒干，黑芝麻一斤，烧酒二斤，童便一斤，共煮干，取出晒极干，炒香，取补骨脂研末，不用芝麻，以陈米醋为丸绿豆大，每服二钱。用杜仲炒去丝。知母各一钱，煎汤送下，甚效。或服七制补骨脂丸见内外备用诸方，更妙。

又方：活鼠一只，破喉取胆真红色者是也，用川乌头一个泡去皮，北细辛二钱，胆矾一钱半，共为末，以鼠胆和匀，焙干研细，入麝香一分，吹入耳中，口含茶水，日二次，十日见效，虽久聋亦愈。

又方：用炼成鸡油五钱，上桂二钱，野葛三分，以文火煎三沸，去渣，每用少许滴入耳中，如此十日内有耳结自出者，虽多年耳聋可愈。

又方：驴前脚胫骨打破，向日中沥出骨髓，以瓷盒盛收，每用绵点少许入耳内，侧卧候药行到。其髓不可多用，以白色者为上，黄色不用，轻者一二次，重者四五次便愈。

又方：甘草、生地研极细末，胭脂包三分，日间塞耳，甘遂、草乌研极细末，棉花包三分，晚间塞耳，甚效。

又方：北细辛末一钱，将黄蜡溶化为丸如鼠粪大，以棉裹塞耳，一二次即愈。切戒恼怒。

又方：真麝香一二分，棉包塞入，一日后耳中如雷响即通，屡试神效。

肾虚耳聋声响如风水鸣如钟磬声

白毛乌骨鸡一只，甜酒四斤，煮食三五只，神效。

又方：真川椒，巴豆、菖蒲同研细，以松香、黄蜡为丸，塞耳，一日一换，初起者数日即通，神效。

又方：黄柏用人乳泡透，炒枯，研细末，以黄酒打面糊丸桐子大，每服七八十丸，开水下。

又方：真磁石一豆大，穿山甲烧研二分，用棉包裹塞耳，口含生铁一块，耳中如风雨声，即通。

耳内时闻蚂蚁战斗之声时开时闭

此肾水亏极，兼怒气伤肝所致，用柴胡、栀子、白芥子各三钱，熟地、白芍、萸肉各三两，麦冬一两，水煎服，方中纯是补肾平肝之圣药，饮之数日，其声渐息，服至一月痊愈。

耳闭不通又作痛

大田螺一个，拨开盖，入麝香五分，自化成水，滴入。

又方：每日平明，以大指次指捏住鼻孔，勿令泄气，咬牙努目，口唇闭紧，使气俱入耳窍，闷极放手，时时行之，久则自效如神。

少壮病后耳闭

南枣半斤，桂圆四两，葱半斤此味后下，煮服，三五次自通。忌盐数日。

风木之郁耳胀欲闭

连翘二钱，羚羊角、薄荷梗、苦丁茶、夏枯草、生香附各一钱，黑栀皮一钱半，水煎服。

胆火上郁头重耳胀目微赤

连翘、牛子各二钱，羚羊角、薄荷梗、桑皮各一钱，丹皮钱半，水煎服。

耳鸣耳痒

生乌头一个，乘湿削如枣核大，塞耳，日换数次，过三五日便愈，不然久则成聋。

耳疳震耳缠耳停耳风耳

各症俱系耳内闷肿出脓，但脓色不一而名各异：耳疳则出黑色臭脓，震耳则出青脓，缠耳则出白脓，停耳则出黄脓，俱由胃湿与肝火相兼而成。惟风耳则出红脓，偏于肝经血热。俱宜用酱茄不宜多自然油滴之，俟脓浮出，再用核桃仁又名胡桃研细，押油去渣，每油一分，兑冰片二分，用少许滴耳内，自愈。风耳，内服四物汤加丹皮、石菖蒲，余症内服清肺泻肝诸药。

又方：新鲜白鲞鱼脑中枕骨烧红，候冷，每两加冰片一钱，共研细如灰面细，先用棉花绞净脓，吹药二三次即愈。此林屋山人经验方也。

又方：用番木鳖磨水，滴耳内，即愈。

又方：大人小儿耳内生疔，出毒之后，脓水久久不干，或伤水湿在底，停耳成脓，臭秽之水时流出者，用小麦粉以醋煎滚，打如浆糊，晚上擦于耳之前后，留出耳上不搽，以纸一张裂缝套耳盖之，免污枕被，次早洗去，晚上再搽，不过三五次，脓干痊愈。此法屡试屡验。

又方：青鱼胆和冰片滴之，即愈。

又方：蛇蜕烧灰，少许吹入，极效。耳内如有虫奔走，或流血水，或干痛难忍，用之俱效。

又方：桑螵蛸一个烧存性，麝香一分，研末掺入，神效。有脓先绞净。

又方：鳝鱼血滴入，神效。

又方：抱过鸡蛋壳内白皮炒黄，研末，香油调灌耳内，痛即止。

又方：胭脂、枯矾、铁锈各等分，为末吹之。立效。

又方：虫蛀竹灰加麝香少许，吹入，极效。

又方：用头发瓦上烧存性，为细末，每一钱加冰片七厘，研末，吹少许入耳，甚效。

又方：白矾煅研，入麝香少许，绵裹塞耳中。

耳内脓血肿痛有虚有热其症不一甚至痛不可忍夜难安枕

用以上各方如不见效，用韭菜自然汁灌入，百发百中，其效如神。

耳内脓血不干

石榴花片瓦上焙枯研末，加冰片少许吹入，三四次即愈。其痂不必挖动，听其自落为妙。或用龙骨研末吹入，亦可。

耳内有虫脓血不止

鸡蛋一个香油炒，猪肝四五钱香油炒，黑芝麻炒研一升，同捣融，微火烘暖，布裹贴耳外，血虫出尽，即愈。

耳痔耳蕈耳挺

耳痔，形如樱桃，或如羊奶；耳蕈，形类初生蘑菇，头大蒂小；耳挺，形如枣核，细条而长，努出耳外。俱由肝经怒火，肾经相火，胃经积火凝结而成。微肿闷痛，色红皮破，触之痛引头顶，用硇砂一钱，轻粉、雄黄各三钱，冰片五厘，细研末，水调浓，用谷草细梗咬毛蘸点患处。并用栀子、川芎、熟石膏、当归、牛子、柴胡、酒芍、丹皮、甘草各二钱，黄芩、黄连各五分，水煎，食后服，自愈。

耳内生疔

耳内生疔，痛如锥刺，牵引腮脑亦痛，破流血水，人多作耳痛治之，不知乃耳疔也。急服蟾酥丸见痈毒诸方取其发汗，再用蟾酥丸水调浓汁，滴耳内，并服黄连消毒饮见同前。立愈。或照疔疮各方治之，亦可。

耳内生粒如棉花子大极痛名耳定

人指甲瓦上焙枯存性，研末，加牙色梅花冰片少许，吹入，立效。

耳内有核痛不可忍

烧酒滴入，侧卧半时，即可钳出。如不见效，即照前耳痯耳痔各方治之。

耳内如有虫走或血水流出或干痛难忍

蛇蜕皮烧存性，研末吹之，立愈。此经验秘方也。

耳内耳外生疮

蚯蚓粪为末，吹入，或用麻油调搽。

又方：黄柏五钱，马齿苋一两，为末敷之。

耳外湿疮

鸡腰膏见痈毒诸方敷之，其效如神。

又方：黄丹一钱，松香八分，轻粉一分，枯矾一分，共为细末，香油调擦，效。

又方：枯矾、轻粉、贝母、银朱，共研匀，麻油调涂，甚效。

耳后锐毒

患发耳后，又名耳后疮，宜别阳实阴虚，治无一错。患色白者，以阳和丸与二陈汤同煎服，或以小金丹服，消。色如红者，醒消丸服，消。诸书不拘红白，概以玄参、牛蒡等药治之，即色红者尚服不消，倘色白者更遭其害矣。南濠叶姓耳下并患恶核，一被医穿生管，一大如杯，以阳和、小金轮服，未溃者全消。此林屋山人秘法也。

又方：南星烧存性为末，醋调敷，三次即愈。不愈，即用前方，无不效也。阳和诸方见痈毒阴疽各门。

耳下生疮

有人耳下生疮，其大如桃，时出脓血，数年不愈，后用铅粉掺之，三日收功。

耳被挖伤

金头蜈蚣一条，瓦上焙存性，研末吹入，立效。

又方：青鱼胆一个，红花一钱，玄参、生地各二钱，蒸出浓汁，灌入耳内，即愈。

又方：冰片、胭脂烧灰、牡蛎煅粉，共为末，用骨簪点香油，蘸药末入内，即愈。

两耳脱落并治鼻落

用人发入瓦罐，以盐泥封固，煅过为末，急以所伤耳鼻蘸药，安放旧处，再用老姜嚼融，四围厚敷，用绸捆定，自安。

耳中有物不出

用弓弦或麻绳，将一头搓散，用好鱼鳔粘着，放耳内，其物徐徐引出。

壁虎入耳

鸡冠血滴入，即出。

蜈蚣入耳

生姜汁或韭菜汁灌入，即出。

又方：炒肉放耳边，闻香自出。烹鸡更妙。

蚂蟥入耳

取田中泥放耳边，自出。

蚰蜒入耳

生半夏末，麻油调，涂耳门，虫闻香即出。

又方：香油和鸡冠血滴入，即出。或用水调绿矾灌入，即出。

又方：白洋糖又名白沙糖熟水调浓汁，滴耳内，蚰蜒化为水。

又方：羊乳滴入，亦化为水流出。

蛆虫入耳

用杏仁捣如泥，取油滴入耳中，非出则死。

又方：皂矾掺之，即化为水。

飞蛾入耳

用铜器向耳边敲打，自出。

蚂蚁入耳

用手将耳扯动即出，或用穿山甲烧灰研末，调水灌入，即出。

诸虫入耳

不可惊动，用手紧闭耳鼻，闭口不言，虫入之耳不闭，少顷自出。或用好醋、麻油、韭汁、葱汁、姜汁，此数种随便而灌耳中，其虫自出。

又方：白鸡冠血滴入耳中，立出。

又方：川椒末醋浸良久，取汁灌耳中，行二十四步，虫自出。

又方：桃叶作枕枕之，虫自鼻出。或火熨桃叶卷之，取塞耳，立出。

又方：如蝇蚊小虫，用麻油数点滴入耳中，虫即死，取出即瘥。

又方：如在夜间暗入者，切勿惊惶响叫，逼虫内攻，宜端坐，点灯光向耳窍，其虫见光自出。若有人在旁，其虫不出，人皆避开方效。

水银入耳

照解救诸毒门水银毒方治之。

鼻　部

鼻血不止

用灯火以灯心一茎，点清油烧之在少商穴烧一下，立止。穴在两手大指内外甲缝之中，不上不下即是。左流烧左手，右流烧右手，双流双烧。有人鼻血三日不止，口内亦流，百方不效，势甚危急，用此立止，止后半刻复流，仍在原处烧之而止。如原处起泡，将泡刺破烧之。止后照后艾柏饮服之，方免复发。鼻衄方多，惟此方百发百中，诚急救简便第一方也。

艾柏饮：艾叶、柏子仁去净油。山萸肉、丹皮各一钱半，大生地三钱，白莲肉去心、真山药各二钱，泽泻一钱，生荷叶一张干者不效，水煎服。无论虚实，至重不过二三服，永不再发，屡试如神，万无一失。前方虽妙，只可救急，不能断根，此方可杜绝源流，亦治鼻血汤药第一方也。

又方，四生丸：生地叶无则用生地捣汁亦可、生艾叶、生荷叶干者不效、生扁柏叶各等分，共捣为丸，每服三钱。有人伤寒病后，鼻血三日不止，百药不灵，服此立愈。屡试如神，亦奇方也。

又方：用多年尿壶火上烘热，向鼻熏之，立止如神，百发百中。

又方：用线扎紧手中指第二骨节弯屈之处，即止。左流扎右，右流扎左，双流双扎，极效。

又方：急将本人头发解开，放凉水盆中，良久即止。仍服凉血清血之药，至神至奇。发浸水中，不可太久，心内觉有凉气即止，久则恐生别病。

又方：青苔放囟门上，将囟门向壁顶住，立止如神。或取本人鼻血，以纸撚蘸血点眼角，血从左鼻流者点右眼，从右流者点左眼，双流双点，甚妙。

又方：韭菜捣汁，蒸微温，服，其效无比。

又方：凤头白鸭蒸食数只，断根，极效。此鸭出广东顺德县，广西义宁、北流两县。又真高丽参嚼食，忌蒸煎，食至数两断根，神效。

口鼻流血

此亦因鼻血过多，以致从口而出，照前第一方治之。若系妇人，恐系月经闭塞，须查妇人科治之。

鼻忽缩入

明雄、净朱砂各三钱，用苍术煎水调服，并将煎过苍术捣烂，敷鼻上，过夜即愈。

鼻忽脱落

治法见耳部两耳脱落方。

鼻孔烂穿

此名鼻疳。用鹿角剉碎焙焦、枯矾各一两，头发五钱灯上烧灰，共研为末，用花椒水洗净，敷药。或用牛牙散见痈毒通治门。白油膏见腿部，更为神妙。

又方：杏仁去皮尖研细末，用纸压去油，以成白粉为度，每杏仁二分对真轻粉一钱和匀，吹入。

又方：五倍子烧灰存性，研末，以黄醋与猪油和匀，服之。

鼻内生虫

金刚藤上疙瘩数个，鸡蛋一枚煮熟，将蛋去壳，再煮良久，先将药罐向鼻熏之，再用蛋向鼻滚擦，其虫自出，以尽为度，极效。

又方：鸡蛋一个炒，猪肝四钱炒，豆豉七粒捣融，新瓦焙干，鸡蛋白和匀作饼，放鼻孔边，引虫出尽即愈。忌妇人鸡犬见。

又方：韭菜子烧烟，向鼻熏之，引虫出净，自愈。

又方：明雄研末，向鼻中时时嗅之，极效。

鼻中生疮

苡米、冬瓜煎汤，当茶饮，神效无比。

又方：杏仁去皮尖，捣烂成膏，用人乳调，塞鼻内。

又方，黄连膏：黄连、黄柏、姜黄各三钱，归尾五钱，生地一两，用香油十两，将各药熬枯，去渣，用夏布沥净，再加黄蜡四两溶化，离火搅匀候冷，鼻内干燥如火者，用此搽之，立效。

又方：嫩桃叶捣烂，塞鼻。无叶，用枝亦可。

又方：元参研末，吹入。或以水将元参泡软塞鼻，亦可。

又方：密陀僧、白芷各二钱，共研末，蜡烛油调搽，甚效。

鼻中生痔

甜瓜蒂四钱，甘遂一钱，枯矾、螺壳灰、草乌灰各五分，为末，麻油调作丸如鼻孔大，每日以药塞入一次，其痔化为水，肉皆烂下，即愈。或照上苡米方治之，更妙。

又方：轻粉二钱，杏仁七粒去油，白矾五钱，共为末，吹入鼻中，即化为水。

又方：顶上梅花冰片点之，虽痔肉垂下亦入。或用生藕节、莲须瓦上焙枯，研末，和顶上冰片，水调敷之，尤妙。

鼻中肉块

名曰息肉，生藕节连须，瓦上焙枯，研末吹入，其肉渐渐自落，屡试如神。并治鼻中生疮。

又方：枯矾、生猪油和，绵裹，塞鼻中，数日肉随药出。

鼻流清涕不止

生花生四五斤入锅内，令本人亲手拌砂炒之，数次即愈，神效。

鼻流臭水

名曰鼻渊，又名脑漏，此症从脑顶一股酸气由鼻孔而下，臭不可闻，用真松花粉时时嗅入鼻中。有人患此数年，百药不效，以此方治之，半月断根。

又方：干胡芦瓦上焙枯研末，时时嗅入鼻内，并用此药兑酒饮，或调粥服，其效如神。

又方：丝瓜藤又名水瓜，又名线瓜取近根下者一尺，瓦上焙枯研末，嗅之，并冲酒服，极效。

又方：老刀豆焙枯研末，酒调服三钱，重者不过三服即愈。

鼻塞出水日久不闻香臭

蒺藜一两捣碎煎水，先含满口，并以一合滴入鼻中，嚏出一二肉虫，即愈。

又方：铁锁须磨石上取末，和生猪油塞鼻，有肉虫出，即愈。

鼻塞不通

通草、细辛、附子共为末，蜜调绵裹，纳鼻中。

各项鼻病

凡鼻渊、鼻痔、鼻中肉块、鼻塞、鼻疮等症，用辛夷花苞又名木笔花，又名旱莲蓬去赤肉毛子，用芭蕉煎水泡一夜，焙干为末，加麝香三厘，葱白蘸入鼻孔，数次极效。

鼻中生毛昼夜可长一二尺渐粗如绳痛不可忍

此食猪牛羊血过多所致，用硇砂、乳香等分，为丸，服十粒，毛自落。

又方：猪毛焙存性研末，吹入鼻中，即愈。如食牛羊血过多者，或加牛羊毛亦可。

鼻垂红线尺许痛甚欲死

真硼砂、顶上牙色梅花冰片各一分，为末，以人乳调之，轻轻点在红线中间，顷刻即消。

鼻大如拳疼痛欲死

黄芩、生甘草、麦冬、花粉各三钱，桔梗、天冬各五钱，紫菀二钱，百部、紫苏各一钱，水煎服，四剂即消。

诸物入鼻胀痛不出

牛油如枣核大，纳鼻中，油溶则物润而随出矣。

鼻 外 生 疮

杏仁去皮尖研烂，乳汁调搽，即愈。

鼻 梁 窒 痹

此肺热也，用知母、川贝母、水梨肉各二两，水熬膏服。

又方：干荷叶边、连翘心、白芷、滑石各二钱，蔓荆子、苦丁茶各一钱，水煎服，数剂即愈。

鼻 准 红 赤

名酒糟鼻，食盐研细，每早擦牙，噙水数口，吐入手中洗面，月余自愈。

又方：白果嚼融和甜酒糟，夜敷日洗，甚效。

又方：荞麦面烧灰存性，研细，麻油涂之。

又方：雄黄、硫黄各五钱，水粉二钱，用头生乳汁调搽，不过三五次即愈。

又方：玉蓉粉见面部搽之，极效。

唇部

应参看口、舌各部。

人中肿大

生蒲黄二钱，川连、顶上梅花冰片各一钱，共为细末，麻油调敷。

人中及唇边口角生红白颗粒

此即疔疮，有头痛、寒热、痛痒等症，亦有麻木不知痛痒者，须查疔疮门，赶紧治之。

嘴唇生疮疮内长齿

此七情忧郁火动而生，此怪症也，用柴胡、白芍、当归、生地各三钱，川连、川芎、黄芩各一钱，天花粉二钱，白果十个，水煎服。外用顶上梅花冰片一分，僵蚕末一钱，黄柏二钱炒，共为末，掺之，即愈。或照下头生白肿块治之，必效。

口唇肿黑痛痒不可忍

大铜钱四个，于石上磨猪油，时时搽之。照疔疮治法亦可。

嘴唇四围疮如黄蜡

旋覆花放瓦上火煅存性，研末，用真麻油调搽，即愈。

又方：葵花根照前焙研，麻油调搽，虽经年不愈亦效。

口角生疮

燕子窝连泥带粪研末，麻油调搽。

又方：砂仁壳放瓦上火焙研敷，即愈。此蔡医博秘方也。

口唇赤肿发痒或破烂流水

铜青五钱，宫粉三钱，明矾一钱半，冰片一分，黄连二两，共熬膏敷。临用加麝香一厘，冰片五厘。

口角四围干燥时以舌舔口水滋润红肿难堪

松毛煮豆腐约半日久，取豆腐贴之，日换数次，虽多年不愈亦能断根，真神方也。

口角流涎浸湿红赤

方见口部。

口 唇 紧 小

照后唇菌治之，必效。此名茧唇，又名沈唇，初起口紧，不能饮食，若不急治，难救。用新白布作卷如酒杯大，烧燃放刀口上，俟刀口汗出，取汁搽之，日搽十余次，并以青布烧灰冲酒服，极效。

又方：五倍子、密陀僧各二钱，甘草二分，共为末，另用黄柏二两，将各药末水调敷黄柏上，火上烘干，再敷再烘，药尽为度，然后将黄柏冷透，作薄片贴上，连换数次，过夜即愈。

又方：五倍子、诃子肉等分为末，香油调敷，神效。

缺 唇

先用麻药见痈毒诸方敷上，然后用刀割开两边薄皮，用丝线缝好，以生蟹黄敷之，静坐七日，勿言勿笑，自能收口。或用龙骨、白蜡等分，为丸搽上，用花针穿丝线缝好，外用竹片夹住，坐静室，七日勿言勿笑，自愈。

唇破生疮

瓦松、生姜汁捣融，入盐少许，敷之。

唇边生疮多年不愈

蓝靛叶取汁洗之，数日即愈。

冬月唇干出血

桃仁捣烂，猪油调敷。

嘴唇陡然翻突形如猪嘴

此名唇菌症，乃心脾热毒所致，对时必死，无药可救，急烧两手少商穴查鼻部鼻血第一方便知，一面用活地龙又名曲蟮，又名蚯蚓十条捣烂，吴萸二钱研末，加灰面少许，热醋调敷两脚心，用布捆住，半日一换，以愈为止。又用活癞虾蟆又名老蟾，又名癞团一个，破出血，仍照上口唇紧小第一二方治之，或可救也。

又方：查卷十一痈毒门疔疮内救唇汤服之，亦可。或用溏鸡粪敷之，亦妙。

口　　部

应与舌、齿各部参看。小儿口内生疮见小儿科。

口生肉球有根如线吐出乃能饮食捻之其痛入心

此名血余症。用真麝香一钱，研末，作两次服，自愈。或用人发烧灰服，亦可。

口内上腭生痈

此亦名悬痈，生口上腭，形如紫葡萄，舌难伸缩，口难开合，鼻内出血，时发寒热。急用食盐烧红。枯矾各等分，研细末，以筷头蘸点，日三五次，自消。

上腭生虫痒不可忍

有人上腭痒极，凡遇饮食更甚，后有一虫坠下，急忙扯出而愈，后亦无恙。

口舌生疮

吴茱萸去梗研末，好醋调，敷两足心，过夜便愈，性能引热下行故也。

又方：天门冬、麦冬并去心、元参等分，为末，炼蜜丸如弹子大，每噙一丸，虽连年不愈亦可断根。此林屋山人经验方也。

又方：五倍子末掺之，吐出涎水，便可饮食，极效。

又方：川黄连、北细辛各二分，生研极细末，以小管吹入疮上，神效。此方热因寒用，寒因热用，功成而无偏胜，大人小儿并治，切忌入喉。

又方：轻粉三分，朱砂、明雄各七厘半，冰片四分，为细末，先用薄荷水或茶漱口，将药吹入，应验如神。或用人中白散见齿部治之，亦可。

又方：黄柏蜜炒研末，搽之，神效。

又方：因服轻粉口破者，用三四年陈酱化水，时时含口漱之。

又方：口疮无论新旧，夜卧时自将两肾子以手捏紧，左右交手揉三五十遍，夜夜揉之，胜于服药。

口臭难闻

每夜临睡时含荔枝肉一二枚，次早吐出，半月见效。

又方：每早洗面时用白牵牛粉擦牙漱口，日久自无此病。

又方：益智仁一两，甘草二钱，共为末，每用一二钱干吞下，心气不足口臭者最宜。或用密陀僧一钱，醋调漱口亦可。

又方：茴香煮羹，或生食之，极效。或用盐梅时时含之。

夜卧口渴喉干

元参二三片含口中，即生津液，大有功效。

口角流涎浸湿红赤

此脾冷也。用焦术、青皮、炮姜各五分，法夏、木香、丁香各一钱，共研细末，米汤为丸如粟米大，小儿一岁者服十丸，大人每服三四钱，服完自愈。如不见效，则系脾热，须照后方服之。

又方：治脾热口角流涎。焦术、滑石各五分，扁豆、茯苓、石斛各三分，黄连二分，葛根一分半，甘草一分，共为末，灯心汤调下，小儿每服一钱，大人每服三四钱。

舌　部

舌胀满口

凡中木瓜毒，其舌亦肿胀满口，方见解救诸毒门。

此症由心经火盛，以致卒然舌大肿硬，咽喉闭塞，即时气绝，名曰翣舌，至危之症，急用皂矾不拘多少，放新瓦上火煅红色，摊冷研细，以瓷调羹撬开牙关，或用盐梅搽之，或用半夏擦之自开，将药搽舌上，立效如神。再用锅底烟三钱以烧草者为佳，烧煤炭者忌用，冲酒送服。若舌肿而喉内有痰者，即是喉风，须查咽喉各方治之。

又方：醋调锅底烟子，敷舌上下，最效，多敷更妙。

又方：雄鸡冠血搽舌上，咽下即愈。

又方：蒲黄研末，掺之。如因寒而得者，须斟酌调治为要。

又方：蓖麻子四十粒，纸上取油，将油纸烧烟熏舌，即消。若舌上出血，熏鼻中自止。

又方：诸药不效者，以针刺舌下两旁，血出即消。切勿刺中央，刺则血出不止，难救。若已误刺，醋调百草霜涂之。

舌忽肿出口外或长数寸

此亦心火热极所致。用雄鸡冠血一小盏，以舌浸之即缩。或照舌肿各方治之。

又方：真川连三四钱煎浓汁，以舌浸之，亦收。

又方：井水一桶令人提起，一人引病人前来，不可说明，将近身即劈面泼去，其舌自收。此方暑天始宜。收后仍以川连二三钱煎水服之。

伤寒热病后舌出寸余不收

顶上梅花冰片研细，掺舌上，应手而缩，须用五钱方效。

舌出口角时时摇动

此名翠舌风。用翠鸟舌舌须取出阴干备用在两额上点戳几下，即愈。

舌忽缩入

银针刺破舌尖，出尽恶血，以蜡烛油搽之，即愈。

舌上出血

舌忽出血如涌泉，或紫或黑，由心火上炎，以致血热妄行。用六味地黄汤见内外备用诸方内加槐花三钱，煎服，立愈。或照以上舌肿诸方治之，以锅底烟子敷之更妙。

又方：茅草根、生车前子、乱发，各为末，吹搽立止。此林屋山人经验方也。

又方：槐花炒研，掺之。或用头发烧灰，醋调敷之。

舌头溃烂

凡舌烂痛极，饮食难进，宜用吴茱萸三四钱研末，好醋调敷两脚心，用布捆好，对时一换，其效如神。或兼用人中白散见齿部治之，更妙。

舌上生菌

此恶症也，初起如豆，渐大如菌，疼痛红烂无皮，朝轻暮重，由心脾热毒所致。用硇砂、人中白各五分，瓦上青苔、瓦松、溏鸡粪各一钱，用倾银罐子二个，将药装入封固，外用盐泥封好，以炭火煅红，待三炷香为度，俟冷开罐取出，入顶上梅花冰片、麝香各一分，共研细末，临用时先以瓷针刺破血菌，用药少许点之，再用蒲黄末盖之，内服二陈汤见内外备用诸方加黄连、黄芩、薄荷，煎服即愈。或用上方地龙吴茱萸涂足之法，更妙。

又方：取蜘蛛丝搓成线一条，打圈套在菌根上，其丝自渐收紧，收至极痛，忍耐片时菌落血出，用百草霜敷，或蒲黄末敷，俱效。再用六味地黄汤加槐花三钱煎服，并治重舌，甚效。

舌硬生衣

犀牛黄、朱砂各一分，玄精石二两，共研细末，将舌尖刺出紫血，用此药搽之，即愈。此林屋山人经验方也。

舌下重生小舌

参看小儿杂治门重舌各方，照上舌菌第二方治之。

又方：黄连、山栀、荆芥、黄芩、连翘、木通、薄荷、牛蒡各一钱，甘草五分，灯心一小团，水煎服，小儿减半服。

舌下细粒如豆

此肺痈也，查痈毒门肺痈方，详细辨别治之。

舌下生数尖或遍口生疮如莲花又如粟米

患此症者，饮食减少，气喘生痰，手足俱冷，用针刺破两边尖者，中间断不可刺，切记切记。

舌下肿痛

此亦重舌之类，用蒲黄五钱煎，取汁去渣，含口中数次，极效。

舌下痰包

用无杂色的白马粪，放新瓦上焙干研末，加顶上梅花冰片为末敷上，立愈。或照上舌病各方治之。

小舌落下

用盐橄榄连核烧灰存性，研末吹之，即上。或用吊扬尘灰点之，或用食盐炒热点之，均效。总宜先用筷子将大舌根压住，然后吹点，方能上也。

小舌生红泡子与咽喉症不同

蛇床子二两罐内烧烟，吸入喉中，自消。

补断舌法

凡人偶含刀在口割断舌头，已垂落而未断，用鸡蛋内白软皮套住舌头，另以天花粉三两，赤芍二两，姜黄、白芷各一两，为末蜜调，涂舌根。以白蜜调白蜡，稀稠得宜，敷在鸡蛋皮上，日敷数次。三日舌自接住，去鸡蛋皮，再用蜜蜡勤敷，七日痊愈。

又方：如跌扑穿断舌心，血出不止，以鹅翎蘸米醋频刷断处，其血自止。或用瘦猪肉片贴之，更妙。仍用蒲黄、杏仁、硼砂少许，为末，蜜调成膏，噙化而安。

又方：活蟹一个，炙干为末，敷上，即能生肌，药宜预制，以备急用。

又方：活蟹烧灰。乳香、没药各二钱，涂之，即生肉。如咬去唇舌，用川乌、草乌为末，摊纸一条，以凉水调合，贴之，即不觉疼。

齿　部

牙齿疼痛

牙痛不外风火虫三项，又有虚火、实火之分。虚火其痛甚缓，日轻夜重，实火痛不可忍。风痛者痛而且肿，甚至头面皆痛，呵风亦痛，虫痛者发时必在一处，叫号不已，亦有虚痛总在一处者。治法虽多，初服甚效，而再发服之不效，盖虚实各有不同故也。古方有分别上下左右，按经施治之法，试之不甚见功，故未列入。

玉带膏：治疳气，去风邪，止火痛，固牙齿及摇动不能食物者。临卧时用花椒水漱净，每用一片贴牙根上，次早取出，毒重者其色黑，毒轻者其色黄。方用生龙骨二两，宫粉一两五钱，顶上梅花冰片、麝香、真硼砂各二钱五分，净黄蜡二两，除黄蜡外，将上五味研细末和匀听用。先将黄蜡融化，离火即入前药末搅匀，用棉纸将药倾上，用竹刀刮匀。如膏凝难刮，又用热汤熏透使软，再刮匀摊纸上，剪作一小指宽，一寸长，收贮瓷瓶内封固，勿令泄气。京市专以此收其利也。

竹叶膏：生竹叶去梗净一斤，生姜四两，净白盐六两，先将竹叶熬出浓汁，又将姜捣汁同熬沥渣，将盐同熬干，如遇牙痛，用搽一二次，即愈，其效如神。苏州重兑重换，不易得也。

又方：老蒜二瓣，轻粉一钱，同捣融，敷经渠穴穴在大指脚下手腕处寸脉后即是，用蚬壳盖上扎住用别物盖亦可，男左女右，少顷微觉其辣，即便揭去，随起一泡，立刻痛止，泡须挑破，揩尽毒水。曩者年中丞弱冠时患此，每发一次，呼号累日，饮食不进，有喇嘛僧实如授此方用之，数十年不发，真仙方也。

又方：上方如不知穴处，即用老蒜捣烂如蚕豆大，敷在大指二指手背下微窝处，亦极神效。

又方：在肩尖微近后当骨骱陷中，以蒜片盖住，上用艾一小团如豆大，烧五次，左牙痛烧左肩，右牙痛烧右肩，烧后颈必大痛良久，齿痛永不再发。百方不效者，惟此立验，亦神方也。

又方：骨碎补二两铜刀切细，又名毛姜，又名猴姜，又名石板姜，以石上生者为佳，食盐五钱，桑葚子五钱，瓦锅内熬成膏，去净渣，早晚擦牙，良久吐之。不惟可治牙痛，且能固齿益髓，去骨中毒气。牙痛将落者，擦一月后再不复动。

又方：川椒三分，细辛二分此味必须称准，多则头必牵引作痛，白芷、防风各一钱，共用滚开水泡透，时时含水入口，片刻吐去再含。无论风火虫牙，莫不见效，不可轻视。

又方：皂角、生姜、地黄、旱莲、槐角子、荷叶蒂、细辛、青盐各一钱，升麻五分，共研末，擦之。此方西岳蓬花峰断碑中抄出，屡用皆效。

又方：乌梅烧存性，研末，加顶上牙色冰片少许擦之，神效。冰片用时方加，以免出气。

又方：石膏二钱，胡椒三粒，共研细末，敷之，极效。

阴虚牙痛

缓痛者是，枸杞一两蒸瘦猪肉，食一二次，神效之至。

又方：牛膝去心，盐水炒五钱，猪腰一对要一猪所生者，煮粥食，立效。

又方：生附子研末，口水调，敷两脚心，极效。

又方：核桃壳又名胡桃四五斤，打至粉碎，加川椒、食盐少许，熬成浓汁，摊冷，时时漱齿，极效。

阴虚邪火上蒸牙痛连及头顶

此症阳明有余，少阴不足，宜用玉女煎：熟地五钱，麦冬去心、石膏各三钱，知母、牛膝各一钱五分，水煎服。

风热上蒸牙胀头痛

连翘、滑石、银花、西瓜青皮、生绿豆皮、活水芦根各三钱，水煎服。或照后风火牙痛各方治之。

风火牙痛

腮外发肿者是，呵风痛者亦是，生地捣烂，加潮脑少许不可过多，捶匀，贴患处，吐出涎水，神效。

又方：陈盐梅子含口内，吐出涎水，数次即愈。

又方：五倍子末，冷水调，敷腮颊，甚效。

又方：木患子又名洗手果三四个去核，用生盐塞满，加雄黄少许，烧成炭，研末，冷透火气，加顶上牙色梅花冰片和匀，擦牙吐出涎水，再擦再吐，涎尽自愈。极效。

又方：生丝瓜一条又名水瓜，又名线瓜，擦盐少许，火烧存性，研末频搽，涎尽即愈。腮肿，用水调末敷之，极效。

又方：苋菜根烧灰，敷之，极效。

又方：北细辛、北五味各二分，共捣为丸，寒痛处，立效如神。

虫牙作痛

痛在一处，齿缝有脓或无脓皆是，明雄末二两，真小磨麻油四两，调匀，含口漱片时，吐出再漱，数次即愈。有人虫牙痛不可忍，饮食不进，百治不验，用此断根，屡试神验，此治虫牙第一方也。

又方：雄黄末，和枣肉为丸，塞牙缝，日换数次，极验。

又方：五倍子煎浓汁，含漱数次，其虫立死，其患永除。

牙根腐烂

名走马牙疳，凡大人热病之后及小儿痘症之后，火毒流于胃经，致有此患，势甚危急，甚则落牙穿腮透鼻，一二日即能致命，故有走马之名，言其骤也。此症有五不治：不食、烂舌根不治，黑腐如筋者不治，白色肉浮者为胃烂不治，牙落、穿腮、鼻臭不堪闻者不治，山根上发红点者不治。如是凶险，命在须臾。急用生大黄三钱，丁香十粒，绿豆二钱，共研末，热醋调，敷两足心，最为神效。仍照后金鞭散治之，庶几十可救五。

金鞭散：绿矾五两煅赤透，人中白三两煅，明雄二两，真麝香一钱，顶上梅花冰片一钱，先将银针挑刮去腐肉紫血，然后将药研末敷之，吐出毒血恶涎，方能愈也。

又方，赤霜散：专治走马牙疳。红枣一枚去核，入红砒一粒如黄豆大，扎好，放瓦上，炭火炙至枣枯烟尽为度，取出用碗盖住，候冷加顶上梅花冰片一分，研末，将患处洗净，吹入，效速如神。久烂之孔，生肌亦速。此方较前方简便而极效验。乃林屋山人秘传也。

又方：生南星一个当心剜空，入雄黄一块，面裹烧，候雄黄烧溶取出，用碗盖住，候冷去面为末，入麝香少许，擦疮数日，甚效。此亦林屋山人方也。

又方，人中白散：治男妇大小走马牙疳，并咽喉疼痛腐烂红赤，舌肿龈臭映血，牙床溃腐等症，极效。人中白、儿茶、真青黛、真硼砂各一钱，薄荷、元明粉、马庇勃各五分，顶上梅花冰片二分，共研极细如灰面细，放舌上无渣为度，掺之。如病重者，加真犀牛黄三分，珍珠五分，其效更速。咽喉病，用笔管吹入，日三次，夜二次，甚妙。

牙疼腿痛

名青腿牙疳，此症两腿形如云片，或红或青，大小不一，痛而肿硬，步履艰难，其毒上攻，以致牙龈腐烂，甚至穿腮破唇，虽说话高声亦痛，照前走马牙疳各方治之。腿上肿处用清凉膏见汤火伤门治之，神效无比。或用瓷锋刺破出血，以牛肉片贴之，日换数次，甚验。或服六味地黄汤见内外备用诸方十余剂亦可，药内去山萸肉为要。

又方：一人患此，痛苦八年不愈，一乞食道人用艾火在耳门边肉尖上，切蒜片隔住，连烧五下，立时痊愈，神妙非常。左痛烧右，右痛烧左，或两耳全烧，无不奇效。或不用蒜，以灯火烧之，更妙。

盘根牙痛

牙根破烂，甚至牙骨通身脱落，须用金素丹见痈毒诸方掺棉纸上，卷成纸捻，塞牙根边，久塞可保不脱。如遇饮食，可去药条，日换数次，亦无妨碍。

牙根肿痛

红肿痛甚者名牙痈，刺出毒血，用珍珠散吹之，不吹亦可，内服龙胆泻肝汤见内外备用诸方。即愈。倘牙骨及腮内疼痛，不肿不红，痛连脸骨者，名骨槽风，治法见后。

牙腮疼痛初起不红不肿久则溃烂或有骨出

此名骨槽风，乃阴疽也，初起有误认牙疼，多服凉药，以致成功，烂至牙根，延烂咽喉不救。未溃烂者，宜用二陈汤加阳和丸煎服，或服阳和汤消之。已溃烂者，用阳和汤、犀黄丸，每日早晚轮服。如有多骨在内，用推车散吹入，过夜，其骨不痛自出，俟骨出尽，用生肌散吹入，内服保元汤加肉桂、当归、川乌、生芪、生草收功，屡试神验。此林屋山人经验神妙方也。各方见痈毒、阴疽及内外备用诸方各门，推车散见多骨疽门。

火郁牙疼结核龈肿

夏枯草、犀角、羚羊角、黑栀仁各一钱，元参、知母各一钱五分，连翘、银花各二钱，生甘草六分，水煎服，数剂即愈。虚火者忌用。

牙缝出脓

有脓而不溃烂，或似脓非脓，痛不可忍者，此虫牙也，照虫牙第一方治之。

牙缝出血

此名牙宣症，又名牙衄，乃阴虚热极所致，发时血出不止，若不急治难救。用黄豆渣即豆腐店中取过黄豆浆之渣，无则用生黄豆嚼融，亦可。如不见效，仍用豆渣为妥，并以黄豆为佳，黑豆不效。店中亦有用黑豆者，须问明以免误事敷之，立止如神。内服六味地黄汤见内外备用诸方门，去山萸肉不用。有人患此，血出两日不止，热甚垂危，照此治之，其病若失。此治牙衄第一神方也，载福建某府志。

满口牙齿出血

前症系一二牙缝血流不止，此系满牙出血，时有时无，用枸杞为末，煎汤漱口，然后吞下，立愈。如血出不止，即用前豆渣方治之。

又方：马粪烧灰存性，擦之，立愈。

又方：萝卜含口内嚼之，热则再换另嚼，极效。

轻粉毒发齿缝出血臭肿

贯众三钱，黄连二钱，煎水，候温加顶上梅花冰片二分，时时漱之。

牙根胬肉渐长

此名齿壅症，用生地黄汁一钟，皂角数片，将皂角烧热，淬地黄汁内，再烧再淬，以汁尽为度，晒干研末，敷之，即缩。或用朴硝末敷之，亦消。

齿长数寸

此名髓溢症，用真白术为末，人乳拌蒸，服之，即愈。此孙真人《千金》方也。

软牙疮

此症小儿多生，用生蚬三四个，撬开取肉，先将壳烧枯，和蚬肉捣烂，敷之，甚效。

睡卧咬牙声响

即取所睡席下灰尘一捻，纳入口中，勿令本人知之，即愈。

牙齿作酸

因食酸味过多者，胡桃肉又名核桃食之，即愈。

取痛牙法

牙不宜取，取则满口牙松，实在痛极，碍于饮食，方可取之，否则不取为妙。用大鲫鱼一条约重十两，用白信石一钱入腹内缝口，挂有风无日猫鼠不到之处阴干，七日后鳞起白霜，取霜收贮，约一鳞之霜，可取一牙。临用将白霜放膏药上不论何项膏药，指定痛处贴上，令本人咳嗽一声，其牙自落。此林屋山人经验方也。

又方：用大蒜一个捣烂，入白龙骨末一二分拌匀，贴痛处，半时即下。

牙齿稀疏

芦甘石煅研、石膏各等分，日日擦之，不可刷动，久则自密。

牙关紧闭

盐梅擦牙上，涎出即开，此法最妙。或用瓷调羹撬之，亦开。切不可用铜铁撬动，如不能开，用物打断一牙，亦可灌药。

牙落复生

见后固齿鼠骨散方。

固齿良法

前有骨碎补一方，甚效。牙痛方药最多，临时见效甚少，即有微效，难免复痛。余自十岁以后屡患此症，每发必数日，痛甚不能饮食，甚至寒热交作，医药不效。后得一法，平日小便时咬紧牙关，则永无此患。依法行之一年之内，间发数次，久则不复再发，其妙无穷。又饭后漱齿，晚间洗齿，亦良法也。

又方：凡人中年及将老时牙多脱落，或摇动不即脱落，更为不便。务记初落牙时，将落下之牙放瓦上用火焙枯研细，敷于满牙，半日下再行吞下，可保余牙永不脱落。

又方：大黄五钱，甘松、香附去净毛，酒制、白芷、生石膏各五钱，真川椒胃寒者用胡椒、绿豆各四十九粒，细辛三钱，共研细末，加食盐八两，火煅，过筛，拌药末，早晚擦牙，不独固齿，兼去口中气味。

须　部

乌　须　法

五倍子一两，铜绿三钱炒红用醋淬之，醋不宜多，再炒再淬，如此三次，研碎，青矾二钱炒研，生盐五分炒，先将五倍子研碎，用铜锅炒至出油成团，放地上摊冷，再将各药研碎，用好烧酒调成面糊样，蒸至镜面为度，不宜久蒸。先用皂角水洗须一次，又用茶洗一次，将药乘热浓浓染之，俟干用热水洗去，其须光润如漆，可保两月不白。

又方：熟地三两，生何首乌三两要白色而长形者，万年青二片，桑叶二两，白果三十个，黑芝麻一两炒，桔梗三钱，为末不可经铁器，为丸，每日早饭后服一两，一月后须即乌黑，久服可不再白。

拔白换黑

先将白须拔去，用猪胆涂孔中，即生黑须。或用白蜡点孔中，不再白也。

羊须疮

小红枣烧枯存性，研末，清油调敷，甚效。

又方：鸡腰膏见痈毒通治门，其效如神。

又方：诸药不效者，以旧棉絮胎烧灰，麻油调搽，立愈。

又方：用羊须烧灰，麻油调搽一二次，立愈。

下　颏

下颏脱落

此症起于肾肺虚损，元神不足，或谈笑高兴忘倦，一时元气不能接续所致。须平身正坐，令人以两手托住下颏，向脑后送上关窍，随用布条兜住，务须避风。若受风邪，则痰涎上壅，口眼歪斜，则难治矣。外用天南星研末，姜汁调敷两腮颊，一夜即上。次日再用高丽参、白术、茯苓、制半夏各五钱，当归二钱，僵蚕二钱，天麻、陈皮各一钱，川芎八分，甘草三分，制附子六分，灯心十四根，生姜三片，水煎服。

又方：真乌梅捣融为饼，塞满牙尽头处，张口流涎，随手掇上。

又方：白术一两，防风五钱，水煎服，半刻即上，其效甚速。

颈　项

颈上生疮大如樱桃有五色者疮破则颈皮断

黄牛乳日日饮之，久则自愈。

对口疮

与痈毒诸方参看。生后颈正中处，偏生者名偏对口。夏秋间取茄子蒂，悬挂檐间有风处吹干。遇生对口者，将大铜盘放杉木好炭烧烟尽，将茄蒂不拘多寡，于炭火内烧烟，令病人仰卧床边，另放一椅将头搁住，露出疮口，以铜盘位置紧对疮口，任听茄蒂烟气熏之，良久疮口自开，即有一线红丝血流下盘中，不可移动，恐其断而不续，须俟红丝流尽自断，则疮毒尽矣。用生甘草、金银花煎汤，洗疮口，服调补气血药收功，屡试甚验。

又方：鲜茄子蒂十四个，生红何首乌二两，煎服二三剂，未破即消，已破拔脓生肌，虽根盘八九寸宽大者亦效。

又方：水仙膏见痈毒诸方，无论已破未破，屡试如神，百无一失。

又方：初起者用嫩桃叶尖七片，用铁斧捣融，贴之，即愈，效验之至。

又方：用烂溏鸡粪雄鸡粪更妙敷数次，即愈。鸡粪大凉，最能败毒，加荔枝核研末调敷，尤为神妙，此屡验方也。

又方：明雄一钱，吴茱萸一两，为末，香油熬熟调搽。对口疼痛，百药不效，敷此立止，真神方也。

又方：凡对口根盘宽大，不红不痛，或微微疼痛，色暗不明，乃阴疽也。断不可误用寒凉之药，致成败症难救。须查卷十一阴疽各方治之为要，不可轻忽。

对口之上生疮

此名落头疮，红肿者，照对口及痈毒通治见卷十各方治之，皮色不变，平塌而不甚痛者，照阴疽见卷十一各方治之。

颈项直硬不能转侧

此肝肾二脏受风故也，用宣木瓜二个取盖去瓤，没药二两，乳香二钱半，同入木瓜内加盖缚定，饭上蒸三四次，研烂成膏，每用三钱，入生地黄汁半盏，好热酒二盏化开，温服。

又方：黑豆一升蒸融，布包作枕，自效。

闪颈促腰

真硼砂研粉，以灯心蘸点眼内四角，泪出即松，连点三次，立愈。

咽喉

咽喉辨治

咽喉之患，最为险恶，忽然顷刻而痛难忍，系属寒症，若悠缓而痛乃为热症。《内经》云骤起非火，缓起非寒，虚寒实热，是在明睿者知所区别，乃所投而无误耳。此林屋山人妙论也。又凡喉症，须于本门先后各方详细参看，斟酌用之为妙。

单双喉蛾

又名喉痹，生于咽喉关上者轻，关下者重。此症喉闭片时，即不可救。若男子从鼻梁中心寻至头顶，妇女则从后脑寻至顶上，小儿则看两手虎口，如有水泡红子，即用银针挑穿，喉蛾即破。忌见灯火。一面用老蒜捣融如蚕豆大，敷经渠穴穴在大指下手腕处寸脉后即是，男左女右，用蚬壳盖上扎住用别物盖亦可，片时起一水泡，银针挑破，将水揩净，以去毒气，立刻安痊。再服甘桔汤见内外备用诸方，以免后患。无药之处不服亦可。此方屡试屡验，其效无比。

又方：皂角虫蛀者不用研末，醋调服一钱，重则一钱四五分。或用鹅毛蘸药入喉搅动亦可，并敷喉外，干则随换，少时吐出痰涎即愈。此系急症，诸药性缓，惟此功效甚速，屡试皆验，喉风第一方也。并治九种喉痹，愈后仍照以后甘桔汤调理。无药之处，不服亦可。

又方：鹅毛一根粘真桐油一分，入喉卷搅，痰随油吐。服甘草水，可解油气。

又方：手指甲烧灰吹入，其蛾立破，至便至神。或用灯草烧灰吹入，亦极验也。又，后有喉症各方，俱极神效，可用。

风火上郁颈肿咽痛

薄荷一钱，连翘、射干、牛蒡、马勃各二钱，生绿豆皮三钱，水煎服。

又方：西瓜青皮、连翘、射干各二钱，飞滑石三钱，桑皮一钱，杏仁一钱半去皮尖，水煎服。虚火痛者忌服。

喉痹治法

喉蛾、喉闭、缠喉风皆曰喉痹，痹者不仁也，顷刻而起，危急之症，痰在喉中作响，响如打鼾，舌白而不肿，诸书皆称肺绝不救，盖缘误服寒凉之药以致死耳。服后桂姜汤立愈。

桂姜汤：治喉痹顷刻而起，毫无别恙者，此虚寒阴火之症。肉桂、炮姜、甘草各五分，共归碗内，取滚水冲入，仍将碗顿于滚水内，服药口许，慢慢咽下，立愈。或以生附子切片，涂白蜜，火炙透黑，收贮，临用取如绿豆大一粒，口衔咽津，亦立刻痊愈。此林屋山人秘法，虽暑天亦宜用，切勿迟疑自误。

外缠喉风

此症喉内热结，喉外肿大，麻而且痒，如蛇缠颈，身发寒热，头目肿痛者即是。喉内之痰塞满，舌有痰护，此痰不出，齿作响如鼾，喉痹误服凉药有此症也。如再迟，痰塞鼻内，气无出入即死。照前喉蛾皂角桐油各方治之，仍用姜桂汤见前调理而安。

内缠喉风

此症发时，恶寒恶热，内外无形，出气短促，胸前红肿，两足畏寒，乃肾经有热，水枯不能上润故也，照前外缠喉风治法，自愈。心前如有红丝，用针挑断为要。喉关如雷响者难治。

锁喉风

喉内无蛾，痰声不响，喉内气急不通者即是，照前喉蛾皂角桐油各方治之。

小儿锁喉风

用芙蓉叶槌汁，煮鸡蛋，一贴囟门，一贴肚脐，即愈。

脚根喉风

此症从脚根发起，直至喉间，或一年一发，或半年一发，其病一日行一穴。切忌热物怒气。初起宜用绿矾三分煅，真硼砂六分，元明粉五分，上梅花冰片一分，真麝香五厘，共研末，吹入少许，再用羌活、独活、桔梗、防风、黄芪、白芷、甘草、茯苓、陈皮、前胡、柴胡、白芍、元参、牛子煎服。如缠恶起泡者难治。

咽喉肿痛日轻夜重痰如锯声

乃阴虚也，用熟地一两，山茱萸四钱，麦冬、五味、牛膝各三钱，茯苓五钱，水煎服，下喉一声响亮，火热俱消。或照前姜桂汤服之，亦可。

喉肿心痛闭目不语起首脉散牙紧发慌手足麻木

此名朱砂症，又名心经疔，非喉风也，急用红纸捻烧燃，照心窝背心两处，见有红点，用针挑破，内有红筋挑出。如无红点，少刻再看，或服药后再看，必有。并用雷击散见卷十五瘟疫门治之。

喉间作痛烂不收口

此名烂喉痧，用土茯苓煎汤，时时服之，忌茶数日，即愈。又以四物汤见内外备用诸方加茯苓、黄芪，二十余剂而安。

又方：服樱桃数十粒，即愈。如无新鲜者，即蜜饯者亦可。此方系嘉庆年间江苏人得自仙传，救人无数。平时宜向南货客购买蜜饯樱桃存贮，以备急用。

又方：用红枣散见后吹入，过夜即安。或用人中白散见齿部治之，极效。

喉内生疮鼻孔亦烂

若作喉风治，立死。用白盐梅一个烧灰存性，枯矾一钱，穿山甲一钱炙，共为末，吹喉中，神效。或用人中白散见齿部治之。

喉疮已破疼痛难食

猪脑髓蒸熟，醋和食之。

飞丝入喉生疮

凡喉疮日久不愈，恐是露天饮食有飞丝落下食之，以致咽喉生疮，急用白矾、巴豆烧灰，吹入即愈。或用后巴豆油熏鼻之法，亦妙。

喉　癣

体虚多郁者患之，喉生苔癣，色暗不红，不闭不肿，气出如常，微微疼痒，有碍饮食者即是。此系虚火，淹缠难愈，忌刺畏补。用头胎黄牛屎放新瓦上，并用瓦盖，周围用文武火煅至烟尽存性，连瓦取下，用钵盖住，候冷研末，用笔管徐徐吹入自愈。

又方：冰片、牛黄各一分，胆矾三分，山豆根二钱，真硼砂、雄精、儿茶各八分，共研细末，另用盐梅三个去核捣融，入药和匀，丸如龙眼大，临卧衔在口内过夜，即愈。衔至十丸断根，神效无比。

风火喉癣

此症屡愈屡发，并无夜热、咳嗽、吐血等症，惟止喉痛红赤，或似虾蟆皮色圈结喉中。用秋蝴蝶花根二两即射干也。此花梗叶与春蝴蝶花一样，但春间开者花是藕荷色，以秋间开黄花者为真，不可误取用，洗净捣烂，甜酒煎汁，含口中，漱三五次吐出，再换再漱，可以除根。

喉内生肉重重叠叠肿起不痛多日方有臭气透出

臭橘叶煎服，数次即愈。

又方：用绵裹筷子头，蘸食盐点肉上，五六次自消。再用桔梗、黄连各一钱五分，枳实炒、前胡、连翘去心、陈皮、防风、半夏、柴胡、南星、白附子、牛蒡子炒研、赤芍、莪术、元参、甘草各一钱，煎服。体虚者忌服。

喉中结块不通水食危急欲死

百草霜即锅烟子，以乡村烧草者为佳。烧煤炭者断不可用和蜂蜜为丸如芡实大，新汲井水化一丸灌下，甚者不过二丸。此名百灵丸。

又方：胆矾衔口内，恶涎吐尽，自愈。

喉中忽硬一块如桂圆大吞吐不出不下

厚朴、半夏、茯苓、紫苏各一钱，甘草五分，老姜一片，煎服，即愈。

喉中生珠

丹溪云此非喉症，乃是鼻中生一条红线如发，悬一黑泡，大如樱珠垂挂到喉门而止，如用刀针即死，急取活土牛膝根独条肥大者向生草药店买之捣汁，以好醋四五滴和匀，滴入鼻中。二三次线断珠破，吐出瘀血，立安。或用针刺手腕中紫筋，或刺少商穴查后喉症诸方便知，去其恶血，更为神妙。

喉中生瘤

此症生喉间两旁，或单或双，如桂圆大，红丝相裹如瘤，因肺经受热所致，切忌用刀。内服益气疏风汤，甘草、桔梗、川芎、当归、生地、升麻、白芍、花粉、黄芩、麦冬、前胡、青皮、干葛、连翘、防风、白蒺藜，水煎服，外用麝香、上冰片各三分，川连二分，研末，时时吹入。或刺手腕中紫筋，或刺少商穴，亦妙。

喉间肿大又非瘿瘤忽痛忽止外现五色按之半空

此痰结也，用海藻、半夏、白芥子、贝母、南星各三钱，高丽参三钱，茯苓五钱，昆布、桔梗、甘草各一钱，制附子一钱，水煎服。

喉中结气如梅核样时有时无

半青半黄梅子，每个用盐一两盐少不效腌一日一夜，晒干，又腌又晒，腌至盐水尽为止，每用青铜钱三个夹盐梅二个，麻线捆住装瓷坛内，封口埋地下百日取出。每用盐梅一个含口中，咽汁入喉，半刻即消。收一年者佳，越陈越好，其妙无穷。

又方：子龙丸见阴疽门服之，最效。

老痨喉痛

生鸡蛋一个去黄用白，糯稻根须五钱洗净，甜白沙参、石斛各一钱五分，麦冬三钱炒，生甘草三分，水煎服。

秽浊上冲咽喉肿痛

连翘三钱，马勃、黑栀各一钱五分，杏仁去皮尖、橘红、竹叶心各一钱，郁金八分，牛蒡子二钱，水煎服。

喉中作痒

此喉管伤寒也，不可吃茶酒汤水。用薄荷二分，麝香五厘，研极细末，吹入喉中，吐出涎水碗许，再用陈米二合，煎汤饮之，自愈。若先服茶酒等物，则难治也。又有咽喉痒痛声哑，方见后。

喉症各方

凡一切咽喉急症，或闭或痛，切忌刀针，以免穿透，急将两手膊，以手勒四五十次，赶血于大拇指，取扎发绳扎住，用针在少商穴穴在两手大指内外甲缝中，不上不下即是处刺破出血，立愈。男左手女右手，重者两手齐刺。此百发百中，急救第一方也。

又方：先于后颈窝处擦油少许，用铜钱一文刮之，如刮痧样要顺刮，切忌倒刮，其痛稍缓，以便乘势用药，轻者不药亦可。此法极妙。

又方：生附子研末或用吴萸亦可，热醋调，敷两脚心，无论实火虚火，俱极神妙。

又方：独蒜二枚，削去两头，塞鼻中，左患塞右，右患塞左，喉口中血出乃愈。

又方：治喉咽不通，牙关紧闭，不省人事，用巴豆捣烂，绵纸包压取油，作捻，点燃吹灭，熏鼻中，使烟气熏入喉内，即时吐出痰涎恶血，便愈，神效。

又方：凡喉症先一二日胸膈气紧，出气短促，忽然喉痛，手足厥冷，气闭，此系危症，切忌牛黄，入口不救，惟用前皂角末服之最效。

又方：家麻皮约韭菜宽，剪下七节，每节一寸长，用旱烟袋烧燃，当烟吸食，即破，未破再食一次，无不破矣。

又方，红枣散：红枣四两去核烧枯，明雄七钱五分勿经火，枯矾、真犀牛黄、牙色梅花冰片、铜绿煅、真麝各一分，共研细末，收入瓷瓶，勿令出气。遇喉风等症，以红纸卷管，吹入喉中，仰卧少时，吐出浓痰，以多为妙。若烂喉痧，吹入过夜即安，屡试神验。

又方，黄瓜霜：嫩黄瓜有刺者，不论几条，于端阳午时切开瓜头，挖去瓜瓤，用皮硝装满，仍将瓜头竹签盖好，将黄瓜挂檐下，勿令见日，候瓜外起霜刷下，加冰片研末，吹患处，止痛如神。虚火喉痛忌用。

又方，盐藕节：平时取新鲜藕节烘干，用盐腌好封固，遇有喉痛者，嚼汁咽之，极为神效，阴虚喉痛更妙。

又方，猪胆矾：腊月八日取雄猪胆一个，装入白矾末，阴干研末，次年腊月八日再取猪胆入前猪胆末，如此三四次，遇患者用一二分吹之。凡单乳蛾、喉癣、喉痛肿痛、吞咽不下，命在须臾者，屡试如神。虚火喉症忌用。

又方，萝卜缨：凡人于三四月间有喉间病，皆因冬天寒气郁结不开，至春始发。须于初交冬时多买萝卜菜，摊在瓦屋上挂在竹篙放露天下更妙，任它风霜雨雪吹打，不要收下，直到立春前一日收下，挂在无日处阴干，春二三月收来切碎，将酱或盐放在碗中，饭锅上蒸熟，当家常小菜食之，一家永无喉患。若有人患喉风等症者，以此菜煮汤服，甚效，并治痢疾。

又方，紫袍散：治咽喉十八症，即绿云散，又名石青散。虚症忌服。石青、真青黛、朱砂、真白硼砂，以上各一钱，冰片二钱，明矾、人中白、元胡各五钱，山豆根二钱，共为细末，收贮瓷罐，不可泄气，用五六厘吹入喉中，立愈。

六味汤：治咽喉各症，虚火痛者忌服。荆芥穗、薄荷各三钱，炒僵蚕、桔梗、生粉草、防风各二钱，水煎数滚，微温含口中，缓缓咽下，不可大口一气吃完。如一时煎熬不及，以滚开水泡之亦可。

苏子汤：锁喉、缠喉、乳蛾、风火闭住皆治，此林屋山人极验方也。苏子、前胡、赤芍各二钱，桔梗、甘草各一钱，元参、连翘、浙贝各一钱五分，煎服。

加减甘桔汤：实火宜用之，立愈，此林屋山人经验方也。川连、桔梗、牛蒡子、连翘、黄芩、花粉、射干、元参、赤芍、荆芥各一钱五分，甘草、防风各一钱，水煎服。

喉内戳伤饮食不下

鸡蛋一个，钻一小孔，去黄留白，入生半夏一个，微火煨热，将蛋白服之。

惊吓失音不语

有人因受惊吓，失音不语，用陀僧七分，茶调服，即愈，屡试如神。

忽然口不能言

附子研末，吹入喉中，即愈。

又方：豆豉煮汤，加入好酒服之。或用人乳汁半合，和好酒调服。

咽喉声哑

真硼砂一两，元明粉一钱，诃子肉二钱，胆星一钱，冰片三分，共为末，外加大乌梅一两捣如泥，丸如龙眼核大，每用一丸，噙化，数次即愈。

又方：猪油二斤熬，去滓，入白蜜一斤，再炼少顷，沥净，入瓷器内俟成膏，不拘时挑服一匙。并治肺热声哑。

又方：通草水煎服。或用橘皮煎浓汁，俟冷饮之。

咽喉痒痛声哑

肉桂一钱，杏仁五钱，为末，蜜丸樱桃大，绵裹含化咽汁。

阴虚声哑

人之失音，由于色欲过度，元气耗丧，虽参茸无能为力，惟有未破身十六七童男女，五更早起未食物之前，不必漱口，烂嚼海南子槟榔一二个，与病者服之，换十人嚼至十次，其病自愈。男病用童女嚼，女病用童男嚼。

又方：新好槐花米放新瓦上，慢火炒熟，放身旁，随行随坐间送一二粒置口中，咀嚼咽之，使喉中常有气味，久之自通。

又方：生白矾炼蜜为丸，服之。

咳嗽声哑

见咳嗽门。

喉外生痈

此症发于颈项结喉俗名喉结之上，名结喉痈，发于结喉两旁，名夹喉痈，重则堵塞咽喉，汤水不下，若烂穿见喉难治。初起未破者，内服黄连消毒散，外敷二味拔毒散均见痈毒诸方。如将欲破，即照痈毒各方治之。

秘传通治三十六种喉科

自预留真青鱼胆，挂当风处阴干。此方通治。唯恐双单蛾涨塞咽喉，牙关紧闭，不能入药男女，则吹药少许入左右鼻，俟少顷口开，再于喉咙内吹药一二次，即愈。缘喉症有朝患夕毙之险，况专业喉科者亦鲜，防患此症，急忙无处延医，即遇医，又防药不措手，故此药不可一日不备，宁可千日不用。此药灵验非常。以下各药只牙皂、青果、乌梅三味可见火，余宜晒干研细末，瓷瓶贮存，黄蜡封固待用，切勿泄气牙皂又名皂荚。薄荷五钱，桔梗二钱，硼砂二钱，鹅不食草二钱，山豆根三钱，青鱼胆一钱自备，儿茶一钱，黄柏一钱，僵虫二钱，云连一钱，元明粉一钱，上好冰片五分，真麝子五分，牙硝五分，血竭五分，槐米五分，牙皂五分，真熊胆五分，土茯苓五分，川乌梅三个烧脆，明雄五分水飞，朱砂五分水飞，青黛五分，青果二个不拘鲜咸，焙枯存性，大粉草一分，九龙胆一钱即何首乌内之本心是也。

专治咽喉肿痛

月石一钱，大生地二两，捣烂，和药为丸桂圆核大，入口任其自化。

又方：薄荷三分，甘草三分，梅花冰片一分，西瓜霜一分，研极细，吹之。

又喉鹅方

断灯草数茎，缠指甲，就火熏灼，俟黄燥将二物研细，更用火逼壁虱即臭虫十个，一并捣入为末，以银管向所患处吹之，泡即可溃，吐脓血即愈。

又，喉间方觉胀满起泡者，急以食盐用搓手掌心，盐干，复易新盐搓之，数刻即消，甚效。

治烂喉痧症极效方

土牛膝即臭花娘根秋间取之，勿论多少，水洗去泥，打自然汁，瓦盆晒热，将汁抄入一调羹搅匀，晒瓦盆宜多，其汁不能过夜，一日晒干，刮粉研细末入瓷瓶，用时入冰片少许吹喉，吐出痰涎即愈。

验方新编卷之二

肩　部

担肩痈疖

此为担夫有之。五倍子烧存性，为细末，加黄丹，用水飞过，醋调敷之，甚效。

又方：照痈毒各方治之。

肩甲缝中积痛

查中风筋骨各方治之。

手　部

蛇头恶毒

生各指头，又足趾头生者亦是。此症初起痛甚，急用头发扎住指根，取癞虾蟆一个目赤腹无八字纹者忌用，破去肠杂不可破胆，胆汁粘指更痛，将疮头套住，用绳扎好，并将虾蟆心肝焙枯研末，冲酒服，以免毒气攻心，约一对时破口出脓而愈。套住之后，疮头犹如针刺，痛更难忍，甚至心中难过，遍身发热，或呕吐恶心，不必惊慌，急服护心散见痈毒诸方，或服麻油一盏菜子油亦可，心自安定。虾蟆能拔极重恶毒，切不可轻易揭去，忍耐片时，自然破口出脓而愈。倘误将虾蟆揭去，别药难医，为害不小。去脓后如发昏晕，亦不必惊慌，用高丽参三四钱，以砂罐煮浓汁服之，自然无事。参不宜蒸，一时蒸不出汁，其色只如淡茶，煎则其色浓厚，易见功效。无力者，用好党参一二两煎服亦可。愈后若再肿痛，此毒气未尽之故，再用虾蟆套上，少顷脓尽，即不再发。此疮最为阴恶，此方极属神效，不可轻视。

又方：凤仙花下半截连根用，不用水洗和甜酒糟捣融，敷。有人指头生疮，肿大如李，痛不可忍，用此敷之，半日肿消痛止，较虾蟆方尤为神速。

又方：用瓷片将疮刺破，查照疔疮方内蜘蛛拔毒治之见痈毒诸疾疔疮门，止痛消肿，最为神效。

又方：蜈蚣焙枯为末，猪胆调搽，神效。

又方：鸡蛋一个，穿一小孔，入信石一分，套指头上，热则再换，立刻止痛如神，真仙方也，较前各方功效更大。

又方：雄黄、枯矾各等分，研末，用麻油或醋敷，亦极效验。

又方：白萝卜挖孔，入雄黄三分，蒸半熟，套指上，或用真乌梅仁嚼烂敷之，均极效验。

又方：如色白者，照后脱骨疽阳和汤各方治之。

脱骨疽

此症生手足各指或云只生手足第四指者是，或生指头，或生指节指缝，初生或白色痛极，或如粟米起一黄泡，其皮或如煮熟红枣，黑色不退，久则溃烂，节节脱落，延至手足背腐烂黑陷，痛不可忍。古方有截去指头一法，断不可用。宜用顶大甘草研极细末，用香麻油调敷，要敷极厚，一日一换，不可间断，忌食发物，不出十日必愈，真神方也。再用金银花、元参各三钱，当归二两，甘草一两，水煎服，一连十剂，永无后患。药味不可减少，减则不效，并忌抓擦为要。

又方：大人用阳和汤，小儿用小金汤，重则用犀黄丸均见痈疽诸方。色红者，照上蛇头恶毒方治之。此林屋山人百发百中之方也。

又方：甘草嚼融厚敷，干则随换，日夜不断，数日必愈，神效。

甲疽

又名嵌甲，凡指甲边生一赤肉突出时常举发者，甲疽也，用狼毒一两，黄芪二两，醋浸一宿，入猪油五两，微火上煎取二两，绞去渣，退火气敷之，日换三次，神效。此林屋山人方也。

又方：乳香、胆矾研细，时时敷之。此病须剔去甲，不药亦愈。若已成疮久不愈者，此方甚效。

又方：皂矾五钱火煅，候冷研末，先以盐汤洗疮拭干，以矾末敷之，旧绸裹定，一日一换，神效。或用枯矾亦可，惟敷之微觉疼痛。

又方：陈皮浓煎汤，浸良久，甲肉自相离开，轻手剪去肉中爪甲，外用蛇蜕烧灰、雄黄一钱为末，干掺，或香油调敷。

又方：轻粉、乳香、没药各一钱，黄丹二钱，赤石脂五钱，寒水石三钱煨，共为末，湿则干掺，干则油调，最妙。

又方：甘草嚼融厚敷，干则随换，数日痊愈，神效。

又方：见头部头角太阳生疮方。

灌甲初起

用瓷锋于甲上刨去一层，并用枯矾末敷之，其效如神。

油灰指甲

每日取凤仙花又名指甲花连根蒂叶捣，敷指甲上，用布包好，一日一换，月余乃愈。此林屋山人方也。

指头麻木痛痒

取蜒蚰查药物备要便知和银朱共捣，擦之。若迟延不治，必生蛇头、蛀节等疔，痛苦难受。初起多擦几遍，决不生矣。

指 头 畏 冷

天气不寒，指尖作冷，名曰螺疮，用醋和盐调匀，将指头泡入，自愈。

手足指头罗纹生疮

生橄榄核有盐者煮去盐味用切两段，醋磨，鸡毛蘸搽，二十日后渐消。

指 节 生 疮

名曰蛀节，生黄豆嚼融，敷须先漱口再嚼，即愈。

指甲下生疮

名曰蛀甲，治与上蛀节同。

十指节断坏惟有筋连虫出长数尺遍身绿毛

此名血余症，用赤茯苓、白茯苓、胡黄连各钱半，煎服。

虎口并各手指缝生疮或肿或烂痛不可忍若不早治即烂全手

大指二指间为虎口，又名叉指，生蒲公英槌融敷之，数日即愈。

又方：生黄豆嚼融敷将口漱净再嚼，甚效。

又方：通草为末，用鸡蛋清调敷，其肿即消。

又方：白及三钱研末，蟾酥一钱，共和鸡蛋清搽，神效。

又方：白芷、滑石、黄丹各等分，研极细末，敷之，神效。

手丫枝痛不可忍

通草研末，鸡蛋白调敷，即愈。

手指缝触着纸角衣角痛痒破烂

虽痒极难受，断断不可抓擦，务必忍住，并忌沾水，数日自好。倘一经抓擦，则绵缠难愈。用白芷、黄丹、滑石各等分，研极细末，敷之神效。或用玉真散见跌打损伤门敷之，亦极效。

手指断落

方见卷十三跌打损伤门。

手被咬伤

方见卷十三人畜蛇虫咬伤门。

手指及掌生黄白脓疱痛痒无时缠绵不已内必有虫

猪肝切片，和桃叶捶融，敷之，神效。或用白油膏见腿部贴之，更妙。

手指手掌皮厚如铁

苦参酒煎服，外用苦参末酒敷，极效如神。

掌中红丝断之血流不止

用灯火烧之，自能渐收平愈。

手足心中忽然肿起或痛或不痛或烂或不烂

此名穿掌，又曰擎疽，又曰托盘，用生附子切片贴之，或用生附子煎水泡之，更妙。数日后不痛者必然作痛作痒，切不可用手抓，仍用附子水泡之，或附子切片加轻粉一分贴之，必愈。

又方：白盐、花椒末等分，醋和敷之，未破者极效，已破者勿用。

又方：溏鸡粪敷之，或用鲜桑叶捣敷，均极效。如肿而不红，又不甚痛者，照卷十一阴疽各方治之为要。

鹅掌风

生手掌上，紫白斑点，叠起白皮，坚硬干燥，甚则迭迭脱皮，血肉外露，或痒或痛，久则成癣难愈，用一大碗以纸紧糊碗口，纸上用针刺破多孔，上铺细米糠二三寸厚，手钳燃炭放糠上缓缓烧之，烧至离纸三分光景，将炭与糠一并弃去不可将纸烧穿，取碗中糠油时时擦之，数日断根，屡试神效。有人患此，筋肉现露，十余年不愈，照此医痊，永不复发。

又方：真小磨麻油一两，红砒一钱，敲细入油，煎至砒枯烟尽为度，去砒留油，冷透火气，用火烘油，擦三五次，十日即愈，血寒者最宜。此林屋山人极验方也。

又方：铅弹子二个如核桃大，每日在手内搓弄搓热，将铅弹子握紧，昼夜不歇，如此十余日即愈。愈后再搓一二月，则不复发。

手腕生物如豆红紫疼痛

治法见卷十一痈毒门葡萄疮内。

手臂生疮肿大如拳

以小刀略破其皮或用痈毒门代刀散敷之即破，真硼砂、上冰片各一分，轻粉五厘，为末，掺之，即化为水而愈矣。

热毒攻手肿痛欲脱

猪油和羊粪，涂之。或水煮马粪洗之。

四肢节脱但有皮连不能举动名曰筋解

漏芦酒浸一夜，焙干研末，每服二钱，酒调下，颇效。

手 足 作 痛

手足痛，人以为脾经之热，不知非脾也，乃肝木之郁结也，散其郁气，则手足之痛自去。用逍遥散见内外备用诸方加栀子三钱，制半夏、白芥子各二钱，水煎，服二剂，其痛若失。盖肝木作祟，则脾不敢当其锋，气散于四肢，结而不伸，所以作痛。今一旦平其肝气，而脾气自舒，脾舒而痛在手足有不尽除者乎？

手足生疮久不收口

取大路口多人撒尿木板烂成白色者，以炭火煅化，研细末，加冰片少许，掺之，即愈。或照痈毒门疮不收口诸方治之。

小 儿 手 软

薏苡仁、当归、秦艽、酸枣仁、防风、羌活各五钱，共为末，蜜丸芡实大，荆芥汤化下。

腋部肩下即是

腋下肿硬形如鸡蛋

色红者，照痈毒各方治之。皮色不变者，照阴疽各方治之。

腋下疙瘩

如豆如米，或麻或痛，恐是疔疮，查疔疮门辨别治之。

腋下瘿瘤

治法见瘿瘤门。

腋下狐臭

用蒸饼一个，劈作两片，放密陀僧细末一二钱，急夹在腋下，略睡片时，候冷弃去。如系一腋狐臭，只用一片夹之。有人患此二十余年，照治断根，屡试不爽。

又方：顶大蜘蛛一个或用小蜘蛛二个亦可，黄泥包好，火内烧红，取出候冷，去泥，加轻粉一钱，共研末，日搽数次，轻者二日即愈，重则三四日必断根，较前方尤简便神验，百发百中。

又方：密陀僧、潮脑各四两，枯白矾二两，轻粉三钱，上为细末，频擦两腋，擦至半月见效，不可间断，半年痊愈。

又方：麝香一分，胆矾二分，水粉三分，取田螺二个，将靥起开，以各药入螺中，过一夜螺肉即化为水，将水擦腋下，其臭从大便出，宜埋土内，恐人闻则头眩晕也。此方极效，不可轻视。

乳部

乳头破裂

胭脂和蛤粉，用水调敷。

又方：鸡矢白炒研，每服一钱，酒送下，三服即愈。

乳上湿疮

男女乳上湿疮，脓血淋漓成片，痛痒不休，此名火革疮，用蜂壳五钱煅，轻粉五分，冰片一分，共研末，用银花煎汤调，搽两三次，结痂收功。或照痈毒门湿疮、黄水疮各方治之。

乳头生疮痛不可忍

生鹿角三分，生甘草一分，共研末，用鸡蛋黄一个，入药搅匀，置铜器中炙温敷之，日二次，即愈，神验非常。

乳痈

红肿疼痛者是，男女皆有此症。炒白芷、制乳香、制没药制法见药物备要门、浙贝、归身各等分，研末，每服五钱酒送，一服全消。如已溃烂，用醒消丸，酒送一服，以止其痛，外贴洞天膏，自愈。如色白者，照流注治法。倘溃烂不堪者，以洞天救苦丹按法与服，七日后接服大枣丸收功。此林屋山人秘法也。醒消诸方见痈毒门。

又方：生蒲公英捣烂，冲酒服，渣敷乳上，略睡片时，数次即愈。此为乳痈圣药，屡著神奇，不可轻视。

又方：豆腐店桌上做豆腐淋下之水一桶，入锅熬干成膏，冷透火气，厚厚敷之，干即再敷，乳上结块自消，五七次必愈，屡试神验。有人借贷五百金，无力归还，以此方神效奉赠，后试之果验，人称之五百金方。此方虽治乳痈，既称乳上结块自消，则乳岩似亦可治。

又方：并治乳吹。葱连根捣烂，敷上，用瓦罐盛炭火盖葱上，一时蒸热出汗，即愈，稳而神效。

乳痈多至二三百头者

柳树根刮去皮，捣烂，蒸热布包熨之，冷则随换，过一宿即愈。此孙真人《千金》方也。

乳痈肿及头面

照卷十五瘟疫门大头瘟蚯蚓方治之，其效如神。

乳痈日久肿痛不愈

虾酱用好醋蒸热，敷之，诸药不效者，治之奇效。

乳痈久不收口

用茅屋上陈年旧茅草，剪尾一束，研末，加顶上梅花冰片少许，敷患处，愈。

乳　岩

男女皆有此症。此症乳内生一小粒，初如豆大，渐大如块如枣，如围棋子，不痒不痛，至一年后，或二三年，渐渐肿痛臭烂孔深。亦有初起色白坚硬一块作痛。此系阴疽，最为险恶，因哀哭忧愁患难惊恐所致，急宜早治，迟则难愈。初生用犀黄丸，每服三钱，酒送十服，痊愈。或以阳和汤加土贝五钱煎服，数日可消。倘误贴膏药，必渐肿大，内作一抽之痛，已觉迟治。倘皮色变异，难以挽回，勉以阳和汤日服，或以犀黄丸日服，或二药每日早晚轮服，服至自破而痛者。外用大蟾即癞虾蟆六只，每日早晚取一只破腹，刺多孔，连肠杂去胆，贴于患口，以拔其毒，一日一换，连贴数日。若烂孔深大，须将蟾腹肠杂填孔，每日用葱汤温洗一次，内服千金托里散，三日后接服犀黄丸，可救十中三四。乳岩最不易治，此方极为稳妥，古来名方皆不及此。若破后不痛而痒极者，无一毫挽回。

大忌开刀，开则翻花最惨，万无一活。一妇两乳皆患乳岩，两载如桂圆大，从未医治，因子死悲哭，形大如杯，以五通犀黄丸，每日早晚轮服，九日全消。又一男子亦患乳岩，因用鲫鱼膏贴上二日，发大如拳，色红，令其揭下，与服阳和汤四剂，倘色转白可救，色若仍红无救矣，四日患色仍红，哀恳求治，以犀黄丸、阳和汤轮服，至十六日四处皆消，独疮头破烂，用蟾拔毒之法，半月收功。又一妇患乳岩，寒热痛甚，余以阳和汤同二陈汤煎服，止痛安睡，连进三服，痊愈。又一妇患亦相同，其弟以夏枯、花粉、连翘、橘叶等药连服五剂，号痛不绝，余视白色已变微红，难以全消，即用肉桂、炮姜、麻黄加二陈汤煎服，服下痛止，疮亦缩小，连服数剂，疮顶不痛而破，贴阳和解凝膏收功。此林屋山人治验秘法也。犀黄丸诸方见阴疽门。

又方：已溃烂者，用洞天救苦丹见痈毒诸方，每服三钱，陈酒送下，隔两日一服，数日脓尽收功，神效。或用阳和解凝膏贴之，或用虾蟆散见同前，或照上虾蟆拔毒之法，俱极神效。

又方：如初起者，用夏枯草、蒲公英、漏芦、橘叶、雄鼠粪两头尖者是、甘菊、贝母、紫花地丁、山慈菇、连翘、白芷、瓜蒌仁、炙草、广皮、茜根、乳香、没药、银花各二钱，研末，另用夏枯草熬膏，和匀为丸如梧子大，每服五钱，滚水送下，至重二服全消，屡试神验。此王晋三经验方也，价廉易制，贫寒之家最宜。

男子乳忽壅肿如妇人乳

金银花、蒲公英各一两，花粉、白芥子各五钱，制附子、木通各一钱，柴胡二钱，白芍、通草、栀子、茯苓各三钱，水煎服。

妇人乳忽缩入

急用两手紧紧抓住，取公鸡一只，约重十两内外，连毛破开，去肠杂，加真麝香一钱入鸡腹内，覆肚脐上，即愈。

妇人产后两乳伸长细小如肠垂过小腹痛不可忍

川芎、当归各四两瓦器煎水，时时服之。另用川芎、当归各一斤，切大块于炉内慢火烧烟，安病人面前桌下，务使烟气不绝，令伏桌上，将两鼻及两乳常吸烟气。如药尽未痊，仍如前法煎服烧熏，必安。如药已用过二料，两乳虽缩上而不复旧，用冷水磨蓖麻子一粒，涂头顶心，俟乳缩即时洗去。

妇 人 乳 吹

时时吹气有声，朱砂笔写子、丑、寅、卯、辰、巳、午、未、申、酉、戌、亥等字于本妇所戴簪上本命所属之字不写，戴之，即愈。于初起时用之最妙。

又方：照上乳痈葱蒸法治之。

妇人乳孔塞痛

参看妇人科产后挤乳头方。用核桃肉数颗擂碎，滚酒冲服，即愈。

妇人乳汁不通

贝母、知母、牡蛎粉各等分，为末，用猪蹄汤调服二钱，即通。此秘方也。

又方：鲜虾一斤去皮须足，用肉，不拘多少，净瓷器内捣烂，陈酒热服，尽量饮之，少时有乳，再用猪蹄汤饮之，日饮几次，乳如涌泉，效验如神。但虾止服一次，猪蹄汤可以长服。

又方：内服前药，外用木梳梳乳周四百余遍，即通。

乳汁自流不止

此虚极也。宜服十全大补汤见内外备用诸方，或请名医调理。

乳多发胀

红花、归尾、赤芍、牛膝各一钱，煎服，即愈。

无子食乳肿痛难消

麦芽一两炒，川芎一钱，当归、白芍各三钱，生地二钱，煎服，即消。

又方：麦芽一两炒，煎水当茶服，即止。

又方：用本夫穿过包脚布敷乳，过夜肿消痛止而愈。或本妇现穿之鞋包乳上，过夜亦消。

乳起结核

乳起结核，久之防成乳岩，初起并不疼痛，最恶之症，每日用山茨菇一钱，胡桃肉三枚，共捣，酒送服，以散为度，否则变患莫测。

胸　　部

与心、脾各部参看。

胸膈闭结不通

按之极痛，或通而复结，气喘烦躁狂乱而热极者，取生蚯蚓又名曲蟮四条，洗净，研如泥，入生姜汁、薄荷汁各一茶挑，蜂蜜半酒杯，井水调服。若热甚者，加真梅花冰片一二分服，再揉心下片时，汗出而愈，神效。如因寒热、痰痞、水食结胸者，照卷十四伤寒门葱姜熨法最妙。如因饮食积滞结胸者，查卷四饮食积滞门外治法治之。若痰气结胸，查后痰疾各方治之。

胸满腹胀

此脾土衰弱，肝木气旺，木来克土故也，甚至身面黄肿，亦有不黄肿者。用苍术二斤淘米水泡一日两夜，烧存性，甜酒曲四两烧存性，皂矾一斤醋泡，晒干，入瓶内，煅存性，加平胃散，共为末，醋为丸如梧子大，每服三四十丸，酒下，米汤亦可，日服两次，神效。此仙方也。

胸前生疮

有人胸生一孔，咳嗽则与此孔相应，随有脓血流出，此肺痿也，用党参、生黄芪、当归、金银花各三钱，生甘草、连翘各钱半，官桂一钱煎服，数次自愈。

胸旁生疮

凡大人小儿胸间两旁各生红白瘰泡，湿烂痛痒，每处直长一条，连生十余个不等，名曰帘珠倒挂，久则难治，诸药不效，用端午日人家檐口所挂菖蒲，连根叶切碎，瓦上焙枯研末，香油调搽，五六次即愈，屡试屡效。

龟胸

龟尿时时擦之，久久自平。龟尿难得，以镜对龟照之，尿自出也。

肋部

肋下生疮久则有声如婴儿啼哭

此名渊疽症，百药难效，惟用隔蒜灸法见痈毒通治门，在两小腿阳陵泉穴穴在膝下外边一寸，以腿缩拢有一窝即是各烧七下，或十四下，即愈。如不见效，色红者照痈毒方治，皮色不变者照阴疽方治。

验方新编卷之三

心部

与胸及脾、胃各部参看。

心气疼痛

方见后各种气痛门。

心痛喉肿闭目不语

方见咽喉门。

心气怔忡

龙眼核一斤即桂元核去黑皮，长流水煮极烂，加大黑枣一斤，去核捣烂如泥为丸，每晨淡盐汤下三钱，即愈。

又方：焦白术，时时煎服，极效。有人心忡，百药不效，后一名医云是脾虚，常服白术自愈，试之果验。白术多食，横中滞气，惟用荷叶包裹久蒸，或用蜜炙，则可服也。

又方：豮猪心阉割者为豮猪蒸熟切片，蘸真朱砂少许，饭后食之，三五次即愈。朱砂不可多服。

又方：白莲肉去皮心，煮食，久之自愈。

心胸烦满

一人心胸烦满，两年不愈，后服雄黄五钱，并饮清油半碗，吐出一虫而愈。

水停心中有声如雷口眼歪斜不省人事

胆矾一分为末，温甜酒送下，以吐尽痰为度。

又一妇人，心胸胀闷，口流涎沫，自言心中有声如雷，亦服此药，吐出一虫，断之，乃一发也。

又一人患此，服胆矾不效，后服雄黄五钱，清油半碗，吐出一虫而愈。

心膈饱胀腹中又饥又痛

胡椒七粒研末，好酒冲服，即愈。

心中嘈杂似辣非辣似饿非饿似痛非痛得食暂止或兼嗳气或兼恶心

乃火动其痰也。焦术四两，川连五钱炒，橘红一两，共为末，神曲煮汁，为丸如绿豆大，每服五十丸，食远服，姜汤下，立效。

又方：猪护心油，蒸糯米食之，即愈。

一切寒热痰痞水食结住心胸

见伤寒门葱姜熨法。

心下坚大如碗边如旋盘

此名气分，乃饮水所结也。用白术四钱，枳实二钱，煎服。

心疼忽长肉一条手不可近

此肾火也，真硼砂、真梅花冰片各一分，点之，立化为水，内服六味地黄丸二料，痊愈。并用吴萸研末醋调，敷两足心，过一昼夜一换，敷至数日为止。

心口生疮

此名井泉疽，又名慢心锐毒。初起若心口内有块渐大，心口发高，毒陷即死。医皆缩手，诸书亦无药治之法。惟余家《秘集》载：以本人两手十指，以线量其长短共有若干，积于一线，放喉管正中处，双环至背脊之中，看两线合拢尽头处为中穴；又以本人中指之中一节，用竹片量准作一寸，放在中穴之左右各远一寸，各以墨记，分立三穴如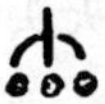形样，每穴用艾三团，一齐火灸，灸毕痊愈。此林屋山人秘方也。

心窝成漏

一人胸口一片如碗大无皮，溃烂成漏，脓血时流，经久不愈。用荸荠磨成粉掺之，数日即愈，神效非常。

肺　部

肺　痈

又名肺疽，与咳嗽门参看。诸患易识，独肺中患毒难知。有人秘传：两脚骨疼痛者，或脚骨不痛而舌下生如细豆一粒者，再心口之上内微痛，或两胁微痛及咳嗽口渴喉干，此皆肺中生毒之证也。即用甘草、桔梗各三钱，煎服，服下如觉稍安，肺之患毒无疑矣。以犀黄丸见阴疽门服至一料，痊愈。此是预识预治，百无一死。世人但知脚痛医脚，咳嗽医嗽，舌下一粒，便以刀刺。且此一粒，痈未成脓，定然色淡，痈愈亦消。重则其色紫黑，如用刀刺，立害。诸书皆云口吐臭痰，胸中发腥作痛者，肺痈也；又称症有三不治：时吐臭痰，久如黏米饭者不治；呕脓不止者不治；白面变赤者不治。惟呕而脓自出者易治。治之之药，惟地黄、保生、归脾等汤轮服而已，并无预知早治之法，直至吐臭痰发腥，始知肺痈，犹小舟飘入大洋也。此等立论，安可为后学津梁？余每见此症吐脓，脓色皆白，用犀黄丸，治无不效。贫寒不能治药者，用陈年腌芥菜卤，每早取半杯，用豆腐浆冲服，服后，胸中一块塞上塞下，塞至数次，吐出恶脓，数日脓尽自愈，神效。凡患此症者，终身戒食鸭蛋、白鲞、红萝卜、石首鱼、着甲鱼，食则复发难治。此林屋山人秘法也。又肺痈肠痈皆吐臭痰，用棉花卷竹片上，蘸油点火，使本人观之，若肺痈看火头是二个，肠痈火头只一个。

又方：薏苡仁炒，为末，糯米汤调服，或煮粥或水服，当下脓血而安。

又方：竹叶绞汁一盏，服之，吐出脓血自愈。

又方：元参半斤，天冬四两，桔梗二两，炙草一两，水十碗煎至两碗，另加蒲公英、金银花各五钱，再煎至一碗，食后即服，初起即消，日久即愈，极效无比。

又方：生芪炒、白及、银花、桔梗各一钱，苡仁五钱，贝母一钱六分，陈皮、甘草节各一钱二分，甜葶苈炒八分，生姜一片，水二钟，煎半，食后徐徐服。初起者去黄芪，加防风一钱，久不愈者加槿树皮一钱，未成即消，已成即溃，已溃即愈。其效如神。

各种气痛

心胃气痛

真沉香、木香、公丁香、乳香、没药、灵脂、元胡，以上各一钱，真麝香一分，共研为末，收入瓷瓶，以蜡封口，不可泄气，每服七分，开水下。此方专治男女心胃各种气痛，有气痛滴水入口即吐者，有痛极难忍抓破衣物者，服之即愈，神效非常，百无一失。如不见效，即是虫痛，照后虫积各方治之。

香郁散：此方得自仙传，凡各项心胃气痛，服之止痛如神。有人照此方送药数十年，无不应手奏效。青皮橘子一百个，香附一斤，郁金四两，先将橘子铺大蒸笼内，蒂眼朝上，用新布垫底，再将香、郁二味研末掺入，于挨晚时盖好，蒸极透熟，每橘蒂眼上放生姜一薄片，姜上加艾绒一小团，将艾烧燃，烧过另换姜艾，连烧三次，晒过一天，次晚再蒸，接连蒸晒九次。每蒸一次，照前法连烧三次。无日晒，即风吹亦可。制好用瓷瓶收贮。每服连橘带药共一钱，用水煎，一服可煎两三次。宜于冬天配制，以免霉坏。

银黄散：专治心胃寒痛，年久者三次断根，并治寒痧及肚腹寒痛，屡试如神，百发百中。银硝半斤，黄丹飞净二两，用大银窝银店倾银之窝放炭火上，火要大，又不可太猛，将银硝放窝内，用铜筷不住手顺搅，不可逆一下，再将黄丹分作数次加入，银硝即化为水，搅至半个时辰，硝丹合为一色，倾入冷水内，俟冷定取出，研细，瓷瓶收贮，埋地下一月，拔去火毒。每用五分，体弱者用三分，滚烧酒冲服。如不知气痛是寒是热，先服胡椒末，其痛略缓者是寒，然后再服此方，必对症也。

姜附散：良姜酒炒、香附醋炒，共为末，米汤为丸，每服三四钱，食远服。凡心胃一切气痛，立止如神。因寒而痛者，良姜加倍用；因气而痛者，香附加倍用。有人心胃疼痛十数年不愈，服此除根。

又方，失笑散：五灵脂三钱，蒲黄二钱，各炒研末，好醋煮透，加水连渣服，凡男妇老少心腹胸肋瘀血作痛，小腹疝气，脚气及胎前产后血崩血晕一切气痛，屡用皆效，真神方也。

又方：专治肝气，夏枯草一两煎水，体虚者加瘦猪肉四两同煮，当茶饮，服过三四两，断根。此药能舒肝气，养肝血，止肝风，故能奏效如神，屡试屡验。而《本草》不言其能治肝病，何哉？又凡肝病最忌食鸡，终身忌食椿芽为要。

又方：草果、延胡索、五灵脂、没药各五钱，为末，每服三钱，酒调下，各种气痛，其效如神。歌曰：草果延胡索，五灵脂没药。酒调服三钱，一似手拈却。

又方：良姜、川朴姜汁炒、五灵脂各等分，研末，每服一钱，滚醋调下即止，神效。

又方：丹参一两，檀香、砂仁各一钱，水煎服，即愈，妇人更效。

又方：延胡索末三钱，酒下极效。有人因食荞面滞气，心胸痛不可忍，大便不通，百药入口即吐，后服此药而愈。又一老人下痢腹痛将死，棺木已备，亦服此药而愈。凡气痛诸药不效者，服此方必效。

又方：生地黄捣烂取汁，冷服，甚效。有人心胃疼痛，百药不效，后用此方，吐出一虫而愈。又一人服此，泻下一虫，断根。

又方：醋泡过二三年大蒜头，食数个，立刻止痛。或用生蒜头煮食，亦可。

又方：凡气痛急切无药，以食盐一撮放刀口上，炭火烧红淬入水中，乘热饮之，即愈。愈后戒食脚鱼。

又方：照鼻部治鼻血，第一方烧少商穴法，即愈。

肾气上冲心痛

方见前阴门。

走注气痛忽有一处如打扑之状痛不可忍走注不定静时其处冷如霜雪

此因暴寒所伤，用杨柳白皮酒煮，布包乘热熨之，有赤点处刺出血更妙。凡诸急痛，熨之皆止。

心胃虫疾作痛

或滴水入口即吐，或口渴饮水不止，或吐清水者皆是。用葱白汁一杯饮下，随饮真小磨麻油一杯，少顷即愈，虫当化水，除根，虽痛至牙闭欲死者亦效。

又方：真川椒、真乌梅、生姜，煎汤服，即愈。

又方：病发时，用艾叶十张揉碎，在铜器内炒干，不住手用箸拨动，将盐卤要豆腐店内不曾加水者半小酒杯倾入，候焙干倒出研末，用热烧酒一杯送下，俟腹内作响，或降气或吐出清水，即愈。此药须现制现服，隔夜即不效。服后，戒茶与荤腥三日，愈后每逢初一、十六日，用淡盐汤吃一服，永不再发，其效如神。

又方：白鳝又名鳗鱼淡煮，饱食三五次，即愈，此鱼最能杀虫故也。

酒食凝滞攻冲作痛或有形或无形乡人称为穿心箭痛方书无所稽考法宜宣通血络

用川楝子去核，酒炒钱半，延胡索、五灵脂、桃仁去皮尖研、蒲黄各一钱，水煎服，其效如神。此叶天士先生方也。

咳　嗽

应与前肺痈及后吐血各门参看。

胸膈胀满咳嗽不安

并治各项咳嗽。外治法，用宫粉、香油入铁器内，熬数滚，离火，用头发一团蘸粉擦胸膈，数次即愈。

又方：荞面鸡蛋清和成团，擦之，亦效。或用哮吼第一方亦可。

咳嗽痰喘

照后哮吼第一方治之，其效如神。或照前方亦可。

又方：用真蚌壳粉长者为蚌，圆者为蛤，须自取蚌壳研粉。若用蛤粉则不效新瓦炒红，入真青黛少许，用淡腌菜水滴麻油数点调服二钱，神效。有妇人痰喘咳嗽，终夜不寐，面浮如盘，一服即愈。

又方：用多年陈白蚬壳又名蛤蜊壳烧过存性，研极细末，米汤服一钱，一日三服，神效。

又方：皂角三片肥皂更好，虫蛀者忌用，去皮、子、弦，一片入麻油炒过巴豆十粒，一片入姜汁制过杏仁去皮尖十粒，一片入蜜制过小半夏十粒，俱用火炙黄色，共研末，每用五厘安手心，临卧以姜汤送服，神效之至。

又方：雪梨四两，生姜一两，共捣汁，去渣，加蜜四两，共煎数沸，入瓷器内封固，不拘时服，一剂即愈。无病亦可服，最能滋阴降火。忌食萝卜。

又方：藕汁、梨汁、白果汁各二两，铜锅内熬成膏，随意服之。

又方：元参、生甘草、麦冬各一两，金银花八两，当归二两，水煎服，神效。或加白芍三钱亦可。兼治肺痈。

咳嗽气喘

生山药半碗捣烂、甘蔗汁半碗和匀，炖微热服，立止。

咳嗽气喘遇寒即发

干姜泡、皂角泡，去皮子弦，虫蛀者忌用、肉桂紫色者，去皮各等分，共捣筛，白蜜和匀，杵三千下，为丸如梧子大，每服三丸，开水下，嗽发即服，日服数次。忌葱面油腻，其效如神。

诸般咳嗽

桔梗炒、荆芥炒、紫菀饭上蒸一次，再炒、百部饭上蒸一次，再炒、白前饭上蒸一次，再炒，以上各八两，共磨细末，每服三钱，临时开水调服。如初感风寒者，生姜汤调下。予制此药普送，服者多效。或问：药极细微，而取效甚广，何也？予曰：药不贵险峻，惟期中病而已。此方系吾苦心揣摩而出之。盖肺属金，畏火者也，遇热则咳；金性刚燥，恶冷者也，遇寒则咳。且肺为娇脏，攻击之剂，既不任受，而外主皮毛，最易受邪，不行表散，则邪气留连而不解。《经》云：微寒微咳，寒之感也，若小寇然，启门逐之，即愈矣。医者不审，妄用清凉酸涩之剂，未免闭门留寇矣。寇欲出而无门，必致穿窬而走，则咳而见红。肺有二窍，一在鼻，一在喉，鼻窍贵开而不闭，喉窍贵闭而不开，今鼻窍不开，喉窍将启，能无虑乎？此方温润和平，不寒不热，既无攻击过当之虞，大有启门驱贼之势，是以客邪易散，肺气安恬，宜其投之有效也。

又方：枇杷膏见后劳伤吐血门，最为神效。

又方：款冬花、川贝母、知母各一钱，煎数滚，用冰糖向灯火上溶化，滴入药内服之，屡试神效。并治咽喉发干。

又方：细茶叶加红砂糖拌炒干，冷透，每服三四点，神效。

肺虚咳嗽

凡肺虚胸热，咳嗽气急，烦闷，咽喉燥渴，欲饮冷水，体倦肌瘦，发热减食，喉咙音嘶不出。用黄蜡溶沥极净，用酸浆水煮过八两，入铜器内化溶，作一百二十九，蛤粉四两为衣养药，每服一丸，核桃半个细嚼温水下，静卧，闭口不语，日服二丸，渐渐平愈。忌食鸡半年。造酸浆水法：用清水入饭少许，浸四五日即酸。或用隔一二日米泔水代之，亦可。

肺痿咳嗽

凡感受风寒，停留肺中，或劳力内伤，以致咳嗽声重，胸膈隐痛，颈项强硬，不能转侧，此肺痈也。久则鼻流清涕，咳吐脓痰，黄色腥秽，重则胸胁胀满，呼吸不及，饮食减少，脉洪，自汗，渐至咳吐痰血，寒热往来，形体消瘦，声哑喉痛，转为肺痿，此危症也。用大瓜蒌一个，开一孔，内有子多少粒，用杏仁去皮尖照数配入，封好，外用黄泥包裹烧红，烧至无烟取出，用物盖住，候冷去泥。又用川贝母，照瓜蒌子粒数配入，共研细末，临卧时每用二钱，白蜜调匀，灯心煎水送下。

咳嗽痰血

涎唾中有少血散漫者，此肾经相火炎上之血也。若血如红缕从痰中咳出者，此脉络受热伤之血也。若咳出白血浅红色似肉似肺者必死。又咯出痰中有血丝属肾经，咳嗽有血属肺经，呕吐成盆成碗者属胃经，自两胁逆上吐出属肝经，溺血属小肠经，下血属大肠经，牙宣出血属胃肾虚火。

真青黛、瓜蒌仁去油、海石炒黑、山栀炒黑、诃子肉各等分，蜜为丸，噙化。嗽甚，加杏仁。

又方：款冬花、百合蒸焙等分为末，蜜丸龙眼大，每卧时嚼一丸，姜汤下。

又方：大柿饼一个，去子，入真青黛一钱，绵扎紧，饭上蒸熟，临睡时食，薄荷汤下，极效。

独圣散：治多年咳嗽，肺痿咯血，红痰，用白及三两为末，每服二钱，临卧糯米汤下。台州狱吏悯一重囚，囚感之云：吾七犯死罪，遭刑拷，肺皆伤损，得一方，用白及末米饮调服，其效如神。后日凌迟，剖其胸，见肺间窍穴数十，皆白及填补，色犹未变也。

寒　咳

核桃连皮捣烂，加米糖少许，开水冲入，蒸服数次，极效。或照后苏兜饮、麻黄丸，均妙。

热　咳

真柿饼煎水服，或用扁柏叶煮豆腐食，极效。

又方：叭嗒杏仁一两双仁者不用泡，去皮尖，用新擂钵、新研槌将杏仁捣烂如泥，分为三服，每服内加冰糖三钱，共入盖碗，用滚水冲入，盖片刻俟温，连仁末服下，早晚各一次，数服而愈。秋燥热咳更妙。若用杏仁煎服则不效。

咳嗽呛逆落枕即发此受寒也

照后麻黄二方服之，最妙。

年久咳嗽

扁柏叶阴干，加红枣七枚煎浓汤，代茶，时时饮之，忌食荤腥煎炒。另用百合四两，冰糖四钱，早晚蒸服，不可间断，轻则十日可愈，重则半月自痊。有老人咳嗽三十余年，服此月余，脱然除根，灵验无比，切勿轻视。

又方，苏兜饮：紫苏兜七个，煎浓汁，早晚冲鸡蛋服，虽数十年咳嗽，无不神效。

又方：麻黄一钱，熬浓汁一碗，去渣，加冰糖二两，熬至滴水成珠，为丸如莲子大。每服二三丸，日服数次，服完即愈。咳嗽呛逆不能落枕者更效。

又方：治咳嗽呛逆，净麻黄、红枣皮、南薄荷各五分，上边桂、紫苏叶、桑白皮、杏仁去皮尖、大腹皮各四分，炙草六分，水煎服。放胆用之，百发百中。

又方：雄黄一钱研细，黄纸三张，用鸡蛋白将雄黄调匀，搽黄纸上，晒干捲成红管，插入笔管或烟筒内烧燃吸之，如吃烟样，少顷呕吐，嗽止，一日一次。忌食诸物七日，惟食白粥。此孙真人《千金》方也，神效非常，不可轻视。如嫌气味难受，食白煮猪肉即解。

又方：小猪肺一副不见水，去心不用，将香油约一茶杯灌入肺管内，以线扎管头，入砂罐内，加水，先夜炖熟，早晨空心吃肺，不用盐送，先将浮油去净，其汤随吃几口，余汤泡饭。连吃两肺，痊愈，屡试如神。

又方：陈海蜇皮漂尽盐、冰糖拌，蒸食，阴虚久嗽者极效。

又方：生地、沙参各二两，川贝母去心、牡丹皮各一两五钱，元参、黄芩、桔梗、知母、百合、百部、款冬花、天门冬去心、广皮、枳壳各一两，甘草八分，用水煎汁，去渣，再熬成膏，每早空心滚水调服，甚效。

又方：大雪梨四个，老姜四两，同捣取汁，蜂蜜四两，黑豆一升炒，研末，乘热和匀，七蒸七晒，不拘时服。

又方：酸醋和水煮鲤鱼，不用盐，送饭食。

又方：猪板油蒸南枣，去枣皮惟食枣肉，早晚吃三五个，数日而愈。

久嗽连至四五十声者

生姜汁半杯，白蜜二匙，同放茶碗内，滚水冲，温服，三四次而愈。或用前紫苏冲蛋方，最效。

年老久嗽不能卧

猪板油、糯米糖、蜂蜜各四两，共熬成膏，时常挑服一匙，口中噙化，三五日即止。

又方：核桃肉不去皮、生姜各一两，研膏，蜜为丸，三钱一颗，每卧时嚼一丸，姜汤下。气促难卧，服此立定。

又方：潞党一钱，陈皮、桔梗、紫苏各钱半，五味子十五粒，水煎，食远服。

咳嗽声哑

诃子皮、五倍子、五味子、黄芩、甘草各等分，为末，蜜丸樱桃大，每一丸，噙化咽下。

又方：诃子皮三钱半生半炒，甘草二钱半生半炒，木通三钱，水煎，去滓，入生地黄汁一小杯，临卧咽下。

又方：杏仁去皮尖，并去油捣融，兑开水，取汁炖热服，切忌煎熬。

又方：白果仁四两，真白厚茯苓取整个切用，药店中切成片者，皆米粉假造，断不可用、桑白皮各二两，黑豆半升，白蜜半斤，煮熟，晒干为末，以人乳半杯拌湿，九蒸九晒，为丸如绿豆大，每服三五十丸，开水下，神效。

又方：青蒿一钱，童便煮服，极效。

小儿昼夜咳嗽食少发黄

此脾虚也。用真山药一味，煮熟，加糖调服，神效之至。

劳伤吐血

痨病火动，阳物易举，方见前阴门。凡劳伤吐血咳嗽等症，忌食春芽，食则病发难愈。

劳症诸方

枇杷膏：专治劳伤虚损，吐血咳嗽，发烧，身体瘦弱，四肢酸软，精血疲倦，腰背疼痛，饮食不进，以及一切不足弱症，服之屡效，咳嗽尤应验如神。轻者二三料痊愈，重者四五料除根。贫富可用，不必另服别药，免致误用害事。即无病常服，可保身强神旺。此方得自仙授，药极平易，功最神奇，见者广传，功德无量。枇杷叶五十六片新鲜者更佳，洗净毛，大梨二个深脐者佳，皮心，切片用，白蜜半钟先熬，滴水成珠，大便干燥者多加，大便溏泄者不用，以白糖代之，大枣半斤或黑枣、徽枣亦可，建莲肉四两不去皮。先将枇杷叶放铜锅内砂锅亦可，以河水煎出浓汤，用绸沥清汁，去叶与渣不用，后将梨、枣、莲、蜜和入煎熬，以莲肉融烂为止，用瓷瓶收贮，随意温热食之。凡虚病服药多，则脾胃受伤，饮食减少，病更加重。虚弱咳嗽者，若不早治，肺损难治，惟此方最益肺脏，治咳嗽应效如神。如虚弱并不咳嗽者，枇杷叶不用，只用河水同煮。咳嗽多痰者，加川贝母一两，研极细末，俟煮熟时入内，煮一二滚取起。若吐血，用藕节二十一个，捣汁同煮。冬月多制，久收不坏，夏月随食随制。

饴糖饮：治男妇五劳七伤，身体烧热，精神困倦，不思饮食等症。咳嗽吐血者忌服。好烧酒二斤，白糯米糖四两，核桃肉七个，装入瓷瓶内，不可太满，滚汤煮一炷香久，埋土内七日去火毒，随便每日服一二杯，不可过多，大有奇效。

元霜膏：治虚劳咳嗽，吐血下血，烧热困倦，其效如神。真乌梅汁、梨汁、萝卜汁、柿霜、白砂糖、白蜜各四两，姜汁一两，赤苓末八分，款冬花乳汁浸，晒干，紫菀末各二两。共入砂锅熬成膏为丸，每服三钱，卧时含口中，缓缓咽下。

加味四物汤：治劳热咳嗽如神。当归、熟地各三钱，川芎、芍药各二钱，柳树根一两酒炒，水煎服，奇效。

雕胡饮：治虚劳咳嗽，吐血吐脓，虽垂危亦可用也。茭菱细根，约三四两，捣碎，用好陈酒煮服，每日一二次，半月全安。

坎离丸：治一切虚劳，立见神效。黑豆炒熟研末、红枣量用，煮熟，去皮核，二味共捣为丸，每服三四钱，盐汤送下，或酒下。

外治法：治一切虚劳，咳嗽，吐血，烧热等症，但脉息有神，无不效应。箭头砂一两，明雄五钱，共研细末，绵纸包固，选未曾行经十二三岁童女身体壮实无病者，将药贴放童女脐内，用布捆紧，过一周时取下称药比前多重一二钱者更妙，即刻捆于病人脐上。先备人乳十余碗，候病者口干发燥饮之，渴止，然后解去脐上之药，其病自去，再照枇杷膏调养一月，百无一失。断不可服别药，以免误事。

人红丸：专治童子虚劳，咳嗽吐血，烧热，屡试神验，大人亦治，切勿轻视。人龙即蛔虫二十一条童便洗净，瓦上焙干，以黄色为度，黑色则不效，不破皮红枣三十个饭上蒸熟，去皮核，萝卜子一钱五分炒，研末，大熟地五钱煮烂，作膏，自制真藕粉一两五钱，真川连六钱酒拌炒，研末，以上共捣为丸如梧子大，每早以白滚汤送下七粒，逐日加增二粒，加至二十一粒为止，服至一料痊愈。

吐血治法

血吐在水内浮者肺血也，羊肺煮熟，蘸白及焙，研末食；沉者肝血也，羊肝煮熟，蘸白及食；半沉半浮者脾心血也，羊心、羊脾煮白及食，极效。此《圣惠摘玄》方也。脾肺之血，系属气虚，以补气益脾为主。肝血系属劳伤，以滋阴降火为主。如概用滋阴之药，则杀人如草菅矣。俗谓非劳病而治成劳病，即此是也。吐血最忌用参，无论人参、高丽参、党参均不可服。此系名医秘传，人多不信，后有时医试之，每治吐血之症，用参者多不能愈，不用参者全活甚多。

又方：凡劳伤咳嗽吐血，用童便之清利者，日日饮之，勿间。或自己戒食葱、蒜等臭浊之物，并戒房事，则小便自清，去其头尾数滴，日饮二三次。每服南枣二三个，自不恶心。一月见效，久饮除根，身体强壮。吐血服小便者，百无一死，服寒凉者，百无一生。此屡试屡验良法也。

又方：足纹银一块，约重五六钱，放碗内，早起将自己小便去头尾撒碗内色黄者不可用，乘热饮下，数日即止。忌酒与酸辣煎炒等物一年。愈后将银倾化，已轻而奇臭，盖臊气被银收去也。

又方：莲藕藕节更妙日日煎汤饮之，不可间断，轻则三月，重则半年断根。无鲜藕时，用藕粉亦可，藕粉以自制为真，买者多假，无益有损。

又方：凡吐血多者，用三四两重大当归一枝，切细，取好陈酒一斤，慢火煎至一满碗，候将要吐时，口中有血，务必含住，取药一口，连血咽下，其血必止。随将酒分作几次饮完。即此一剂而愈，后不再发。每有医家阻云：吐血尚要戒酒，岂可用酒煮药？殊不知神验非常，此方活人甚多，从无一误。如一时煎熬不及，急用当归一二寸嚼融，带血吞下，即能渐止，不致大吐，亦可救急。此林屋山人经验方也。

又方：真桂元七枚去核，红枣十四枚去核，白莲子二十粒去心不去皮，黑豆四十九粒，水煎，连果空心食，大有奇效。

又方：猪肺一个，洗极净，以朱砂三分，川椒每岁一粒灌入，再将肺挖七孔，每孔安桃仁一粒，放瓦钵内蒸出自然汁，不用放水，连肺食尽，其效如神。

又方：荠菜三斤，俗名地菜，连根带叶煮鸡蛋三四十个，七昼夜不断火，随时取食，即愈，极效方也。

又方：用上白细黏米，于清明前后浸水一二日，平时亦可，磨细，日晒夜露，晒极干，以铜锅炒黄色，不可太过，每用滚水和成如指头大，煮熟连汤食，不可加盐与别物。或少加白糖亦可。无论时候，但觉咳嗽即服，一日须服五六次，切莫服药，服后忌茶酒腥辣等物一月，戒房事半年。有人吐血年余，百药不效，遇一道人指授此方，十日即愈。

又方：子鸡一只男用雌鸡未生蛋者，女用雄鸡未曾啼者，先择无人走动处挖一地坑，用竹刀或瓷片忌铜铁将鸡在坑内宰杀，血滴坑内，干搏去毛，破开肠杂收拾干净，肠杂毛粪均放坑内，不可遗一点在地，鸡亦不可沾水，只将干布内外擦净。取六月雪草，按病人年纪每岁用草嫩头一个，同鸡肝、鸡肫纳入鸡腹中，用新瓦钵两个合鸡在内，以纸密密封口，再用铁锅二个合瓦钵在内，并将锅口封紧，锅中钵中，总要拭干，不要滴入。用稻草三大把，谷壳七八斤，缓缓而煨约半时久，鸡自烂熟取出，拣去六月雪草，将鸡用手折碎，空心食之。食鸡三只，总无不愈，真奇方也。愈后须戒杀放生，方免复发。

又方：上肉桂五分去皮研末冲服，忌火，当归、桔梗、枳壳各七分，大黄酒微煮、厚朴姜汁炒、川郁金、真紫苏各八分，水煎，加童便半钟，姜汁二茶挑，先服二剂。再用续断一钱，麦冬二钱，去心，远志六分去骨、真山药四分，赤芍七分，益母草三分，川贝母一分去心，另研末，冲服，水煎服十剂。此二方，不论男女远年近日血症，只要现在吐血之日，先服前方二剂，后服次方十剂，立时痊愈，永不再发。慎勿加减药味，亦断不可服寒凉药。如从前误食寒凉药，以致寒血凝滞者，服此十剂后，自然渐次痊愈，不必再服，屡试屡验，功效如神。若体弱者，服六味地黄丸，空咳不止者，服健脾丸即愈。

咳　血

痰内有血出于肺，与上咳嗽门参看。款冬花、百合、百部蒸焙各等分为末，蜜丸龙眼大，每卧时姜汤下一丸。

又方：大萝卜一个，切须剜去肉一半，入黄米糖令满，原顶盖之，火内煨熟食，效。

咯　血

痰带血丝出于肾，与上咳嗽门参看。天冬一两，茯苓、杏仁、贝母、甘草各五钱，共研末，炼蜜为丸梧桐子大，每服二三十丸。

又方：柳花焙干研末，米汤调服一钱，神效。

验痨虫法

用乳香烧烟熏病人手背，男左女右，以绸帕盖手掌心，良久，有毛从掌中出，白者易治，红者难治，黑者不治，无毛者即无痨虫。

灸痨虫法

用湿纸条贴背脊上，纸先干者即痨虫处，以墨点记，用老蒜切片贴上，以艾一团放蒜片上烧之，多烧为妙。无蒜用姜亦可。先备火盆铁钳，如虫出即用钳夹火盆内，或远送野外埋入土内，恐飞入人口鼻内，须谨防之。

治痨虫法

雄精、朱砂、硫黄去沙泥各一钱，麝香一分，各研极细末，瓷罐收贮，以顶好烧酒和匀，用独大蒜头去蒂，蘸药从尾间脊骨徐徐逐节擦上，如有肿处或极痛之处，即系痨虫所在，须于肿痛处多擦数次，其虫自灭，不拘新久一切痨病，皆能除根。如病重者，须择天医吉日，总以午时擦之为妙，端午日更佳，忌戊日、巳日、除日。此药能开背后三重关窍，即虚怯恚忧之人，于端午擦之，亦能神清气爽，经络流通，大有补益。此方传自海外，屡试如神。

又方：八月初一日早，收取百草头上露水，点膏肓穴在背上第四节骨左右两旁各三寸，最为神效。

童子痨

并治传尸痨，猫粪取屋上晒白者用黄土包裹，火内煨焦取出，用碗盖住，候冷去土研末，黄糖和为丸，每服三四钱，效若仙丹，屡试屡验。此林屋山人方也。

哮　　吼

喉内有声而气喘者是。

治哮吼妙法

病发先一时，用凤仙花又名指甲花连根带叶，熬出浓汁，乘热蘸汁在背心上用力擦洗，冷则随换，以擦至极热为止。无则用生姜擦之。再用白芥子三两，轻粉、白芷各三钱，共研为末，蜂蜜调匀作饼，火上烘热，贴背心第三节骨上。贴过，热痛难受，正是拔动病根，务必极力忍耐，切勿轻易揭去，冷则将药饼取下，烘热再贴，一饼可贴二三日。无论病愈未愈，多备药饼换贴，不可间断，轻则贴一二日，重则贴三四日或五六日，永不再发。有人患哮吼四十余年，贴至数日断根，无论寒热虚实盐酱醋酒哮吼皆治，神验第一方也。药味不可加减，并治痰气结胸及痰喘咳嗽。

又方：海螵蛸瓦上焙枯为末，大人五钱，小人二钱，红砂糖拌匀调服，数次断根。

验方新编卷之四

脾 胃

恶心吞酸

此脾胃虚冷也。吴萸四钱滚水泡去苦味，水煎，食远服。有人患此多年，一服即愈。或加干姜一钱亦可。忌夜食，并忌生冷食物。

又方：核桃嚼烂，姜汤送下。

胃口虚胀手足厥冷

山药半生半炒，研细，米汤下二钱，日二次。忌铁器。

凉药服多呕吐恶食

前三方及后鲫鱼、橘皮二方均可用。

冷水服多

砂子炒焦，再加水煮，澄清饮之，即消。

又方：食生蒜头二三枚，亦效。或服砂仁一二钱亦可。

胃脘冷痛

有人胃中冷滞，多年不愈，后遇名医诊之，曰：此尸疰也。用死人棺中枕煮水服之而愈。

脾胃虚冷不思饮食

鲫鱼和豆豉、胡椒、老姜、陈皮烹煮，空心食。

脾家冷积食后胸满兼治一切痰气

橘皮一斤柑橙皮勿用，甘草、食盐各四两，水五碗慢火煮干，焙为末，每服二三钱，白滚水冲服。有人得此疾，百药不效，偶食橘皮散，似属相宜，遂连日服之，一日忽觉一物坠下，大惊，自汗如雨，须臾腹痛，遗下数块如铁弹子，臭不可闻，从此胸次廓然，其疾顿愈，盖脾之冷积也。

胸胃积滞

有人食白煮鸡蛋过多，胸胃积滞，数年不愈。后用大蒜半斤煮食，吐出一团，开视已成小鸡，连服数次，吐出十余团而愈。

胃寒呕吐黄水

并治痰饮吐水。暖胃膏：生姜一斤，捣取自然汁碗许，入牛皮胶、乳香末、没药末各五钱，同煎，胶化离火，将药作三四大膏药，以一张贴胃脘痛处，用绸捆绑三个时辰，然后取周岁小孩所穿之鞋一双，铜锣上烘极热，在膏上轮流熨之，熨至膏硬，换膏再贴，再绑三时，再熨至愈为止。止后用紫油厚朴三两用老姜二两切片，同煮一时，去姜不用，干姜四两用甘草二两同煮一时，去甘草不用，将二味炒干为细末，黑枣煮汤去皮核为丸，每服二钱，开水送下，久服断根。此方名熨胃丸，功能温中降气，暖胃消痰，大有奇效。此林屋山人经验方也。

痰疾

中痰气绝

方见卷十二急救门。

下痰丸治一切风痰眩晕癫痴久不愈者

白矾一两，细茶叶五钱，为末，炼蜜丸梧子大，食远姜汤下五十丸，久服痰自大便出。

茯苓丸治痰证手臂疼痛并治妇人产后发喘四肢浮肿

生半夏二两，茯苓二两，枳壳去瓤，面炒五钱，风化硝二钱五分，如一时未易成，但以朴硝撒在竹盘中，少时盛水，置当风处即干，刮取用亦可，共为细末，生姜汁煮糊为丸如梧子大，每服三十丸，姜汤送下。有人为痰所苦，夜间咳嗽，如人抽搐两手发战，不能举物，服此随愈。

痰气结胸

真银朱净五钱，明矾一两，同研，用熨斗盛火，瓦器盛药溶化，急刮搓丸，每服一钱，好茶入姜汁少许服之，心上隐隐有声，结胸自散，不动脏腑，不伤真气，明矾化痰，银朱破积故也。

又方：梨汁一钟，姜汁、白蜜各半钟，薄荷三钱，研细末，和水煮十余滚服，降气如奔马。

又方：照哮吼第一方治之，极效。

痰饮吐水

凡食冷物过度，或气虚脾弱，不能消化，饮食入胃皆变成水，呕吐无时，名曰痰饮。好赤石脂一斤，研末，每服二钱，酒送下，至多服三钱，服至一斤，则终身不吐痰水，又不下痢。此药能补五脏，令人肥健。有人痰饮，百药不效，服此而愈。

又方：暖胃膏、熨胃丸二方见前脾胃门极效。

痰疾癫狂

狂病有因伤寒而得之者，此一时之狂也。照仲景张公伤寒门治之，用白虎汤以泻火矣。更有终年狂病而不愈者，或持刀杀人、骂官，不认父母妻子，见水则喜，见食则怒，此乃心气之虚，而热邪乘之，痰气侵之，遂成狂矣。此等欲泻火而火在心，不可泻也。欲消痰而痰在心之中，不易消也。惟有补脾胃之气，则心自得养，不必去痰痰自化，不必泻火火自无矣。方为化狂丹：高丽参三钱，白术、茯神各一两，甘草、菖蒲各一钱，半夏、菟丝子各三钱，附子一分，水煎服，一剂狂定，二剂病痊。此方妙在补心、脾、胃之三经而化其痰，不去泻火，盖泻火则心气愈伤，而痰涎愈盛，狂将何止乎。尤妙在附子一分，引补心消痰之剂直入心中，而气尤易补，而痰尤易消，又何用泻火之多事乎？此所以奏功如神也。

又方：青橄榄十斤打破，砂锅内熬十数滚，去核，入石臼内捣烂再熬，熬至无味，去渣，熬成膏，用白矾八钱研末加入搅匀，每日早、晚取膏三钱，开水送下，服完自愈。凡痴癫、羊头风等症，皆痰迷心窍所致，服此甚效。此林屋山人经验方也。

又方：藜芦又名藜蒿煎水，多服必效。生者炒食、煮食俱妙。有妇人疯癫，每一二年一发，或三四年一发，久则一日发十余次，昏痴不愈，后服此方，吐出痰涎二斗，汗出如洗，更觉昏困，三日痊愈。

又方：真川郁金七两，白矾三两，薄荷水为丸，朱砂为衣如梧子大，每早服一次，开水下。有妇人疯癫十余年，服至四五十日，心间如有物脱去，再服之十日而愈。以郁金入心去恶血，白矾化顽痰、朱砂安神故也。愈后须用天王补心丹加减调治，方免后患。

又方：先将病人绑住，在离当心下三指之处，艾火烧七次或九次，再烧两太阳穴七次，用辰砂、川贝各三钱，酒煎服两次。再用海风藤、凤尾草、川贝各钱半，石菖蒲三钱，煎服五六剂，或再服紫金锭一二钱。愈后用芦蒂、枣肉为丸，每丸三分，服至三丸痊愈，屡试如神。

又方：丝绵一尺烧灰，开水下，兑酒服更妙。

痴笑不止

食盐烧红，河水煎，饮过片时，用手指入喉抵住舌根，使作呕吐，呕出热痰，数次即愈。

羊癫风

菜叶放口中，青草亦可，立时苏醒，仍照前橄榄膏服之，可以断根。

痰迷谵语方

鲜猪心一具，辰砂一钱，甘遂二钱，二味合研为末，藏猪心中，外用牛粪煨热，取出药末，和作二丸，将猪心煮汁和丸，吞下，即愈。

三消

渴而饮水不止为上消，饮水多而作泻为下消，多食易饥为中消。

消渴饮水不止

三消汤：真台党、白术、当归、茯苓、生地各一钱，黄柏、知母、黄连、麦冬、天花粉、黄芩各七分，甘草五分，水煎服，神效，三消皆治。

天池膏：天花粉、黄连、真台党、知母、白术、五味各三两，麦冬六两，生地汁、藕汁各二两，人乳、牛乳各一碗，生姜汁二碗，先将天花粉七味切开，用淘米水十六碗、桑柴火慢熬出汁尽五六碗，沥清，入生地等汁，慢慢煎熬，加白蜜一斤，煎去沫，熬如膏，收入瓷罐，用水浸三日，去火毒。每用二三匙，白滚水送下，甚效，三消通治。

菟丝丸：菟丝子酒浸，洗净，焙干十两，茯苓、莲肉各三两，五味子一两，共为末，另研真山药末六两，酒煮，捣数百杵，丸如梧子大。每服五十丸，空心米汤下，三消皆治。

又方：绿豆煮汁并作粥食，最妙。

又方：好梨日日食之，多食必效。或多食萝卜，更妙。

又方：蚕茧壳七个丝绵亦可煎汤，当茶饮之，神效。缫丝水饮一二碗，更佳。

又方：党参一两，蜜炙，研末，开水泡透，蒸熟为丸如梧子大。日服五丸，酒下，或茄根煎汤下，日加五丸，加至三十丸为止，不可多服。服五六次后，以饮水恶心为度，恶心时，干物食之，其渴自止，奇效。

又方：五倍子煎水饮之，或作丸服之，久则生津止渴。

又方：牛膝五两研末，生地黄五斤，捣融，蜜丸梧子大，空心酒下三十丸。下元虚损，宜久服为妙。

又方：苦楝树根新白皮五钱，切片，瓦上焙干，入麝香少许，水煎，空心饮之。有人口渴不止，遇道人传此方服之，下虫三四条而愈。愈后人必困顿，用党参二两煎水饮之。

又方：如一日饮水至一石者，浮萍捣汁服之。

又方：如饮水多而小便不利者，葵花根五两煎汤，清早服之。

多年消渴饮水百药不效

每日食好梨二三个，或食萝卜亦可，均极神效。

又方：白芍、甘草等分为末，每用一钱，开水送下，日三服，七日而愈。有人渴饮九年，时发时止，服此断根。

饮水不止小便如膏

茴香炒、苦楝子炒各一钱，研末，空心酒调服。

饮水不止小便时流

以上各方可以通治。鸡蛋三个要头窝生者去壳，搅融，用烧酒四两烧开冲服。服后即盖被睡下，睡醒禁风一日，即愈。有人一日饮水数桶，上饮下流，服此而止，神效非常。

又方：有人日饮水数斗，小便时流，饭量亦加，服消渴诸药年余，其病更甚，后用其麝香三分，酒为丸，用枳椇子又名棘枸子，又名鸡距子煎汤服之，遂愈。问其故，乃食果成积及饮酒过度，积热在脾，致有此疾。麝香能治酒果，棘枸亦治酒病，故能奏效也。

久病消渴不止

并治泄泻口渴。七味白术散：白术、高丽参、真茯苓、藿香叶、干葛各一钱，炙草五分，水煎，当茶饮。另用木香三分，磨汁兑服，屡试如神。

消 食 易 饥

以上消渴各方可以通治。好梨日日食之，多食自愈。

又方：肉苁蓉、山茱萸、五味子，为末，蜜丸梧子大，每服二十丸，盐水下。

腹中易饥食下片刻即吐

此蛇积也，用醋泡大蒜汁，饮数碗，吐出一蛇，即愈。不吐再服数碗，自愈。

又方：雄黄五钱，调水服，数次即愈。

饮 食 积 滞

与痞疾门参看。

食积外治法

凡饮食停滞，胸膈胀满，或大便不通，或大便泄泻，或年老，或体虚，难以攻击内消者，用乱发一团剪断，酒曲一个小者二三个亦可，葱白七个，老姜三钱，胡椒七粒，以鸡蛋一个破壳，倾入碗中，将各药捣融和入调匀，用隔夜灯油煎成一饼，贴病人心坎下胃脘处先用灯油于胃脘处顺擦七次再贴。如嫌太热，用纸隔贴亦可，用布带束住，冷则煎热再贴，约一二时似觉松动，即便取出，其病立愈。此法极稳而效，屡试如神。若治小儿，药料可以稍减。

又方：紫苏熨法，见伤寒门，亦极神效。

饮食凝滞攻冲作痛或有形或无形

方见各项气痛门。

饮食过多胀满不安

用盐擦牙，温水漱下二三次，如汤沃雪也。

鱼 肉 积 滞

狗粪烧存性，为末，酒服二钱，日三服，其积自大便出。

又方：山楂炭研末为丸，每服四钱，数次即愈。

食鱼积滞

红曲三合煮烂，连渣服，积从大便出，连服三次即愈。

生鱼积滞

取水中石子数十枚，烧红，投冷水中七次，即热饮之，三、五次其积从大便出。

又方：生姜汁和紫苏汁饮之，即消。

食犬积滞

山楂肉、杏仁去皮各二十四粒，煎浓汤饮，自化。

食牛腹胀

干稻草一把煎浓汤，热饮，自消。

食鸭积滞

淘糯米水煮热，饮一盏，即消。

鸭蛋积滞治法与上同。

鸡蛋积滞

饮好醋，即消。或饮豆豉水，亦消。

食整煮鸡蛋积滞

腹中如有鸡子鸣者，多食大蒜，即可吐出。

食盐蛋积滞

肉豆蔻一个，煨去油，煎服数个，自消。

食索粉凉粉积滞

杏仁五十粒去皮尖蒸熟，捣碎，滚开水冲服，即消。

食瓜果腹胀作痛

肉桂研末饭和为丸绿豆大，每服五分，开水下。

又方：食盐汤，即愈。

食西瓜并诸瓜过度

瓜皮煎汤解之，诸瓜皆同。

食荔枝腹胀

荔枝壳煎水服，即消。

食菱角腹胀

即生姜汁饮，立消。

食豆不消

生萝卜汁饮之，即消。

食面不消

生姜汁冲好酒，热服，自化。

又方：生萝卜取汁，炖热服，神效。凡食面用醋，断不作胀。

糯米积滞

神曲炒为末，加木香末，开水下，数日口中闻酒香，其积即散。

饭食凝滞腹胀

饭搓成团，加盐少许，烧枯，煎水饮，即消。

食茶成癖

花椒、脂麻等分为末，以蒸面饼为丸如梧桐子大，每服十丸，茶送下，百日遂愈。

又方：青矾四两入小缸内泥封，火煅一夜取出，红枣三斤煮去皮核，共捣为丸，每服三钱，或酒或茶下，神效。

又方：新鞋一只，将茶叶盛满，任意食之，食完再盛一鞋，连食三鞋，自不食也。男用女鞋，女用男鞋，奇效。

又方：每日食榧子七个，以愈为度。

食积痞块

木贼草五钱，研细末。每服五分，开水空心调服，年近者一料即消，年远者不过两料痊愈，屡试如神。

噎膈

此症有气膈、食膈、酒膈、痰膈、虫膈数种，惟气膈及老人膈食者难治。然施治得法，亦可愈也。

噎膈诸方

凡患膈食鼓胀愈后，必戒杀放生，方免复发，至要至要。

牛涎丸：专治膈食，糯米粉，以老牛口涎拌和为小丸，煮熟食之，神效。或用牛涎和水服，亦妙。取牛涎法：以水洗净老牛口，用盐涂之，少顷涎自出。愈后终身戒食牛肉。

又方：牛反草煎水服，其效如神。无论何项噎膈皆治。牛食百草之后，必将所食之草吐出，慢慢嚼食，所吐之草，即名牛反草。此草吐出复食，最为难得，须令牧牛儿俟吐出时，故意抢夺，随抢随还，俟数日抢惯之后，乘其不备，抢着走开，即可得也。若一抢即走，牛必怒夺，恐致伤人。

又方：鹿肚草用活鹿破腹，取其腹内所食之草、陈仓米五年以外的方可用，越陈越好、灶心土以家中自取者为真各三钱，水煎服，五服后饮食如常。再将陈仓米熬汤当茶，时饮一盏，一月后永不再发。如鹿肚草有多者，照方服十余剂更妙。鹿肚草难以骤得，先饮陈仓米汤救急，免病加增，再觅鹿肚草配药服之可也。无鹿肚草，用牛反草亦可。

又方：猪肺管四两，鲜藕四两如无鲜藕，干藕节亦可，旧箩底一个面铺所用罗面之黄丝箩，底要黄的，黑白者不用，以上三味新瓦上焙枯，研细，用生姜一两捣烂取汁，白砂糖一两冲服，初服必吐，吐后再服，服至三次，即不吐矣。服后忌食各色豆一月。此方活人甚多，神效莫测，珍之宝之。并忌食豆腐、豆芽、腐芋一月。

又方：小儿胎发一个，以阴阳瓦焙焦存性，研细末，陈酒送下，极效。

又方：先用雄鸡一只，去毛与肠杂，洗净，装入大碗内，上用纸数层封固，饭上蒸熟，取出，用鹅管或小竹管将纸上戳破一孔插入，以一头含口中，令热气冲入喉内，其关自开。预先取山羊粪一斗，浸瓦罐内三日暑热天只泡一日，每日晨用竹枝搅一次，澄清，取清水煎后药服之。如系酒隔，用葛花三钱，云苓、制半夏各二钱，陈皮钱半去白，甘草一钱；气隔用乌药、云苓各二钱，陈皮去白、砂仁各一钱研，去膜，香附二钱酒炒，制半夏钱半，甘草八分；食隔用神曲二钱炒，山楂肉炒，云苓各钱半，陈皮八分去白，法夏一钱，甘草八分，服三剂后即思饮食，屡试皆验。

又方：净牛乳以当面取者为佳少加白糖，时时炖热饮之。凡患噎膈大便燥结者，服此必效。

又方：驴尿黑驴更佳乘热饮二三合，极效。此尿有毒，不可过多，病重者七日方效。

又方：用平地或墙边人粪要干结者，稀粪不用；以向东者为佳取回，用阴瓦上焙枯，以烟尽为度，研末，每服三钱，淡酒送下。不过三服，即思饮食，屡试如神，有起死回生之妙。

又方：制黄蛆一钱半研末，真细松罗茶七分五厘，广木香一分五厘，制豆蔻四分五厘，共研极细末，五更时空心温烧酒半茶钟调服，不饮者用水酒调服。戒面食荤腥数日。虽水米不进者，无不应验。制黄蛆法：用粪坑中蛆，愈大愈好，捞出，以长流水洗净，放瓦罐内，盐水和泥封固，木炭火烧一炷香久，以蛆至黄色为度，如尚未黄，入砂锅内再炒黄，忌铜铁器。

又方：猪毛连粗皮及蹄尖，不拘多少，晒极干，放净石上，用明火点之，烧至如膏药样住火，冷定研极细末，每服三钱，滚开水下。此方年在五十内者，百发百中，真仙方也。

又方：荔枝一枚去核，将蜒蚰一条查药物备要便知放荔枝肉内，再掺好冰片三厘于蜒蚰上，即将荔枝裹好，仍放壳内，以线扎好，病人含口内，有冷涎水渗出，徐徐咽下，一时许蜒蚰化完，无水渗出，吐出。只须一次，可以立进饮食。

又方：用鸡蛋内白皮四十九个，加胡椒一斤，入好烧酒蒸四十九日，晒四十九次，收贮瓷瓶。遇有患膈食者，每早以开水吞胡椒三钱，三次即愈，神效。

又方：生姜不拘多少，五月五日午时用布袋装好，浸于不见天之粪坑内四十九日，取起，用长流水洗净，悬空吊晒极干，为末。病二年者用姜末三分，病一年者用姜末二分，入麝香一厘，滚开水冲服，只须一服而愈。忌荤腥盐酱五十日，永不再发，此方极效无比，存心济世者，宜预制以救人，功德无量。粪坑要无妇女大小便者方好。

又方：陈皮多年者为佳用数十年之陈壁土拌炒，去土取陈皮研末，对酒服一二钱，数服即愈，痰膈气膈均效。

又方：山栀五钱炒焦研末，酒冲服，一服即愈，无论老少，神效无比，惟胃寒者不宜。

又方：逢日食时，自初亏起，用白干面二斤，水调揉熟，向日和成丸如桂圆核大，以日色复原为止，即将面丸于是日晒干收好，按一岁一丸，空心煮食，平淡而有奇功，面圆外实内虚，尤为奇异，不可轻忽。多制可以济人，价廉功大，不见日则不效。

又方：生藕汁、生姜汁、梨汁、甘蔗汁、蜂蜜、萝卜汁、白果汁、竹沥各一盏，和匀，饭上蒸熟，随意饮之。

又方：韭汁、梨汁、姜汁、人乳各一盏，饭上蒸熟，服之，三日后再服，极效。

又方：天生泉水时时熬服，极效。

又方：白蜜滚水调服，每服一两，数服自愈。

又方：黑砂糖一斤，生姜一斤，共捣如泥，入瓷罐封固，埋干燥地下，七日取出，每日调开水送下，痰膈食膈均极效。

又方：做米糖铺内榨过头造之糟一斤，加生姜四两，共捣烂，做成薄饼，晒干磨末，瓷缸收贮，每早以开水调服二钱，其味最美，可以代茶。

又方：榖树子又名楮树，又名构树煎水服，因食甜物而噎膈者，服此最效。

又方：一人噎膈，饮食不下，华佗见之，云是蛇瘕，用醋泡大蒜汁陈者佳饮二三碗，并多食大蒜，后吐大蛇一条而愈。

又方：油透木梳一把，烧枯为末，酒调一钟服下，半日即能饮食。此方救人无数，不可轻视。

又方：有肝旺脾弱，食即呕吐，屡治不效者，此木克土也，宜用平肝补气之药，治之必愈，不可认为噎膈也。

又方：患此症者，有虫藏于胸膈，时长时缩，长则饮食难进，或食后少顷即吐，皆有虫也。用靛青叶捣汁，无叶即用蓝靛亦可，兑淡酒饮之，立愈。百药不效者，此方最为神效。

又方：此症胸前必有二小骨渐渐交合，则不能食而死，取生鹅血，对口乘热灌之，其骨自化，饮食可进，永戒食鹅牛二物。一僧患膈食病，临死语其徒云：胸中有物作梗，死后必为剖出，其徒剖得一骨，后杀鹅，血偶滴骨上，骨即消化，其徒亦患此病，因饮鹅血而愈，屡试如神。

伤寒膈食

核桃十五枚，放砂锅内，水浸核桃高一指深，煮四五滚，取水饮之。

膈食初愈饮食宜少

凡膈食初愈，饮食不可骤进，须先以米汤饮一二日，再以清清稀粥服一二日，再以浓粥服一二日，每次只可一小碗，俟七日方可食干饭。每食不过一小碗，日渐递加，切不可食饱，缘胃气初复，骤然饱食，反致伤胃，则不可救矣。即病人要食，生气亦须听之，愈后忌盐酱五十日，仍请名医调理。

反胃呕吐

凡患呕吐，以上噎膈各方可以通治。

生姜一大块，直切薄片勿令断，层层掺盐，以绵扎紧，外用粗草纸七层包之，水泡湿，慢火煨熟，取起，捣烂和米煎服。立止。

又方：生姜汁一杯煎滚听用，蜂蜜四两炼熟听用，每服用姜汁一匙，蜜二匙，白汤调服，每日五六次，效。

又方：胡椒八分，酒药一个为末，葱头五根，捶融，有热用茶炒，无热酒炒，贴心窝。

又方：用极大枳壳两半个，去内瓤。将真阿魏六七分，杏仁十二粒去皮尖，共捣烂，入枳壳内，将两半壳合口，外用绵纸裹好，线扎紧，入滚水内，大火煮半日，取起，去壳内药，将壳焙干为末，烧酒送下，重者不过二次即愈。

又方：真头道糯米酒酿去糟、好酱油各半酒杯，和匀温服，即止呕，能进饮食。

又方：年久陈石灰炒研好醋为丸如豆大，每服七丸，姜汤下，三日即愈。

又方：柿饼拌干饭蒸熟，连食八日。不饮滴水，极重者八日必愈，屡试屡验，万无一失。

又方：藕二枝，阴干三四日，去其头二三段，单吃藕梢一段，吞汁吞渣，一日一段，二日服完，即愈。

又方：甘蔗捣汁一升，入生姜汁二合，温热，作五次服，甚效。

又方：甘蔗捣汁数碗，加干香橼煮烂，再加白糖四两，捣匀揉碎，不拘时服。凡积食久而反胃极重者，三四次即愈。

又方：每早用滚开水兑冷水各半碗服之，久服断根。

又方：用老姜一大块挖孔，纳红枣一枚，红枣去核，内包砂仁一颗，外用黄泥包裹煨透，去泥与姜、枣，只取砂仁嚼食，每食数颗，数次即愈，极效。或将姜、枣、砂仁煎汤服之，亦效，胃寒者最宜。

又方：蚯蚓粪一两，木香三钱，大黄七钱，为末，每服五钱，无根水调服。忌煎炒酒醋椒姜热物。一二服即愈，其效如神，因热而呕泻者最宜。

上吐下泻

此寻常吐泻也。如因暑热吐泻不止，急照卷十五霍乱门治之。樟木煎水服，立止，屡试如神，并治霍乱亦效。

又方：韭菜捣汁，隔水炖热，微温服，极效。

又方：陈盐梅一个瓦上焙枯，加生姜一大片，同煎服，屡试神验。

又方：一人腹痛，上吐下泻，服六和汤、藿香正气散、平胃散、理中汤皆不效。因思《伤寒》书云：胸中有热而呕吐，胃中有寒而腹痛，用黄连吴萸洗，炒透、黄芩、生白芍、甘草、党参、干姜、法夏、陈皮、云苓煎服，即愈。

又方：小儿吐泻不止，用旧铁钉有锈者煎水饮，入口即止。

一二日一吐气味变酸

有人饮食一二日之后，一齐吐出，气味变酸，百药不效。用猪板油十两熬去渣，白蜜八两炼净，二味再入铜锅内熬数滚，入生姜自然汁三两和匀成膏取起，不时挑服含化，初服一次尚吐，连服三次痊愈。

一二日一吐或三四五日一吐饮食不饱吐物不化

此名胃囊症，生于胃旁，其形如囊，凡有饮食，必入此囊，虽食饱而肚仍饥饿，因此物间隔于上，饮食不能入腹故也。初起一二日一吐，吐出食物并无气味，肉食则化，米食不化。久则二四日一吐，若至五六日一吐，则难救矣。用制附子五钱，云苓一两，每日煎服二次，服至三日，吐出食物必变气味，再服三日，则吐一半，再服三日则不吐矣。不吐之后，用六味地黄汤见内外备用诸方加油当归、火麻仁，研末炼蜜为丸。每早服五钱，晚服芝麻五钱，服至数日后，胃囊必从大便而出，重者形如牛皮，轻则如纸。此病人多不知，诸书不载，方系仙传，万金难得，珍之宝之。

朝食暮吐暮食朝吐

此肾虚也，用熟地二两，山萸肉三两，水五碗煎至一碗，加肉桂一钱，研末兑入，空心服，一日一剂，十日必愈。愈后服六味地黄丸一二料，方可断根。

饥饿呕吐

凡人饥饿，每有螬虫上胃，食物必吐，若误用翻胃之药，其吐更甚，宜用川椒煎汤饮，即安。

干呕不出

此极恶之症，用甘蔗汁加生姜汁，和匀，温热服。

酒后干呕

甘蔗汁饮数次，极效。

食物下喉即吐

此肾水亏也，用熟地二两，山萸肉三两，麦冬三钱，煎服，连服十剂，即愈。后服六味地黄丸一二料，不致再发。

见食即吐

此胃经呕也。红枣二个去皮核，胡椒二粒打破入枣内，纸包煨过，煎汤服。外用米一杯炒黑煮熟，酒药一个共研匀，贴心窝。

食后少顷即吐

此胃脘有虫也，白马尿饮一二升，极效。或照卷五虫疾方治之。

呕物不化

此大肠经呕也，黄糖、酒药、陈壁土共煎汤服，外用酒药二个半生半煨，细茶三钱，艾叶二钱，共捣烂，茶炒，贴心窝。

呕吐清水

此胆经呕也，生姜一块切开，中挖一孔，甘草研五分，入姜内，纸裹合住，煨熟，取姜内甘草，入姜一片，煎汤服。外用蜡树根去粗皮、瓦上霜、路旁陈茅草、皂角灰，共捣碎，茶炒，贴心窝。

欲呕而不呕

此小肠经呕也，枫树皮、甘草煎服，外用燕子泥、樟树皮，共捣碎，有热用茶炒，无热用酒炒。贴心窝。

又方：车前子、灯心、梽木叶煎汤服。

又方：如呕后小便不利者，枫树浆作膏，用皂角灰掺上，贴脐眼，用灯火在喉下烧三次。

口吐白沫欲呕而不出

此膀胱经呕也，绿豆、糯米、盐共炒，擂碎，加黄糖煎服。

又方：蚯蚓、胡椒、艾叶、皂角灰共研碎，清油炒，贴心窝。

又方：如呕后气不散者，用艾叶捣碎，醋炒，贴心窝。

欲呕而不呕面发红眼流泪

此三焦呕也，生藕洗净捣汁，如无以藕节代、乳汁、干柿蒂、凤凰壳煎服，神效。

又方：桑树皮、茶叶、四季葱共捣烂，炒热，贴心窝。如二便不通，加皂角灰、黄糖，水调，贴肚脐。

又方：黄豆研末，童便和匀，贴心窝。

又方：上不呕，下不泻，如霍乱者，用绿豆、糯米、盐、胡椒、灶心土共为末，以刀烧红，将药放刀上，阴阳水冲服。

外用甜酒糟、皂角灰同炒，贴心窝。如不愈，用针刺中指出血，即愈。

闻药即吐百药不效

取家中灶心土药店买者不真，则不效水为丸，塞两鼻孔，即不吐矣，极效。

呕吐不能服药必有蛔在胸膈

川椒十粒炒，煎服。或于呕吐药中加川椒饮之。

又方：陈盐梅二个，和滑石末交捶作饼，纸包火上煨枯，开水泡服，甚效。

脾胃虚弱食不消化汤饮不下

粟米半升磨成粉，水为丸梧子大，每用七粒，煮熟入盐少许，空心和汁服。或加醋吞服。

又方：真橘皮去白研末五更安五分于掌心，舔之即睡，三日必愈。

又方：大鲫鱼一条，去肠留鳞，入皂矾末令满，泥包煅存性研末。每米饮服一钱，日二服。

又方：有人因服凉药过多，渐至呕吐，旬日之后，进口即吐，竟至粒米不下，汤水亦吐，已七日矣。请医诊视，脉不散乱，尚有神气，虽因寒凉而阻隔，但绝食以来，大便不通，小便短涩。即用制大黄、枳壳各一钱，煎汤服之，竟不吐出，亦不思食，次日复进一剂，下咽一时后，大小便通利而思食矣。诚哉药之对症，其效如此。

呕吐痰水

见痰疾门。

呃 逆

偶然呃逆

纸捻通鼻取嚏，即止。

气热呃逆

柿蒂煎水饮，即止。

阴寒呃逆

乳香、硫黄、陈艾各二钱，为细末，用好酒一钟，煎数沸，乘热气使病人用鼻嗅之，外用生姜擦胸前，最效。

又方：雄黄二钱，烧酒一盏煎七分，急令病人嗅其热气，即止。

又方：川椒去子及闭口者，炒四两，面糊为丸如桐子大，每服十丸，醋汤送下，食远服，神效。

又方：荔枝七个连壳核烧枯，研末，滚水调下，食远服，立止。

又方：黄蜡烧烟熏二三次，即止。

又方：砂仁、炒研，生姜、连皮等分捣烂，热酒食远泡服二钱，神效。

又方：刀豆子烧灰存性，开水调服二钱，即止。

体虚常呃逆二三声

公丁香三十七粒，白莲子去心二十七粒，二味同煮烂，去滓，加煨姜一片，糯米半升，煮粥食，即止。

呃逆日久不愈一连四五十声者

用生姜捣汁一合，加蜜一匙，温热服。

验方新编卷之五

肚　腹

腹痛辨证

腹痛各症应与伤寒门参看。脐眼上痛者，食痛也。脐眼下痛，热手按之不痛，或其痛多急，或痛如刀割，或吐或泻，或痛甚而觉有冷气，皆寒痛也。手按之更痛，冷物熨之不痛，或自下而痛上，或时痛时止，满腹坚结，皆热痛也。时发时止，痛在一处而不移者，或有块硬起者，虫痛痞痛也。又闻煎炒食物香气则痛，痛时口吐清水，或口渴者，亦虫痛也。

阴证腹痛

男女交合之后，或外受风寒，或内食生冷等物，以致肚腹疼痛，肾囊俗谓卵泡内缩，亦有不缩者，手足弯曲紫黑，重则牙紧气绝，谓之阴证伤寒，治法见卷十四伤寒门。

寒证腹痛

参看阴证伤寒各方。或炒盐熨之，或炒葱姜熨之，或用热灰熨之，或用滚水一壶隔布熨之，均止痛好法也。

又方：或饮胡椒汤，加糖冲入，不可加盐，或饮姜汤，均妙。

又方：龙眼连壳烧存性，研末，兑酒服，屡试屡验。

又方：白芍三钱，甘草、肉桂各一钱，水煎服。此张仲景神方也。

肚腹畏寒

肚腹容易受寒，动辄疼痛不已，甚至寒中三阴，命在须臾，迟则难救。此下部虚损，真阳不足，命门火弱故也。有人肚腹畏寒，上贴附桂膏，又加厚绵腰围数层，遇寒仍不济事。一老医以制附子五钱，上肉桂五分研末兑服，无上桂不用亦可，干姜一钱，水煎，连服十余剂，虽天寒肚腹亦不畏冷，再加补中补气等药，调理痊愈。附子走而不守，得干姜则守而不走。如不信，单用附子一味熬浓汁滴纸上，水必散开，加干姜熬之滴纸上，则水不散矣。用炮姜则不效。此秘传也。

又方：九制硫黄丸见内外备用诸方服之，神效。

热证腹痛

服六一散最妙，或用铜铁冷物熨之，或服痧药亦可。若痛甚者，或呕或泻者，照卷十五霍乱痧症各方治之。又上吐下泻而腹痛者，如作霍乱痧症治之不效，须照噎膈反胃门内上吐下泻方治之。

虫积腹痛

虫痛如有块硬起者，用手在硬处久久揉擦，揉至一日，其虫即死，从大便而出。或查痞积门各方治之。大人小人腹中痞积虫积作痛及男妇痞块癥瘕各项肚腹胀痛。

食滞腹痛

方见饮食滞积门。

身受寒热心腹疼痛上下关格不通大便闭塞小便短涩浑身绷紧手足腰膝僵硬不省人事

照卷十一内外备用诸方门内熨法治之，最妙。

忽然肚胀如鼓

此症肚腹猝胀，渐大如鼓，此寒极也，迟则不救，急用武营鸟枪药二钱，爆竹药功缓不效，以顶好烧酒煎滚冲服，得吐泻即生。非陡然胀大者，不可误用。

腹中紧胀

腹硬如石,痛如刀割,见后痞疾门。白糖煮酒饮,数次即愈。

肚腹麻木

此风袭也，多煮葱头食之，并用葱、姜炒热熨之，自愈。

忽然肚黑

凡肚皮忽然青黑色，此乃血气失养，风寒得以乘之，所变怪形，真危恶之败症也，若不速治难救，急用大青研细末，每服一钱五分，以好酒调下，黑退即愈，否则终危，此起死回生之方也。大青多生溪沟旁，叶似火麻叶，药店多假，生草药店有之。又有小青，叶细，性味相同，功力稍缓。

又方：铅粉和盐炒焦，敷之，亦效。

肚腹胀大亮如水晶

柚子皮烧灰冲服，神效。柚子两广最多，他省颇少，以橘红代之亦可。

又方：取癞虾蟆六只，将四足扎住，以虾蟆肚皮在人肚腹光亮之处，轻轻摩擦几次，再取一癞虾蟆照前磨擦，用至六只即愈。但虾蟆眉内有蟾酥，须防其迸出射人伤眼，宜用绸帕遮住病人两眼。虾蟆用过之后，即放水中，使吐毒气，以救其命，至要至要。

脐眼出脓

此症先流臭水，久则出脓，不肿不痛，多年不愈。用韭菜叶、扁柏叶二味共捶，取汁一酒杯，加童便一茶杯，蒸热服。外用炉甘石要能浮水者，用好醋泡一昼夜，瓦上焙干，研末敷。如不见效，当请名医治之，不可忽也。

脐中出水

龙骨醋泡焙枯研敷，或用赤石脂研末敷，均效。或照上脐中出脓方治之，更妙。

脐眼出血

方见诸血门。

肚腹坚硬脐眼出虫

方见痞疾门。

肚腹左右生痈

即肠痈也，须照肠痈方治之。

肚脐生痈

肚脐肿大如瓜，脐眼高突者是，红赤者照痈毒各方治之，不红不热者照痈毒各方治之。

小腹疽

生脐下一寸五分气海穴，或生二寸关元穴，或生三寸丹田穴，皆由七情火郁而生也，分别红白阴阳治之。

小肠疽

生小腹内，按之如掌，坚硬而热，微痛，小便多，出汗畏寒，皮色如常，或现微肿，脉紧实而有力者是也，服犀黄丸见阴疽门，即愈。此林屋山人秘法也。

脐下二三寸关元丹田二穴冷结膀胱小腹有形满痛手足厥冷

此厥阴伤寒重症，宜用仲景当归四逆汤治之，桂枝、当归各二钱，芍药三钱，细辛三分，通草一钱五分，甘草八分，大枣二枚，水煎服，神效。其人有久寒者，加吴萸四分，生姜一钱，酒一小杯兑服。

肠胃中痒不可忍

此火郁结不散所致，用柴胡、栀子炒、花粉各三钱，白芍一两，甘草二钱，煎服，即愈。

治疝古方

薏苡仁一两，用东方壁土炒黄色，入水煮烂，放砂盆内研成膏，每用无灰酒调服二钱，即消。

痞积

凡腹内瘀血凝结，疼痛时发时止，谓之痞积。又有形者为癥，无形者为瘕。又久疟不愈亦成痞积，方见疟疾门。

治痞诸方

消痞膏：治积年恶痞，至重贴至两张即消。屡试神验。密陀僧六两，阿魏五钱，羌活、水红花子各一两，穿山甲三钱，香油一斤八两，火候照常熬膏法，膏成时，下麝香一钱，用布照痞大小摊贴。凡患痞癖处肌肤定无毫毛，须看准以笔圈记，用膏贴之。内用水红花子研末三钱，烧酒二斤泡之，时饮一杯，痞消乃止。水红花子即红蓼花子，以自取为真，药店多假，用之不效。

又方：苋菜不拘红白均可十斤，洗去泥，不必去根，以河水煎汤两大钵；用活甲鱼一个，重十二三两者，不必切碎，入苋菜汤连骨煮烂如膏，去渣，将甲鱼膏薄摊晒干，研末；用麻油八两熬至滴水成珠，下甲鱼膏末四两如甲鱼膏不足，以铅粉添配，搅匀成膏，收之。用青布褚纸一层，量块大小，摊贴七日即消。重者贴至两次，永不再发，屡试屡验。

又方：臭椿树皮在上中者佳，要一大束去粗皮，止用白皮二斤，切碎，入锅内水熬，沥去渣，用文武火熬成膏，薄摊布上。先以生姜搓出垢腻，后以膏药在锡茶壶烘热贴痞块上。其初微痛，半日后即不痛，俟其自落。一张即好，永不再发。贴膏时微撒麝香少许于膏上，然后贴之。贴上膏药，周围破坏出水即验。此方已验多人，即胀满腹硬过脐者，贴一二张即愈，真神方也，珍之重之。孕妇忌用。

又方：雄黄、白矾各一两，为末，面糊调膏摊布上，贴之，俟大便胀满而极多者，即愈。此秘方也。

又方：香附、皂矾各一两，二味拌匀，分三分，各用纸包，外用黄泥裹成团，阴干，若有破裂再以泥补之，候干以大炭火煅之，自早至晚，过夜冷透，取中间不焦者，去矾，只用香附为细末，以枣肉为丸如绿豆大，每早开水下一丸，不忌口，轻不过三五服，重不过七服，即愈。病自大便而下，煅时忌一切人见，并不可闻鸡犬声，犯则伤人，恐致火灾，切记。

腹中陡然坚如铁石痛如刀割昼夜呼号

牛膝三两，用好烧酒十两泡之，紧紧封好，熬至二两饮之，吐出恶物，神效。

腹中坚如铁石脐内出水变作虫行之状绕身作咬痛痒难忍扫拔不尽

苍术煎浓汤洗之，并用苍术二钱，麝香二厘，滚水调服。

妇人血蛊

马鞭草及刘寄奴草煎汤服，或为末服，此治血蛊神药也。

发　癥

好饮清油者是，喉中如有虫上下亦是，白马尿饮一二碗，即化。或以雄黄末服之，即吐出也。

又方：有人腰痛牵心，发则气绝，一明医视之，云是发瘕，以油灌之，吐出一虫，挂壁上，滴尽血水，乃一发也。又一妇人胸膈胀闷，口流涎沫，自言心下有声如雷。后用胆矾一分为末，温酒送下，吐出一虫，剪断视之，乃一发也。又一人患此，服胆矾不效，后服雄黄五钱，清油半碗，吐出一虫而愈。

米　瘕

好食生米者是。鸡粪粪要白色者佳、白米各三钱，同炒焦为末，煎水服，吐出米汁，即愈。

肉　癥

常喜食肉者是，白马尿饮二三碗，当吐肉出，不吐难治。

虱　癥

人好啮虱，致成虱癥，用旧梳、旧篦一件，各破作二分，以一分烧研为末，以一分煮水调末服，即下出。此孙真人《千金》方也。

蛇　瘕

一人膈噎，饮食不下。华佗见之，云是蛇瘕，用醋泡大蒜汁陈者佳饮二三碗，并多食大蒜，后吐一大蛇而愈。

又方：蜈蚣一条，瓦上焙枯，研末，酒服，甚效。

又方：如因食蛇肉不消者，但揣心腹有蛇形，用大黄、芒硝，合而服之，微泄即愈。

又方：白颈蚯蚓捣汁，服之。

龟 鳖 瘕

腹中如有龟鳖，疼痛坚硬，或动或不动者，用僵蚕末一钱，白马尿一二碗调服，并敷痛处，神效。

又方：石灰窑中流结土渣色红而轻者佳，菜子油调敷，数日即消。

又方：铅粉四分，用黍米煮汤调服，大效。

又方：生硫黄末冲酒服，时服之。

又方：白母鸡一只，先饿一日，用猪油炒饭与食，取其粪焙干为末，水调服一钱，日服三次，数日必愈。

又方：生虾煮食，一日二次，数日断根。

蛟 龙 瘕

春秋二时，蛟龙、虺蛇、蜥蜴之类遗精入芹菜中，人偶食之得病，发则似痫，面色青黄，肚腹胀满，痛不可忍，用糯米糖时时服之，服至数斤后，吐出小虫即愈。若吐蛔虫勿服。

又方：明雄、朴硝各五钱，滚水调服，泄泻即愈。

又方：糯米、香粳米、杏仁、乳饼煮粥食，日食三次，吐蛟龙，有两头可验。

腹胀面黄

有人腹胀面黄，百药不效，遇一明医，云是石蛔，极难医治，取死人棺中枕煮水与服，吐出蛔虫，坚如石者数升而愈。

虫　积

寸白虫积

此症面色黄瘦，饮食少进，发时腹痛，口吐清水，用尖槟榔一两，广木香五钱，研极细末，大人每服五钱，小人每服三钱，开水调下，其虫即随大便而出。先用煎炒香味令病人闻之，然后服药，无不神验，服药须在月初乃效，病重者二三服即愈。

又方：连须老葱头捣汁，麻油调服。或炒葱头食，能化虫为水。

又方：榧子七个，日服二次，服至七日，虫化为水。

又方：鸭蛋一个，破一小孔，入使君子肉末一钱，槟榔末一钱，用纸封口，蒸熟食之，虫随大便而出。

又方：小儿科杂治门内，羊尿脬方治疳疾最效，并治大人虫疾。

蛔虫上出口鼻

川椒闭口者不用研末，冲水服，即愈，并用川椒含口中，更妙。

鼓胀附浮肿

鼓胀辨证

凡患鼓胀膈食，愈后必戒杀放生，方免复发，至要至要。

手指按之下陷不起者，水鼓也。随手即起者，气鼓也。周身老黑色，皮内有紫黑斑点者，血鼓也。身大热如火者难治。身发寒热如疟者难治。四肢发黑者难治。肠胀、脉大命绝者，难治。唇口黑暗脾绝者，难治。缺盆平心绝者，难治。手足心平肾绝者，难治。肚脐翻突肺绝者，难治。背平肝绝者，难治。泻后身有青筋起者，难治。大便滑泄者，难治。周身有破皮者，难治。先起于四肢，后散于腹者，难治。先起于腹，后散于四肢者，易治。

治水鼓法

手按之下陷不起者是，雄猪肚一个去净内秽，老丝瓜筋半条，土狗子又名蝼蛄十个，小黑公牛粪一泡，紫背浮萍一两，以上各药共装肚内，以麻线缝好，放新砂锅内，加水，须用桑柴火煮烂，去净浮油，煮好去药，将肚温水洗净，竹刀切片，仍入原汤中，再加赤茯苓皮、大腹皮、生姜皮、广陈皮、生桑白皮各三钱，甘遂面包煨、绵大戟面包煨、芫花各三钱醋炒，用文武火再熬数滚，原汁约有一大菜碗，将药去净，猪肚与汁分作二次或三次服下，听其自利，其水由大小便出，其鼓立消。服此之日，务须依法严忌盐酱一百二十天为要，每日用真秋石可代盐。此治水鼓第一神方，不可轻忽。

水鼓小便不通

小便通者亦可治，大田螺四个去壳，大蒜五个去皮，车前子二钱，研末，共为饼，贴脐中，以带缚定，水从小便出，渐消。终身戒食田螺。

又方：商陆根、葱白捣，填脐中，小便利，肿自消。

又方：甘遂末水调，涂肚腹周围，另煎生甘草汤服之，其肿自消。

日满开盐法

鲫鱼二斤，食盐三斤，共用黄泥包固，白炭火煅一周时去泥，将鱼同盐研细，用此盐用完再食生盐，方保周身经络坚固，永不复发。

治气鼓法

按之随手即起者是。雄猪肚一个去秽，内装大癞虾蟆一个，大砂仁一两研，老丝瓜筋半条，破烂败鼓皮手大一块，紫背浮萍一两炙焦，以麻线缝好，入新砂锅内，加水，用桑柴火煎烂，去净浮油，照前治水鼓煮法，煮好去药，将肚洗净，竹刀切片，仍入原汤中。再加真紫油厚朴、台乌各五钱，鸡心槟榔、大腹皮、真沉香、枳壳醋炒各三钱，芫花醋炒、绵大戟面包煨、上梅片研细、甘遂面包煨各二钱，用文武火再熬数滚，原汁约一大菜碗，将药去净，猪肚与汤分作二三次服。沉香、梅片二味不宜见火，临服时拌肚内食之。服后，以大便下白沫为验，其鼓即消，严禁盐酱一百二十天。日满开盐，亦照前方服之。此治气鼓第一神方，不可轻忽。

又方：鸡内金一副，沉香、砂仁各一钱，陈香橼五钱去核，共为末，每服一钱五分，姜汤下，神效。

又方：大癞虾蟆一个，砂仁不拘多少，为末，将砂仁装蟆内令满，缝口，黄泥封固，炭火煅红，取出候冷，将蟆研末，作三服，陈皮汤送下，以放屁多为效，二三服痊愈。

又方：萝卜子二两研末，再以生萝卜捣烂，和子绞取汁，将砂仁二两浸汁内一宿，捞起晒干，再浸再晒，七次为度，每服一钱为末，米饭调下，神效。

又方：姜汁炒远志五钱，水煎服下，气通即愈。

治血鼓法

周身老黑色，皮内有紫黑斑点者是。雄猪肚一个去秽腻、茜草一两，雄鸡矢四两炒焦，紫背浮萍一两，老丝瓜筋半条，各药共装肚内，用麻线缝好，照前水鼓煮法，煮好去药，将肚切片，仍入原汤。再加蚂蝗烧枯存性，干漆三钱煅令烟尽，炒虻虫查药物备要便知、真花蓝石研、真血竭各三钱，红花、降香各五钱，甘遂面包裹煨、绵大戟面包煨、芫花醋炒各二钱，照前文武火煮好去药，食肚与汤，分作二三次服，服后以大便下黑水数次为验，其鼓自消。严禁盐酱一百二十天，满日开盐，亦照前方服之。此治血鼓第一仙方，不可轻忽。方内蚂蝗必不可少，俟病愈后，照服蚂蝗法解之，见解救诸毒门。

各种鼓胀

轻粉二钱，巴豆四钱去油、生硫黄一钱，共研成饼，先以新绵一片敷脐上，次以药饼当脐按之，外用布捆紧。如人行五六里，自泻下，候三五度，除去药饼，以温粥食之。久患者隔日方去药饼，愈后忌饮凉水。此方治水鼓如神，其余鼓胀，功力稍缓。

又方：凡水鼓气鼓，多食野水鸭，最妙。

又方：取盖屋稻草煎汤，倾入盆内，先坐盆上熏之，待汤温方洗其腹，小便随下黄水。熏洗数次，永不再发。

又方：黄牛粪男用雄粪，女用雌粪，四五月取净者阴干，微火焙黄为末。每用一两，酒三碗煎一碗，沥去粪渣，止饮酒，三服痊愈。

又方：公鸡一只，用大麦连喂四五日，取下鸡粪一升，炒黄色，好酒一瓶，浸鸡粪，煮作一碗，沥去渣，令病人吃一碗。少时，腹中气大转舒作鸣，从大便而出，其肿渐消。如利未尽，再服一二次，必然尽消。如泄利不止，用田螺四个，酒淬煮吃，即以温粥食之。如肿消尽，再用肾气丸、六君子汤和平之药调理可也。鸡矢善能逐水，而又通土性，无微不入，将所蓄之水尽归大肠而泄，此夺造化之奇，诚万金不传之方也。

此治水鼓极效，别种鼓胀，其功稍迟。

又方：独头蒜一岁一个，去皮，入顶好甜酒六七成，兑烧酒二三成，以酒盖过蒜为度，蒸熟如夏月露一宿又温热用，冬月乘热连酒服完，从大便出虚气即下秽物，其肿自消，一服除根，不忌盐酱，真仙方也。

又方：西瓜一个，切去顶，若是满瓤，挖去瓤三成，以蒜瓣填满，将原顶盖上，放新砂锅内，再用新砂锅合上蒸熟，瓜蒜与汤作二三次食尽，全消。不忌盐酱。

又方：雄猪肚一个，入大蒜四两煮烂，淡食五六个，忌盐酱醋，百日自消，奇效。

又方：乌鱼二斤一条者，去肠净，入皂矾二两，外用粗纸打湿包好，入谷壳火内煨，午时起子时止，取出去纸灰骨，只用净鱼、皂矾，研末收贮。每服三钱，老米汤下。此药行而不泄，最妙。

又方：萝卜一枚，周围钻七孔，入巴豆七粒，入土种之，待其结子，取子又种，待萝卜成，仍钻七孔，入巴豆七粒再种，如此三次，至第四次将开花时，连根拔起，阴干，收净瓷器内，遇鼓胀者，取一枚捶碎，煎汤服之，重者二枚立愈。有心人宜预种之。

食物积滞腹胀如鼓

方见解毒诸毒门食犬马肉腹胀方内。

肚腹胀满饮食如常乃湿热生虫之象

照虫疾各方治之。

十种水肿

（一）清水，先从左右肋肿起，根在肝，大戟为君。（二）赤水，先从舌根肿起，根在心，葶苈子为君。（三）黄水，从腰腹肿起，根在脾，甘遂炒为君。（四）白水，从脚肿起，根在肺，桑白皮为君。（五）黑水，从肾囊肿起，根在肾，连翘为君。（六）玄水，从面肿起，根在外肾，芫花醋炒为君。（七）风水，从四肢肿起，根在骨，泽泻为君。（八）石水，从肾肿起，根在膀胱，藁本为君。（九）高水，从小腹肿起，根在小肠，巴豆去油皮为君。（十）气水，或盛或衰，起根在腹，红饭豆为君。有十般肿病，各有根源。看十种病根，除将君药加倍用，余九味即以上各药等分，研末，蜜丸梧子大，用赤茯苓煎汤吞三丸，不拘时，每日三服。愈后，再用肉桂、干姜、肉豆蔻、赤茯苓、莪术醋煮、川芎、桔梗各等分，为末，每服三钱，空心开水下，每日早午晚各一次，百发百中，功效非常。

又方：七星鱼又名柴鱼加葱与冬瓜皮，煮食，立消。

又方：青头雄鸡煮汤，饮之，或煮粥饮之，厚盖被睡卧取汗上肿者方宜汗，即愈。

通身浮肿

取活癞虾蟆一只，以巴豆七粒，用纸包好，纳入口中，用绳吊在有风无日之处，阴干，剖开，去纸，将头足分为五起，肝肠亦分为五起配匀，收入瓷瓶，勿使泄气。临用取出，焙枯研末，冲酒服。从头吃起，病从头消。从前两足吃起，病从两手消。从两后足吃起，病从两足消。或不必分开亦可。轻者一二日消尽，重者五日全消。终身忌食虾蟆。此治浮肿秘传第一神方也，珍之宝之，忌盐、酱一百二十日。各种鼓胀亦可治。

又方：活鲤鱼一条重七八两，去鳞，将肚剖开去肠净，入好绿矾五分，松罗茶三钱，男子用蒜八瓣，妇人用蒜七瓣，共入鱼腹内，放瓷器中蒸熟，令病人吃鱼，连茶蒜食更妙，从头吃起，病从头上消，从尾上吃起，即从脚上消，其效无比。

又方：一童子年十一，手足臂腿及指头面遍身浮肿，数日后，渐至沉重，气喘不眠。用黄皮柑子一个，同甜酒酿二斤，煮至将干，去柑内核，取柑连酒食之，二次痊愈。此林屋山人经验方也。

病后浮肿

老鸭加真川厚朴二钱，蒸食，连食三只，即愈，神效。体虚者勿服。

又方：虾蟆又名田鸡、水鸡五只或用七只，男单女双，去皮，并去头与肠杂，不去肝，先入碗内蒸熟，再入瓦罐内，加水半小碗，煮融，加陈酒一杯再煮，先食汤，后食虾蟆，不用盐酱，连食数次必愈。永戒食虾蟆。有人病后腿膝皆肿，至夜更甚，服此而愈。

胁部

两肋之下为胁，愚人多有以肩胛下为胁者，不可不知。

左胁有声作疼常呕酸水

有人写字作事，身常向左，夜爱饮酒，睡亦向左，饮食多坠左边，久则左胁下有声作痛，数日必呕酸水一次，每遇暑天，右边有汗，左边无汗，百端医治，二十年不愈。后用苍术一斤淘米水泡三日，去皮，研末，芝麻五钱用水二钱研汁，大枣五十枚去皮核，共捣为丸梧子大，每日空心温水送五十丸，渐加一二百丸，忌食桃李雀肉，服至三月痊愈。初服时如觉热燥，用栀子煎水送下，久服自不燥矣。

左胁郁气疼痛

加味逍遥散：柴胡、白术、白芍、当归、云苓各一钱五分，丹皮、栀仁各一钱，薄荷五分，水煎服，神效。

怒气动肝寒热旬日左胁凝聚作痛难以舒转

此络脉瘀痹，宜通血络，桃仁去皮尖、郁金各八分，归须、五加皮、泽兰、丹皮、新绛各一钱，旋覆花二钱，青葱管三寸，水煎服。

左胁作痛

柴胡疏肝散：柴胡、枳壳、川芎、香附各一钱五分，陈皮、白芍、甘草各七分，水煎服。

右胁有形攻心作痛呕吐清涎周身寒凛痛止则无形迹

此寒入络脉，气塞阻逆，宜辛香温通。川楝子酒炒一钱，半夏姜汁炒、延胡索各一钱，吴萸三分泡、淡盐水炒，良姜、蒲黄各八分，云苓二钱，荜拨一钱，水煎服。

右胁胀痛不食

推气散：姜黄、枳壳各一钱五分，肉桂、甘草各七分，水煎服。

肝燥胁痛

或皮肤起泡胀痛亦是，大瓜蒌一个连皮捣烂，甘草二钱，红花七分，水煎服。《经》云：损其肝者缓其中。瓜蒌甘缓而润，于郁不逆，此所以奏功如神也。

两胁不时作痛

肺痈亦两胁作痛，应与肺部参看。白芥子五钱炒研末，白滚水下。无论痛在左右，虽年老虚弱百药不效者，三服除根。或照哮吼门第一方治之亦妙。

又方：枳壳、甘草炙各等分为末。每服二钱，以盐白汤调下，极效。

又方：小茴香一两炒，枳壳五钱面炒，共为末，每服二钱，盐酒调服，立效。

胁痛连腰脊不能转侧

六味地黄丸见内外备用诸方加杜仲、续断，或煎服，或作丸服。如不见效，用八味地黄丸见同前加小茴，自愈。

胁痛肠出臭秽

好醋煮热洗肠，虽肠出数日必入。用真台党、枸杞各五钱，浓煎汤淋之，皮自合口，以羊腰煮粥食之，十日即愈。

胁下生疮

红肿者照痈毒治，色白平塌者照阴疽治。

胁下漏疮形如牛眼脓水不止

用盐少许放白牛耳内，然后取牛耳中垢以敷疮上，即愈。如不用盐，则牛耳不痒，其垢难取。或分别红白，照痈毒、阴疽各方治之。

两胁胀满

炒盐，布裹熨之。

背　部

发背治法

参看痈毒、阴疽各门。发背乃痈疽中大患，缘其患位对心对肺对脐故也。偏曰搭手，用手可搭而名。红肿痛甚者，应称背痈，易治。如患色白肿痛者，当以流注法治。如平塌不痛者，当以阴疽法治。此皆阴发背也，如误服寒剂，误敷凉药，误贴凉膏，定然毒攻内腑不救。此林屋山人秘法也。

背痈诸方

牛皮胶四两，蒸化，好酒兑服，不饮酒者，滚水兑服。初起服此，毒不内攻，不传恶症。

又方：未成者，用活癞虾蟆一个，系放疮上半日，虾蟆受毒必死，取放水中，吐出毒气复活。再换一个，仍如前法，换至三四个后则毒散矣，屡试极效。若势重者，以活癞虾蟆一个或二三个，破开，连肚乘热合疮上，不久必臭不可闻，再换二三次即愈，并治一切痈毒，屡试如神。终身戒食虾蟆。

又方：芝麻油一斤，黄丹八两飞，宫粉一两，槐枝数寸，头发一团洗净，锈钉五七个洗净土，铜绿五钱，将油烧滚，入钉熬数滚，去钉，入槐枝熬枯去之，入发熬焦又去之，入丹、粉、铜绿熬成膏，置水中，隔夜取出贴之，其效如神，百无一失。

又方：瓜蒌五枚取子去壳，真乳香五块如枣大者，共研细末，以白蜜一斤，同熬成膏。每服三钱，温黄酒化服。桐庐一人因母患背痈，百药不效，后梦吕仙授此方，服之而愈。

背热如火

此虚火也，生附子研末，口水调，敷两足心。

腰　　部

肾虚腰痛

壮本丹：凡肾虚腰痛，久则寒冷，此药壮精骨，补元阳，利大小便，养丹田，功效甚大。肉苁蓉酒洗，焙干、杜仲酒洗、巴戟酒浸，去皮、青盐，以上各五钱，煅。核桃又名胡桃、破故纸盐炒、小茴香各一钱，共为末，用猪腰子一对，剖开去白膜，入药在内，扎住，再用面包紧，入火内烧熟，去药与面，每服一个，酒送下。

又方：羊腰一对去白筋，切片，以盐腌去腥水，入杜仲三钱，蒸服，酒下。或用荷叶包，火中煨食，亦可。

又方：猪腰子破开，去白筋，入小茴香末三钱，扎紧，面包煨熟，去油与面，食之甚效。

又方：猪腰一对洗净，破开，去白筋，真茯苓二钱，切片夹入，蒸出自然汁，不用放水，连腰食尽，其效如神。

又方：白扁豆根洗净，不拘多少，酒煮服，立验，并可断根。

肾虚腰痛脚软

板栗要扁的布袋装好，挂有风处，阴干，一日翻动数次，方免干坏。每早取七个，细细嚼食，再以猪腰子煮粥食之，必强健。

又方：杜仲一两，半水半酒煎大盏服之，三日能行，七日痊愈。

又方：七制固脂丸见内外备用诸方门服之，神效无比。

闪跌殴打腰痛

三仙散：罗裙带叶叶长二尺余，花梗长二三尺不等，花如龙爪，四围下垂，又名龙爪花，与金针花相似而略大，颜色或红或白、杉木皮、槐树皮各等分，煎水热洗，其渣捣融，炒热布包敷之，冷则随换，日夜不断。有人闪跌伤腰，筋已结缩成团，多年不愈，以此敷洗，筋即舒散，数次平复。

又方，生军散：先以葱白捣烂炒热，将痛处擦遍，随以生大黄研末，姜汁调敷，盖以粗纸，一日一换，尽量饮以好酒，三日即愈。年余不愈者，皆极神效。并治闪跌内伤、肩挑重物受伤，初时不觉，日久忽然疼痛，浮面按之不痛，或咳嗽牵扯作痛，三五年不愈者，用此亦效。

又方：真硼砂研极细，用灯心点眼睛四角，泪出即松，连点三次，痊愈。

又方：真橙子核一钱五分，制香附一钱，炒研为末，酒服三钱，极效。

又方：白萝卜干一两，用好酒煎服，至重者两服痊愈。

脾湿腰痛

腰痛，人皆以为肾之病也，不知非肾乃脾湿之故，腰间如系重物，法当去腰脐之湿，则腰痛自除。白术二两，薏苡仁一两五钱，水三碗，煎汤一碗，一气饮之，一服病即如失，多以二剂为止。此方不治肾而正所以治肾也。

腰腿风湿冷痛

当归、熟地、白芍、牛膝、石斛、茯苓各一钱，川芎、木瓜、肉桂、防风、独活各五分，木香、炙草各三分，姜一片，水煎，兑酒服，虽年久不愈，亦效。

又方：吴茱萸一茶杯，研末，以黄酒一杯拌匀，炒热摊油纸上，敷患处，用布捆好，立时止痛，如冷再炒再敷。

男妇腰痛如刺面肿面黑气血虚惫发落齿枯涕唾痰涎腰脊痛不能行

鹿角四两锉屑，炒黄为末，酒下二钱。加牛膝为丸更效。或用七制固脂丸见内外备用诸方方可断根。

各种腰痛

当归、红花、牛膝各一钱，威灵仙五分，生桃仁七粒，水一碗，煎好加黄醋一碗，服下即愈。

又方：丝瓜根又名水瓜，又名线瓜烧灰存性，每服二钱，酒下，虽痛不可忍者，可以立止。

又方：刀豆壳烧灰，冲酒服，极效神验。

缠 腰 丹

方见痈毒诸症门。

腰痛牵心气绝欲死

方见痞疾门发癥方。

验方新编卷之六

前　阴

男女交合精脱气绝

男女交感，乐极精脱而死，切不可惊走下床，男脱则女以口哺送其热气，女脱则男以口哺送其热气，一连数十口呵之，则必悠悠然阳气重回矣，再以人参附子汤灌之送气之法，先须闭口提丹田之气上来，尽力哺于口中，送于喉去，可救垂绝于俄顷。若贫者不能得参，急用黄芪四两，当归二两，附子五钱，水煎服，亦有生者。

又方：用人抱起坐之，以人之口气呵其口，又恐不能入喉，急以笔管通其两头，入病人喉内，使女子呵之，不必皆妻妾也。凡妇人皆可尽力呵之，虽死去亦生。

阳　痿

阳物软而不举者是。千口一杯饮：此方专治阳痿不举，一杯作二三百口，缓缓饮之，能生精养血，益气安神，其功不可尽述。高丽参好党参亦可、熟地、枸杞各五钱，沙苑蒺藜、淫羊藿、母丁香各三钱，远志去心、沉香各一钱，荔枝肉七个，右药浸上好烧酒二斤，三日后，蒸三炷香久，取起，浸冷水中，拔出火气，过二十一日饮之。

又方：麻雀又名瓦雀肉，冬月煮食，功能起阳生子，其效无穷。或用麻雀蛋煮食，更为神妙。

又方：新凤仙花子即指甲花子，又名急性子，研末三钱，鸦片烟二钱，蟾酥八分，真麝香二分此味俟做丸时加入，共为一大丸，外用葱白捶烂包裹，再加纸一二层，用水泡湿，放炭火中煨热，换纸再煨，煨至七次，去葱纸，将药改为小丸如绿豆大。每于将睡先一二时，取二丸用酒化开，敷阳头上半时，俟阳物举起，将药洗去，然后行事，坚而且久，并能种子，其效如神，屡试屡验。

又方：大附子一个重一两五六钱者，鸦片烟五分，硫黄末二钱，穿山甲二片炙黄，研末，将附子挖空，以各药纳入，用好酒半斤和附子用文武火煮干，取出，捣烂如膏，先用麝香三厘放脐眼，再将此膏贴上，应验无比文火者微火也，武火者烈火也。

又方：母猪腹内子肠，新瓦上焙干，为末，每服一钱，烧酒送下，可管一月。

又方：蜂窠，新瓦上焙枯为末，新汲水调服一二钱，终夜不倒，极效。

阳举易泄

有人交合之初，阳举即泄，百治不效，后用大蚯蚓又名曲蟮，要韭菜地内者十一条，破开，长流水洗净，加韭菜汁捣融，滚酒冲服，日服一次，服至数日，即能久战，可望生子。

阳物挺胀

甘草梢二两，小黑豆半斤，煎浓汤服。

阳物坚硬精自流出捏之则脆痛如针刺

此名肾漏，又名妬精，或云生杨梅疮多有此症。用固脂、韭菜子各一钱五分，黄柏五分，煎服。若不见效，照后强中方治之。

痨病火动阳物易举

皮硝放手心，两手合住，其硝自化，阳物即不举矣，以烧酒和泥敷阴毛上，阳即复举。总之阳举则相火妄动，其病难愈，必致贪色亡身，不如不举，安心静养为妙。保生惜命者，宜加意焉。

阳强不倒精自流出

此名强中，乃阳盛实热，不急治必发大痈，难治。用生地、黄柏、知母、龙骨、大黄、枳壳各一钱，水煎服。若胃虚食少者，则用黄柏、甘草、砂仁各一钱，水煎服。

老人肾硬

老人肾脏虚寒，内肾结硬，虽服补药不入，用羊腰子一对，杜仲一片长二寸宽一寸，煮熟，空心食之，肾自柔软，再用补药调理。

阳物被捆肿大

一小儿被人用头发系住龟头，少时气闭肿大，无法可解，后将小儿坐冷水中，即刻缩小，去发即愈。

飞丝缠绕阳物肿痛不已

威灵仙二两煎浓汁，泡洗，即愈。

阳物缩入

方见卷十四伤寒门阴症伤寒内。

阳物割断

凡阳物割断，伤口不合，急用所割阳物焙枯研末，用酒冲服，立效。

阴头生疮

名下疳，炉甘石一两火煅醋淬，再煅再淬五次，儿茶三钱，共研末，香油调敷，立愈。

又方：妇人月经布烧灰，候冷，麻油调敷，百发百中。或加顶上冰片少许，更妙。

又方：先用甘草、银花、葱头，煎汤洗净，用生橄榄核一个无则用盐橄榄核煮净盐味亦可，烧存性，顶上梅花冰片一分，共为细末，麻油调涂，虽臭烂不堪，敷之即愈，屡试如神。

又方：大诃子烧灰为末，入麝香少许，先用荆芥、黄柏、甘草、葱白，煎汤洗净，然后敷之，然烂至一二寸，用此亦妙。并查痈毒门杨梅疮方内服汤药为妙。

又方：银青散见痈毒诸方敷之，神效。

又方：鳖甲烧灰敷，百药不效者，用此如神。

又方：五倍子研末，丝瓜捣烂，包敷，虽腐烂不堪者亦效。

阴毛生八脚虱

白果嚼融擦之，神效。或用桃仁嚼融擦之，亦可。

肾气由脐下上冲心痛小便不通

此名心疝，用韭菜汁和五苓散见内外备用诸方药末，以小茴香煎汤冲服。

又方：真云苓、小茴香各四两，共研末，水为丸梧子大，每服三钱，开水下，服完即愈，其效如神。

小腹有块直冲心胸叫号疼痛止觉筋硬

此名横梁疝，最难医治，妇人患此最多。用补骨脂一斤，黑芝麻二两，拌炒，筛去芝麻，只将补骨脂磨末忌铁器，以酒为丸。每服三钱，开水送下，或照后丝瓜方及丹溪方更妙。

小肠气痛肾子肿胀偏坠

名曰疝气。用老丝瓜又名水瓜，又名线瓜 瓦上焙枯，研末，热酒冲服，重者不过三服即愈，虽气痛冲心亦效。

又方：凡疝初起，必发寒热疼痛欲成囊痈者，用新鲜地骨皮即枸杞子根、生姜各四两，共捣如泥，用绸包于囊上，其痒异常，一夕即消，永不再发。

又方：陈皮、荔枝核炒焦、硫黄火中熔化，即投水中去火毒各等分，共研末，饭为丸如梧子大，每服十四五丸，空心服，酒下，其疼立止。痛甚者加五六丸，不可再多，虽气痛冲心，三四服可以断根。此丹溪方也。

又方：槐子一两，炒为末，入盐三分，空心热酒送下，肿消痛止。

又方：雄黄五分，飞净，为细末，姜汤下，止痛如神。

又方：将两脚第二趾对捆一处，用豆大艾火从第二脚趾头上合缝处烧之，立愈。或在足大趾外边甲缝内中间不上不下之处烧之亦可，男左女右。

又方：左脚里侧螺蛳骨上排起四指三阴交穴，艾火烧七次，止痛如神，并可除根。

又方：旱莲草五钱又名墨头、墨斗、墨东，酒煮服，不论老少久近皆效。

又方：栗炭烧红，放碗内，加好烧酒半碗，以碗盖住饮之，虽痛不可忍，亦可立止。

又方：病在左，用荔枝核一岁一粒 新瓦上焙枯，研末，空心好酒冲服；病在右，用小茴香五钱，盐水炒，研末，空心服，一日两次，甚效。

又方：荔枝核四两盐水浸炒，小茴香一两盐水炒，同研极细，加红白二糖拌匀为丸如梧子大，每服五钱，一日三次，四剂后即可断根。

又方：榖树叶三月三日或五月五日采取，线穿阴干，要择如云板式者 每用四钱，煎汤服。服后即时小解一二次，立愈。轻者一服，重者两服痊愈，神效。榖树又名楮树，又名构树，又名榖皮树。

又方：苦楮树叶半斤煮滚，放坛内，先熏后洗，每日数次，其效甚速。

又方：生石菖蒲、柑子叶、小茴香各一两，捣极融烂，置酒壶内，加开水一碗，将壶入锅内，隔水烫滚，于患处隔衣频频熨之，止痛如神。

又方：青矾三钱，滚水送下，立止，三服除根。

又方：胡芦巴子一两，铁锅内炒黑，研末，每服三钱，滚酒送下，出微汗即消。

又方：蓖麻子七粒，和饭捣为丸，敷脚心，左痛敷左，右痛敷右，双痛双敷。

又方：党参三钱，当归酒洗、炙芪各二钱，川芎、川楝、小茴、橘核、荔核各一钱，附子、肉桂去皮，作二三次冲服、川椒各五分，赤芍一钱五分，服一二剂，左边偏坠而不痛者，效验之至。

又方：荞麦面四两，胡芦巴四两酒浸，晒干，勿炒，小茴香一两炒，共磨为末，酒糊为丸如梧子大，每服一钱，空心盐汤下，一日三次。服至一月，大便必有湿热之物如脓者，乃可断根。

又方：凡患偏坠，如服荔枝核、小茴香等药不效者，此热证也。取芙蓉花根去心，用皮捣极融烂，加大黄末，敷患处，二三日必愈，神效。

肾子作痛外现红色而不升上

此名子痈，迟则成脓溃烂致命，其未成脓时，用枳橘一个，川楝、秦艽、陈皮、赤芍、甘草、防风、泽泻各一钱五分，一服即愈。此林屋山人经验方也。

㿗疝重坠囊大如斗

薏苡仁四两，陈壁土炒，水煮为膏，数服即消。此一道人秘方也。

疝气肿胀如斗

若破烂，肾子落出，有方见后。沉香、紫苏、苏木、南星各五钱，老香橼一个，切碎，雄猪尿泡一个洗净，将药入尿泡内，好酒四五斤，煮烂，捣为丸梧子大。酒送下四五十丸，药尽痊愈。

又方：照上薏苡仁、陈壁土方治之，最妙。

肾囊肿大如斗痛不可忍

雄黄、白矾各二两，甘草一两，煎水，时时泡洗，即愈。

阴囊奇痒不止

名肾囊风，又名绣球风，已破者为肾囊痈。用阉过公猪肉四两，取猪生肾囊之处更妙，胡椒十粒，煎汤洗之，一日数次，数日即愈。屡试如神，此仙方也。

又方：包盐蒲包一块，周围约一二尺宽，水洗之，洗毕将水存留，炖热再洗，一日数次，三日即愈。有人患此二十余年，洗至三日断根。蒲包取有盐卤者方效。

又方：新荷叶一张，连须葱头七个，煎汤，先熏后洗，屡试神验。

又方：茄子一枚，连根叶煎汤，熏洗一周时，脱壳如旧，甚验。

阴囊阳物肛门瘙痒难忍

陈胡芦烧灰存性，搽掺患处，立愈。

又方：银青散见痈毒诸方，最为神效。

阴囊肿如水晶肾子肿大潮湿

照上疝气肿大如斗各方治之，亦妙。

灶心土研碎炒热，铺凳上，再以川椒、小茴香研末，撒在上面，将阴囊熏荡，冷则再炒，三次即愈。

又方：棉花子煎汤洗之，即愈。

又方：橄榄核七个烧枯研末，土茯苓少许研末，加冰片和匀，以纱袋盛之。先用土茯苓、银花煎水洗过，再用前药装入布袋扑之，随扑随愈。

阴囊忽然肿大多因坐地所受风湿或虫蚁吹着所致

蝉蜕五钱，水煎，洗肿处，二三次即愈。

又方：真硼砂煎水熏洗，数次立愈。

又方：明雄研末，顶好烧酒调敷，或用老鸭子口中涎水搽数次，即愈。或用鸭血亦可。

又方：雄黄、枯矾，茶调敷，随敷随效。

阴囊扑损瘀血积滞有时疼痛

此名血疝，临睡时自以一手挽其下，一手按其上，由轻至重，摩弄百回，一月之间，瘀血尽散，滞气皆行，虽年深月久，不药亦愈，诚妙术也。

阴囊肿烂肾子落出

此名囊脱，又名囊痈，用紫苏煎汤，日日洗之。并用紫苏叶、梗为末日敷，用青荷叶包好。内用黄连六分，归尾、连翘、云苓各一钱五分，甘草、木通各一钱，煎服。一人阴囊形大如斗，被一人治破烂。见肾子如鹅蛋大，旁有一筋六七寸长，肾子落出，臭不可闻，用紫苏汤洗净，筋即烂下，问其肾子、小便、小肚皆不痛痛则难治，照上各法治之，数日后肾子收上，烂孔收小，内服地黄汤、外敷生肌散而愈。此林屋山人经验方也。

又方：凤仙花子、生甘草各二钱，为末，麻油调敷，即生肌。

又方：有人肾囊破烂，露出肾子，百药不效，后用老母鸡蒸食而愈。

下部湿疮

马齿苋四两，研烂，入青黛一两和涂，则热痛皆去，仍服八珍散，即愈。谨戒酒与发物，犯之必作肠风内痔，则难治也。

又方：银青散见痈毒诸方　敷之，最为神效。

前后阴之间生疮

此名悬痈，方见海底部。

小　　便

参看大便门。

小便不通

小便不爽，及小便出血，白浊，均见后淋症门。此症寒热虚实不同，治无一定，每用一方，俟过一二时不效，方可另治。不得性急乱投自误。猪尿脬一个，用鹅毛管插入尿脬孔内，线扎完，用口吹气胀满，以手按住管口，将管口插在小便孔上，用手捻气透入孔中，小便即出。诸药不通者，此法最妙，妇人更效。

又方：甘遂末，水调，敷脐下一寸三分，内以甘草节煎汤饮之。

又方：半夏末，加麝香少许，填脐中，上用葱白、田螺二味捣成饼，封脐上，用布捆定，下用皂角烧烟熏入阴中，自通。妇女用皂角煎汤，洗阴户内。

又方：食盐炒热，填脐眼，上用艾火烧五次，即通。

又方：用干面做一圈子，高寸许，放脐眼上，以葱管装麝香直安脐中，圈内以盐填满，用艾一小团，安葱顶上烧之，或三四次，或五七次即通。此法极妙。

又方：独头大蒜一个，栀子七个，加盐少许，捣烂涂纸上，贴脐下一寸三分，良久即通。如不通，再涂阴囊上，甚效。

又方：白凤仙花连根叶熬水，乘热洗肾囊阳物及两胯内，即通。

又方：韭白煎浓汁，洗脐下一寸三分，即通。

又方：鲫鱼一条捣烂，用少许擦脐内及脐下一寸三分，即解。

又方：乌桕树叶捣融，贴脐下，重者用根煎汤服，其效如神，并下水肿。不可多服。

又方：猪胆一个留汁，以阳物插入胆中，少顷汁入自通。如妇人，以胆汁滴入阴中。

又方：公鼠粪两头尖者是研末，酒调，敷脐下一寸三分。

又方：田螺一枚，盐半匙，生捣，敷脐下一寸三分，虽腹胀如鼓可通。

又方：蜗牛查药物备要便知捣，贴脐下一寸三分，以手摩之。加麝香少许更妙。

又方：凤眼草即臭梧桐子，皂角四两，共煎五七沸，加麝香少许，冲入瓷瓶内，将阳物入瓶内熏半炷香久，药气入窍即通。腹胀如鼓，百药不效者，此法最妙。

又方：紫苏煎汤入木盆内，坐上熏蒸，外用盐炒敷脐下一寸三分。

又方：皮硝不拘多少，炒热。用布托脐上，将皮硝放在布上敷之，再以热水滴三五滴，即通。

又方：蜣螂散见大便门、大小便不通方治之，最效。

又方：陈棕瓦上焙存性，以水酒服二钱，即通，屡试屡验。

又方：如脐腹痛急者，生牛蒡叶汁、生地黄汁两合和匀，入蜜两合，每用一合，入水半盏，煎三五滚，调滑石末一钱服。

又方：牛膝二钱，车前子一钱，同研末，水煎，空心服。

又方：芹菜一把捣融，新白布包，绞出汁，蒸熟温服，即通，忌铁器。

又方：火硝生研为末，每服一二钱，小麦煎汤调服，因寒闭结不通者最效。

又方：凡小便不通，百药不效者，用后淋症门内增补石淋、沙淋妙方，必有奇效。

又方：旧草帽预洗净，煎汤饮之，立效。葱头煎汤饮之，亦效。

又方：有人小便不通，百药不验，一夕梦神命以蛄蝼又名土狗烧灰酒服，即通。按此湿热蕴结，以湿热攻湿热，借其窜利下行之性耳。

又方：桐子方见大便门治之，最妙。

又方：有种气闭小便不通，医家往往以泽泻、木通、车前、猪苓等药，全无一效，惟用白归身一两，川芎五钱，柴胡、升麻各二钱五分，水二碗，煎八分，一服即通，曾救多人。孕妇及老年之人加高丽参一钱。此林屋山人秘方也。

口渴小便不通

生地二钱，元参一钱五分，麦冬、木通、黄芩、葶苈、桑白皮、天花粉、地骨皮，以上各一钱，煎服，甚效。

小便不通遍身水肿欲死

青布十七层贴脐下，用滚烧酒一大壶熨之。

又方：公猪后腿净瘦肉三斤，去皮油肥肉，切薄片，将锅用灰擦洗极净，烧红，放肉和酒炒干，加酒再炒，如此七次，候用。先将老米炒黄煎汤送肉食之，小便即通，肿亦随消，神效之至。

夫妇交合忍精不放及强忍小便以致不通或妇女转胞小便闭塞

用上小便不通一二三四方均效，第一方更妙。

又方：如强忍不通及通后有血点滴出者，用尖槟榔煎浓汁冲白蜜服，神效。

心热如火一热便入小肠大小便不快

有妇人心热如火，一热便入小肠，急去小便而大便亦随之而出，不甚爽快，困苦三年，百治不效，其脉滑数，此相火送入小肠经络。后用川芎、当归、白芍、生地、黄柏炒、小茴、木香，煎服四剂而愈。

小便不通肾气上冲心痛

此名心疝，治法见前阴门。

小便白如米汁

此心脾不调。小便在地片刻，白如米汁，肾气浑浊故也，用真川朴一两姜制，真茯苓一钱，水酒各一碗煎服，不饮酒者水煎服，极效。

小便短涩浑浊大便多而溏不思饮食

此伤食恶食也。生益智一钱五分，广皮、山楂炒、泽泻各一钱，真茯苓、白芍炒 各一钱，水煎，数服而愈，其效如神。

小便过多

此脬气不足。用益智仁盐炒、乌药各等分，为末，酒煮山药为丸如梧子大，每服七十丸，空心淡盐汤下，名缩泉丸。或用益智仁二十四粒，盐水炒，煎服，亦效。

又方：夜间尿多，懒于起动者，临睡服核桃数个，甚效。

又方：萆薢一两，水泡透，用盐五钱炒，去盐，将萆薢为末，每用二钱，滚开水冲服，并用葱汤日洗粪门数次，即愈。虽小便多，茎内痛不可忍者，亦极效验。或用萆薢一斤为末，酒调为丸如梧子大，每服七十丸亦可。

夜睡遗尿

夜间遗尿于床，不论大人小儿，用白纸一张铺席下，俟遗尿于上，取纸晒干，烧灰酒服，即愈。不愈，如法再服一次，无不神效，此秘方也。

又方：大甘草头煎汤，夜夜饮之，自愈。或用固脂盐水泡一夜，晒干研末，临睡服五分，开水送下，甚效。

小便出血

血出如小便者是，若血如点滴者为血淋，须照后血淋门治之。

当归一两，酒煎服，虽尿血头痛难忍，效验如神。此林屋山人经验方也。

又方：萝卜叶捣汁，加好墨少许饮之，甚效。

又方：真柿饼三个，研末，米汤调服。

又方：茅草根三钱，车前子一钱，煎汤，调发灰服。或用茅草根一味，煎水当茶饮，亦可。

又方：黑豆一升，炒黑研末，热酒淋之，去渣，空心饮，极效。

又方：莴苣菜捣，敷脐上。

小儿小便出血

如一岁小儿者，用大甘草一两二钱，水六碗煎至二碗，一日服尽，即愈。

小便出粪大便出尿

此名阴阳易病，又曰交肠，轻者不治而愈，重者肚腹里急后重，或至膝胫及阴中拘急，热气冲胸，头重眼花等症，宜用裤裆近阴处者佳烧灰，开水冲服。日服二三次，阴头微肿则愈。男用女裤，女用男裤，童女尤佳。

淋症

参看小便门。

淋有五种：劳淋、气淋、热淋、血淋、石淋是也。劳淋、气淋属虚，热淋属热，血淋有虚有热，石淋或因热起，或因虚起，久而成砂石者也。

劳淋

劳伤虚损，小便不出，小腹急痛，尿出白汁，一点一滴者是，玉锁丹见后遗精门服之最效。

又方：牛膝一两，乳香一钱，酒煮温服，水煮亦可。诸药不效，痛不可忍，连服数剂，其效如神。血淋更效。如有梦遗失精之症，则不可用。

又方：核桃又名胡桃，连壳用黄泥包裹，用小火将黄泥烧至黑色，取净肉，有油者不用，研末，早晚用盐开水空心送下三钱，三日即愈，甚效。

气　淋

小腹急满，小便欲解不出，解后常有点滴者是，治法与上劳淋同。

又方：甘蔗上青草梢一两，酒煮服，三日痊愈，极效。

热　淋

小便热而赤，短而涩，脐下急痛者是，滑石六钱，甘草末一钱，水冲服，日服数次，三日即愈。又前小便不通门内猪肠、田螺、蜗牛、蚯蚓各方，均解热毒，皆可服之，极有功效。

血　淋

小便内有血点或血条者是，淡豆豉五钱煎服，虽痛不可忍者，无不奇效。或用劳淋牛膝方，亦效。

又方：浮小麦加童便炒，研细末，以砂糖调服五钱，一服即愈。

又方：头发烧灰，生藕汁调服二钱，三日即愈，极效。或用生藕节捣烂，酒冲服亦可。

又方：尖槟榔煎浓汁，加白蜂蜜冲服，神效。

又方：热淋、石淋各方及小便出血各方均可酌用。

石　淋

后有增补诸方。又名沙淋，小腹急胀，茎内痛如刀割，苦楚万状，尿如沙石者是，瓦松即瓦上无根草煎浓汤，乘热熏洗小腹，约两时即通。

又方：银硝入锅内，隔纸炒至纸焦为度研细，用温水冲化，每服二钱，再加滑石二钱，水调服，神效无比。此药能化七十二种石块，为治五淋要药，石淋尤效。

又方：核桃肉又名胡桃煮粥多食，甚效。或服七制固脂丸见备用诸方门更妙。

又方：牛角烧灰，酒服二钱，日服五次，奇效。

又方：生葱头同生盐捣融，敷肚脐上，其砂自出。

又方：古铜钱煮水服，兼治气淋。

又方：田螺一个，连壳捣融，热酒冲服，即通。

又方：鸡粪取白色者晒干，炒为末，开水服二钱，日服二次。甚效。

又方：童男发烧灰，每服一钱，井水下。

又方：玉米又名包谷根叶煎水，时时饮之，亦效。此症须忌食盐，方易见效，不忌则难愈也。

五淋通治

好银硝研每服二钱。劳淋用葵花子煎汤调化服，血淋、热淋冷水调化服，气淋木通煎水调化服，石淋服法见前。

又方：本门内甘蔗上青草梢及尖槟榔两方可以通用。牛膝方更为奇妙。

又方：小便不通门外治数方，亦可通用。

又方：萝卜切片，用白蜜泡半刻，瓦上焙干，再泡再焙，连制三次，不可过焦，用盐开水细细嚼服，日服数次，甚效。

又方：葵花根水煎数滚，即服，不可久煮，其效如神。

又方：家麻根五钱，水煎服，即通，大妙。

五淋痛不可忍日久不愈

生天门冬捶汁半盏，服之即愈。

又方：冬瓜加淡豆豉煮食，一日三五次，七日必愈。

阳物坚硬精流不止痛如针刺

治法见前阴门。

老人精败淋痛

少年不可用。八味丸见内外备用诸方加牛膝、车前，服之如神。

小儿淋症一日百余次

大蒜、淡豆豉、蒸面饼等分，和捣融，为丸梧子大，每服三四十丸，三日必愈。

增补石淋、沙淋妙方

一切淋症属虚者，并小便不利皆治。白豆蔻连壳、砂仁去壳、白胡椒、真川椒不真不效，以上四味各等分，共研末。每用一二钱入小布袋内，以好汾酒顶上烧酒亦可熬极滚热冲入布袋，套上阳头，盖衣熏之，药冷再冲滚酒再熏，一日数次，三日必愈。熏后阳物及肾囊稍觉辣痛，热水洗净自安。一人因骑马受热而得淋症，日久变成砂淋，痛不可忍，九月不愈，后用此方治之，三日断根，屡试神验。砂淋本系热证，初起似不宜此热药，久则虽热亦虚，非此不能愈也。

遗　精

遗 精 诸 方

加减地黄汤：熟地六两，山萸肉、真山药各四两，芡实、丹皮、云苓各二两，莲须一两，龙骨生研水飞，净三钱，鱼鳔四两蛤粉炒成珠，共研末，蜜为丸如梧子大，每日早晚服三四钱，一月即止，屡试如神，功在诸方之上。此林屋山人经验秘法也。

益肾汤：梦遗，人以为心气之虚，不知非心也。盖肾水耗竭，上不能通于心，中不能润于脾，下不能滋于肾，故相火上灼，有燥脾土以致玉关不闭，无梦且遗，徒责之梦中冤业，谁任其咎？法当大剂补肾，而少佐以补心、益肝、益脾之品，自然渐渐成功、不止而止也。熟地一两，萸肉四钱，茯苓、茯神、当归、白芍各二钱，白术土炒、薏仁、生枣仁各五钱，北五味、白芥子各一钱，肉桂、黄连各三钱，水煎服，一剂即止，梦遗十剂痊愈。此方妙在心肝肾脾肺五脏兼补，不但止其遗，安其梦，尤妙在黄连、肉桂同用，使心肾两安，自然魂魄安而精窍闭。若不补其五脏，而惟止涩之，则精愈旺而梦益动，久则不须梦而自遗矣。此方之所以奇妙而入神也。

保精汤：遗久则玉关不闭，精尽而亡，世人往往用涩精之药，所以不救。倘于未曾太甚之时，大用补精补气，何至于此。芡实、真山药各一两，莲子五钱，茯神二钱炒，枣仁三钱，台党一两，水煎服。先将汤药饮之，后加白糖五钱拌匀，连渣同服，每日如此，不须十日即止梦不遗也。方中药味平，平淡而不厌，收功独神者，盖芡实、山药固精添髓，莲子清心止梦，茯神、枣仁安神利水，得人参以运用于无为，不必止梦而梦自无，不必止精而精自断，又何致玉关不闭至于夭亡哉？

玉锁丹：治肾经虚损，心气不足，思虑太多，真阳不固，溺有余沥，小便白浊如膏，梦中频遗，骨节拘痛，面黑肌瘦，盗汗虚烦，食减乏力。此方性温不热，极有神效。五倍子一斤，白茯苓四两，龙骨二两，为末，水糊丸梧子大，每服七十丸，食前用盐汤送下，一日三服。

猪肚丸：专治梦遗及肌肉消瘦，服之遗止发胖，神效莫测。白术八两饭上蒸熟，苦参六两酒浸晒七次，牡蛎八两煅过水飞，用雄猪肚三个，洗净煮烂，捣如泥为丸梧子大，每日服二次，每服三钱。

疹后遗浊

凡人病发疹时，触受秽气，病愈之后，遂变遗浊，不分昼夜，合目则遗。诸医或补或利或涩，或用升提等法，毫不一效，此方服之而愈，屡试如神。木贼、川芎各五钱，粉葛一两，蛇蜕二寸半新瓦焙枯，挂壁尘五钱取米店内佳，共研细末，好酒为丸。每服三钱，开水下，以酒送之，服一料即止。盖疹发触秽，风毒遏抑不透，仍用透解之法，故效耳。

验方新编卷之七

后 阴

截肠怪病

大肠头出寸余，痛苦难忍，干则自落，又出，名曰截肠，肠尽则不治。初截时，用盆盛真芝麻油，坐入浸之，另饮火麻仁汁数升而愈。

大肠虫出不断

鹤虱末五钱，调水服，自愈。

肛门生疮

肛门主肺，肺热即肛塞肿缩生疮。好白蜜一斤，猪胆一枚，取汁和匀，微火煎干，作丸三寸长，候冷涂油，纳入肛门，卧下少时，必里急后重，通泄而愈。

又方：鸡内金即鸡肫皮烧存性，为末，干敷，其效如神。

又方：枳壳炒、槐角各三钱，黄芩、生地各二钱，川连钱半，穿山甲、蒲黄、僵蚕各一钱，分作二帖，煎服。

虫食肛门

虫食粪门，肛破肠穿，痛痒无时，旁生孔窍。用蜣螂又名推车虫，又名推屎虫七枚，新牛粪五钱，肥羊肉一两，烧黄，同捣成膏，为丸如莲子大，烘热绵裹，纳肛门中，半日大便中即有虫出，数次即愈。

又方：癞虾蟆一个，鸡骨二分，烧灰，敷之，大效。终身忌食虾蟆。

粪门形如风癣作痒破流黄水浸淫遍体

当归五钱，巴豆去壳三钱，用香油熬枯，沥尽药渣，入黄蜡三两化尽，离火，再入轻粉二钱搅匀，搽之，神效。

又方：银青散见痈毒诸方门敷之，最妙。

肛门奇痒难受

蛇床子、苦楝树根各三钱，防风二钱，生甘草一钱，皂角五分，共为细末，炼蜜成条，塞粪门，听其自化，一二次即止痒而愈，真神方也。幼时被人戏弄，致有此疾者，尤为效验。

大便

小便不通外治各方，凡大便闭结，无论虚热，皆可通用。

大便虚闭

连须葱头三个，姜一块，盐一钱，豆豉十余粒，捣作饼，烘热，敷脐中，捆定良久，气通即愈。不通，再敷必效。

又方：食盐炒热，填脐眼，艾火烧五次，即通。

又方：凡大便不通，多因寒热不清，用老姜寸许如指头大，加纸包裹，火内煨热，取出，蘸麻油塞粪门内，快则半日，迟则一日，必通。此方最妙，不可轻视。

又方：张仲景《伤寒论》云：阳明病自汗，小便反利，大便不通者，津液内竭也。用蜜二合，铜器中微火煎之，乘热捻作条，大如指，长寸半许，候冷涂油，纳粪门中，少顷即通。或加皂角、细辛少许，为末，和蜜作条，其效尤速，屡试如神。

又方：松子仁、柏子仁、芝麻俱去油各等分，研如泥，白蜡和丸梧子大，每服五十丸，黄芪煎汤下。凡大便先硬后稀者，乃脾虚也，服此更效。

又方：苏子、芝麻各半，合研极细，用水再研，取汁一碗煮粥食。此方最稳，其效如神。凡老人气虚，或久病、或产后不能用药者，用此更妙。

又方：有人大便里急不通，小便短涩而黄，以泻火通利之药总不见效，后服六味地黄汤加附子一钱，肉桂五分，一服而愈。此因虚寒，气不传送故也。凡患此症，审明如非实火，宜照此服之，必能见效。愈后宜服金匮肾气丸，无好肉桂，以炮姜代之。六味、金匮各方均见内外备用诸方。

大便热闭

或口渴、或小便短涩黄而臊者是。用小竹管插入粪门三寸，用猪胆汁加好醋少许，由管内灌入，神效。又，前大便虚闭二方亦可用。

又方：牵牛子为末，用皂荚熬膏，为丸梧子大，每服七丸或十丸即通。有人体肥肠结，每十日大便一次，闭塞不通，百药不愈，后用此方甚效。不可因牵牛性烈而忽之也。

又方：芝麻二两，大黄二钱，好茶叶五钱，共研末，温水冲服。

又方：桃花瓣一大撮，用滚水半碗冲服。鲜者更佳，或取来阴干，以备急用亦可。

又方：叭哒杏仁、松子仁、火麻子仁、柏子仁各三钱，捣烂，滚水冲，盖片刻，当茶饮。或加甘蔗汁半杯更妙。老年人、或患痈毒大便闭结者，服此最效。此林屋山人经验方也。

大小便闭塞不通

大皂角烧存性，为末，粥饮下三钱。或以酒和丸梧子大，酒下三十丸。或以病人坐桶上，烧皂角烟熏，自通。

又方：苦楝子、茴香、穿山甲各八分，牵牛子盐水炒钱半，煎服。有人大小便不通，不能坐卧，泣哭呻吟七昼夜，百药不效，服此三剂痊愈。此方妙在多用牵牛，以其能达右肾命门，走经隧，故奏效如神。人多以为性烈，弃而不用，不知施之得当，自然有益无害也。

又方：皮硝三钱水化开，香油一小盏，皂角研末五分，共入猪尿胞内，用竹管一头入胞口内用线扎紧，一头安谷道内，用力一挤，其药入脏，即通。

又方：六七月寻牛粪中大蜣螂十余枚又名推车虫，又名推粪虫，线穿，阴干收之，临时取一个全者，放净砖上，四面以炭火烘干，当腰切断，如大便不通用上截，小便不通用下截，二便不通全用，各为细末，井华水调服。

又方：用桐油子一个此打油之桐子，非梧桐子也，先将蒂头磨，或水或酒，暖热饮之即通。不止者，即将桐油子嘴头磨，或水或酒，暖热饮之即止，立效如神。

又方：雄鼠粪两头尖者是研末，纳脐中。

又方：蜂窝烧末，酒服二三钱，日二服，不拘大人小儿皆治。

大小便不通尾脊骨上下左右疼痛

方见筋骨门

大小便热结不通

大田螺三个捣烂，加青盐三分，贴脐下一寸三分，即通。

大便下血

名曰肠红，又名肠风。用猪尾肠八寸，洗极洁净，以白莲肉二两，去心不去皮，灌入，用线扎住两头，煮极烂，取莲肉少加白盐，日食二三次，两日内血即止，而食亦渐加矣。猪肠食与不食均可，照食七日。另用归脾汤为丸见内外备用诸方，日日服之，即可断根。不服归脾丸，照前煮莲肉日日食之，亦断根。有人下血多年，时发时愈，百药不效，后服此方，永不复发，真神方也。

又方：豆腐未曾入袋取浆者炒老黄色，摊冷，每空心服三钱，日服三次。血紫者白洋糖调服，血红者红砂糖黄糖亦可调服，虽患多年，面色黄瘦垂危者，亦极神效。平日多服地黄而下血者，百药难治，用此最效。

又方：有人大便下血，百药不效，势甚可危，后食辣椒又名青椒五六两，一顿食完食少不效，不辣亦不效，食后下血更多，因此断根。人多以辣椒性热，岂知此物能去大肠之热，故奏效如神也。

又方：蚕豆叶一大把，捣融，热酒冲入，去渣，服一碗，二三次即愈。有人便血垂危，百药不效，服此遂愈。

又方：黑豆微炒，捣碎，泡水酒饮，立效。

又方：丝瓜藤又名水瓜，又名线瓜烧枯，研末，淡酒冲服，神效。

又方：淋症门蜜炙萝卜方亦效。

又方：真桂圆肉二十一个，南枣十四个，白木耳一两，好白蜜四两，煎服，三次即愈。因虚便血者神效。

又方：通大海七个，开水泡发，去子，加冰糖调服，甚效。因热便血者，甚效。

又方：酒煮鲫鱼，常食最妙。

又方：用寒药、热药及补脾药俱不效，用山楂肉为末，艾叶汤调下，应手而愈。或荸荠捣汁两酒杯，兑好酒服，数日即愈。

又方：凡下血好而复发不能永除者，用久蒸黑芝麻，细细嚼食二两，日食数次，服至数月，不但下血断根，且能补肾益精，久服百病不生，功效难以尽述。

大便下血百药不效日久不愈

恐是休息痢，照痢症治，自愈。

大便下五色脓血

此肠痈也。照肠痈方治。

大肠虫出不断

方见上后阴门。

泄　泻

寒　泄

胡椒末和饭作饼，敷贴脐上。或热柴炭布包敷，或炒盐敷，或糯米酒糖和盐炒敷，或酒炒艾绒作饼敷，或胡椒、大蒜作饼敷，或艾叶、灶心土、门斗灰、吴茱萸共为末，醋炒敷，均效。

热　泄

六一散服之最妙。或用绿豆汤温服亦可。

久泄不止

烧天枢二穴离脐边左右各二寸是、气海穴离脐下寸半是，虽泄久垂危不止，亦效。烧法：大蒜瓣切片，安穴上，用艾叶一小团如豆大在蒜上烧之。或用灯草一根蘸油，点燃烧之，亦可。不如艾火之妙。艾火每穴可烧三次，灯火只烧一次。

又方：大蒜捣，贴足心，或贴脐中。此《千金方》也。

又方：大蒜须，加银朱捣融，敷脐眼内，立止如神。

又方：木鳖丸，并治痢疾。土木鳖半个，母丁香四粒，麝香一分，共为细末，口水调为丸如黄豆大，纳脐中，外用不拘小膏药贴之，立止。

又方：新开桃花，用针刺取数十朵不可经手，面和作饼，煨熟食，米汤送下。服后，其泻更甚，昏困异常，泻一二日后再饮凉水，立止。一人因伤酒有积，滑泄数年，百治不效，用此而愈。

又方：车前子盐水炒七次、真山药炒、真云苓各二两，炙草六钱，共为末，每服二三钱，炒糊米煎水调服乌梅汤更妙，此神效也。

又方：黄丹飞过、枯矾、黄蜡各一两，将蜡溶化小铜器内，以丹、矾二味细末调入，乘热为丸如豆大，每服二丸，空心白滚水下。一切久泻，诸药不效，服此一剂，自愈。

又方：芡实、淮药各二两，交猪肚蒸服，即愈。

又方：白术一两，车前子五钱，煎服，立止。此分水神方也。或车前子一味煎服亦可，脾胃虚寒者忌服。

又方：烧枣丸，治小儿泄泻不止，虽至面黑，气息奄奄者，亦立效回生。并治泄出食物不化。沉香、木香、公丁香、花椒、官桂、干姜、红饭豆扁而微红者是、砂仁各四分，研为末，煮红枣肉为丸，仍以红枣肉包之，再以面裹煨熟，须看火色，俟黑烟转为蓝烟即取出，米汤送下。

五更溏泻

每至五更即溏泻一二次，经年不止者，名为肾泻，此阴盛也。用五味子去梗二两，吴茱萸汤泡七次五钱，同炒香为末，每早陈米汤服二钱，或为丸服亦可。服完一料即愈。不愈，即系阴虚，用后五神丸治之。

五神丸：专治五更肾泻久不愈者。以此丸补命门相火，即以补脾也。破故纸炒，酒浸，蒸用四两，核桃肉去皮四两，五味子炒三两，吴茱萸盐水炒一两，生姜煮枣为丸胡椒大，每服三钱，临卧盐汤下。

老人五更泄泻

莲米散：黄老米炒三合，莲肉三两去心，猪苓、泽泻炒、白术炒各五钱，木香钱半，白砂糖一两，干姜二钱用湿纸包，煨熟，共为细末，每服三钱，空心白汤下，其效如神。此方简便，不大费钱，有老亲者，切宜留心。

老人虚泻

肉豆蔻三钱面裹煨熟，去面，研末，乳香一两，为末，陈米粉煮糊为丸梧子大，每服五七丸，米汤下，甚效。

脾虚泄泻

白术土炒、白芍炒各一两，冬月加煨肉豆蔻五钱，共为末，饭丸梧子大，每服五十丸，米饮下，日二服，甚效。

肾虚久泄

破故纸焙干，为末一钱，用猪腰子一个，去白筋油膜，破开，将故纸末装入裹紧，蒸熟，不用着水，食二三次自愈极效。

脾泻不止泻出食物完谷不化

小儿科痘症门治验篇末有妙方，应参看。凡大人小儿泄泻，食物不化，胃无火也，是胃阳虚。生白术、真云苓各二钱，川厚朴姜汁炒、砂仁、陈皮各一钱，生益智二钱，水煎，数服即愈，屡用皆效。

又方：参术散、七味豆蔻散，均见痘症泄泻方，俱极神效。

又方：柿饼烧红，放地上，用碗盖住不盖则成灰，无性，俟冷研末，米汤调服二钱，即愈。有一小儿，由六岁至十二岁，泄泻食物不化，百药不效，服此三次，痊愈。

腹胀泄泻不止屙物不化

此胃寒也。用益智仁二两，面裹烧之，煎服，立愈。

泄泻不止腹有硬块不消

此症有气滞、血滞之分，一人患此，照气滞治之不效，后用桃仁、大黄、芒硝、甘草、桂枝、白芷，服数剂而愈。

小儿水泻不能服药

痢疾亦治。巴豆三粒，黄蜡三钱，共捣烂成膏，贴脐上，用绢帕缚住，半日即愈。如噤口不食者，加麝香三厘，用前药同贴。

又方：香白芷、干姜各一钱，共研细末，以蜜为膏。先用酒洗脐，温微热后贴膏，用鞋底烘热熨膏上，气通即愈。

泄 泻 口 渴

七味白术散见三消门屡试如神。

痢　　疾

痢疾最忌黄连，服则倒胃难治。然倪涵初先生痢疾三方均有此味，似不相宜，胃弱者宜斟酌用之。

痢疾三方

痢为险恶之症，生死所关，不惟时医治之失宜，而古今治法千家，多不得其道，是以不能速收全效。今立方何以为奇？不泥成法，故奇也。立论何以为妙？不胶成说，故妙也。然其药品又不外乎常用而已，有识者切不可更张，勿为庸医所误，遵而用之，百试百效者也。

初起煎方：川黄连去芦、条黄芩、生白芍、山楂肉各一钱二分，陈枳壳去穰、紫厚朴去皮，姜汁拌炒、坚槟榔、青皮去穰各八分，当归、甘草、地榆各五分，红花三分，桃仁去皮尖，研如粉一钱，南木香三分磨兑，水二碗煎一碗，空心服，渣再煎服。此方或红或白，里急后重，身热腹痛者俱可服。如单白者，去地榆、桃仁，加橘红四分，木香三分；如滞涩甚者，或加大黄二钱，用酒拌匀炒，服一二服，仍除之。若一剂滞涩已去，不必再服矣。上方用之三五日神效，用之于旬日亦效，惟十日半月外则当加减矣。另详于下：

加减煎方：川连、黄芩、白芍酒炒各六分，山楂肉一钱，橘红、青皮、槟榔、地榆各四分，甘草炙三分，当归五分，桃仁粉六分，红花三分，木香磨兑二分，水三碗煎一碗，空心服，渣再煎服。如延至月余，觉脾胃弱而虚滑者，法当补脾，具方如下：

补理煎方：川连、条芩各酒炒六分，芍药酒炒四分，橘红六分，全当归、人参无则高丽参、好党参亦可、白术土炒、炙草各五分，水煎，空心服，渣再煎服。

以上三方，随用辄效，其有不效者，必初时投参、术等补剂太早，补塞邪气在内，久而正气已虚，邪气益盛，缠绵不已，欲补而涩之则助邪，欲清而疏之则愈滑，遂至于不可救药，虽有奇方，无如之何，则初投温补杀之也。如妇人有胎者，去桃仁、红花、槟榔等味。

微理妙论

古今治痢皆曰：热则清之，寒则温之，初起热盛则下之，有表证则汗之，小便赤涩则分利之。此五者，举世信用如规矩准绳之不可易，予谓五者惟清热一法无忌，余则犯四大忌，不可用也。今详于后。

一曰忌温补。痢之为病，由于湿热蕴积，胶积于肠胃中而发，宜清邪热，导滞气，行瘀血，其病即去。若用参、术等温补之药，则热愈盛，气愈滞而血亦凝，久之正气虚，邪气盛，不可疗矣。此投温补之祸为最烈也。

一曰忌大下。痢因邪热胶滞肠胃而成，与沟渠壅塞相似，惟用磨刮疏通则愈。若用承气汤大下之，譬如欲清壅塞之渠而注狂澜之水，壅塞必不可去，无不岸崩堤塌矣。治痢而大下之，胶滞必不可去，徒伤胃气，损元气而已。正气伤损，邪气不可除，壮者犹可，弱者危矣。

一曰忌发汗。痢有头痛目眩，身发寒热者，此非外感，乃内毒熏蒸，自内达外，虽有表证，实非表邪也。若发汗，则正气既耗，即邪气益肆，且风剂燥热愈助热邪，表虚于外，邪炽于内，鲜不毙矣。

一曰忌分利。利小便者，治水泻之良法也，以之治痢，则大乖矣。痢因邪热胶滞，津液枯涩而成，如用五苓等药分利其水，则津液愈枯而滞涩愈甚，遂至缠绵不已，则分利之为害也。若清热导滞，则痢自愈而小便自清，又安用分利为哉？予于此一症，素畏其险恶，用心调治，经今二十余年，百试百验，既而身自患之，试验益精，然后能破诸家之迷障，而为奇妙之方论，用是述其颠末，以拯斯人之疾苦，而悉登诸寿域也。以上系倪涵初集中摘录。

又方：痢疾每起于暑天之郁热，而又感以水湿雨露之气，红白相间，如血如脓，甚者如屋漏水，如鱼冻水，里急后重，崩逐瘀痛，欲下而不能，欲不下而不得，一日夜数十次，甚至百余次，气息奄奄，坐而待毙，此痢之概也。若骤止其邪，则死生顷刻，不止其邪，则危绝如丝，欲补气而邪气转加，欲清火则下行更甚，此时惟有因势利导之方可行。或疑人已气血虚败，更加利导，恐其难堪。不知邪气一刻不去，则正气一刻不安，古人治痢无止法，信不诬也。方用白芍、当归各三两，萝卜子一两，枳壳面炒、槟榔、车前子、甘草各三钱，水煎服，一剂即止，二剂全安，可用饮食矣。此方之奇妙，全在重用归、芍，盖水泻忌当归之滑，而痢疾则正喜其滑也，芍药味酸以平肝木，使木不敢再侵脾土。又有枳壳、槟榔消逐其湿热之邪，又加车前子分利其水湿，而又不耗其真阴之水，所以功胜于茯苓也。尤其用萝卜子一味，盖萝卜子味辣而能逐邪去湿，且又有通达上下，消食利气，使气行于血分之中，助归芍以生新血而祛荡其败污也。少加甘草以和中，则无逼烈之患，此奏功之神奇，实有妙理耳。

又方：水泻、痢疾均治，百发百中，不可轻视。杏仁七十一粒去皮尖，去油，研，苍术六两淘米水浸，炒，研，羌活四两炒，研，大黄一两炒，研，草乌一两面裹煨熟，炒，研，共为细末，空心服，忌生冷面食荤腥煎炒发物，装入瓷瓶，勿令泄气。一二三四岁服一分，八九岁服一分五厘，十五六岁服二分，二三十岁服三分，四五十岁服二分五厘，老年人服一分半，孕妇忌服，水泻浓姜汤下，赤痢灯心淡姜汤下，白痢浓姜汤下，赤白痢淡姜汤下。

又方：不拘红白久近皆治。有患痢日夜不止，越二十八夜不能睡，药穷待毙矣，用此一服即安，三服痊愈。萝卜捶取自然汁两杯，生老姜自然汁半酒杯，生蜂蜜一酒杯，细茶陈者佳浓茶一杯，和匀服。若无萝卜，多用萝卜子，冷水浸过，捣取汁亦可。

又方：胡椒一岁一粒打碎，大鲫鱼一个去头尾骨肠，入椒末，捣浓，敷脐上，甚效。

又方：巴豆一粒，绿豆、胡椒各三粒，布包捶碎，用红枣二枚捣为丸，敷脐上，其痢即止，后即去药。

又方：见泄泻门木鳖丸。

又方：点眼法：初胎小儿粪瓦上焙干一钱，雄黄四分，梅花冰片五厘，为极细末，水调，点两眼内角，无论赤白痢及噤口痢危笃者，皆神效。

又方：粗草纸卷紧成筒，烧燃，取下黑灰，俟冷，加红糖，在石板上锤融为丸如围棋子大，大人每服二三十丸，分作三五次，一日服完，小儿服十余丸，三日痊愈。痢有寒热之分，且粘滞肠胃，急难推动，若克伐太甚，必伤元气。此方功能推刮积瘀而不伤损，无论寒热虚实，至稳至灵，百发百中。

又方：延胡索末三钱，酒调服。有人年五十余，下痢腹痛欲死，棺木已备，服此而愈。

又方：真川厚朴一钱，煎服，一日三次，两日即愈，神效。

又方：生藕节捣烂，滚酒冲服，极效。

又方：金银花五钱，炒枯，研末，不论红白，用开水调白糖，空心服。服后，其痢更甚，两日痊愈，奇效无比，小儿一岁服一分。

又方：山楂炭研末，红痢加白蜜为丸，白痢加红糖为丸，红白痢加蜜与红糖为丸，空心白开水汤下。大人每服八钱，小儿每服三钱，一日服三次，三日痊愈。山楂能去积补脾，无论虚实久近，屡试屡效，不可轻视。

又方：陈细茶叶、山楂炭、红砂糖、白砂糖各三钱，老姜一钱，煎服，一日服尽即愈，甚效。

又方：木耳一两，红痢用红糖炒，白痢用白糖炒，红白相并者用红白糖炒，服之极效。

里急后重

欲下利而不出者是。川厚朴一钱煎水，调槟榔末八分服，奇效。或单服槟榔亦可。

又方：穿山甲焙枯，研末，米汤调下，三五服即愈。

痢疾先红后白

名曰肠蛊。用怀牛膝二两捣碎，以酒一斤泡之，每饮一二杯，日服三次，极效。

红痢不止

盐梅一个，胡黄连一钱，灶下土一钱，共为末，茶调服。或单用盐梅，好醋调服亦妙。有人血痢百余日，用此而愈，屡试神验。

又方：马齿苋又名瓜子菜捣汁半茶杯，兑蜂蜜半酒杯，空心温热食之。煮食亦可。有人患红痢数年，服之即愈。

又方：干姜烧黑存性，候冷为末，每服一钱，米汤饮，神效。

又方：榖树皮又名构树、荆芥等分为末，冷醋调服一钱，极效。

孕妇痢疾

鸡蛋二个，破一孔如指头大，入黄丹五分，用银簪搅匀，以纸封口，入饭甑内蒸熟食，神效。

噤口痢疾

生大附子一个，切片，贴无根火上，俟热，贴病人脐上，冷则再换，立愈。取无根火法：用新石灰一团，冷水淋下，自有热气出。

又方：雄黄、巴豆、朱砂、蓖麻子、麝香各等分，捣为细末，和蜜为丸如芡实大，收好不可泄气，放眉心，以膏药盖之，一炷香久，腹内自响，即思饮食，去药而愈。此人世传妙方，百发百中，活人无数。

又方：活癞虾蟆一只，加上好麝香三分，擂匀，贴脐上，用布束半日，即思饮食，两日痊愈。

又方：细辛、肥皂各一钱，葱三根，酒药子半斤，大田螺一个，共捣成泥，敷脐上，候干揭去，自能饮食。

又方：田螺、麝香一分，连壳捣烂，敷脐上。

又方：黄瓜藤烧灰存性，香油调，敷脐上，极效。经霜之藤更妙。

又方：吴萸研末，醋调，敷两足心，极效。此引热下行法也。

又方：铁秤锤或砖石亦可烧红，放瓦缸内，好醋淬入，令病人闻之，一日数次，极效。

又方：真乌梅一斤，打碎，熬水十余碗，入一桶内，令病人坐桶上，周围堵塞，不令出气，使热气冲上粪门，如温即洗，其人即睡去，随扶令就枕，待醒即思饮食，先以粥汤半盏食之，少顷再食半碗，不宜饱食，渐渐加食，甚妙。小儿乌梅减半用之，此神方也。

又方：点眼法，见前，最妙。

又方：绿豆粉、白砂糖，冷水调服，其效如神。

又方：白莲肉煮汤，时时服之，即能思食。石莲更佳。

又方：干萝卜叶煎水，加红白糖服，最妙。或用新鲜萝卜煎汤服，亦可。

又方：陈久火腿骨煎浓汤，缓缓服，其效如神。

又方：子鸭一只，去毛，不开破，只将肚皮划开，肚中诸物均不动，仰放大碗上，蒸透，只服碗内流出自然汤，不食鸭肉，服后即能服药吃粥，此秘方也，神效之至。

又方：水鸭去毛与肠杂，挂在厨内近煮饭处，腊干愈久更妙，每服一大块煎汤饮之，甚效。

又方：用金丝鲤鱼一尾，重一二斤者，洗净，照常用盐、酱、葱安排毕，入胡椒末三钱，煮熟，置病人床前，令闻香气，欲尽与之连汤吃一饱，病即除根，屡治有效。

又方：神曲炒、山楂、白砂糖各二两，川连一钱另蒸，真乌梅三个，甘草五分，荔枝肉七个，用水三大碗煎，温服，且吐且饮，自然思食，止痢。此方屡试神奇，活人无数，不可轻视。

又方：川乌、草乌各等分，放淘米水中泡四十九日，取出烘干，于石臼内捣烂成末，最忌铁器，每服七八分，小儿每服三四分，红痢加白糖，白痢加红糖，红白相兼者加红白糖，腹痛者加吴萸末少许。此药性虽猛烈，但漂过四十余日，其毒已去，分量亦轻，且此症系由胃毒内蕴所致，非此药不能见功，神效非常，百无一失。

久痢不止

麻油煎咸鱼，食数次，甚效。此方奇验，莫测其理。

多年痢疾

名休息痢。凡痢症腹不作痛，惟下脓血，兼流黄浆，日久不愈。此系平素爱食冷茶水酒所致。取活鳝鱼去肠杂，切断，放瓦上焙枯成炭，研粉，每服三钱，黄糖拌热陈酒送下，数服痊愈。不拘老幼，无不神效，忌食生冷水酒海参海蜇等物。此林屋山人经验方也。

又方：真乌梅煎水，红白糖调服，大有功效。或用乌梅熏洗之法见前噤口痢方亦妙。

又方：凡痢疾多年不愈，其积日久下坠，竟至大肠下口、直肠上口交界之处，有小曲折，隐匿于此，为肠脏最深之处，药所不到之地，症则乍轻乍重，或愈或发，便则乍红乍白，或硬或溏，任是神丹，分毫无济，往往有三五年或十余年不愈者，由此故也。宜用鸦胆子去壳，以桂圆肉包之，大人每包七粒，多则七包，少则五包，小儿每包三粒，多则五包，少则三包，空心滚水吞下，随服干饭一二碗。俟大便行时，有白痢如鱼脑者，即冷痢之根。如无白痢，一二日后再服一次或加数粒亦可，此后不必服矣。戒食生冷诸物及甲鱼、海参、海蜇、皮蛋、鸭肉三月，戒荤、酒五日，永不再发，虽十余年不愈者，无不神效。服至一二日后，如腹中作痛，用白芍一根，甘草一根，俱重三钱，纸包，用水浸湿，火内烧熟，取出，捶烂，煎水服，立愈。

又方：豆腐，醋煎，常常服之，甚效。

又方：数十年古松树上皮研细末，稀粥和服一碗，日服三次，三日必愈。

脱　肛

大肠头自粪门出者是。

大肠脱肛不收

蜗牛身有螺蛳壳，头有双须者是瓦上焙枯，研末一两，猪油调敷，立效。桑树蜗牛更好。

又方：脚鱼头焙枯，研末，麻油调敷，或以纸托患处，神效。

又方：大螺蛳一个，顶上梅花冰片一分，即时水出，敷之，甚效。

又方：蝉蜕研末，香油调搽，奇效无比。

又方：大蜘蛛一个，去头足，瓦上焙枯，研末，灯油调敷，半刻即收，神效。

又方：生铁二斤，水煮浓汁，日洗数次，虽脱肛多年亦效。

又方：蓖麻子七粒，去壳，捣烂，敷囟门上，少刻即收，收后务即将药洗去。有人脱肛三月，一敷即愈。

又方：梁上灰尘或倒吊尘亦可同鼠粪烧烟于桶内，坐上熏之，数次即上。

又方：后小儿脱肛辣椒方，百药不效，服之即愈。

小儿脱肛

凡小儿脱肛不收，久则坚硬难入。用连须葱斤许煎汤，入桶内，坐上乘热熏之，随后慢慢洗软，再照以上各方用药敷之，即上。

又方：五倍子为末，铺纸上，卷成筒，烧燃放便桶内，令其坐上，使烟气熏入肛门，自上。或用五倍子煎汤熏洗亦可。后将白矾末搽肛门上，可不再脱。

又方：辣椒又名青椒，又名辣子多食，极效。有一小儿，脱肛数月，百药不效，后食辣椒数次，肛即缩上，并不再脱，屡试如神。此物味最辣，食宜多，食少而不辣者不效。并治大人脱肛及痔疮、肠风下血，俱极神验。食后下血更多，即易愈也。

痔疮

凡人九窍中有小肉突起为痔，故有耳、鼻、牙痔等名，不独肛门一处也。肛门痔有数种，状亦不一，未破曰痔，已破曰漏。

—肛门边生数疮，肿而突出，脓破即散者牝痔。—肛门边露肉如珠如鼠如奶，时流脓血者牡痔。—肠口颗颗发瘟，且痛且痒，血出淋漓者脉痔。—肛门内结核有血，或发寒热，每遇大便脱肛者肠痔。—酒醉即肿痛流血者酒痔，色痔相同。—每遇大便流血不止者血痔。—肛门肿痛，遇怒即发，怒息即安者气痔。

痔痒难忍

蝎子不拘多少，烧烟熏之，极效。

痔痛难忍

木鳖子水磨浓，搽陈醋磨之更好，初觉痛甚，少顷即止痛消肿，神效之至。或用纸浸汁贴之亦可。

又方：虾蟆头阴干，烧烟熏之，奇效。

又方：鼻涕虫形似蜗牛而无壳者即是捣烂，和陈墨，敷之，极效。

内痔不出

草乌为末，口水调，点肛门，痔即反出，乃可用药敷治。

内痔肿痛

猪大肠六两，蚯蚓又名曲蟮十余条，煮融，去蚓食肠，极效。

内痔治法

内痔有大如茶杯，形如一菌，粪从菌心而出，痛极，上面如盆，四边高，中心陷下如粪根。粪后用温水洗净，以洞天膏见痈毒诸方门摊如菜碗大，中剪一孔，以一边剪开，热锡茶壶上烫溶套菌根，下贴粪门四边，围护好肉免沾药汁，用枯痔散见后一二分，口水调，用笔敷菌之外面四旁，日夜二次。菌之中心通粪门眼，不可敷药，敷则大痛难忍。一二日毒水流出，菌亦渐缩而软，再敷一二日，渐硬而黑，菌边亦渐脱落。然后每药一钱，再加朱砂一分，照前调敷，敷至菌根落尽痊愈，屡试如神。此林屋山人极验方也。

痔疮诸方

枯痔散：红砒放旧瓦上火煅，白烟将尽取起净末一钱，枯矾二钱，真乌梅肉烧存性二钱，朱砂飞净三分，共研极细末。用时，以口津湿手指蘸药，于痔头痔身上搓捻，一日二次。初敷不肿，五六日出臭水，出尽，其痔干枯，不用上药，轻者七八日痊愈，重者半月收功，诸痔皆效。自有此药，世上断无不愈之痔，人多以砒霜毒药，不肯敷用，不知此药有断根之功，且只用一钱，有益无损，切不可疑而自误也。

消管丸：苦参四两，川连二两酒炒，当归、槐花、毕澄茄各一两，五倍子五钱，各为细末。用小鳖二个约重八九两，真柿饼四两，二味共煮融，去鳖骨，捣烂，入前药末，捣为丸。每空心服四钱，滚水送下，其管自出。此林屋山人经验方也。

胎元七味丸：专治痔漏，不拘远年近日，脓血通肠者，服之化管除根。此方传自异人，屡试神验，真奇方也。男孩脐带三个瓦上焙干存性，犀牛黄三分，槐角子五钱肥大者，瓦上焙干存性，刺猬皮三钱酥炙，象皮四钱酥炙，地榆三钱晒干，共研细末，酥油为丸如麻子大。若不成丸，加糯米粥少许即成。每服七分，空心白滚水送下，三日化管止痛，七日平满，血清脓止，十日除根。

除痔丸：当归、川连、真象牙末、槐花各五钱，川芎、滴乳香各二钱，露蜂窠一个槐树者佳，榆树上次之，炒，共为末，黄蜡二两溶化，入药末为丸。每空心服三钱，漏芦煎汤送下，至五日，漏孔内退出肉管，待二三指长剪去，再出再剪，管尽肌生而愈，神效之至。

完善丸：专治痔漏，去管生肌。夏枯草八两，甘草节四两，连翘四两去子，为末，金银花一斤，煎浓汤为丸，每晨盐汤送下三钱，初起者一料痊愈，久者两料除根。

又方：白煮整鸡蛋蘸真象牙末假象牙不效，空心服之，每日二次。有人患痔二十余年，服至半月断根。

又方：榕树上吊生之须五两此树惟福建、两广有之，皮硝五钱，煎水，放瓦罐内，乘热坐上，先熏后洗，数日即愈。可以断根，效验之至。须系寄生，长数尺或丈余不等。

又方：小茴香二钱研末，泡水服，轻者数次即愈，极效。

又方：脱肛门内辣椒方最为神效。

验方新编卷之八

两股

坐板疮

此症又名风疳，生股上，延及两腿，缠绵不已，形如黍豆，色红作痒，甚则焮赤肿痛。初起用芫花、川椒、黄柏煎水，洗，即消。已破者，无论干湿，照疥疮各方治之。湿甚者，照黄水疮均见痈毒诸方治之。久不愈者，马苋膏见痈毒诸方最效，或用白油膏见腿部治之，更妙。

股上生疮

生股上者名臀尖，亦有生两旁者，色红肿，照痈毒各方治之，色白者，照阴疽各方治之。

海底

在肛门、前阴根后两相交界之处。

悬痈

又名骑马痈，生在海底，初起细粒，渐大如桃李，俗呼偷粪老鼠。溃烂之后，一经房事走漏，即成漏生管，体弱者患之更危。诸漏宜医，独此难治，治则漏管愈大难救。未成脓时，用生甘草、熟大黄各三钱，酒煎，空心服，一剂即愈。如已成脓，服醒消丸即愈。倘患色白者，服小金丹即愈。此林屋山人秘方也。

又方：用横纹生甘草一两，截数段，用水泡透，文火烘干，再泡再烘，以中心水润为止，切细，加当归一两，用酒煎服，日服一次，半月后方能消尽。

又方：溃烂久不收口，未生管者，用水仙膏见痈毒通治门敷之，百发百中。已生管者，照痈毒门诸疮生管各方治之。

腿　部

脚气肿痛

此症始于受湿，以及酒色劳伤，外感风寒暑热，忽然手足发冷发热，其气从脚下而起，上冲心腹作痛。或头痛身痛，或胀闷，或呕吐，或昏迷，或大便闭塞，或两足胫红肿，寒热如伤寒状。从此，或一月一发，半月、数月一发，渐渐四肢挛缩转筋，脚膝肿大。此为脚气，非中风寒也。倘不知而误以伤寒中风治之，则为害不浅矣。

外治法：白矾二两，地浆水十大碗，新杉木三四片，煎六七滚，用杉木桶新者更佳盛一半浸脚，留一半徐徐添入，上用衣被围身，使略有微汗。洗完，随饮薄粥。如一次未愈，再洗二次，照前方加硫黄三钱，无不愈矣。取地浆水法：于净土地上掘二三尺深，用新汲水倾入，搅浊，少俟澄定，取半清半浊者，吹去浮沫用之。

又方：盐三斤，炒热，包裹痛处。并用一包以脚踏之，冷则随换，夜夜用之，以脚心热透为度。加槐白皮同炒更妙。

又方：用盐搽痛处，少时，用热水洗之。有人患脚气，百药不效，后得此方除根。

又方：旧砖烧红，以陈旧淘米水淬入，乘热布包三块，用膝夹住，棉被盖紧，冷则随换，三五次即愈。

又方：茅山苍术煎酒服，即可行动。

又方：见后腰臀腿膝疼痛苍术散方。

脚气冲心

木瓜、槟榔各二钱半，吴茱萸钱半，水煎服。或用黑豆一茶杯，甘草三钱，煎浓汁服，更妙。

又方：黄芪五钱，水煎，一二服断根。

脚气腿胫红痛

凤仙花叶、枸杞叶共煎浓汤，熏洗，并生捣融，敷之。

又方：大田螺捣烂，敷之。

酒风脚

此症发时，腿足肿痛难忍，因饮酒过多所致。百治不效，惟用绍兴老酒糟四两无则用本地陈老酒糟亦可，松针一两即松毛，共捣烂，加顶好烧酒拌入，炒热，敷之，用布包紧，冷则炒热再敷，日夜不断，敷至痛止乃已。一料只能敷三次，轻者三五料即愈，重者十余料断根，永不复发，屡试如神。

又方：苍术煎酒服，即时能行。

腿足肿痛拘挛

威灵仙、牛膝，二味各等分，为丸，空心开水服数十丸，或加酒服更好，忌服茶，久服其病若失。威灵仙疏真气，另服补剂以固本元。再威灵仙真者甚少，均系藁本之细者假充，以味极苦而色紫黑如黄连状，脆而不软，折之有细尘起，明视之断处有黑白晕，俗谓之鸲鹆眼，此数者备，然后为真，服之有奇验。

两膝疼痛

名鹤膝风。风胜则走注作痛，寒胜则如锥刺痛，湿胜则肿。屈无力，病在筋则伸，不能屈，在骨则移动维艰。久则日肿日粗，大腿日细，痛而无脓，颜色不变，成败症矣。宜早治之。用新鲜白芷，酒煮成膏，收贮瓷瓶，每日取膏二钱，陈酒送服，再取二三钱涂患处，至消乃止。或内服阳和汤见痈疽诸方，外用大戟、甘遂二味研末，白蜜调敷或用白芥子末，酒调敷亦可，数日即消。此林屋山人秘法也。

又方：首乌酒：大何首乌煎酒服，以醉为度。更捣渣，敷膝头，数次可愈。永远戒食鳅鱼黑鱼二物。

又方：四神煎：生黄芪半斤，远志肉、牛膝各三两，石斛四两，用水十碗煎二碗，再入金银花一两，煎一碗，一气服之。服后觉两腿如火之热，即盖暖睡，汗出如雨，待汗散后，缓缓去被，忌风。一服病去大半，再服除根，不论久近皆效。

又方：五圣散：乳香、没药各一两五钱，地骨皮、无名异各五钱，麝香一分，为末，车前草捣汁入煮酒调，敷患处。有人患此五年，敷至三日痊愈。

膝上生痈

名牛头痈，肿而红者是。连须葱头切碎，用糯米饭乘热拌，敷，重者五六次必消。或照痈毒各方治之。

腿膝疼痛不能举步

山楂肉、白蒺藜各等分，蒸晒，为末，蜜丸梧子大，每服三钱，白汤下，服一二斤，无不愈者。

人面疮

此疮生在两膝，亦有生在两手弯者，眼口能动能食，此系冤孽所致。急宜改过诚心忏悔，再用雷丸三钱，轻粉、真茯苓各一钱，各为细末，敷上即愈。此岐伯天师方也。

又方：贝母末敷之，亦效。并参看阴疽孽报见阴疽门末。

脚上转筋

暑天腹痛转筋名霍乱症，见霍乱门。

黄蜡半斤融化，摊旧绸上，随患大小乘热缠脚，须当脚心，便着袜裹之，冷则随换。并贴两手心。

腿痛转筋气冲入腹

此寒极也，若不急治，痛冲入心难救。急用木瓜、茱萸各二钱，食盐五分，水煎服，即愈。

又方：锅底烟子以烧草者为佳一钱，和酒服。

又方：用河边大水后所挂树上浮萍，煎洗二三次即愈。

腿面臁疮

生小腿面。此疮多因湿热而起，又被手甲风毒抓伤，破烂淋漓，缠绵不已，欲求速愈，切忌手抓，自易痊也。初起者，用浓茶洗净，再用好干茶叶嚼融将口漱净再嚼，敷之。

又方：龙眼核桂圆核亦可，去核外之皮，研细，用油调敷。

又方：木耳瓦上焙枯，研末，敷。

以上三方如不见效，即照后方治之。

白油膏：治臁疮数十年不愈者，数日即可收功，捷如影响。并治秃头疮、坐板疮及一切年久湿热诸疮，脓血不止，久不收口等症。此方百发百中，神妙非常，乃臁疮第一方也。真桐油三两，防风、白芷各钱半，放油内泡一夜，入铁器内，慢火熬枯，去药沥净渣，将油再熬，俟欲开时，用鸡蛋一个去壳，放油内炸至深黄色，去蛋不用，再将油慢熬，俟油色极明，能照见人须眉，入白蜡六分、黄蜡四分溶化，赶紧用竹纸十余张，乘热浸入油内，一张一放一起，冷透火气。须张张隔开，风前吹透，若放在一处，虽数日火气难退，贴上毒气内逼，难以收功。视疮大小，裁纸贴上，顷刻脓粘满纸，弃去再换，一日换十余次，数日脓尽，肉满生肌脓尽后不贴，亦可生肌。脓多者黄蜡六分，白蜡五分，不生肌者白蜡六分，黄蜡五分，不得稍有增减。

黄香膏：治臁疮，屡试如神，并治一切痈毒大疮日久不愈亦效。松香白水煮透，取出，放冷水内搓洗数十下，再煮再洗，如此九次，倒地待冷取起。每一两加轻粉三钱，银朱一钱，白蜜少许，炼老成珠，加菜油少许，炖热搅匀，看疮之大小作饼，置疮上，将绸条扎住。一周时取下，用滚水搓洗极净，翻转再贴，周时取下，再洗再贴。只要一个药饼直贴到好，不须另换。待疮好，将此药饼洗净收好，如遇此疮，再与别人贴，仍前一周时一洗一贴。此饼若医过三人之后，贴上即好，若医过十人，贴上更能速愈，奇绝妙绝。

夹纸膏：专治臁疮。樟脑三钱，铜绿一钱，用猪板油和药，捣烂，以油纸夹之，贴患处一二日，翻转贴三四日，脓尽而愈。如四日后脓尚未尽，再换一纸，无不愈矣。

腿脚浮肿破烂似臁疮而非臁疮

有人腿脚浮肿破烂十余年不愈，后用生黄豆，将口漱净，自行嚼烂敷之，数日痊愈。

腿上生疮破烂多孔

照臁疮方治之。如不见效，用凤仙花连根叶熬水，洗，数日必愈。

腿足忽然红肿热痛或时上时下或烂或不烂

此游风丹毒也。用清凉膏见汤火伤门敷之，忌食鲜肉半月，其效如神。此林屋山人经验方也。

腿面不红不肿痛极难忍

此症他人按之极冷，病人只叫腿热，此湿热伏于经络也。用马兰膏见游风丹毒门敷之神效，或照游风丹毒各方治之。如病人不叫腿热，恐是附骨疽症，须辨别施治为妥。

大腿内外生疽

查阴疽门附骨疽方治之。

小腿腿肚生痈

名鱼肚痈。此乃肉紧筋横，在一身用力之处，最痛难忍。外以扎药扎上，内以五通丸、醒消丸每日早晚轮服，初起立消。最忌开刀，以药敷穿，庶不伤筋而无缩脚之损。色白者应照阴疽治，忌用扎药，孕妇忌扎，扎则胎坠。此林屋山人经验方也。扎药、五通诸方，均见痈毒诸方。

腿 痒 难 忍

名寒毛疮。用做过豆腐之渣炒热敷，以布包紧，冷则随换，包过一夜即愈，神效。

腰臀腿膝疼痛不已

苍术散：真茅山苍术淘米水浸一日夜，晒干，盐水炒五钱，黄柏去粗皮，酒浸一日夜，炙焦五钱，水煎，空心服，日服二三次，其效如神。并治一切脚气，极效。

腿足不能起立能食易饥

凡人腿足无力，不能起立，而口又健饭，如少忍饥饿，即时头面皆热，有咳嗽不已者，此痿症也。乃阳明胃火上冲于肺金，而肺为火所逼，不能传清肃之气于下焦，而肾水烁干，骨中髓少，故不能起立。而胃火又焚烧，故能食善饥。久则水尽髓干而难治矣，可不急泻其胃中之火哉？然而泻火不补水，则胃火无以制，未易熄也。方用起痿至神汤：熟地、山药、元参、甘菊花各一两，白芥子三钱，当归、白芍、台党各五钱，神曲二钱，水煎服，一剂火减，二剂火退，十剂而痿有起色，三十剂可痊愈也。此方奇在菊花为君，泻阳明之火而又不损胃气，其余不过补肾水、生肝血、健脾气、消痰涎而已。盖治痿以阳明为主，泻阳明而佐诸药，自易成功耳。

两腿不能动作卧床不起

此亦痿症。如不起床席已成废人者，内火炽盛以熬干肾水也。苟不补肾，惟图降火，亦无生机。虽治痿独取阳明，是胃火不可不降，而肾水尤不可不补也。今传一奇方，补水于火中，降火于水内，合胃与肾而两治之，自然骨髓增添，燔热尽散，不治痿而痿自愈，方名降补丹。熟地、玄参、麦冬各一两，甘菊花、生地、沙参、地骨皮各五钱，车前子二钱，台党一钱，水煎服。此方降中有补，补中有降，所以为妙。胃火不生，自不耗肾中之阴，肾水既足，自能制胃中之热，两相济而两相成，起痿之功，孰有过于此者乎？

又方：羊肾酒见妇人科种子门最为神妙。

又方：用栗子二个又名板栗，要二个俱扁者，若一面圆一面扁者食之不效，于四更将尽初交五更时，睡在枕上，不必坐起，先取一粒缓缓细嚼，不可吞咽，口宜紧闭，不饮茶水，不可言语，嚼至融化如浆，缓缓运气吞下，送至丹田在肚脐下，再取一粒，照前细嚼融化，运气送下，食完，听其睡熟。食至半月后，不必服药，自能渐渐行动，百日内外，平复如常。本年有浙江钱君、福建吴君均患此症，先经医治日久不效，后各服栗三十余枚，至百日外痊愈。每夜只服两个，不可服多。此神方也，不可轻忽。

足软难行

足软不能步履，人以为肾水之亏，不知非肾也，盖气虚不能运用耳。用补中益气汤见内外备用诸方加牛膝三钱，蜜制黄芪一两，台党三钱，水煎服，四剂即能行走。此方内有石斛一味，经名医删去，更见功效。

又方：杜仲一两，半酒半水煎，连服数剂，三日能行，五日痊愈。肾虚足软痛极者，服此最效。

足　部

脚气肿痛　腿足软弱　酒风脚

均见腿部。

伤寒足痛

樟木一段，打碎为末，煎汤，远年尿桶砂一两为末，和陈小粉调，敷在大热痛处，有夺命之功。

两足痛如刀割

先用生姜切片蘸香油擦痛处，随用生姜火烧熟捣烂敷患处，其痛立止。

足生疙瘩肿胀骨疼

独头蒜切片铺痛处，每蒜一片用艾灸二壮，去蒜，再换再灸，痛自愈。

脚上冷疔初起紫白泡疼痛彻骨渐至腐烂深孔紫黑色水腥臭日久不愈

黑铅四两，铁器内化开，倾入水内，再起再化，如此百遍，以铅尽为度，去水，取澄者三钱，再入松香一钱，黄丹水飞、轻粉各五分，麝香一分，共为细末，先用葱汤洗净，方用麻油调药搅匀，涂疮口，油纸盖之。或用腿部白油膏更妙。

内外脚踝生疮

此名驴眼疮，又名螺眼疮，俗呼夹棍疽。未溃色白以疽治，红肿以痈治。如溃烂日久，形如驴眼者，当问初起红白，分别痈疽治之。

脚甲肿烂疼痛

或因剔甲伤肉，或因甲长入肉，肿烂不已，甚至五趾俱烂，延至脚背，脓泡四起，痛不可忍。先用陈皮煎水，洗净脓血，久洗，甲自离肉，轻轻剪去，再用绿矾烧至汁尽，研末，冷透火气，厚敷烂处，用绸包好。每日一换，换二三次后不用再换。如有脓泡之处，擦破敷之，敷时务必忍痛，十日即愈。屡试如神。或照手部脱骨疽甘草方敷更妙，用腿部白油膏尤为神妙。

又方：蜈蚣焙枯，研末，敷，外用南星末醋调敷四围，甚效。

脱骨疽

此症生两足各趾头又云只生手足第四指者是，或生指节，或生指缝。初生或白色痛极，或如粟米起一黄泡，其皮或如煮熟红枣，黑色不退，久则溃烂，节节脱落，延至足背腿膝，腐烂黑陷，痛不可忍，治法见手部脱骨疽方。

脚丫奇痒难受

此有虫而作痒也。用火炉放瓦一块，撒韭菜子于瓦上，加入麻油，两足向上熏之，用布围住勿令透风，少刻痒止，有虫落瓦上，即愈。

又方：痒则用硫黄擦之，擦后，再用硫黄厚敷，布包穿袜，一日一换，数日断根。切不可用手抓擦。

脚丫烂疮

此湿热而有虫也。轻者用硫黄擦敷，不必抓动，三日自愈，抓则不效。重者先用苦参、甘草、银花、苍术、生地各三钱，葱头七个，煎水，日洗一次；另用黄丹、明雄、滑石各一钱，研细如香灰样不细，掺之则痛，敷上，如能勤洗，不敷亦可；再用苡米二两，茯苓一两，煎服三剂不可多服，虽破烂见骨亦效。如日久不愈，用腿部白油膏必效。两脚总宜平搁，虽大小便亦不可下地，如下地则必溃烂。最宜忍痒，谨戒抓动，抓动一次，必烂数日，不若听其生水作脓结痂，七八日后无不愈也，屡试屡验。如已结痂，切不可洗。又枯矾敷之作痛，切不可用。

又方：用陈火腿骨，米泔水漂尽盐味，烧枯，研末，敷，立效。

又方：牛牙散见痈毒诸方敷之，极为神效。

又方：平时洗足，将水拭干，迟迟穿袜，即无此患。

脚趾缝中生毛拂着痛不可忍

真桐油煎热，滴一滴于毛上，毛即脱落，忍痛片时即愈。

脚跟作痛

柳叶一把，杏仁三粒，枯矾二钱，共捣烂，敷，极效。

又方：一人脚根肿痛，诸医莫识，徐之才曰蛤精疾也。由乘船入海，垂脚水中而得，为剖出二蛤而愈。

足生瘤如斗大

用针轻刺一小孔，以硼砂、冰片各一分，轻粉半分，为末，敷之，以毒水流尽为止。一面用黄芪、白芥子各三两，生甘草、薏仁各五两，水煎服，二剂即愈。

脚底疮有细孔日久不愈

此名蚁瘘，又名鼠瘘。用穿山甲十四片烧枯，研末，猪油调敷，神效。如若不愈，照卷十一瘰疬门鼠瘘各方治之。

脚底生疮

有人脚底生疮，其大如豆，痛不可忍。用真红牙大戟去心嚼融，敷之将口漱净再嚼即愈。数日复发，痛甚于前，再用前药治之，收功神效之至。

脚底生疮穿烂

顶上炉甘石煅红，用黄连、黄柏、荆芥煎水淬入，再煅再淬，如此七次，焙干、乳香、没药去油、顶上梅花冰片各二钱，龙骨竹叶包，水泡湿，火煨、黄丹各三钱，白蜡五钱另研，共研末，连白蜡和匀，撒患处，外用生鸡蛋白麻油煎成薄薄蛋皮，剪贴药上，用布扎住，次日解开，用葱头煎汤洗，或用银花汤洗亦可。另撒药末，加贴蛋皮，数日痊愈，神效。或用腿部白油膏，最为神妙。

脚底皮肉生泡痛难行走

此名牛程蹇。宜略去老皮，用生草乌酒磨，敷上立愈。此林屋山人方也。

脚心肿起坚硬如铁不能履地膝上毛孔时时流水身发寒战惟能酒食

此是肝肾之气，冷热相并。用草乌头炒研末，敷，并用韭菜子炒三钱煎服，即愈。

手足心俱肿

方见手部。

脚 心 生 疮

脚心名涌泉穴，最为要害之处，如有疮疖，初起色白，不甚疼痛，无论已破未破，须查阴疽各方加意治之。

脚板色红如火不可落地

熟地二两，山萸肉、菊花、茯苓、五味子、丹皮、牛膝、泽泻、车前子各三钱，麦冬、元参、沙参、石斛各一两，荜拨二钱，水煎服二十剂，忌房事三月。

脚 底 木 硬

牛皮胶以生姜汁化开，调南星末涂上，烘物熨之。

脚 底 开 裂

蛇蜕、乱头发、猪板油各二两，清水十二碗，用铁锅安露天下熬煎，以棍频搅，至水气全去，蛇蜕与发无形，再入黄蜡四两，俟蜡化倾入瓷钵，待其自凝，先以温汤洗足，睡时敷满裂缝，立能定痛润燥。

又方：白及刮取细末，用口水调敷。有挑夫脚底破一宽缝，寸步难移，此药敷之，立刻止痛能行，神妙无比。

脚上生茧切忌用刀

荸荠半个，贴患处过夜，次晚再贴，五六次其茧连根脱出。

又方：葱头、荸荠共捣汁一碗，煎，再用松香四两，麻油半斤，熬至滴水成珠，方入前汁，摊膏药，贴上即落。

又方：用蜈蚣一条，硼砂等分，放钟内拌匀，埋地七日取出，银簪点上，即脱。

脚生鸡眼

真乌梅肉捣烂，入醋少许，加盐水调匀，贴之，自消。

又方：荸荠一个，荞面一钱，共捣融，贴上一昼夜，自落。

又方：取活蜈蚣，用香麻油泡一二日，取出捣烂，敷之过夜，根即拔出，不致再发。并治蛀发癣。

又方：乳香一钱，轻粉五分，黄丹水飞净三分，生橄榄核三个烧枯存性，共研细末，香油调敷，甚效。

又方：满天星又名遍地金钱，又名破铜钱，生阶砌及花盆上捣融，厚敷一日一夜，根自拔出，极效。

又方：地骨皮、红花二味研细，敷之，立愈。

又方：京城硇砂膏药贴之，亦能除根。

又方：生白萝卜口嚼如泥，敷之，止痛如神。

又方：鲫鱼膏贴之，极效。

行路脚底起泡

生灰面水调敷一夜，即平。

远行健步

细辛、防风、白芷、草乌各等分，共为细末。凡人将行路远者，先将鞋底内用水微喷湿，将此药掺匀于内，虽日行数百里，脚不肿痛。

又方：萝卜子炒，研末、白矾研末，共铺鞋底内，远行脚不作痛，极效。

脚臭脚汗

萝卜煎水，洗数次，即愈。

脚冷如冰

生附子二钱，好酒曲三钱，共为末，调敷足心，甚妙。

验方新编卷之九

妇人科调经门

凡服调经之药，宜于行经时多服数剂，下次经期即准矣。若丸药，则宜常久服之乃效。

不及期而经先行

如德性温和，素无他疾者，责其血盛且有热也。用归身、川芎各七分，赤芍、生地、知母、麦冬、地骨皮各一钱，甘草五分，水煎，空心服。

如性急躁，多怒多妒者，责其气血俱热且有郁也。用制香附炒，研、归身、川芎、白芍、条芩炒、黄连各一钱，生草五分，生地七分，水煎服。

如形瘦，素无他疾者，责其血热也。用归身、生地、川芎、赤芍、黄芩炒、黄连炒各一钱，生草五分，水煎，食前服。兼服三补丸和之。

三补丸：专治血热。黄芩、黄柏、黄连俱炒，各等分，蜜丸，开水下。

如形瘦，素多疾且热者，责其冲任内伤也。用四物人参知母汤：归身、白芍、台党、熟地、知母、麦冬各一钱，川芎七分，炙草五分，姜、枣引，水煎，食前服。更宜常服地黄丸。

地黄丸：治女子冲任损伤及肾虚、血枯、血少、血闭之症。用熟地八两，山药四两，山萸肉四两，白茯苓、丹皮去骨、泽泻去毛各三两，蜜为丸，空心开水下。

如曾误服辛热暖宫之药者，责其冲任伏火也。用四物加黄柏知母汤：归身、赤芍、生地、黄柏炒、知母、木通各一钱，川芎七分，生草五分，水煎，食前服。更服三补丸见前和之。

如形肥，多痰多郁者，责其血虚气热也。用归身、川芎、生地各七分，陈皮去白、法半夏、云苓、生草各五分，条芩炒、香附童便炒、黄连各一钱，姜引，水煎服。

经过期后行

如德性温和，素无疾者，责其气血虚少也。用八物汤：川芎、白芍、茯苓、台党、归身、生草、生地、白术各等分，姜、枣引，水煎，食后服。

如性急躁，多怒多妒者，责其气逆血少也。照上八物汤加香附炒、青皮各等分，水煎服。兼常服苍沙丸以调之。

苍沙丸：和中开郁。苍术米泔水浸、香附童便浸一日夜各三两，条芩酒炒一两，共为末，汤浸蒸饼为丸，开水下。

如形瘦，素无他疾者，责其气血俱不足也。用十全大补汤：台党、白术土炒、茯苓、炙草、当归、川芎、白芍俱酒炒、熟地、炙芪各一钱，肉桂五分，姜、枣引，水煎服。

如形瘦食少，责其脾胃衰弱、气血虚少也。用异功散加当归川芎汤：台党、白术、茯苓、炙草、陈皮、归身、川芎各一钱，姜、枣引。兼服地黄丸见前。

如肥人及饮食过多之人，责其湿痰壅滞、躯肢迫塞也。用六君子加归芎汤：台党、白术、茯苓、炙草、陈皮、半夏制、归身、川芎、香附各一钱，姜引。兼服苍沙丸见前。

如素多痰者，责其脾胃虚损、气血失养也。用参术大补丸：台党、川芎、砂仁、石菖蒲各五钱，白术、茯苓、陈皮、莲肉、归身各五分，炙草三钱，真山药一两，共为末，薄荷包米煮饭为丸，米汤下。

一月而经再行

如性急多怒气者，责其伤肝以动冲任之脉。用四物加柴胡汤：归身、川芎、白芍、生地、柴胡、党参、条芩、生草、黄连，煎服。更宜常服补阴丸以泻冲任之火。

补阴丸：黄柏、知母去皮毛，炒各等分，蜜为丸，每服五十丸。

如曾服辛热之药者，用四物加黄柏知母汤及三补丸见前。如伤冲任之脉者，用四物党参知母麦冬汤及地黄丸见前。

数月而经一行

瘦人责其脾胃弱，气血虚。用十全大补汤及地黄丸见前。

肥人责其多痰，兼气血虚。用六君子加苍莎导痰丸：党参、川芎、半夏制各七分，甘草五分，白术、茯苓、陈皮、苍术米泔水浸、归身、香附童便炒、枳壳各一钱，姜引。

苍莎导痰丸：香附童便炒、苍术各二两，陈皮、云苓各一两五钱，枳壳、半夏制、南星、炙草各一两，生姜自然汁浸面饼为丸，淡姜汤下。

经行或前或后

悉从虚治，用加减八物汤：台党、白术、茯苓、炙草、当归、川芎、陈皮、丹参、香附制、丹皮各一钱，姜、枣引，水煎服。

乌鸡丸：此丸专治妇人脾胃虚弱，冲任损伤，血气不足，经候不调以致无子者，服之屡验。白毛乌骨雄鸡一只查药物备要便知，以糯米喂养七日，勿令食虫蚁野物，用绳吊死，去毛与肠杂，以一斤为率，用生地、熟地、天冬、麦冬各二两放鸡肚内，甜美醇酒十碗入砂锅煮烂，取出，再用桑柴火焙，去药，更以余酒淹尽，焙至焦枯，研细末，再加杜仲二两盐水炒，去丝，台党、炙草、肉苁蓉酒洗、固脂炒、小茴炒、砂仁各一两，川芎、白术、丹参、归身、茯苓各二两，香附四两醋浸三日，焙，共研末，和上末，酒调面糊为丸，每服五十丸，空心温酒下，或米汤下。

乌鸡汤：与上乌鸡丸同功。白毛乌骨鸡一只，一切与上同，益母草一两，小黑豆一茶杯，共放鸡腹内，水酒各半蒸熟，空心食鸡与汤，食一二次以后，月经时刻不差，其效无比。

经行或多或少

瘦人经水来少者，责其气血虚少也。用四物加人参汤：台党、川芎、白芍、归身、生地、香附童便炒、炙草各一钱，姜、枣引，水煎服。

肥人经水来少者，责其痰碍经隧也。用二陈加芎归汤：陈皮、茯苓、归身、川芎、香附童便炒、枳壳各一钱，半夏八分制，甘草五分，滑石三分，姜引，水煎服。

凡经水来太多者，不问肥瘦，皆属热也。用四物加芩连汤：归身、白芍、知母、生地、条芩、黄连各一钱，川芎、熟地各五分，黄柏七分，水煎服。兼服三补丸见前。

逐日经来几点则止或五日或十日又来数点一月常三四次面色青黄

宜用艾胶汤：阿胶炒、熟地各一钱，艾叶三钱，川芎八分，枣三枚，水煎，空心服三剂。再用陈皮五钱，良姜、枳壳、三棱、乌药各八钱，槟榔、砂仁、红花、莪术各六钱，共为末，煮粥为丸如梧子大，每服三四十丸，即愈。

经行不止来往无时

竹纸三十张烧灰，淡酒半斤和匀，澄清，温服。

经来不止形如鱼脑足痛不能动履

乃下元虚冷，更兼风邪所致。宜用疏风止痛散：当归、天麻、僵蚕、乌药、牛膝、独活、石南藤、乳香、紫荆花、骨碎补各一钱，川芎五分，姜三片，葱白三个，酒煎，空心服。

经来不止形如牛膜昏迷倒地

朱砂一钱，白茯苓一两，水和为丸，姜汤送下五十粒，立效。

经来不止或下血胞大如鸡蛋割开内如石榴子其妇昏迷不知人事

此虚证也，宜用十全大补汤见前，姜、枣引，水煎，空心服，三五帖立效。内有甘草、肉桂末二味，米炒令老。肉桂味辛，恐动血，宜加减用之为要。

经来有白虫如鸡肠满腹疼痛

宜杀虫，由大便出。先用追虫丸，后用建中汤补之。

追虫丸：续随子、槟榔、牵牛、大戟各五分，麝香三分，甘遂、芫花各一钱，米糊丸如梧子大，每服十丸，酒送下。

建中汤：白芍一两，黄芪、肉桂、甘草各五钱，共研末，米汤送下。

经来成块如葱白色又如死猪血黑色头昏目暗唇麻

此虚证也。用补内当归丸见后甚效。

经来结成一块如皂角一条痛不可忍不思饮食

此血滞也。用元胡四钱，发灰三钱，共为末，酒调送下，服至半月，其块自消。

腹大如鼓经来如虾蟆子

此症二三月经水不来，以致七八月腹大如鼓，人以为孕，一日崩下血来，其胞血中有物如虾蟆子，昏迷不知人事。宜服十全大补汤见前。

经来如禽兽形

月经如禽兽形，欲来伤人。先将绵塞阴户，用没药一两研末，滚开水调下即愈。

月经过期形如屋漏水头昏目暗小腹作痛更兼白带喉中臭如鱼腥恶心吐逆

先用理经四物汤，后用补内当归丸，自愈。

理经四物汤：当归二钱，川芎八分，生地三钱，柴胡七分，香附醋炒、元胡醋炒、白芍酒炒、焦白术各二钱五分，黄芩酒炒一钱。

补内当归丸：当归、续断、白芷、阿胶、厚朴、茯苓、肉苁蓉漂净，焙干、蒲黄炒黑、萸肉各一两，川芎八钱，熟地一两五钱，甘草、干姜各五钱，附子二钱，蜜为丸，空心温酒下七八十丸。

经来紫色

色紫者，热也。用四物加香附黄连汤：归尾、川芎、赤芍、香附制、生地、黄连、甘草、丹皮各一钱，水煎服。

经来淡色

色淡者，虚也。台党、白术、茯苓、归身、川芎、白芍、熟地、炙芪、香附制各一钱，炙草五分，姜、枣引，水煎服。并常服地黄丸见前。

经如绿水

此症全无血色，乃大虚大寒。不可用凉药，宜用附子乌鸡丸，服之半月，非但病愈，又能怀孕。

附子乌鸡丸：附子三钱，鹿茸无则用鹿胶一两，真山药、苁蓉、肉桂、蒲黄炒黑、当归、萸肉各五钱，白芍一两，熟地一两五钱，净乌鸡肉去皮油，酒蒸三两，米糊为丸，空心酒送下一百丸。

经如黄水

此系虚证，不可用凉药，须暖其经，以和其血，次月血胜而愈。宜用加味四物汤：当归、乌药、川芎、元胡、小茴、白芍各八分，熟地一钱，姜、枣引，水煎，空心服。

经来胁内一块作痛其色深黄

宜治块为先。用四物元胡汤：当归、川芎、白芍各八分，元胡一钱，熟地一钱五分，姜三片，酒煎，加沉香三分磨兑，食后服。

经来全白色五心烦热小便作痛

此气血虚也，宜用前附子乌鸡丸。

经来疼痛小便如刀割

此血门不开。宜用牛膝三两，乳香一钱，麝香二分，水一碗半煎牛膝至一碗，临服磨乳香、麝香入内，空心服，一剂即愈。如系火症，用辰砂益元散见备用诸方。

经来狂言如见鬼神

此症经来，或因家事触怒，逆血攻心，不知人事，狂言鬼神。先用麝香二分，辰砂、远志去心、甘草各一钱，柴胡、桔梗、茯神各二钱，木香五分，台党八分，水煎，不拘时服。后用茯苓丸即愈。

茯苓丸：茯苓、茯神各八钱，远志去骨六钱，朱砂三钱，猪心一个，稀粥为丸如桐子大，用金银花汤送五十丸即愈。

经来常呕吐不思饮食

丁香、干姜各五分，白术一钱，为末，每清晨米汤下。

经来食物即吐

此症乃痰在胸膈，饮食不能下胃。先用乌梅丸化去痰涎，后用九仙夺命丹。

乌梅丸：木香、雄黄各五钱，草果一个，乳香、没药各一钱，乌梅为丸如弹子大，每早口含化一丸。

九仙夺命丹：草果一个，厚朴、茯苓各一钱，枳壳、木香、山楂、陈皮、苍术各一钱，共为末，姜汤下。

经 来 咳 嗽

此症喉中出血，乃肺金枯燥。急用茯苓汤退其嗽，再用乌苏丸除其根。

茯苓汤：茯苓、川芎、苏叶、前胡、半夏制、桔梗、枳壳、干姜、陈皮各八分，当归、生地、白芍各一钱，台党五分，桑白皮六分，甘草三分，姜三片，水煎，空心服。

乌苏丸：莱菔子九钱，贝母四两，共为末，蜜丸桐子大，空心滚开水送下五十丸。

经来大小便俱出

此名蹉经，因吃热物过多，积久而成。宜用分利五苓散去其热毒，调其阴阳即安。

分利五苓散：猪苓、泽泻、白术、赤苓各一钱，阿胶炒、当归、川芎各八分，水煎，空心服即愈。

行经腹痛

凡经水将行，腰腹胀痛者，此气滞血实也。用桃仁四物汤：归尾、川芎、赤芍、丹皮、香附制、延胡索各一钱，生地、红花各五分，桃仁二十五粒，水煎服。

如瘦人，责其有火，加黄连炒、黄芩炒各一钱。肥人，责其有痰，加枳壳、苍术各一钱。

经后腹痛

凡经水过后腹中痛者，此虚中有滞也。用加减八物汤：台党、白术、香附醋炒、茯苓、归身、川芎、白芍、生地各一钱，炙草、木香各五分，青皮七分，姜、枣引，水煎服。

经来二三日遍身疼痛及寒邪入骨或热或不热

宜解表发汗。用乌药顺气散：乌药、僵蚕、白芷、陈皮、枳壳各八分，干姜、甘草各五分，麻黄三分去节此味宜称准，不可多用，如系春天，只服一二分足矣，姜三片，葱一根，水煎服即愈。

经来潮热不思饮食

此症经来胃气不开，不思饮食。须开胃，不宜别样，只取雄鸭头顶上血调酒饮，立效。

经少腹大如漏胎状

此名肠蕈，因经行之时，寒气自肛门而入，客于大肠，以致经血凝涩，月信虽行，而血却少，其腹渐大，如孕子状，为胎漏状。壮盛妇人半年以后，气盛而除，虚怯者必成胀病。用桂枝桃仁汤：桂枝、槟榔各一钱五分，白芍、生地、枳壳各一钱，桃仁二十五粒，炙草五分，姜、枣引，水煎服。更宜常服四制香附丸见后。此症载《灵枢》内，人鲜知者，特表而出之。

经闭不通

妇人女子经闭不行，其候有三：乃脾胃伤损，饮食减少，气耗血枯而不行者，法当补其脾胃，养其气血，以待气充血生，经自行矣，不可妄用通经之剂，则中气益损，阴血益干，致成痨瘵之疾而不可救，所谓索千金于乞丐，棰楚日加，徒毙其生而已；一则忧愁思虑，恼怒怨恨，气郁血滞而经不行者，法当开郁气、行滞血，而经自行，苟用补剂，则气得补而益结，血益凝聚，致成癥瘕腹满之疾，所谓养虎自遗患也；一则躯肢迫塞，痰涎壅滞而经不行者，法当行气导痰，使经得行，斯之谓良工矣。

通治经闭

蚕沙饮：蚕沙四两，炒半黄色，用黄酒一斤半甜酒亦可，用瓦罐煎滚汤，去蚕沙，将酒入瓶封好，温饮一二杯即通，甚效。如因脾胃损伤，血枯不行者，用加减补中益气汤：台党、白术各二钱，炙芪、柴胡各七分，归身、白芍、川芎、陈皮各一钱，神曲炒、麦芽炒、炙草各五分，姜、枣引，水煎服。更宜服参术大补丸、乌鸡丸，以经行为度。

如因气郁，血闭不行者，用开郁二陈汤：陈皮、茯苓、苍术、香附制、川芎各一钱，半夏制、青皮、莪术、槟榔各七分，甘草、木香各五分，姜引，水煎服。更宜服四制香附丸，以经行为度。

四制香附丸，此妇人常用之要药也。净香附一斤用酒、醋、盐水、童便各浸三日，焙，研，乌药八两，共为末，醋糊为丸，开水下。

如因痰多者，用前苍莎导痰丸，更服上开郁二陈汤去莪术，加枳壳一钱服之。

有愆期未嫁之女，偏房失宠之妾，寡居之妇，菴院之尼，欲动而不能得遂，憾愤而不得伸，多有闭经之疾，含羞强忍不欲人知，致成痨瘵之病，终不可救者，宜用四制香附丸、参术大补丸，攻补兼行，庶几可瘳。此七情之变，无以法治者也。

有经闭不行，骨蒸潮热，脉虚者，用增减八物柴胡汤：台党、茯苓各一钱，炙草五分，归身、白芍、生地、麦冬、知母、柴胡，有汗加地骨皮，无汗加牡丹皮，各二钱，淡竹叶十五皮，水煎服。凡妇人血虚有热者，皆可服之，如热太甚，服此不平者，加黑干姜一钱，神效。

有经闭发热，喉燥唇干，脉实者，用四物凉膈散：归身、川芎、赤芍、生地、黄芩酒炒、黄连酒炒、山栀炒黑、连翘、桔梗各一钱，生甘草、薄荷叶各五分，淡竹叶十皮，水煎服。凡血实形盛，脉有力者，皆可服之。

经闭腹大如孕

此名石瘕，因行经之时，寒气自阴户而入，客于胞门，以致经血凝聚，月信不行，其腹渐大，如孕子状。妇人壮盛者，半年之后，小水长而消矣，若虚怯者，必成肿病。用温经汤：归身、川芎、赤芍、莪术、台党、炙草各五分，川牛膝、故纸、小茴炒各一钱，姜、枣引，水煎服。更宜常服四制香附丸见前。此《灵枢经》秘方也。

室女经闭遍身浮肿

室女月水初行，不识保养，误用冷水洗手，血见冷水则凝不出，面色青黄，遍身浮肿。人作水肿治之不效，宜用通经丸，通血消肿即愈。

通经丸：三棱、莪术、赤芍、川芎、当归、紫菀、刘寄奴各八分，穿山甲一片，共为末，米糊为丸，酒送下。

妇女因开甑时为热气所冲面目肿大经水不通

旧蒸饭布越旧越好烧灰，用锅盖上气水甑盖上气水亦可调敷，随敷随消，经水亦通。无蒸饭布，用甑底烧灰亦可。

妇女疳疾经水不调面色黄瘦咳嗽烧热或吐血或不吐血不思饮食精神疲倦

熟地、干姜、当归、蒲黄、赤芍、甘草各三钱，小黑豆五钱，共研细末，另用肉桂三钱，去皮研末，入药拌匀，每用三钱，外加男子指甲七个，瓦上焙黄，研细，入药内。临睡时用热淡黄酒冲服，出汗，不要受风，每日服一剂，共服四剂，其效如神。此四日只用开水红糖拌饭食，或食稀粥，千万不可另吃别物，并忌受惊气恼，是所至要。

经逆上行从口鼻出

此因食椒姜热毒之物，其血乱行，急用犀角地黄汤：犀角、白芍、丹皮、枳实各一钱，黄芩、橘红、百草霜即锅底烟子，以烧草者为佳，烧煤炭者断不可用、桔梗各八分，生地二钱，甘草三分，水煎，空心服，数剂即愈。

又方：韭菜捣汁一盏，入童便半盏，蒸热服，极效。若无童便，其功稍缓。

又方：先以好陈墨磨水一盏，服，其血立止，次用归尾、红花各一钱，水一盅半煎八分，服。

经水从口鼻出咳嗽气紧

宜推血下行，当用红花散七帖，次用冬花散止咳下气，不须五七帖，热去全安。

红花散：红花、黄芩、苏木各八分，花粉六分，水煎，空心服。

冬花散：冬花蕊、粟壳蜜炒、桔梗、枳壳、苏子、紫菀、知母各八分，桑皮炒、石膏、杏仁各一钱，水煎服。

经水房事相撞

俗名撞红。用明雄水飞净三钱，好酒冲服，一次即愈。

血崩不止

参看后老妇血崩方。灯心一根，蘸香油点燃，烧大敦穴一下，即止。穴在两足大趾外侧甲缝内中间不上不下即是。如止而又崩，即在原处烧之。若原处起泡，挑破烧之，无不止矣。此治崩症神效第一方也。止后再请名医用药调理，以免复发。

又方：凡妇女有血崩血枯之症，其头顶心必有红发数根，拔之烧灰，酒调空心服，甚效。

又方：陈莲蓬壳烧灰存性五钱，棉花子烧灰存性三钱，共研末，米酒冲服，奇效非常。此仙人尹蓬头方也。

又方：胶血饮见后老妇血崩方最为神效。

又方：木耳炭火焙存性，研末一钱，崩轻用热酒调服，崩重以铁秤碗烧红投入酒内，俟酒热调服，立效。

又方：肥羊肉三斤，用水三十六碗煮至十五碗，加入真大生地黄一斤，干姜、当归各三两，煮至三大碗，分作数次服之，甚效。此孙真人方也。

又方：制贯众末二钱制法见后赤白带下第一方，酒冲服。因湿热而崩者极效。

又方：锅底烟子以烧草者为佳，烧煤炭者断不可用，热酒冲服二三钱，立止。

又方：真大生地二两切片，用好绍酒浸透，捣烂如膏取汁，再用当归、川芎各五钱，煎好，和生地汁捣匀服之。遇危险者，如心口热，可救。

又方：旱莲草查药物备要便知，煮鸡汤食之，立效。

又方：好肉桂去皮瓦上煅存性，研末，空心米汤调服三钱。虚寒血崩极为神效。

又方：小公鸡一只，重半斤上下，去毛并肚杂，入好田州三七三钱，砂锅内蒸极融烂，空心服食即愈。

又方：陈棕烧存性，空心淡酒冲服三钱。

又方：榖树皮又名楮树，又名构树、荆芥各二钱，煎服，神效无比。

又方：盖墙头之破缸捶碎如豆大，砂锅内炒热，加醋淬入，取醋饮之，立效。

又方：蚕砂，砂锅内炒黄，为末，酒调服三四钱效。

又方：核桃肉五十个，灯火上烧存性，捣融灯用麻油，别油忌用，作一次空心嚼食，神效。

又方：黄芪、真山药炒、苡仁米各七钱，当归炭四钱，阿胶蛤粉炒珠五钱，莲蓬炭、老棕炭各三钱，炒白芍二钱，荆芥炭一钱五分，煎服。日久不愈者，服之甚效。

又方：甜杏仁苦者即桃仁，断不可用去皮尖，烧存性，为末，每服三钱，空心热酒服。诸药不效者，服此立止。

老妇血崩

凡妇人老年，骤然血海大崩不止，名曰倒经。速投此方一剂，其崩立止。如仍发热，以六安州茶叶三钱如无，即用别项茶叶亦可煎服一次，身热即退，再用六君子汤加当归、白芍调理而安。陈阿胶一两米粉拌炒成珠，无则以陈黄明胶代之，总不如阿胶之妙，全当归一两，西红花八钱，冬瓜子五钱，用天泉水煎服，其渣再煎服之，方名胶红饮。此方传自异人，每治老妇血崩，屡试如神。后见少妇大崩不止，屡服大料补剂，血流反多，饮食不下，昏晕几次，势甚危笃，照此方减去红花一半服之，仍用六君子汤加当归、白芍调理痊愈。叶天士云初崩宜塞，久崩宜通，即此义也。红花能去瘀生新，不与桃仁同用，并不害事，切勿疑误。

崩中漏下五色

蜂窠焙枯研末五分，温酒下，神效。此张文仲方也。

崩久成漏连年不休

此中气下陷，元气不固也。宜用前加味补中益气汤，兼服鹿角霜丸：鹿角霜、柏子仁去壳，炒、归身、茯神、龙骨煅、阿胶蛤粉炒成珠各一两，川芎七钱，香附醋制二两，炙草五钱，川续断一两五钱，共为末，山药五两研末，煮糊为丸，每服五十丸，空心温酒下。

白带白浊白淫

妇人常有白带、白浊、白淫诸疾，症固不同，治亦有别。白带者，时常流出清冷稠粘，此下元虚损症也。白浊者，浊随小便而来，浑浊如米泔水，此胃中浊气渗入膀胱也。白淫者，常在小便之后来，亦不多，此男精不摄，滑而自出，不治亦愈也。

治白浊方：陈皮、半夏制、白茯苓、白术、益智仁盐水炒，研、苍术各一钱，炙草五分，升麻、柴胡各七分，姜引，水煎服。

赤白带下

带久不止者，专以补虚为主，宜服十全大补汤去地黄，加陈皮、半夏、干姜，更服参术大补丸俱见前以补脾胃之虚，及服补宫丸以补下元之耗。

补宫丸：鹿角霜、茯苓、白术、白芍、白芷、牡蛎煅，童便炒、真山药、龙骨煅、赤石脂各五钱，干姜炒二钱五分，醋煮为丸，空心米汤下。

又方：白术五钱，真云苓二钱，车前子一钱，鸡冠花三钱，水煎服。无论久近，其效如神，百发百中。赤带用白鸡冠花，白带用赤鸡冠花，反之为妙。

又方：赤白带下，诸药不效，年久不愈，此乃湿热也。贯众一个，去皮毛，以好陈醋泡透，慢火烧熟，为末，空心米汤下，每服二钱，亦百发百中之方也。

赤白带下脐腹疼痛

白芍二两炒，干姜五钱，共为细末，每服三钱，空心温米汤调下，效验如神。

五色带下

年久古砖一块，烧极红赤，以油煎面饼七个安放砖上，再用黄瓜根研末铺面饼上，加布两层，令病人坐上，使药气熏入腹中，当有虫出，治三五次，虫尽即愈。

妇人科种子门

种子刍言

方书每载种子一门，诚属绵延宗祀之苦衷，窃谓子孙蕃衍，皆由祖宗积德，已身修善，上天赐以嗣息，使获多男之庆，得遂燕翼之谋，所关非浅，岂可强求。每见富贵之家，年未四十，托名无子，借号体虚，广蓄姬妾，遍觅奇方，金石杂投，辛温并进，以为毓麟有望，谁知肾火炽而情欲肆，情欲肆而津液漓，神衰形丧，终叹无儿。兼之年寿不永，中道崩殂，而与寡欲多男之说不大谬哉。上天好生，挽回甚速，奉劝艰嗣君子，深体天心，广行阴骘，出言酝天地之和，居心存忠厚之意，兴房帏而勿求美色，淡嗜欲而毋斫乃躬，或敦宗睦本，或济急扶危，或流传善书，或创修寺院，或兴义学，或恤孤嫠，或施槥助葬，或馈药送衣，或有力而独为，或无资而劝募，一切善事，次第力行，自然螽斯载吟，麟趾呈祥也。况夫人而求子，原为家业无人可付，宗祧无人可守耳。如有家业而乏子嗣，财已无主，不思修为，专图朘刻，继嗣觊夺，构讼多端，身未寒而家已破，仍饱他人之腹，徒增一己之愆，愚孰甚焉，何如以无主之财而作有用之事乎？伏愿求子者，勿恃药饵，坚守仁心，身其康强，子孙其逢吉矣。即或不然，早立应嗣，饮之食之，教之诲之，虽毛里不属，而怙恃有恩，如同己出，亦可守祧也。有心求嗣者，当不河汉斯言。

保命延生种子戒期

娶妇必期偕老，生子必望长成。乃人有伉俪极笃而中道死亡，产育艰难而半途夭折者，只因肆情纵欲，暗犯禁忌而不自知也。《道经》云：男女交媾，最有避忌，若犯所忌，天夺其算，神降之殃，生子丑貌怪相，性行不良，残疾夭扎，实有明验。故君子不独外色锄之务尽，即房帏之内，琴瑟之欢，俱有克治之道焉。兹将正色戒期录出，以为却病保生之一助也。

正月初一名天腊，玉帝下界，校世人禄命，犯者削禄夺纪、初三万神都会，犯者夺纪、初五五虚、初六六耗、初七上会、初九玉帝诞，犯者夺纪、十四三元下降，犯者减寿、十五天官诞、十六三元下降、二十五每月二十五日为月晦日，犯者减寿、二十七每月二十七日北斗下降，犯者夺纪、二十八每月二十八日人神在阴，犯者得恶疾、三十每月三十日司命奏事，犯者减寿，月小即戒二十九日。

二月初一犯者夺纪，每朔如此、初三文昌帝君圣诞，犯者削禄夺纪、十五老君诞，犯者夺纪，每月如此、十八先师孔子诞辰，犯者削禄、十九观音圣诞，犯者夺纪、二十五、二十七、二十八、三十俱同前。

三月初一同前、初三玄天上帝诞，犯者夺纪、初九牛鬼神出世，犯者产恶胎、十五同前、十六准提菩萨诞，犯者夺纪、十八中岳帝诞，犯者夺纪、二十五、二十七俱同前、二十八东岳帝诞，犯者夺纪、三十同前。

四月初一、初三俱同前、初四万神善化，犯者失音、初八释迦佛诞，又善恶童子降，犯者血死、十四吕纯阳祖师诞，犯者削禄夺纪、十五钟正阳仙师诞，犯者夺纪、二十五、二十七、二十八、三十俱同前。

五月初一南极长生大帝诞，犯者减年、初三同前、初五名地腊，五帝考校生入官爵，犯者削禄夺纪、初五、初六、初七、十五、十六、十七、二十五、二十六、二十七以上九日名九毒日，犯者得病损寿。若十五日子时犯者，主三年内夫妇皆死，经验多人。十六为天地造化万物之辰，尤忌，犯者大凶、十三关圣帝君降神，犯者夺纪、二十七、二十八、三十俱同前。

六月初一、初三、十五俱同前、十九观音得道、二十三火神诞、二十四关圣诞，雷祖诞，犯者夺纪、二十五、二十七、二十八、三十俱同前。

七月初一、初三俱同前、初七道德腊，五帝校人善恶，犯者夺纪、初十阴毒日、十五中元地官校籍，犯者夺纪、二十五、二十七、二十八俱同前、三十地藏菩萨诞，犯者夺纪。

八月初一同前、初三司命灶君诞，又北斗星君诞，犯者重病夺纪、初十北岳帝诞，犯者夺纪、十五太阴朝元之辰，官焚香守夜，犯者大凶、二十五同前、二十七至圣先师孔子诞，犯者削禄夺纪。或云二十一，非二十七日，未知孰是、二十八、三十同前。

九月初一南斗降神，犯者夺纪、初一至初九此九日为北斗下降日，宜斋戒，又初九斗母诞，犯者男女俱陷黑簿，亥时犯者，夫妇双亡、十五同前、十七金龙四大主诞、十九观音出家，犯者困苦、二十五同前、二十七、二十八俱同前、三十药师佛诞。

十月初一民岁腊，犯者夺纪、初三同前、初五诸神下会，犯者大凶、初六天曹考察，犯者大祸、初十西天王降，犯者暴亡、十五下元水官校籍，犯者夺纪、二十五同前、二十七北极紫微大帝诞，犯者夺纪、二十八、三十俱同前。

十一月初一、初三俱同前、初六西岳帝诞、十一太乙救苦天尊诞、十五同前、十七阿弥陀佛诞，犯者夺纪、十九太阳诞，犯者夺纪、二十五掠刷大夫降，犯者大凶、二十七、二十八、三十俱同前。

十二月初一、初三俱同前、初七犯者恶疾、初八王候腊，初旬戊日亦是，犯者得病、十五同前、十六南岳帝诞、二十天地交泰，犯者夺纪、二十四司命上奏人间善恶、二十五玉帝三清巡视诸天，定来年祸福，犯者得病损寿、二十七、二十八同前、除夕诸神考察，犯者得病损寿。

每岁四立、二分、二至、社日、三伏日、庚申、甲子日、祭祀前斋戒日、父母诞日、讳日、夫妇诞日、本命日、疾风暴雨、雷电晦暝、日月薄蚀，犯者大凶，受祸得病。酷暑严寒，病余产后，过醉空腹，远行郁怒，犯者得病损身。停灯行房，最干神怒，以上各期，先夜即须谨戒。盖半夜交子，昼长夜短者，二更后即将交子时，不可不慎。谨按《礼记·月令》：日夜分，雷乃发声，先雷三日，奋木铎以令兆民曰，雷将发声，有不戒其容止者，生子不备，必有凶灾。可知禁忌，自古有之。日长至，则曰止声色，毋或进。日短至，则曰去声色，禁嗜欲。盖冬夏二至，阴阳相争之时，最难保护，前后数日皆宜绝欲。至于高山大川之上，日月星辰之下，神庙寺观之内，井灶尸柩之旁，及一切非其地，非其时，俱宜严戒。

兹刻始于拙菴秦太史，流传已遍，此本校定最准，删繁就简，止择最重者录之。盖禁忌太繁，奉行恐怠也。若能避忌，必臻上寿，若反是，无不受祸。语云乐极生悲，纵欲成患，谨劝世人，须为长久之欢，弗逞暂时之乐。盖欲浓则暂，欲淡则长，其理不爽，其事不诬也。笃信者，另以小纸将日期录出，贴于壁上，每逢禁忌，必谨遵之。

求嗣得孕法

昔褚澄言：男精泄于先，而女精后至，则阴裹阳，主男孕；女精泄于先，而男精后至，则阳裹阴，主女孕。又云：月信初尽，其浊气未净，而交媾即女。务待经止两三日，则女体虚而浊气尽，再男子保养月余，阳胜于阴，定成男孕。又论：子宫左右，如男精泄于妇人之左生男，右则生女。男清女浊、男左女右、阳壮阴衰之至论也。夫疾风暴雨，或醉饱，或服春药而受胎者，多夭。必俟天气晴明，日暖风和，明星亮月而受胎者，多聪明富贵。倘时令不正，或迷雾气怒而受胎者，多愚蠢贫贱，或雷电之候而受胎者，定生怪状之物，诚不可不慎也。

种子诸方

调经种子汤：归身、川芎、吴萸各一钱，熟地、制香附各一钱五分，酒芍、茯苓、丹皮各八分，延胡索、广皮各七分，生姜三片。若经水先期者，色必紫，加条芩八分；过期者，色必淡，加官桂、干姜、熟艾各五分。水一碗半煎八分，经水至日空心服，渣再煎，临卧服，一日一剂，服至经止两三日，交媾即孕。经期准而不受孕者，用续断、沙参、杜仲、当归、益母草、制香附各二钱，川芎、橘红、砂仁炒研各五分，红花三分，经来时煎服四剂，下期再服必孕。又经通不受胎者，丹参晒干磨粉，每日用二钱，陈酒送下，两月内即孕，无有不灵。

丁公仙枕方：丁公讳其泰，康熙时人，曾任山西总兵，年逾七十无嗣，遇异人授此方，不二年，精力强壮，至八十一岁，已生二十一子矣。其方：用槐木薄板做枕一个，高三寸三分，宽四寸五分，长一尺二寸，如天盖地式，面上钻孔一百二十八个如桐子大，用后药装入枕中，百日后诸病消除，精神倍长，寿高子多，真仙方也。如夫妇皆以此作枕，更见奇效。其药料三五个月一换。真川椒、桔梗、荆实子、柏子仁、姜黄、吴茱萸、白术、薄荷、肉桂、川芎、智仁、枳实、全当归、川乌、千年健、五加皮、蒺藜、羌活、防风、辛夷、白芷、附子、白芍、藁本、北细辛、猪牙皂、芜荑、甘草、荆芥、菊花、杜仲、乌药、半夏、苁蓉，共三十四味，每味一两，务要顶好鲜明咀片，研为细末，绢袋盛之，装入枕中。

赤脚大仙鱼膘种子丸：此方系云南大理府周姓年老无子，遇异人传授此方，服至月余，自觉目明身健，发黑须乌，连生七子，寿至九十有七。此方专治身体虚弱，老少酒色过度，头眩耳鸣目花，腰膝酸疼，四肢无力，自汗盗汗，下元虚损，梦遗精滑，阳痿。或男子精寒肾虚，阳物不举，不能久坚，元阳衰败，或女人血寒气弱，子宫久冷，赤白崩带，经水不调，久不受孕，服此方立效。有子者服之亦可却病保元。肥当归酒洗，晒干、淫羊藿去枝梗荆刺，羊油酥更妙、白莲蕊拣净，去灰土、肉苁蓉酒洗，晒干、川杜仲去皮，青盐水炒断丝、菟丝子淘净灰土，用甜酒浸一宿，又以水煮，再用酒煮，成饼晒干、沙苑蒺藜皮货店带者为真，碧绿猪腰形者佳，去灰土，分四股，青盐、人乳、老酒、童便各拌二两，微炒各八两，真云苓去皮，切片，人乳拌蒸，晒干、甘枸杞红色肉厚者，拣净去蒂各四两，牛膝肥长者佳，去芦切片，酒洗，晒干、固脂拣净，青盐水炒各六两，上白鱼膘一斤蛎粉炒成珠，磨细，上好肉桂二两去粗皮，切片，不可见火，大附子二个每个重一两四钱，去脐，切四块，以甘草水浸七日，每日一换，至期，用面半斤裹好，放炭火中煨熟，切片，焙干。此附、桂二味，年老并虚弱者可用，壮实者少用。以上诸药各依泡制，共为细末，炼蜜为丸如梧子大，每早服百丸，盐开水下，晚服百丸，陈黄酒下，甜酒亦可。

四奇种子丸：粉龙骨五色者佳，瓦上煅、锁阳醋洗、北细辛水泡一夜，晒干、阳起石见太阳跳动者佳各三钱，旱黄桂花人乳拌晒、旱地浮萍要肥大者、吴茱萸醋泡过一夜，炒、上肉桂去皮各二钱，紫梢花色润紫者佳、石榴皮瓦上焙干、砂仁去壳，烧酒洗，焙干、肉苁蓉红色者佳，焙干、川椒要开口者、枸杞去核，炒、麝香用当门子、白芷铜器内炒黄、闹杨花焙、象皮末、真鸦片各一钱，高丽参芦五钱，蓖麻子四十九粒去壳，去油净，共为末，炼蜜为丸如小龙眼肉大，丁香油为衣，每于经净七日之内，先放一丸入阴户内，待一顿饭时药化，然后行事，紧暖如御处女，十产九男，神应无比，不可轻视。然种子务宜节欲，若借此淫佚无度，不惟无子，且恐伤生，不可不慎。

种玉酒：治妇女经水不调，血气不和，不能受孕。或生过一胎之后，停隔多年，服此药酒，百日即能受孕。如气血不足，经滞痰凝者，服至半年自然见效。若受胎之后，须服保胎磐石散见胎前门，可保无病，神应非常。全当归五两切片此能滋养血气，远志肉五两用甘草汤洗一次，此能散血中之滞，行气消痰，二味用稀夏布袋盛之，以好甜酒十斤安药浸之，盖好，浸过七日后，晚上温服，随量饮之，慎勿间断。服完照方再制。再月经来时干净之后，每日用青壳鸭蛋一个，以针刺孔七个，用蕲艾五分，水一碗，将蛋安于艾水碗内，饭锅上蒸熟，食之。每月多则吃五六个，少则二三个亦可。

羊肾酒、涌泉膏、种子兜肚方，均见备用诸方门。

子宫寒冷不能受孕

吴萸、川椒各八两，为末，炼蜜为丸弹子大，棉裹入阴户中，日夜一换，一月后子宫温暖，即可成孕。

又方：硫黄煎水常洗，效。

妇人科胎前门

保产诸方

保产无忧方：专治一切产症，有胎即能安胎，临产即能催生。不拘月份，凡胎动不安，腰痠腹痛，一服即安，再服痊愈。临盆艰危者，一服即生。横生逆产，六七日不下，及儿死在腹中，命在须臾者，亦一服即下。怀孕者七个月即宜预服，七个月服一剂，八个月服二剂，九个月服三剂，十个月亦服三剂，临产服一剂，断无难产之患，百发百中，功效如神。紫厚朴姜汁炒、蕲艾醋炒各七分，当归酒炒、川芎各一钱五分，生芪、荆芥穗各八分，川贝母去心净，为末，不入煎，以药冲服、菟丝子拣净，酒泡各一钱，川羌活、生甘草各五分，枳壳面炒六分，白芍酒炒二钱冬月只用一钱，药须照方拣选炮制后，用戥称准，不可加减分毫，引用老生姜三片，水二大钟煎至八分，服，预服者空心温服。临产及胎动不安并势欲小产者，皆临时热服。如人虚极，再加人参三五分更妙。已产后，此药一滴不可入口，切勿误服。此方药剂分量虽轻，功效甚大，不论强弱老少皆宜。

佛手散：治胎气受伤，或子死腹中，疼痛不已，口噤昏闷，或心腹胀满，血上冲心，服之生胎即安，死胎即下。又治横生倒产，须先安卧，将此药煎服，再行安卧，自然顺生。若儿手足在外，未能收入，切不可乱动，惟少以食盐涂儿掌，用指甲轻搔之，又以盐摩母腹，安卧一时自然收入。药宜早备，以资急用。当归一两，川芎六钱，水七分，酒三分，同煎至七分，服。若治横生倒产及死胎，则加黑马料豆一合，炒焦，乘热淬入水中，加童便一半煎药服，少顷再服一剂，神效。此方又治产后腹痛，发热头痛，能逐败血，生新血，除诸疾。

加减芎归汤：专治难产及阴气虚弱，交骨不开，催生如神。药宜早备，以资急用。当归一两，川芎七钱，生龟版手大一块，醋炙研末药店多以熬过龟胶之版混用，必自行看过，实系生龟版方能见效，妇人乱发蛋大一团瓦焙存性，用水二碗煎一碗，如人行五里之久即生。若死胎，亦即下也。有人产门不开，两日未生，服此一剂即产，真圣药也。

安胎饮：专治妇人惯于堕胎，屡试神验。平时无小产之患者，服此亦妙。一妇人小产六次，百药无效，后服此方，连生数子无恙，屡试如神，百发百中，真保胎第一方也。莲肉去心不去皮、家用青苧麻洗净胶、白糯米各三钱，水煎，去麻，每早连汤服一次，或服汤，不服莲肉、糯米亦可。小产由于房劳伤损足三阴，肾伤则精气不固，肝伤则血热妄行，脾伤则胎元自堕。莲肉清君相之火而能涩真气；苧麻利小便而通子户，清淫欲之瘀热；糯米补益脾阴，能实阳明空窍，使胎不妄动而胎气自安。以五谷果实为方，诚王道之剂也。

泰山磐石散：治妇人血气两虚，或肥而不实，或瘦而血热，或肝脾素亏，倦怠少食，屡有堕胎之患。此方和平，兼养脾胃气血。觉有热者，倍加黄芩，少用砂仁；觉有胃弱者，多用砂仁，少加黄芩。更宜戒恼怒欲事并酒醋辛热之物，可保无堕。台党、炙芪、川芎、黄芩、川续断各一钱，白芍酒炒、熟地各八分，白术二钱土炒，炙草、砂仁各五分，糯米三钱，用泉水煎服。但觉有孕，隔三五日常用一服，过四个月方保无虞。其药渣可倾入河池内与鱼食之，以有糯米故也。徐东皋曰：妇人凡怀胎两三个月，惯要堕落，名曰小产。此由体弱气血两虚，脏腑火多，血分受热所致。医家安胎多用艾、附、砂仁热补之剂，是速其堕矣。殊不知血气清和，无火煎烁，则胎自安。大抵气虚则提摄不住，血热则滥溢妄行，欲其不堕得乎？香附虽云快气开郁，多用损正气，砂仁快脾，多用亦耗真气，况香燥之性，血气两伤，求以安胎，适所以损胎也。惟泰山磐石散、千金保孕丸二方，能夺造化之妙，百发百中，神效非常。

千金保孕丸：治妊妇腰背痛，惯于小产，服此方可免堕胎之患。厚杜仲四两切片，用白糯米炒断丝，川续断酒拌炒二两，共为末，以山药六两煮糊为丸如桐子大，每服八九十丸，用米汤空心送下。戒恼怒，忌食酒醋猪肝发火等物。

小产保胎方：杜仲一斤切片，用盐水浸七日，其水每日一换，铜锅缓火炒断丝，研细末，另用黑枣一斤，以陈黄酒二斤甜酒亦可煮极化，去皮核，和杜仲末杵为丸如桐子大，每日早起用淡盐汤送下三钱。此方百试百效，切勿妄行增减。如向在三月内小产者，服至六七月可止。如在五七月小产者，服至八九月可止。

孕妇恶食呕吐

其症颜色如故，脉息平和，但觉肢体沉重，头目昏眩，择食，恶闻食气，好食酸咸，甚者或作寒热，心中愦闷，呕吐痰水，胸膈烦满，恍惚不能支持。轻者不服药无妨，乃常病也。如重而不能饮食者，用台党、砂仁炒研、甘草各一钱，白术、香附童便炒、真乌梅、陈皮各钱半，姜引，水煎，食远服。

又方：食盐三分，煨姜六分，竹茹三分，老米一撮炒，砂糖三钱，煎水，徐徐服之。如有蛔虫吐出，加花椒二分，乌梅三个，煎服，立效。

孕妇吞酸

孕妇伤食，腹满吞酸，恶心不喜食者，用加味六君子汤：台党、白术、半夏、陈皮、茯苓、炙草、枳实炒、神曲炒、砂仁炒各五分，姜引，水煎，食后服。

孕妇头痛

因外感头痛者，此虚也，加味芎归汤：川芎、当归各钱半，黄芩酒炒、白术各一钱五分，细茶叶二钱，水煎，食后服。

孕妇目鼻咽喉唇口诸病

孕妇专以清热为主，目鼻咽喉唇口诸病多属热也。用吴茱萸五钱研末，好温醋调，敷两足心，用布包好，过一日夜，足心如觉发热即愈。如尚未愈，连换数次，再敷一日夜，无不愈矣，屡试如神。或用凉膈散，各随其症加减用之。

凉膈散：条芩、川连、栀子各酒炒各八分，连翘、甘草、桔梗各一钱，薄荷五分，水煎服。目赤痛者，前方加当归、川芎、羌活、防风、菊花各一钱，竹叶引；鼻血不止者，前方加当归、生地各一钱，茅花一大团，姜引，或照卷一鼻部第一方治之，万无一失；咽喉痛者，前方加牛蒡子炒，杵碎一钱；口舌生疮者，只依本方姜引。

孕妇口渴

此血少，三焦火炽所致。用归身、白芍、川芎、生地、熟地、川柏各一钱，水煎服。

孕妇咳嗽

如初得之，恶风寒，发热，鼻塞，或流清涕者，宜发散，用加减参苏饮：台党、紫苏、陈皮、茯苓、甘草、枳壳、桔梗、黄芩、前胡各一钱，姜引，薄荷叶少许水煎，食后服，得微汗即愈。

如久嗽不已，谓之子嗽，引动其气恐其堕胎，用台党、白术、茯苓、炙草、苏叶、阿胶、桔梗各等分，水煎，食后服。

又方：川贝母去心，面炒黄，去面，研末，砂糖为丸如芡实子大，口中含化一丸，极妙。又卷三咳嗽门内杏仁、百合各方亦可用。

孕妇心痛不可忍

此胎气不顺，宜用顺胎散：草果一个，元胡八分，五灵脂一钱，滑石八分，酒煎，半饥服。

孕妇心忡

猪心一个不下水，用水一碗煎汤，朱砂飞净三分调服。或用加味参麦散见产后门、产后不语方更妙。

胎上冲心

葡萄一两，煎汤服即下。或用前吴萸敷脚心方更妙，胎安即洗去为要。

孕妇乳肿

或两乳或一乳肿痛，作冷作热，名曰内吃。用皂角一条，烧枯存性，酒送下，立消，不复发矣。其乳痛、乳岩各症均见卷二乳部内。

孕妇腹痒

取铁箭头旧用针线袋亦可安卧席下，勿令妇知及他人知。又肚腹部有肠痒方，亦可用也。

孕妇腰痛

猪腰一对要一猪所生者，去白膜，青盐四钱入猪腰内，火内烧枯，研末，蜜为丸，空心酒送下即愈。或用前千金保孕丸更妙。

孕妇小便不通

此胎压尿胞不得小便，心烦不卧，名曰转胞。用保生无忧方见前服一剂，胎即升上，自能小便。百发百中，神效非常。

又方：贝母、苦参、当归等分，为末，炼蜜为丸黄豆大，每服三丸，多至十丸即愈。

又方：猪尿脬吹胀，以翎管安上插入阴户小便孔内，捻脬气吹入即通，极效。如小便少而涩痛，查后子淋方治之。

孕妇大便虚急不出

此症脾土燥，大肠涩，不可用硝、黄等药，宜用枳实二钱，水二碗煎七分，不拘时服。体弱者少服。

孕妇泄泻

以补中安胎为主，白芍二钱，生地、川芎、当归各一钱，水煎服。如发热而渴者为热，本方加条芩一钱，不渴者为寒，本方加干姜五分，乌梅一个为引。

如渴泄久不止者，台党二钱，白术三钱，甘草八分，白芍酒炒、茯苓各钱半，诃子肉、干姜一钱炒，乌梅一个，水煎，食前服。

如久泄大渴者，茯苓、炙草各一钱，藿香五分，木香、干姜各二钱半，水煎，时时服之。

孕妇痢疾

以清热和胎、行气养血为主，虚坐努力者，防其损胎。用当归黄芩芍药汤：当归、黄芩、黄连、白芍、焦术、枳壳、茯苓、生地、陈皮、生草各一钱，木香五分，乌梅一个，水煎，空心服。

如久痢不止，用黄连阿胶汤：黄连炒、阿胶炒、台党、白术、茯苓各一钱，干姜炒、炙草各五分，木香七分，乌梅三个，姜、枣引，水煎，食前服。

又方：用鸡蛋一个，破孔如指头大，以银簪搅匀，加入黄丹五分，用纸封口，在饭上蒸熟，食之即愈，神效非常。

又方：荷叶蒂七个，烧枯存性，研末，酒下，极效。

孕妇疟疾

凡孕妇病疟，不可轻用截药，恐致损胎。用柴胡知母汤：柴胡钱半，台党、黄芩、归身、知母、白术各一钱，甘草五分，姜、枣引，水煎，多服，以平为期。

如疟久不退转甚者，用七圣散：柴胡、黄芩、炙草、知母、常山酒炒、草果仁各钱半，真乌梅三个去核，水酒各半煎，临发五更服之，宜露一夜荡温服。忌生冷鸡鱼。或用卷十五疟疾门外治各方，最稳而效。

孕妇霍乱

其症心腹绞痛，上吐下泄，用紫苏、条芩、白术各钱半，藿香叶、陈皮、甘草各一钱，砂仁炒五分，姜、枣引，水煎服。

孕妇中暑

凡盛暑时，中其暑热之毒者，其症发热而渴，自汗，精神昏愦，四体倦怠，少气，用清神和胎饮：台党、白术、炙草、炙芪、黄芩、黄连、知母、麦冬各一钱，五味十五粒，水煎服。

孕妇中湿

凡孕妇或早行感雾露之气，或冒雨，或久居潮湿之地，或汗出取冷水浴之，其症发热，骨节烦疼，体重头痛，鼻塞，用黄芩白术汤：条芩、白术各五钱，苏叶二钱五分，生姜五片，煎水服。

孕妇中风

凡孕妇中风，或手足拘挛强直，或卒倒昏闷，口眼㖞斜，手足瘈疭，口噤不语，不可用常治中风之法，只以补虚安胎为本，兼用搜风之剂。台党、川芎、白芍、茯苓、生地、白术、归身、炙草、黄芩、黄芪、防风、羌活、秦艽各二钱，姜、枣引，水煎，多服，以平为度。

如牙关紧闭，痰气壅塞，不知人事，先用黄蜡、枯矾、麻黄各四分，为末，共溶化，搽上牙关，再用上方服之。

孕妇瘫痪

此症手足不能动，乃胃中有痰，凝聚血气所致。宜用乌药顺气散见调经门，或照卷十四瘫痪门外治各方治之。

孕妇遍身瘙痒

此症有风，不可服药，用樟脑调酒，擦即愈，或照卷十六遍身瘙痒外治各方治之。

子悬

前五篇有吴萸敷足心方，用之神效，胎安即洗去为要。

孕妇五六月以后，胎气不和，上凑心腹，胀满疼痛者，谓之子悬。用紫苏饮：紫苏、陈皮、大腹皮、川芎、白芍、归身各一钱，潞党、炙草各五分，姜五片，葱白七寸，水煎，空心服。

子　　烦

孕妇心惊胆怯，终日烦闷不安者，谓之子烦。用人参麦冬散：党参、茯苓、麦冬、黄芩、知母、生地、炙草各一钱，竹茹一大团，水煎，空心服。

子　　痫

孕妇忽然眩晕卒倒，口噤不能言，状如中风，须臾即醒，醒而复发，谓之子痫，乃气虚挟痰火之症也。用清神汤：党参、白术、茯苓、炙芪、炙草、麦冬、归身各一钱，姜、枣引，水煎，食后服。兼服琥珀寿星丸。

琥珀寿星丸：安神定志，去风化痰。天南星一斤，掘地作坑深二尺，用炭火二十斤，于坑内烧红，去炭扫净，用好酒五升浇之，将南星趁热放坑内，用瓦盆急盖定，以黄泥封固，经一宿取出，焙干，为末，入琥珀末一两，朱砂末五钱，和匀，以生姜自然汁煮如面糊熟，再入猿猪心血三个阉割者为猿猪搅匀，和为丸如梧子大，朱砂为衣，每服五十丸，党参煎汤下，日服三次，神效。

子　　肿

孕妇面目身体四肢浮肿者，此胎泛溢，谓之子肿。用加味五皮汤：大腹皮、生姜皮、桑白皮、白茯苓皮、白术、紫苏各味等分，枣引去核，水煎，另用木香磨浓汁三匙入内。

又孕妇腹大有水气者，亦名子肿。用鲤鱼汤：白术二钱，茯苓钱半，归身、白芍各一钱，生姜、陈皮各五分，活鲤鱼一个，约重八九两，煮汁一盏半，去鱼，以鱼汤煎药，服，甚效。

孕妇自六七个月以来，两足肿大，行步艰难，脚指间有黄水出，此名子气，亦多有之。未备医治，生子之后其肿自消。

重者用茯苓汤：云苓、白术、陈皮、香附、乌药各一钱，炙草五分，紫苏五分，木瓜三片，姜引，水煎，空心服。

子　满

孕妇至七八个月，胎已长成，腹大腹满逼迫子户，坐卧不安，谓之子满。用束胎饮：白术、黄芩、苏叶、枳壳、大腹皮各钱半，砂仁五分连壳略研，炙草三分，姜引，水煎，空心服。

子　淋

孕妇小便少又涩痛者，谓之子淋。用加味木通汤：木通、生地、条芩、甘草梢、麦冬、赤芍、党参各一钱，淡竹叶十五片，灯心一撮，水煎，空心服。

子　鸣

气足时子在腹中鸣者，谓之子鸣。此由孕妇或欠身向高处取物，子在腹中失脱口中所含疙瘩，故啼。治法：或令孕妇作男子拜状，或以豆撒地，令孕妇捡之，子复含着，则止矣。

孕妇无故心虚惊恐悲泣状若遇邪

此脏躁证也。用甘草三两，小麦一升，大枣十枚，用水六升煎三升，去渣，分三服，温服即效。再服竹茹汤数服以和之。

竹茹汤：台党、麦冬、茯苓、炙草各一钱，小麦一合，青竹茹鸡子大一团，姜三片，枣五枚，水煎，食后服。

孕妇至七八九个月内忽然声哑不语

此少阴血脉下养于胎，不能上荣于舌，生子之后自能言语，非病也，不可服药。莫信庸医图利，只以饮食补之。

孕妇忽然倒地

此乃血养儿胎，母欠精神，承胎不住，眼目昏花，一时倒地，不须服药，只以饮食补之可也。

胎动不安

用前八篇吴萸敷足心方最妙，胎安即洗去为要。

丝瓜二个又名水瓜，又名线瓜，煎水服即愈。如无丝瓜，或藤亦可，或用保生无忧方最妙。

胎动下血不止

保生无忧方服之即止。

又方：取白蜡一团如鸡蛋大，煎三五滚，兑好酒服，立愈。十日内忌食鸡。

又方：五倍子末，酒调服二钱，神效。

扑跌胎动腹痛下血

砂仁不拘多少，放熨斗内，慢火炒热透，去筋膜，为末，每服二钱，热酒下，即安，功最神效。

孕妇漏胎

漏胎者，谓既有孕而复下血也。女子之血，在上为乳汁，在下为经水，一朝有孕，而乳汁经水俱不行者，聚之子宫以养胎也。今胎漏下，则是气虚血虚，胞中有热，下元不固也。宜用台党、白术、归身、赤芍、熟地、黄柏、知母、阿胶、艾叶、条芩、炙草各等分，姜、枣引，水煎，食远服。兼用杜仲丸。

杜仲丸：杜仲姜汁炒、川续断酒炒各二两，共为末，枣肉捣和为丸如梧子大，每服三十丸，宜与后胡连丸间服。

胡连丸：安胎圣药也。条芩四两以沉水为佳，白术无油者四两，莲肉去心二两，砂仁微炒、炙草各一两，共为末，用山药多煮糊为丸，米汤下。

小便多而动红势欲小产

葱头一大把，约二三十根，煎水服，立止，如神。止后仍用煎保生无忧方服之。

误服药胎欲坠

生白扁豆去皮，为末，米汤调服，即安。或煎浓汁服亦可。此症胎气已动未堕，口噤自汗，手强头低，似乎中风，人多不识，若作风治必死，慎之慎之！或用保生无忧方见前服之，极为妥效。

临产须知

凡孕妇未产数日前，胎必堕下，小水频数，此欲产也。慎重之家，于合用药物，惯熟稳婆，预宜备之，以防不虞。又干漆渣及破漆器，产时烧之，使产母闻得其气，无血晕之疾。又烧红石放盆内，以好醋浇之，房中转游数次，产母常闻醋气，亦无血晕。又用生韭菜一握，放在小嘴瓦瓶中，以热醋浇浸，塞其大口，以嘴向产母鼻嗅之，亦止血晕。又取无病男童小便五六碗，净器收贮，临产之时，即温一二杯饮之，自无血晕。

产母房中，只令稳婆一二人，紧闭门户，勿使杂人往来，更禁人无事询问，大惊小怪。直待胞浆已动，儿身已转，逼近子门，不须用力，当此之时，产母呼痛，其身倾侧，护生者不可抱束其腰，恐致损儿，但扶其肩膊，勿令困倒。

临产时，如白蜜、滚开水、薄粥、美膳，常要齐备。如渴，则取白蜜半盏，开水化开，饮之，可以润燥滑胎，令其易产。如饥，即以薄粥、美膳与食之，令其中气不乏，自然易生。

如夏月盛暑之时，必用冷水洒扫房间，解其郁蒸之气。四面窗牖大开，以薄纸帐遮之，使产妇温良得宜，庶新血不致妄行，可免血晕。

如冬月严寒之时，必于房中四处燃火，常使和暖之气如春，更要闭其户牖，塞其穴隙，使邪气不入，庶免风寒之疾。

临产之时，凡合用水火柴炭，锅锥剪刀，麻绳线布，无一不备可也。

催生诸方

凡催生，须当正产之候，如临月，忽然腹痛，或作或止，或一二日，或三五日，胎水已来，腹痛不止者，名曰弄胎，又曰试痛，非当产也。有一月前忽然腹痛，如欲即产却又不产，此名试月，亦非当产也。不问胎水来与不来，俱不妨事，俱当宽心待时，至时瓜熟蒂落。即临盆之际，腹中气痛转胎，气壮者转身易，气虚者转身难，延缓时刻，腹痛不已，俱非正产之时，切不可预先惊动，混服催药。直至腰腹一阵痛加一阵，痛极难忍，粪门挺急如欲大便，眼中时见金光，浆破血来，方是正产之候。若未至产时，误用催药，转动非时，以致倒产横生，为害不小。催生之方最多，世传兔脑、鼠肾等丸，虽属灵验，果当正产，服之自然有效，若非正产，如瓜果之未熟而摘，必致伤生害命，断不可用。惟保生无忧方见前服之，当生即生，不生亦能安胎，即横生倒产，胎死腹中，亦能顺生，毫无苦楚，百发百中，万应万灵。其药甚平，其功最大，诚千古不磨之方，切不可再好奇而轻忽也。

朱丹溪先生云：佛手散见前为催生圣药，又稳当又效捷，与保生无忧散功力相同。凡老妇并矮小女子，及体弱交骨不开者，服加味归芎汤见前，尤极相宜。催生之药，惟此三方最稳最灵，万无一失，切勿乱用别药。又牛膝一物，催生断不可用，服之血气下坠，必致两腿疼痛，叫号不已，惨不可闻，无药可治，死而后已。此名医秘传也。

又方：陈麦草须取露天者更妙，无则用旧草帽之草亦可，每用一两，洗去尘灰，剪寸段，煎汤服，难产极效。此方须传穷乡僻壤、医药不便及无力医药者，全活一命，阴功莫大。

又方：用新朱笔在黄纸上无新朱笔，用新墨笔亦可写"语忘敬遗"四字，贴床柱及门窗上。凡有门窗之处，各贴一张。临产，令产妇默念此四字，即产，可免邪祟。

又方：用本年皇历面上钦天监印花烧灰，白开水送下，勿令人知，屡试屡验。

又方：用新笔墨纸净砚写"日月如箭急"共五字，贴产妇房口并房内，如仍未生下，即用火焚此五字于净水中与服，即下矣。写此五字不宜挑勾。

又方：急采树叶一片，或花或草叶皆好，要新鲜青的，以净水贴在床背，勿令人知。

临产胡言乱语

用四焰灯火加朱砂入盏内，点之即安。四焰者，一盏内用四灯头是也。

临产晕绝不省人事

用生半夏如豆大，研末，吹鼻中，得嚏即活。

临产艰难及气弱或矮小妇女交骨不开

一时难觅医药，用白蜜、麻油各半盏，煎至一半，服之，立效，终不若加味芎归汤见前之妙。

难　产

难产者，多因产母仓惶坐草太早，或胞浆虽破，儿身未转，或转未顺，被母用力努责，以致足先来者谓之逆产，手先来者谓之横生，或漏其肩与耳与额者谓之侧产，或被脐带缠绊不得下者谓之碍产。仓卒之间，二命所系，不可无端嚷闹，大惊小怪，更不许稳婆混行动手，总以镇静为主。无论逆产、横产、碍产，将儿轻轻送入，用前佛手散服之，最稳最灵，并照以后各法救之。

救逆产

令产母正身仰卧，务要定心定神，不可惊怖，却求惯熟稳婆，剪去手甲，以香油润手，将儿足轻轻送入，又再推上，儿身必转直，待身转头正，然后服前催生之药，渴则饮以蜜水，饥则食以薄粥，然后扶掖起身，用力一送，儿即生矣。此在稳婆之良，若粗率蠢人，断不可用，更不可使针刺足心，儿痛上紧，母命难保。

救横产

一切照上，仍将儿手轻轻送入，再推上，摸定儿肩，渐渐扶正，即下矣。忌用针刺。

救侧产

亦令产母仰卧，俱如前法，稳婆用灯审视，或肩或额，或左或右，务得其真，以手法轻轻扶拨令正，仍服药食如前法，起身用力，儿即下矣。

救碍产

产母仰卧，稳婆用灯审视，看脐带绊着儿之何处，仔细以手法轻轻脱取，服药食如前法，扶起用力一送，即下矣。

一切横生逆产

佛手散见前最稳最效。

又方：灶心中土两旁取者不效研细，酒调服一钱，仍搽产母脐中，极效。

又方：用手中指点锅底烟子，于小儿足心画一×，即刻顺生。

又方：蜂蜜、真麻油各半钟，煎至一半，服，立下。

盘 肠 生

当产之时，子肠先出，盘露于外，子随后生，产后而肠不收，此谓盘肠生也。盖由平日气虚不能敛束，血热易于流动，下元不固，关键不牢，以致如此。救治之法：于子下衣来之后，却命产母仰卧，稳婆先将子肠温水洗净，然后托起轻轻送入，推而上之，却令产母两足夹紧谷道，其肠自收上也。或取蓖麻子四十九粒，去壳，捣烂，贴在顶心，候肠收尽而急去之。次者，或用冷水和醋，令人喷产妇面，一喷一收，以渐收之，此法最妙。或照后肠出各方治之。欲免其苦者，宜于此后无孕时，多服地黄丸加五味子一两，肉桂一两，以固下元之关键。及有孕时，多服胡连丸加台党一两以补气，又服三补丸以凉血。凡滑胎瘦胎之药不可轻服。如八月之时，再服八物汤加诃子、麦冬、粟壳，服十余剂，庶可免矣。各方俱见前。

如肠干不上，诸药不效者，以刀磨水少许，洒润肠上，另用真磁石煎一杯，兑酒服，自然收上。此扁鹊神方也。

临产儿尚未生有物先出形如胞衣

乃子宫也。此时儿尚未生，切勿用蓖麻子涂在顶心，以致误事，速将子宫纳入，服以补药用前保生无忧散最妙，静候儿生，母子无恙。

胞衣不下

此因产母力乏，气不转运，或因血少干涩，或因子宫空虚而不下者，急用芡实叶又名鸡头莲叶一张，扯作二三块，煎水服，胎衣即破作二三块而下。又莲蓬壳一个，扯作二三块，煎水服。或用荷叶扯碎，功亦相同，神效无比。此数物须平时收存，以备急用。

又方：明矾三分，研末，开水冲服，立下。

又方：用竹竿于堂中正梁上戳三下，即下。

又方：用雄鸡一只，连毛破开，去肠杂，盖孕妇脐上，鸡头向上，以布扎缚，即下，神效。

又方：生鸡蛋两个，去黄用白，好陈醋烧开冲服，即下。

又方：蓖麻子十四粒去壳，捣烂，贴两足心，胎衣即下。衣下后，赶急将药洗去，久则恐肠出也。如肠已出，仍用此药敷囟门上，肠自收入，药随洗去勿迟。

子死腹中

产母唇舌俱红者，母子无事。唇青舌红者，母死子活。唇红舌青者，母活子死。唇舌俱青者，母子俱死。用平胃散最为神效。

平胃散：专治胎死腹中。苍术淘米水泡，炒、紫川厚朴姜汁炒、陈皮各二钱，炙草五分，酒水各一钟煎至一半，加朴硝末五钱，再煎三五滚，去渣，温服，其胎即化为水而出矣。若仓卒制药不及，只用朴硝五钱，以温童便调下亦效。如胎未死，产妇舌不青黑，不可乱用。凡猫犬生子不下而叫号者，亦以此药灌之。

又方：用醋炒黄牛粪，敷肚脐上，用布捆好，即下，神效。

妇人科产后门

胎衣不下

见胎前门。

生子气绝不啼

胎衣来时，切勿断脐，即取小锅烧水，以胎衣放热水中，并以水浇脐带，俟暖气入腹，儿气即回，啼声发出矣。若先断脐带，不可救矣。并参看小儿科保婴各法。

产后宜挤两乳

凡妇人初产，即将两乳放温热淘米水内揉洗，将乳挤出，乳孔内有白丝数条，用手扯去方与儿食，则小儿易于吸食，可免吹乳、乳痈等病。此秘法也。

产后乳汁不通

或初产之妇，则乳方长，乳脉未行，或产多之妇，则气血虚弱，乳汁短少，并用加味四物汤：归身、党参、川芎、赤芍、生地、桔梗、甘草、麦冬、白芷各一钱，水煎服。如因乳不行，身发壮热，胸膈胀闷，头目昏眩者，加木通、滑石末，水煎，食后服。更煮猪蹄汤食之，则乳汁自通。猪蹄一对洗净，煮烂，入葱调和，并汁食之。又云要入香油炒过穿山甲共煮，去甲，食之，神效。或查卷二乳部内通乳各方治之。

产后阴户垂出肉线长三四尺触之痛引心腹

老姜三斤，连皮捣烂，入真麻油二斤炒干，先用旧绸五尺折叠，轻轻盛起肉线，使之屈作二三团，纳入阴户，再用绸袋盛姜，使姜气就近熏之，冷则随换，熏一日夜收入大半，二日收尽，神效非常。肉线切不可断，断则不治，并宜禁风。

产后子肠掉出一截

凡妇人产后胞衣已下，有肠出一截，俗名外衣，或肠上胞衣脱落未尽，不必惊慌，不必服药，用枳壳煎汤洗之，切宜避风。若怕风寒，不洗亦可，三五日后自然烂落。近日有人经验甚多，并不碍事，亦无后患。若肠出多者，则照后方治之。

产后肠出不收

真麻油三斤炼熟，入盆内候温，令产妇坐盆中，另用皂角尖烧枯，去皮，研细末，吹鼻中，作嚏即收。

又方：枳壳二两煎汤，温浸良久自入，冷则随换。或照肉线方见前治之，或照后子宫坠出方亦可。

又方：新鲜鲫鱼头焙枯，研细末，一半搽肠，一半酒服，即时收上。

产后子宫脱出

产后下一物如合钵状有两块者，子宫也，名阴癞，又名癞葫芦。用补中益气汤见卷十一内外备用诸方去柴胡，连服二三大剂，一响而收。并用荆芥穗、藿香叶、臭椿树白皮炙各六七钱，煎汤，时时洗之。再用熟地、归身各二钱，川芎、白芍各钱半，台党三钱，水煎，服数剂，可免后患。或照上肠出不收鲫鱼方最效。

产后尿脬脱出

棕树根和猪瘦肉久煮，去根，食肉与汤，三五次自然收入，其效如神。

产后胎膜坠出

产后出一物如手帕，因临产用力大过，或肝痿所致，有粘席不得上者，乃胎膜也。照上子宫脱出方治之即入。

产后尿脬破损小便直流

黄丝绢天生黄者三尺用炭灰淋汁煮烂，以清水漂极净，剪极细碎，黄蜡五钱，白蜜一钱，白茅根、马庇勃各二钱，水二盏煮至一盏，空心服，服时须敛气，不得开口作声，如作声则不效。

又方：生成黄色丝绢一尺照前制法，白牡丹根木一钱研末，白及一钱研末，水二钟煮至绢烂，加糖食之，不宜作声。此名补脬散。观其补法，有不可思议之妙。生丝造者曰绢，色黄者入血，丹皮连木者入里，色白者走气，二者皆能泻膀胱之火，引清气以达外窍；白及性粘，功专收涩，能补五脏之破损。服之不作声乃有效者，盖声出于五脏，有声则五脏之气动而来迎，无声则五脏之气静而安谧，所服之药不由五脏分布入肺，竟从胃口阑门分别清浊之路，由脂膜之络渗入膀胱之外膜，使白及得以护外而为固也。《本草》载台州大辟剖出肺伤之处，皆白及所补，信有是夫。

又方：云苓、陈皮、桃仁各一钱，台党二钱半，炙芪钱半，炙草五分，用猪尿脬羊尿脬亦可洗净煮汤，去脬，入药煎好，空心服，亦不作声，多服乃效。血虚者加川芎、当归。

又方：大鲤鱼一条，取鱼鳞，用油煎极酥脆，加盐、醋、姜汁拌鳞，蒸食，立效。

产后癥疽突出

先用连翘散，后用黄蜡膏，立效。

连翘散：炙芪、连翘、花粉、防风、栀子各一钱，甘草三分，水煎服。

黄蜡膏：黄蜡、枯矾、麻黄以上各四分，为末，用开水冲服。或用前子宫脱出诸方亦妙。

产后阴户生虫一对

此虫约长寸余，埋入土中数日，开视暴大如拳，名子母虫，以后再生一对。苦参一两淘米水浸一夜，蒸熟，晒干，使君子五钱，共研末，炼蜜为丸，每空心服三钱。服完再生一对，再服一料，即可断根。

产后阴户翻出疼痛

名曰翻花。用泽兰叶四两煎汤，熏洗二三次，再加枯矾煎洗，即安。

又方：见后杂治门。

产后阴户不闭或脱出

石灰一斗炒黄色，以水二斗加入搅匀，澄清，乘热熏之。

又方：温水洗软，用雄鼠屎两头尖者是烧烟熏之即愈。如阴户破烂久不收口，用白及、白龙骨、诃子、烂蜂窠、黄柏炒各一钱，研末，先用野紫苏煎水洗，拭干，再用此药敷之。或银青散见痈毒诸方门敷之均效。

产后阴户肿痛或手足弯屈不能伸舒

此下体受风故也。用葱白加乳香同捣成饼，敷之一二日，即愈。

又方：羌活、防风各一两，煎汤，熏洗，亦效。

产后恶露不止

产后冲任损伤，气血虚惫，旧血未尽，新血不敛，相并而下，日久不止，渐成虚劳者，大补气血，使旧血得行，新血得生。不可轻用固涩之剂，使败血凝聚，变为癥瘕，及为终身之害。用十全大补汤见前调经门。如小腹刺痛者，四物汤加延胡索、蒲黄炒、干姜炒各等分，煎服。

产后恶露不下

此有二症，治之不同。或因子宫素冷，停滞不行者，宜用黑神散见后血晕方，此必小腹胀满刺痛无时也。或因脾胃素弱，中气本虚，败血亦少，气乏血阻，不能尽下，其症乍痛乍止，痛亦不甚，用加减八珍汤：台党、白术、云苓、炙草、归身、川芎、赤芍、熟地、元胡、香附，姜、枣引，水煎，食前服。

产 后 血 崩

产后冲任已伤，气血未复，或恣情欲劳动胞脉，或食辛热鼓动相火，或因恶露未尽，固涩太速，以致停留，一旦复行，须要详审。先用四物汤倍加芎、归，再加党参，作大剂服之，扶其正气，然后随其所伤加减调治。因于房劳者，本方加黄芪、炙草、阿胶炒、艾叶同服。因于心热者，本方加白术、茯苓、甘草、黄连炒。因于固涩者，本方加香附、桃仁。如崩久不止，只用本方调石灰散服之，或用前调经门血崩各方。仍用前四物汤大剂扶其正气，盖崩本非轻病，产妇得之，是谓重虚，尤不可忽也。

又方：荆芥穗五钱炒黑，煎服，立止。

产后一月恶露重来血水不止倒地不省人事

此乃夫妇交媾，摇动骨节，血崩不止，急照上产后血崩因于房劳方治之，或照前调经门血崩各方施治亦可。

产后瘕块

此恶露不尽之害也。盖由产妇恶露不来，或来不尽，或产妇畏药，虽有病苦，强忍不言，或主人与医坚执产后虚补之说，不可轻用去血之药，以致败血停留，久而不散，结成块，依附子宫，防碍月水，阻绝嗣息，夭其天年。照痞疾门各方治之最效。

产后发狂

家苧麻蔸洗净，切片，煎浓汁，服，热退狂止。或用卷十四伤寒发狂外治方更妙。

产后乍见鬼神

心主血，血去太多，心神恍惚，睡卧不安，言语失度，如见鬼神，俗医不知，呼为邪祟，误人多矣，宜用茯神散：茯神、柏子仁、远志、党参、当归、生地、炙草各一钱，肉桂五分，獖猪心一个阉割者为獖猪，水、酒各一盏煎至一半，入童便一钟，调辰砂一钱，食后服。如心下胀闷，烦躁昏乱，狂言妄语，如见鬼神者，此败血停积，上攻于心，心不受浊，便成此症，用芎归泻心汤：归尾、川芎、延胡索、蒲黄、丹皮各一钱，肉桂七分，水煎，调五灵脂末一钱，食后服。

产后眼见黑花昏眩

昏眩出汗见后。此败血流入肝经，故眼见黑花；诸风振掉，皆属肝木，始为昏眩。用后清魂散加丹皮二钱，水、酒各一盏煎至一半，入童便一钟同服。

产后血晕

产后昏眩卒倒，不省人事，口噤气冷，谓之血晕。此恶症也，不可救者多。若误作中风症，医直杀之耳。盖由坐草之时，不知用前防血晕等方，所以有此。其症有二，当分治之。如血来太多，卒然昏仆者，此气血两虚也，急用韭醋嗅法见前临产须知以待其醒，用泽兰叶、党参各一钱，芥穗、川芎各二钱，炙草八分，水、酒各一盏煎一盏，入童便一钟同服。如血去少，恶露未尽，腹中有痛而昏眩者，用上法令醒，再用黑神散：黑豆一合炒，熟地、当归、肉桂去皮、干姜炒、炙草、白芍酒炒、蒲黄各二钱，如上法煎服。

又方：提起头发坐定，不可倒眠，急以烧红栗炭、或砖石、秤锤等物投入陈醋内，对鼻孔熏之，自醒。另用当归六钱，川芎三钱，芥穗三钱炒黑，水煎，临服入好酒、童便和服，神效之至。

又方：五灵脂半生半炒，为末，每服一钱，白滚水调下。如口噤者，用瓷调羹撬开灌之，入喉即愈。或用失笑散见卷三各种气痛门更妙。

又方：白纸三十张烧灰，热酒冲服，虽已死一日，打去一牙灌之亦活。

又方：干漆渣、破漆器烧烟，熏之即醒。或干荷叶烧灰，温酒调服。

又方：照后华佗愈风散治之，最为神妙。

产后中风

产后正气暴虚，百节开张，风邪易入，调理失宜，风即中之，不省人事，口目蠕动，手足弯曲，身如角弓，此风外中者也。用愈风汤：羌活、防风、当归酒洗、川芎、白芍酒炒、肉桂、黄芪、天麻、秦艽各二钱，姜、枣引，水煎，热服。

又方：荆芥穗除根不用炒黑，研末，每服三钱，童便调服。口噤，则打开一牙灌入。或用荆芥五钱，不必研末，以童便煎好，待微温灌入鼻中，其效如神。或心头倒筑，吐泻欲死亦效。此华佗愈风散也。

又方：黑豆一茶钟炒至烟起，再入连根葱头五个同炒，随入好绍酒一钟或甜酒亦可、水钟半，煎至一钟，温服，出汗即愈。无论如何危急，莫不神效。此孙真人大豆紫汤也。

又方：一妇产后角弓反张，服大豆紫汤及独活汤而愈，后又于产后忽作此症，头足相反，相去凡二尺，数人强拗之不直，急用独活汤，连用三剂而愈。独活汤：独活、羌活、半夏、台党、茯神、远志、防风、肉桂、白薇、当归、川芎、菖蒲各一钱，细辛七分，炙草五分，姜三片，枣三枚，水煎服。

又方：此症曾见俞鲁堂先生医治两产母，一在严寒，一在盛暑，其症均在危笃，遍身发肿，恶露不行，牙关紧闭，诸医均用补剂罔效。俞见此症，毋庸诊脉，即令先觅粪坑陈年砖一块，用活水洗净，真陈绍酒五斤陈甜酒亦可放在钵内，用栗炭火将砖烧透，浸在酒内，提出复烧，如此三遍，其酒不过二斤，候酒温，即令产母服一二杯。过半日其肿渐消，恶露频频即通，余酒陆续饮完，肿已全消，病已痊愈。据俞医云：产后惊风，皆系误投补剂及三朝后多食油腻，以致发热，恶露不行。今粪砖得温气，能通经络，以酒行之，经络一舒，恶露亦通，肿消病去矣。再如产母素不饮酒，即用天泉水亦可。此系得诸异人传授，屡试屡验，真仙方也，慎勿轻视。再陈年粪坑砖又治麻痘不起，或忽然沉陷，医不能治，即用此砖如前法，或用天泉水制之，亦神效也。

产后中风声哑不语心口发红如镜

此症若紫色即重，黑色则难救矣。宜用诃子三四个捣烂，先炒过，后煎浓水，灌之，少刻，其妇人即大吐痰涎，重则再进一服即愈。如不见效，照前粪砖方并各方治之。

又方：用家中二三年陈米醋渣要粘米的一握，拌盐炒焦，冲水一碗服下，其人少刻吐出痰涎一二尺长者即愈。

又方：鱼鳔烧灰，每服三钱，淡酒送下，连服二日即止。

产后肝虚风从内生

诸风振掉，皆属肝木。肝为血海，胞中之主也。产后去血过多，肝气暴虚，内则不能养神，外则不能养筋，以致神昏气少，汗出身冷，眩晕卒倒，手足扯动，此肝虚风自内生者。此用当归建中汤见产后腹痛加炙芪、台党各一钱，制附子五钱，姜、枣引，水煎服。不可饮热茶热水。如痰迷心窍，神气不清，恍惚昏眩者，用琥珀寿星丸见胎前门子痫方，台党煎汤送下。

产后不语

人心有七孔三毛，产后虚弱，败血停积，闭于心窍，神志不能明了，故多昏聩。又心气通于舌，心气闭则舌强不语也。用七珍散：台党、菖蒲、生地、川芎各一钱，细辛三分，防风、辰砂各五分研，水煎，调辰砂，食后服。又有言语不清，含糊謇涩者，盖心主血，血去太多，心血虚弱，舌乃心之苗，其血不能上荣于舌，故语之不出也。用加味参麦散：台党、麦冬、归身、生地、炙草、石菖蒲各一钱，五味子十三粒，先用猪心一个破开，用水二盏煎至一半，去心，入前药七分，食后服。并治怔忡有效。

产后风瘫

名曰产痿。盖由冲任血虚，心脾失养，故宗筋放弛不能束骨而利机关，令人手足痿弱，痰怔目眩，俗名产瘫。若以降火滋阴、破气破血为治，荣卫愈伤，终身废弃，再莫能挽。初起之时，宜加味四君子汤：台党、当归各三钱，黄芪、白术各一钱，茯苓一钱，半夏八分，陈皮、炙草各五分，水煎，空心服。

又方：大红野蔷薇花子一两，酒煎服。初起者一服即愈。如日久两手不能提举，以蔷薇花四两，当归二两，红花一两，浸酒五斤不论何酒，每日酒随量饮，最凶者两料痊愈。如瘫痪在两月外者，其功稍缓。

产后鼻血不止

荆芥穗炒黑，研末，用童便调服三钱即愈。或照卷一鼻部各方治之更妙。

产后口渴

产后去血甚多，津液内耗，胃气暴虚，顿生内热，故口燥喉干而渴也。用人参麦冬汤：台党、麦冬、生地、瓜蒌根、炙草各二钱，先取淡竹叶十皮、粳米一合煎汤一碗，去米、叶，加生姜三片，枣三枚，煎七分，温服。或用熟蜜调开水服最妙。

产后口渴痞闷

此由气血太虚，中气未足，食面太早，脾胃不能消化，面毒聚于胃，上熏胸中，是以有此症也，慎勿下之，宜用l脘丸见后。若其脏气本虚，宿夹积冷，胸腹胀痛，呕吐恶心，饮食减少，亦因新产血气暴虚，风冷乘之，以致寒邪内胜，宿疾益加，用吴茱萸汤：吴茱萸炒钱半，桔梗、干姜炒、炙草、半夏各一钱，细辛六分，当归、茯苓、肉桂、陈皮各八分，姜引，水煎，热服。

产后舌出

一妇产后舌出不收，百治不效，后用朱砂点其舌，令作产儿之状，用人扶住，一人悄悄在窗外将大瓦器掷地打碎，妇闻响声而惊，舌即收入。

产后腹胀满闷呕吐恶心

败血散于脾胃，脾受不能运化精液而成腹胀，胃受则不能受水谷而生呕逆。若以平常治胀治呕之剂，则药不对症，反增其病。用赤芍、半夏制、泽兰叶、陈皮去白、党参各二钱，炙草一钱，生姜焙五分，水煎服。亦有伤食而腹胀呕逆者，以脉辨之，因于血，则脉弦涩，不恶食而呕多血腥；因于食，则脉弦滑，而呕多食臭，宜加味平胃散：苍术米泔水浸，焙、厚朴姜炒、陈皮、神曲、香附炒、党参各一钱，炙草、生姜焙各五分，水煎，热服。或用睍睆丸亦佳。睍睆丸：良姜炒、姜黄炒、荜澄茄、陈皮去白、莪术煨、三棱煨、党参各等分，共为末，用萝卜慢火煮熟，捣融和药，将余汁打面糊为丸，萝卜汤下。

加味六君子汤：治产后伤食，呕吐腹胀。茯苓、党参、炙草、陈皮、白术、制半夏各一钱，枳实面炒、山楂各五分，姜黄三分，生姜三片，水煎，食远服。

产后呕水

产后因怒哭伤肝，呕吐清水，用韭菜捣取汁，加姜汁少许，和饮即愈。

产后呃逆

此气从胃中出，上冲贲门，呃逆而作声也。有胃气虚者，有中气不足，冲任之火直犯清道而上者，有饮水过多，水停而逆者，有大小便闭，下焦不通，其气上逆者，有胃绝者。大约产后呃逆，乃胃虚气寒证也，用加味理中汤：台党、白术、炙草、炮姜、陈皮各一钱，丁香三钱，干柿蒂二钱。有热，去丁香，加竹茹二钱。如虚弱太甚，饮食减少，咳逆者，胃绝也，难治。

又方：白豆蔻去壳、丁香各五分，为末，桃仁煎汤冲服，数次必愈。有热者忌服。

产后咳嗽

产后多因恶露上攻，流入肺经，乃成咳嗽，其症胸膈胀闷，宜服二母汤：知母、贝母、云苓、党参、杏仁、桃仁各一钱，水煎，食后温服。

又肺主气，上为卫，所以充皮毛，密腠理也。产后气虚卫弱，皮毛不充，腠理不密，风寒袭之，先入于肺，亦或咳嗽，其症发热恶寒，鼻塞声重，或多喷嚏，鼻流清涕，用旋覆花汤：旋覆花、赤芍、前胡、半夏、芥穗、甘草、杏仁、茯苓各一钱，麻黄去根节、五味各五分，姜、枣引，水煎，食后温服。有汗者，去麻黄，加桂枝。如咳久不止，涕唾稠粘，用加味甘桔汤：甘草、桔梗、款冬、贝母、前胡、枳壳、云苓、五味、麦冬各等分，淡竹叶十五皮，煎服如前。或用卷三咳嗽各方治之更妙。如产后吃盐太早者，难治。

产后气喘

产后血下过多，荣血暴竭，卫气无主，独聚肺中，故令喘也。此名孤阳绝阴，最为难治。急取鞋底烧热，于小腹上下熨之，次用夺命丹：熟附子五钱，丹皮、干漆渣炒烟尽各一两，共为末，用醋一升，大黄末一两，同熬成膏，和末为丸梧子大，每服五十丸，温酒下。

产后面赤发喘欲死

此血入于肺也，用苏木二两，水二盏煎一盏，去苏木，加台党一两研入，随时加减调服，效难尽述。

产后心痛

心者血之主，其人宿寒内伏，因产后虚寒，血凝不行，上冲心之络脉，故心痛也。但以大岩蜜汤治之，寒去则血脉行而经络通，心痛自止。若误以为败血攻之，则虚极寒益甚，渐传心之正经，变为真心痛而死矣。

大岩蜜汤：生地、归身、独活、吴茱萸炒、白芍酒炒、干姜炒、炙草、肉桂、小蓟各一钱，细辛五分，水煎，热服。如不见效，即系瘀血，用黑神散见前或失笑散见卷三各种气痛门，少少服之，效则再服，必愈。

产后腹痛

产妇中气多虚，不能行血，血斯凝滞，或闭而不来，或来而不尽，败血入腹，故为腹痛，乍作乍止，其痛如刺，手不可近，宜用黑神散见前，或用失笑散见卷三各种气痛门，或后羊肉汤，俱妙。或产后血虚，外受风冷之气，内伤寒冷之物，以致腹痛者，得人按摩则止，或热物熨之即止者是也，用当归建中汤：归身、白芍、肉桂、炙草各二钱，生姜五片，大枣三枚，水煎，米汤三匙搅匀，热服。或小腹痛者，脐下胞胎所系之处，血之所聚也，产后血去不尽，即成痛症，其症无时刺痛，痛则有形，须臾痛止，又不见形，宜用黑神散，或失笑散及后羊肉汤更佳。

又有因产时寒气客于子门，入于小腹，或坐卧不谨，使风寒之气乘虚而入，此寒证也，但不作胀，且无形影，用金铃子散：川楝子去核、小茴、补骨脂、肉桂各一钱，木香四分磨兑，姜引，水煎，食前热服。或后羊肉汤更妙。

产后腹中有块上下时动痛不可忍

此由产前聚血，产后气虚，恶露未尽，新血与旧血相搏，俗谓之儿枕痛，即血瘕之类也。用当归延胡索汤：归尾、延胡索各钱半，五灵脂、蒲黄各一钱，白芍、肉桂、红花各五分，水、酒各一盏煎一盏，入童便一盏同服。或用山楂肉一两，水煎一钟，加红砂糖五六钱，好酒一二小杯，空心热服，催下败血即安。或用失笑散见各种气痛门亦妙。

羊肉汤：通治上腹痛、小腹痛、儿枕痛之神方也。精羊肉半斤，当归、川芎各五钱，生姜一两，水十盏煎三盏，服。或用羊肉炖老姜食，或炖制附子，均妙。

产后血气痛不可忍

用各种气痛门失笑散最妙。

有妇人产后血气痛极，百药不效，后用红藷又名黄藷于柴炭火中烧熟，食之而愈。藷为气滞之物，食之反效，殊不可解。

产后胁痛

此亦败血流入肝经，厥阴之脉循行胁肋，故为胁痛。证有虚实，宜分治之，不可误也。如胁下胀，手不可按，是瘀血，宜去血，用芎归泻肝汤：归尾、川芎、青皮、枳壳、香附童便炒、红花、桃仁各二钱，水煎，入童便一钟、酒一钟服。如胁下痛，喜人按，其气闪动筋骨，状若奔豚者，此去血太多，肝脏虚也，用当归地黄汤：归身、白芍、熟地俱酒洗、党参、甘草、陈皮、肉桂各一钱，姜、枣引，水煎服。

产后头痛

产后去血过多，阴血已亏，阳气失守，头者诸阳之会，上凑于头，故为头痛。但补阴血，则阳气得行，而头痛自止。宜用芎归汤：川芎、当归各五钱俱洗，炒，连须葱头五个，生姜五片，焙干，水煎，食后服。

又有败血停留子宫厥阴之位，其脉上贯头顶作痛，宜用黑神散见前。

产后汗出不止兼变症

产后去血过多，荣血不足，卫气失守，不能敛皮毛、固腠理，故汗泄而易出也。宜急止之，恐风寒乘虚而入，必变生他疾。宜用麻黄根汤：归身酒洗、蜜芪、麻黄根、台党、炙草各钱半，水二盏，以浮小麦一合煮至一盏，去麦入药，再煎至七分，调牡蛎粉二钱服之。又十全大补汤见前调经门加防风煎服，亦效。

如眩晕汗出者，此名胃汗，虚极也，急用炙芪、台党人参更妙、炙草各二钱，熟附子一钱，水煎，撬开口灌之。大抵此危症多不可救。

如汗不止，风邪乘之，忽然闷倒，口眼㖞邪，手足弯曲如角弓反张者，此危症也，急用桂枝、葛根、白芍、甘草、炙芪、归身各二钱，熟附子五分，撬开口灌之。此亦危症，不治者多。

产后发热

产后血虚则阴虚，阴虚生内热，其症心胸烦满，呼吸气短，头痛闷乱，将晚转甚，与大病后虚烦相似。用台党、归身、熟地、肉桂、酒芍各钱半，麦冬一钱，水二盏，先以粳米一合、淡竹叶十皮煎至一盏，去米、叶，入药并枣三枚，煎七分，温服。热甚，加炒干姜一钱。产后大热必用干姜何也？此非有余之热，乃阴虚生内热也，故以补阴药大剂服之，且干姜能入肺和肺气，入肝引血药生血。然不可独用，必与补阴药同用。此造化自然之妙，惟天下至神可以语此。

产后乍寒乍热似疟

败血未尽，阴阳不和，皆能发寒热也，何以别之？曰：败血为病，则小腹刺痛，此为异耳。故败血未尽者，以去滞为主，阴阳不和者，以补虚为主。若作疟治，误矣。

败血未尽，乍寒乍热者何也？败血留滞，则经脉皆闭，荣卫不通，闭于荣则血甚而寒，闭于卫则阳甚而热，荣卫俱闭，则寒热交作。荣卫气行，则即解矣。惟黑神散见前、卷荷散为去滞气血之要药也。卷荷散：初出卷荷叶焙干、红花、归尾、蒲黄、丹皮、生地各一钱，生姜三片，童便一碗，水煎，热服。

阴阳不和，乍寒乍热者何也？产后气血亏损，阴阳俱虚，阴虚则阳胜而热，阳虚则阴胜而寒，阴阳俱虚，则乍寒乍热。用增损八物汤：归身、白芍各酒洗、干姜炒焦黑、川芎、台党各一钱，炙草五分，姜三片，枣三枚，水煎服。寒多热少者，加肉桂一钱；热多寒少者，加柴胡一钱，干姜减半；烦渴者，加知母、麦冬各一钱；食少者，加陈皮、白术各一钱；虚倦甚者，加炙芪一钱。

似疟真疟何以别也？似疟，寒不凛凛，热不蒸蒸，发作无时，亦不甚苦，此正气虚而无邪气也；真疟者，寒则汤火不能御，热则冰水不能解，发作有时，烦苦困顿，此正气虚而邪气相搏者也。

产后疟疾

气血俱虚，荣卫不固，脾胃未复，或外感风寒，内伤饮食，皆能成疟。又有胎前病疟，产后未愈者。产后之疟最难调理，只以补虚扶正为主，正气胜则邪气日衰，不可轻用截药，重虚正气，为害甚大。用增损柴胡四物汤：台党、北柴胡、半夏、炙草、归身酒洗、川芎，干姜三片，枣三枚，不拘时服。

久疟，加鳖甲醋炙、炙芪各一钱。

产后伤寒

气血俱虚，荣卫不守，起居失节，调养不宜，伤于风则卫受之，伤于寒则荣受之，而成伤寒也。只以补虚为主，余症以末治之。用五物汤：台党、川芎、归身、白芍酒炒、炙草等分，姜三片，葱白三个，水煎服。

有汗曰伤风，本方加桂枝、防风；无汗曰伤寒，本方加麻黄、苏叶；寒热往来，本方加柴胡；头痛，本方加藁本、细辛；遍身痛，本方加羌活、苍术；但热不恶寒，加柴胡、葛根；发热而渴，加知母、麦冬、淡竹叶。

产后腰痛

女人之肾，胞脉所系，产后下血过多则胞脉虚，脉虚则肾气虚，肾主腰，故令腰痛。其症隐隐作痛，用补肾地黄汤：熟地、归身、杜仲青盐水炒去丝、独活、肉桂、续断各一钱，生姜三片，枣二枚，水煎，空心服。或照腰部肾虚腰痛各方治之。

又败血流入肾经，带脉阻塞，有腰痛者，其症胀痛如刺，时作时止，手不可近。用加味复元通气散：归身、川芎、小茴炒、故纸炒，捶碎、元胡、牛膝、肉桂、丹皮各一钱，水煎。另用木香末、乳香末、没药末各五分，调匀，空心服。

有因产时起伏，挫闪肾气及带脉者，亦或腰痛，用上加味复元通气散方服之。

产后遍身疼痛

产时骨节开张，血脉流散，正气衰弱，则经络肉分之间血多凝滞，骨节不利，筋脉不和，故腰背不能转侧，手足不能屈伸而痛也。勿用风寒发汗之剂，宜用趁痛散：当归、肉桂、白术、牛膝、黄芪、独活、生姜各一钱，炙草、薤白各五分，水煎，热服。

又有因新产气虚，久坐多语，运动用力，遂至头目昏眩，四肢疼痛，寒热如疟，自汗，名曰蓐劳。勿作伤寒误投汗剂，用白茯苓散：云苓、归身、川芎、肉桂、白芍酒炒、炙芪、党参、熟地各一钱，豮猪腰子一对阉割者为豮猪，去油膜，切片，煎汤一盏，去腰，加姜三片，枣二枚，同药煎服。

按：蓐劳之症，或因临产之时生理不顺，忧恐思虑，内伤其神，展转闪挫，外伤其形，内外俱伤，形神皆瘁，或因新产之后，气血未复，饮食未充，起居无度，语言不止，调摄失宜，情欲失禁，外感风寒，内伤饮食，渐成羸疲。百病并作，苟非良工妙剂，未有不成劳瘵而毙者，必宜服十全大补汤，又早用地黄丸加归身、牛膝、肉苁蓉酒炒，焙干、五味、柏子仁各二两，日服人参白术散作丸服之，常煮腰子粥以助之，大效。煮粥法：取豮猪腰子一对，去脂膜，薄切如柳叶大，用盐酒拌合一时，水三盏，粳米三合，瓦罐煮粥，入葱花、椒末调和得宜食之。

产后身有冷处数块日久不愈

此食黍粥过多所致。用八珍汤去地黄，加橘络橘皮内白筋即是，入姜汁、竹沥各一钟，煎服十剂即愈。

产 后 浮 肿

新产之后，败血未尽，乘虚流入经络，与气相杂，凝滞不行，腐化为水，故令四肢浮肿，乍寒乍热。勿作水气治之，轻用渗利之剂，但服调经汤，使气血流行，其肿自消。调经汤：归身酒洗、丹皮、肉桂、赤苓、甘草、陈皮各二钱，细辛、干姜炒各五分，姜三片，水煎服。

又有产后虚弱，腠理不密，调理失宜，外受风湿，面目虚浮，四肢肿者，用加味五皮汤：桑白皮、陈皮、茯苓皮、大腹皮、汉防己、枳壳炒、猪苓、炙草各一钱，姜三片，水煎服。

若四肢浮肿而气喘者，用茯苓丸见痰疾门最效。

产后霍乱吐泻

产后血去气损，脾胃亦虚，风冷易乘，饮食易伤，少失调理即有霍乱，心腹绞痛，手足逆冷，吐泻并作，用加味理中汤：党参、白术、炙草、干姜煨、陈皮、藿香、厚朴，姜三片，水煎，时时温服。

产后泄泻

产后中风虚损，寒邪易侵，若失调理，外伤风寒，内伤生冷，以致脾胃疼痛，泄泻不止，用上理中汤。如泻不止者，再加肉桂、豆蔻面包，煨，共为末，蜜丸，米汤下。

产后痢疾

湿多成泄，暴注下迫，皆属于热。赤白痢者，乃湿热所为也，故赤者属热，自小肠而来，白者属湿，从大肠而来。俗云赤为热，白为寒，非也。无积不成痢，盖由产母平日不肯忌口，伤于饮食，停滞于中，以致中风虚损，不能调理，宿积发动而为痢也。亦有因子下之时，多食鸡蛋与鸡，致伤脾胃，难以克化，停滞而成痢也。务宜详审斟酌以施治法，庶不误人。

如果新产之时，饮食过伤者，其症腹中胀痛，里急窘迫，身热口渴，六脉数实，宜下之。用加味小承气汤：枳实麦面炒、厚朴姜炒各二钱，大黄酒炒二钱五分，炙草一钱，槟榔钱半，生姜三片，水煎服，以快便为度，痢愈即止。后用四君子汤加陈皮服之。

如新产后未有所伤，其脉其症与上却同者，此宿食为病也，宜消而去之。用枳实汤：枳实麦面炒、木香、炙草各一钱，厚朴姜炒二钱，槟榔钱半，生姜三片，水煎服，快利为度。后以四君子汤加陈皮服之。

如无新旧食积，下痢赤白，腹痛窘迫，脉沉数者，此虚痢也。宜行气和血为主。用当归芍药汤：归身、党参、陈皮、白芍酒炒、茯苓各一钱，炙草、炮姜、木香各五分，枳壳炒七分，乌梅一个，水煎，食桑服。

如久痢不止者，此气虚血少，肠滑不禁也。用四君子汤加白芍、乌梅、瞿麦、粟壳。

又有产后恶露不下，以致败血渗入大肠而利鲜血者，腹中刺痛，里不急后不重是也。枳壳面炒钱半，芥穗略炒二钱半，水煎服，神效。

以上痢症，如恐用药错误，用山楂三钱，以陈灶心土拌炒成炭，去土，将山楂研末，加红糖、米汤调服，其效如神。或照卷七痢疾门各方斟酌治之。

产后上吐下痢

田螺一个捣碎，入麝香一厘，茱萸一分，为末，掩在脐上，即不呕吐。若呕既止，速以当归一两，白芍三钱，甘草一钱，枳壳、槟榔各三分，煎服二剂，再以四君子汤调理而安。如不见效，即照痢疾门内噤口痢外治各方治之。

产后大便不通

产后气虚而不运，血虚而不润，以致大便不通，乃虚秘也。不可误用下剂，又加闭塞，宜用润燥汤：台党、甘草各五分，归尾、生地、火麻子去壳，捶碎、枳壳各一钱，桃泥即桃仁捣泥二钱，槟榔五分磨汁，先将上六味煎好后，入桃泥并槟榔汁服。

又方：真苏子一合，火麻子三合，共擂烂，以水一盏冲。又擂取汁，用汁和米煮粥食之，甚效。老人虚秘尤宜常用。

又方：大麦芽炒，研，每服三钱，滚开水调服。或自调粥服，自通。

产后小便多及夜睡遗尿在床

产后气血虚脱，小便故多而遗也。宜用升阳调元汤合桑螵蛸散：炙芪、炙草、益智子去壳，炒各钱半，升麻一钱，姜、枣引，水煎，调桑螵蛸散服。

桑螵蛸散：真桑螵蛸、白龙骨煨、牡蛎左顾者各等分，细研末，每用三钱，入汤调服。

产后小便不通或短少

产后气虚，不能运化流通津液，故使小便不通，虽通而亦短少也。勿作淋秘，轻用渗利之药，其气益虚，病亦甚。宜加味四君子汤：党参、白术、云苓、炙草、麦冬、车前子各一钱，肉桂五分，姜三片，水煎，食后服。

又有恶露不来，败血停滞，小便不通，其症小腹胀满刺痛，乍寒乍热，烦闷不安，用加味五苓散：猪苓、白术、泽泻、茯苓、肉桂各一钱，桃仁去皮尖、红花各二钱，水煎，空心服。

产后热淋涩痛

此亦血去阴虚生内热症也。盖肾为至阴，主行水道，去血过多，真阴亏损，一水不足，二火更甚，故生内热，小便成淋而涩痛也。用加味导赤散：生地、赤芍、木通去皮、甘草梢、麦冬、黄柏、知母、肉桂各一钱，灯心四十七寸，水煎，调益元散见内外备用诸方二钱服。

产 后 尿 血

尿血而小腹痛，乃败血流入膀胱；小腹不痛，但尿时虚痛者，乃内热也。并用小蓟汤：小蓟根、生地、赤芍、木通、蒲黄、甘草梢、竹叶各一钱，滑石二钱，灯心四十九寸，水煎服。败血，加归尾、红花各一钱；兼内热，加黄芩、麦冬各一钱。

产后痈疽

产后气血经络俱虚，若生阴疽，最为险症，宜大补扶助根本，兼以活瘀生新为要，其余以末治之，药宜纯善和平，最忌汗下峻剂。重者惟降痈活命饮见痈毒诸方最为神效，轻者照痈毒门外治各方治之。

回生丹论

何集庵曰：回生丹，保产之仙方也。数年前，有修合施人，诸临产服一丸，坦然快便，不觉其功。但闻制药时，必先斋戒虔心，发愿普济，然后择一净室，如法遵行。同学马禹挈，又在吴门制五百余丸，蒙以十丸见赠，余归即随手与人，癸丑冬月有一难产者，子死腹中，余闻而急简笥中尚有一丸，送与服之，死胎立下，母命保全，人咸惊叹。余即发心，即日修制广施，迄今丙辰，业已四载，其间产中艰难诸症，无不立效。但此方不知始自何人，编简方书，惟《万病回春》有之，记云：长葛孙奎台经验，较余所传之方，尚有所缺，治法汤引亦未讲明，余特为详述之，列方于下：

回生丹：专治产后百病，其效如神。锦纹大黄一斤为末，苏木三两锉研用河水五碗煎汁三碗听用，大黑豆三升水浸取壳，用绢袋盛壳，同豆煮熟，去豆不用，将壳晒干，其汁留用，红花三两炒黄色，入好酒四碗，煎三五滚，去渣，存汁听用，陈米醋九斤。先将大黄末一斤入净锅，下米醋三斤文火熬之，以长木筷不住手搅之成膏，再加醋三斤熬之，又加醋三斤，次第加完，然后下黑豆汁三碗再熬，次下苏木汁再熬，又次下红花汁，熬成大黄膏，取入瓦盆盛之锅底焦枯大黄亦刮下，入后药同磨。

又用熟地、台党各二两，当归酒洗、川芎酒洗、香附醋炒、延胡索醋炒、苍术淘米水浸，炒、蒲黄隔纸炒、桃仁去皮尖油、茯苓各一两，地榆酒洗、羌活、橘红、白芍、山萸肉酒浸，蒸，晒干、五灵脂醋煮，烘干、三棱醋浸透，裹纸，火内煨、川牛膝酒洗、马鞭草、炙草各五钱，良姜、木香各四钱，秋葵子、青皮去白，炒、白术淘米水泡，炒、木瓜各三钱，乳香、没药各二钱，益母草二两，台乌药去皮二两五钱。以上各药并前黑豆壳共晒干为末，入石臼内，下大黄膏拌匀，再下炼熟蜜一斤，共捣千杵为丸，每丸重二钱七八分，净室阴干，须二十余日，不可日晒，不可火烘，干后只重二钱有零，用蜡包好，所谓蜡丸也，用时去蜡壳调服。其汤又各有所宜，开列于后：

一子死腹中，因产母染热病所致。用车前子一钱煎汤调服一丸或二丸，若服至三丸，无不下者。若因血下太早，以致子死，用台党三钱或用人参一钱更好，车前子一钱，煎汤服。或用陈酒少许，和车前煎汤亦可。

一胎衣不下，用炒盐少许泡汤调服一丸或二三丸，立下。

一产毕血晕，用薄荷汤调服一丸，即醒。

以上乃临产紧要关头，一时即有名医，措手不及，起死回生，此丹必须预备。按：此丹原本有临产服之易生一条，据名医云，胎前断不可用，临产更忌服此，故删之。

一产后三日，血气未定，还走五脏，奔充于肝，血晕，起止不得，眼见黑花，以滚水服此丹即愈。

一产后七日，气血未定，因食物与血结聚胸中，口干，心闷烦渴，以滚水服此丹即愈。

一产后虚弱，血入于心肺，热入于脾胃，寒热似疟，实非疟也，以滚水服此丹愈。

一产后败血走注五脏，转满四肢，停留化为浮肿，渴而四肢觉寒，乃血肿，非虚肿也，服此丹愈。

一产后败血热极，中心烦躁，言语癫狂，如见鬼神，非风邪也，以滚水服此丹即愈。

一产后败血流入心孔闭塞，失音不语，用甘菊花三分，桔梗三分，煎汤调服。

一产后未满月，误食酸寒坚硬之物，与物相搏，流入大肠，不得克化，泻痢脓血，用山楂煎汤调服。

一生产时百节开张，血入经络，停留日久，虚胀酸痛，非湿症也，用苏梗三分煎汤调服此丹即愈。

一产后月中饮食不得应时，兼致怒气，余血流入小肠，闭塞水道，小便涩结，溺血如鸡肝者，用木通四分煎汤调服此丹。又或流入大肠，闭却肛门，大便涩结，有瘀成块如鸡肝者，用广皮三分煎汤调服此丹。

一产后恶露未尽，饮食寒热不得调和，以致崩漏形如肝色，潮热往来，臂膊拘急，用白术三分、广皮二分煎汤调服此丹。

一产后败血入五脏六腑，并走肌肤四肢，面黄口干，鼻中流血，遍身斑点，危症也，陈酒化服此丹可愈。

一产后小便涩，大便闭，乍寒乍热，如醉如痴，滚水调服此丹。

以上各条，皆产后败血为害也，此丹最有奇功。至产后一切异症，医所不论，人所未经，但服此丹无不立安，一丸未应，二丸三丸必效无疑。凡经水不通，行经腹痛，及室女经闭等症，俱效。

妇人科杂治

此门立方无多，仍应参看各门治法乃备。

血风头痛

方见头部。

乌发长发

方见头部。

乳痈乳岩

方见乳部。

妇人性妒

取本妇月经布包虾蟆一只，离茅厕前一尺远埋之，即不妒也。

阴外生疮

黄柏炒、儿茶、白薇炒、蚯蚓粪炒、铅粉炒、乳香炒去油、潮脑以上各三钱，冰片二分，麝香一分，轻粉五分，调匀，以药末掺上，虽日久不愈者，五日痊愈，神效之至。或照以后各方治之，银青散见痈毒诸方更妙。

阴户生疮或痒或痛或肿

地骨皮、蛇床子，煎水，常洗甚效。

又方：当归五钱，栀子一钱半，白芍、茯苓各二钱五分，柴胡六分，楝树根三分，水煎服，极效。此方之妙，皆是平肝去湿之品，无论有火无火，有风有湿，俱奏奇效。正不必问其若何痒，若何痛，若何肿，若何烂，此暗治之，必宜知者也。有痰，加白芥子一钱；有火，加黄芩一钱；有寒，加肉桂六分。

又方：防风、苍术、胆草、柴胡各二钱，木通、酒黄柏、知母、连翘、赤苓各钱半，芥穗、独活、赤芍各一钱，黄连八分，甘草三分，水煎服，其效如神。

又方：芦荟、黄柏、苦参、蛇床子、荆芥、防风、花椒、明矾各三钱，煎水，熏洗数次，神效。

又方：吴茱萸、苦参、蛇床子各一两，用水浓煎，熏洗，一日数次。再用生猪肝一片，用针刺多孔或鸡肝亦可，纳入阴中，引虫出尽即愈。

阴户生疮生虫身发寒热状似伤寒又似痨病

此虫食脏腑也，宜用逍遥散煎汤见内外备用诸方吞服芦荟丸，外用白果捣融塞阴户，杀虫止痒。

又方：虾蟆散见痈毒诸方、兔粪各等分，为末，敷之，阴中生虫内烂尽者皆效。此葛仙翁方也。如仍不愈，查射工溪毒汤见人畜蛇虫咬伤门各方治之。

阴户突出一物如蛇如菌或如鸡冠

后阴茄方亦可治，此名阴挺。蛇床子五钱，真乌梅九个，煎水熏洗。又以猪油调藜芦末敷之，内服逍遥散自消。以下阴茄各方亦可治。

又方：白果嚼融，敷之，极效。

又方：水仙花蔸交红糖，捣极融烂，敷之，神效无比。

又方：芝麻嚼烂，敷之，大效。

又方：大蒜煎汤，洗之，以愈为度。

又方：鲫鱼生煎炼油，搽之，极效。或用鲫鱼胆搽之亦效。

又方：真五加皮泡酒服。不饮酒者，煎汁，日服数次，仍用汁日洗数次，极效。

又方：槐白皮炒，煎水，日洗数次，极效。

又方：白鳝一条鳗鱼淡煮饱食，并用白鳝肉纳入阴户，日换数次，极效。

又方：硫黄研末，麻油调搽，阴户生疮最效。

阴户生物如茄

此名阴茄，亦阴挺也。茄树根烧灰，为末，香油搽，内服逍遥散见内外备用诸方，即愈。

又方：乌头烧枯，研末，加醋煎热，熏洗。

又方：鲫鱼一条火烧存性，用油搽茄数次，重则灸百会一壮，轻则不灸，后服补中益气汤见内外备用诸方二三剂愈。

阴中生核肿大不消

此亦阴挺类也。用蚌蛤肉塞阴中，日换数次，早服补中益气汤见内外备用诸方，晚服龙胆泻肝汤见同上，连服数日自消，消后再用四物汤见前上加柴胡、山栀、龙胆草调理而安。

吊阴痛不可忍

此症两条筋从阴吊起至乳上疼痛，身上发热，宜用川楝汤：川楝子、猪苓、槟榔、泽泻各八分，麻黄六分春天只用三分，木香三分，小茴、白术、乌药、乳香、元胡、大茴各一钱，姜三片，葱一根，水煎，对火服发汗，二剂即愈。

阴户翻出仰卧不能转动

此真阴不足，或欲事过多所致，名曰翻花，疼痛异常。用大鳖一个重二斤者，破去肠杂，连头整个水煮极烂，将汁碗盛，用旧绸蘸汁滴患处，使其渗入，其骨连头颈煅灰，研末，夜间拭净掺之，其肉作羹，令病者食之，三日即愈。老年脱肛，诸药不能治者，用此方亦神效。

阴 户 吹 响

名曰阴吹，乃阴户放空如撒尿之声也。《金匮》云：乃胃气下泄，阴吹而正喧，此谷气之实也。猪板油八两，乱发鸡子大三个，以肥皂水洗净，同熬发熔，分两次服，病从小便出。此治阳明、少阴之方也，并治男子女痨黄疸。

阴户寒冷

方见种子门。

阴户疼痛

此受寒也。食盐炒热，青布包裹，熨之，效。

又方：葱头加乳香捣融，敷之，极效。

阴毛生八脚虱

白果捣融，搽之，极效。

裹小脚法

皮硝、凤仙花子即指甲花子，又名急性子，以家中取者为真、石榴皮各五钱，茵陈四钱，煎水洗不可用手洗，脚自柔软易裹。

又方：凤仙花连根一并捶烂，煎汤，常常洗之，脚亦柔软，不受痛苦，屡试甚效。有用猴骨煎水洗者，则脚软，终身不能行走，万不可用。

又方：杏仁一钱，桑白皮四钱，水五碗，新砂罐煎至三碗，加入皮硝五钱，乳香一钱，用纸封口煎化，将脚先熏后洗，三日一次，十余次后，软而易裹。

脚生鸡眼

方见足部。

验方新编卷之十

小儿科杂治

初生去毒开口法

小儿初离母体，口有液毒，形如血块，啼声一出，随即咽下而毒伏于命门，他日发为惊热、疮疾、恶痘等症。须于未啼时急用丝绵裹指挖去口内秽浊，以清脏腑。

又方：新产小儿饮食未开，胃气未动，是混一清虚之府，以甘草细切少许，将洁净细绢包裹，用滚开水泡浸盏内，不宜太甜，乃用软帛裹指蘸汁，遍拭口中，去其秽浊。随用胡桃肉又名核桃去皮，研极烂，以稀绢或薄纱包如小枣，纳儿口中，任其吮汁，吮尽方可食乳。非独和中，且能养脏，最佳法也。

又方：熟军、枳壳、归尾、生甘草各五分，红花三分，桃仁三分，此药须早预备，儿初生时，即以水一茶钟煎至半钟，以新棉花一块放药水内泡透，取出裹指上，纳儿口中吮之，再泡再吮，不吮则已，过片时小儿解下黑粪，再与吮之，以粪色不黑为止。此药必于下地六个时辰内服之，服后方可食乳。此方最能去毒免疾，有益无损。

又方：凡小儿落地时，烧橄榄核一枚存性，研末，朱砂五分和匀，嚼生芝麻一口，津吐和药绢包如枣核大，安儿口中，待咂一时顷方可与乳。此药取下肠胃秽毒，令儿少疾，出痘亦稀少也。

又方：淡豆豉、甘草各三钱，浓煎汁，屡屡与食，以一酒杯为度，其毒自下，又能助养脾气，且免惊风。

又方：若母体气素寒，小儿清弱者，及产时收生迟慢致受风寒者，儿必面色皖白，唇色淡红，只以淡姜汤服之，最能去胃寒，通神明，并可免吐泻之患。此法最妙，人所未知，服后仍照各前方治之。

保婴各法

凡天寒孩儿生下不哭，或已哭不响，宜急用衣物包裹，再用香油纸捻，将脐带艾火炙断，使暖气入腹，渐渐作声而活。倘或先剪断脐带，气绝死矣。有闷脐生者，儿粪门有一膜闭住其气，故不能出声，当以手微拍之，则膜破而能哭。如拍之不破，须用女人之轻巧者，以银簪轻轻挑破。或不能挑者，急用暖衣紧抱，勿令散放，用药水浸其胞衣，天寒则加火热之，久则热气内鼓，其膜自破，出声而苏。

儿生三日，有于发际中间灸者，乃灸其风路也。然此法因西北地土多寒，故宜，若东南地土多湿，断不宜灸。

儿生次日，即看口中上腭有白泡点子，即以银针轻轻刮破，将泡内白米取出，勿令落入喉中，仍以陈墨擦之。如次日不取，则泡坚难破误事。又有马牙在牙龈上白点如碎米，亦须急急挑出，以墨擦之，间日再看，再生再挑。

儿生三日，相传洗三，若受风寒，脐风由此而起。虽夏日亦宜避风，冬日尤慎之又慎，况初生亦宜戒浴，欲其勿受外邪也。

儿生下时，欲断脐带，必以蕲艾一小丸，用香油浸湿，熏烧至焦方断。其束脐须用软绵帕裹束，勿令儿尿湿脐，此预防脐风第一要法。

小儿脐带落下，即用净板刷洗，将脐带取置新瓦上，用炭火四围烧至烟将尽取出，安置新瓦上，用碗盖之，存性，研为细末。将透明朱砂研末水飞过，加脐带灰四分，用朱砂二分和匀，蜜糖拌，涂乳妇乳头上，令儿吮食，使秽气胎毒即从大便遗下，个个保全，此延生妙法。脐带内有虫当去之。

小儿初生，两乳必有核子，以散为度，否则肿硬成毒，啼哭不已。如初生洗浴时，即将两乳揉去乳汁，其核自消。

小儿初生，每日用茶加盐少许，蘸拭其口二三次。此法至稳至妙，世多忽之。不知儿之胎毒从粘涎中抹去，可免痄腮、马牙、鹅口、重舌、木舌等症，至简至易之良方也。倘儿面唇色淡，以淡姜汤代茶盐汤可也。

月内小儿不可闻啼即抱，一啼便乳，须常令啼哭，则胎中所受热毒从此而散，胎中惊气从此而解，期月之间无重舌、木舌、口噤、胎风、胎热之病。

小儿同母睡时，切忌鼻风、口气吹儿囟门，恐成风疾。

初生小儿形骸虽具，筋骨甚柔，气质未实，犹之木之柔条软梗，可使或曲或直、或俯或仰也，故百日之内不可竖抱，竖抱则易于悲惊，且必头倾项软，有天柱倒侧之虞，半岁前不可独坐，独坐则风邪入背，脊骨受伤，有龟背伛偻之疾，慎之。

儿生两月后，若遇晴和天气，令乳母抱儿时见风日，则血气刚强，肌肉致密，可耐风露。若厚衣暖被，藏于重帏密室，则筋骨软脆，不任风寒，多易致病。所以贫儿坚劲无疾，富儿柔脆多灾，譬诸草木方生，以物盖紧密不令见风日雨露，则萎黄柔弱矣。

小儿衣裳，须七八十岁老人旧衣改作，令小儿多寿，虽富贵之家，切不可新制绫罗缝裳。凡受客宴贺，尤戒杀生。

小儿四五个月内只与吃乳，六个月后方可哺稀粥，周岁以前切不可吃荤腥油腻生冷，两三岁后才与荤腥。切忌食肉太早，食后不可与乳，乳后不可与食，凡哭笑之后莫即与乳。

洗浴当护儿背，风寒皆自背心入，防成痫风。故儿忌多浴，洗浴又须掩好肚脐，勿令潮湿，恐生撮口脐风。倘脐中有湿，将大红呢烧灰掺上扎好。

小儿无病切忌服药，免致舛错误事。

小儿衣服自初生至十岁，不可夜露，易惹邪祟。又有鸟名天帝女，一名隐飞鸟，最喜阴雨夜过，落羽人家庭檐，置儿衣中，令儿成痫病。如衣经夜露，可即用醋熏之。剃头须就暖处，剃后用薄荷三分，杏仁去皮尖三枚，捣烂，入生麻油三四滴和匀，于头上擦之，可免风邪。剃头宜丑、寅日吉，丁、未日凶。

小儿四五岁，只会叫人，不能言语，以真赤小豆查药物备要研末，酒调，涂于舌下二三次，即能说话。

岐真人儿科秘法

山根之上有青筋直现者，乃肝热也。柴胡、半夏各三分，白芍、茯苓各一钱，当归、白术各五分，山楂肉二粒，甘草一分，水煎服。

山根之上有青筋横现者，亦肝热也，但直者风上行，横者风下行，亦用前方多加柴胡二分，加麦芽一钱，干姜一分。

有红筋直现者，乃心热也，亦用前方加黄连一分，麦冬五分，桑白皮三分，天花粉二分，去半夏不用。

有红筋斜现者，亦心热也，亦用前方加黄连二分，去半夏不用，盖热极于胞中也。或加桑白皮、天花粉。

黄筋现于山根或皮色黄者，不论横直，总皆脾胃之症，或水泻，或上吐，或下泻，或腹痛，或不思饮食。今定一方皆可服之，无不神效。白术、茯苓各五分，陈皮、党参、麦芽各二分，神曲、甘草各一分，水一钟煎半酒盏，分二次服。有痰，加半夏一分，或白芥子三分，或花粉三分；有热若口渴者，加麦冬三分，黄芩一分；有寒者，加干姜一分；吐者，加白豆蔻一粒；泻者，加猪苓五分。腹痛如小儿自家捧腹是，须用手按之，大叫呼痛者，乃食积也，加大黄三分，枳实一分；如按之不痛，不呼号者，乃寒也，再加干姜三分。如身发热者，此方不可用。

夏禹铸审小儿颜色苗窍法

内有五脏，心肝脾肺肾也。五脏不可望，惟望五脏之苗与窍。

舌乃心之苗。红紫，心热也，肿黑，心火极也，淡白，虚也。

鼻准与牙床乃脾之窍。鼻红燥，脾热也，惨黄，脾败也。牙床红肿，热也，破烂，胃火也。

唇乃脾之窍。红紫，热也，淡白，虚也，黑者，脾将绝也。口右扯，肝风也，左扯，脾之痰也。

鼻孔肺之窍。干燥，热也，流清涕，寒也。

耳与齿乃肾之窍。耳鸣，气不和也，耳流脓，肾热也，齿如黄豆，肾气绝也。

目乃肝之窍。勇视而睛转者，风也，直视而睛不转者，肝气将绝也。

以目分言之，又属五脏之窍。黑珠属肝，纯见黄色，凶证也。白珠属肺，色青，肝风伤肺也，淡黄色，脾有积滞也，老黄色，乃肺受湿也。瞳人属肾，无光彩又兼发黄，肾气虚也。目外角属大肠，破烂，肺有风也。目内角属小肠，破烂，心有热也。上胞属脾，肿则脾伤也。下胞属胃，青色，胃有风也。睡而露睛者，脾胃虚极也。

小便短黄涩痛，心热也，清长而利，心虚也。

唇红而吐，胃热也，唇惨白而吐，胃虚也，唇色平常而吐，作伤胃论。

大肠闭结，肺有火也，肺无热而便秘，血枯也，不可攻下。脱肛，肺虚也。

口苦，胆火也，闻声作惊，肝虚也。

又面有五色。面红病在心有热，面青病在肝多腹痛，面黄病在脾伤，面白病在肺中寒，面黑病在肾，黑而无润色，肾气败也。望其色若异于平日，而苗窍之色与面色相符，则脏腑虚实，无有不验者矣。

儿科外治法

疏表法：小儿发热，不拘风寒饮食、时行痘疹，以葱一握捣烂取汁，少加麻油在内和匀，指蘸葱油摩运儿之心口头顶背脊诸处，每处摩擦十数下，运完以厚衣裹之，蒙其头，略疏微汗，但不可令其大汗。此法最能疏通腠理，宣行经络，使邪气外出，不致久羁营卫，而又不伤正气，诚良法也。

清里法：小儿发热二三日，邪已入里，或乳食停滞，内成郁热，其候五心烦热，睡卧不安，口渴多啼，胸满气急，面赤唇焦，大小便秘，此为内热。以鸡蛋一枚去黄取清，以碗盛之，入麻油约与蛋清等，再加雄黄细末一钱搅匀，复以妇女头发一团蘸染蛋清，于小儿胃口拍之，寒天以火烘暖，不可冷用，自胸中拍至脐口，只须拍半时之久，仍以头发敷于胃口，以布扎之，一炷香久取下，一切诸热皆能退去，盖蛋清能滋阴退热，麻油、雄黄又能拔毒凉肌故也。此身有热者用之，倘身无热，惟啼哭焦烦，神志不安者，不用蛋清，专以麻油、雄黄、乱发拍之，仍敷胃口，即时安卧，屡试屡验。

解烦法：凡小儿实热之症，及麻症毒甚热甚者，其候面赤口渴，五心烦热，啼哭焦扰，身热如火，上气喘急，扬手掷足，一时药不能及，用水粉一两，以鸡蛋清调匀略稀，涂儿胃口及两手心，复以酿酒小曲十数枚研烂，热酒和作二饼，贴两足心，用布扎之，少顷其热散于四肢，心内清凉，不复啼扰。或用鸡蛋清调绿豆粉，贴足心，亦佳。

开闭法：凡小儿风痰闭塞，昏沉不醒，药不能入，甚至用艾火灸之亦不知痛者，盖因痰塞其脾之大络，截其阴阳升散之隧道也，原非死症。用生菖蒲、生艾叶、生姜、葱各一握，共捣如泥，以麻油、好醋同煎，四味炒热，布包之，从头顶背胸四肢乘热往下熨之，其痰亦豁然而醒。此方不特治小儿，凡闭症皆效。

引痰法：凡小儿痰嗽，上气喘急，有升无降，喉中牵锯之声，须引而下行，用生矾一两研末，少入面粉米粉亦可，盖生矾见醋即化成水入面粉取其胶粘故也，好醋和作二小饼，贴两足心，布包之，一宿其痰自下。

通脉法：凡小儿忽尔手足厥冷，此由表邪闭其经络，或风痰阻其营卫，又或大病后阳气不布散于四肢，速用生姜煨热捣汁半小杯，略入麻油调匀，以指蘸姜油涂儿手足，往下搓挪，以通其经络，俟热回以指拭去。

暖痰法：凡小儿胸有寒痰，不时昏绝，醒则吐出如绿豆粉，浓厚而带青色，此寒极之痰，前法皆不能化，惟以生附子一枚，生姜一两，同捣极烂，炒热一包，熨背心及胸前，熨完将姜附捻成一饼，贴于胃口，良久其痰自下。

纳气法：凡小儿虚脱大症，上气喘急，真气浮散，不得归元，诸药无效，用吴茱萸五分，酒和作饼，封肚脐，以带扎之，其气自顺。

定痛法：凡小儿胸中饱闷，脐腹疼痛，一时不得用药，将食盐一碗，锅内炒极热，布包之，向胸腹从上熨下，盖盐走血分，最能软坚，取以止痛，冷则又炒又熨，痛定乃止。此方男女气痛皆可治。

指纹切要

小儿自弥月而至于三岁，犹未可以诊切，非无脉可诊，盖诊之难，而虚实不易定也。小儿每怯生人，初见无不啼叫，呼吸先乱，神志仓忙，而迟数大小已失本来之象矣，诊之何益？

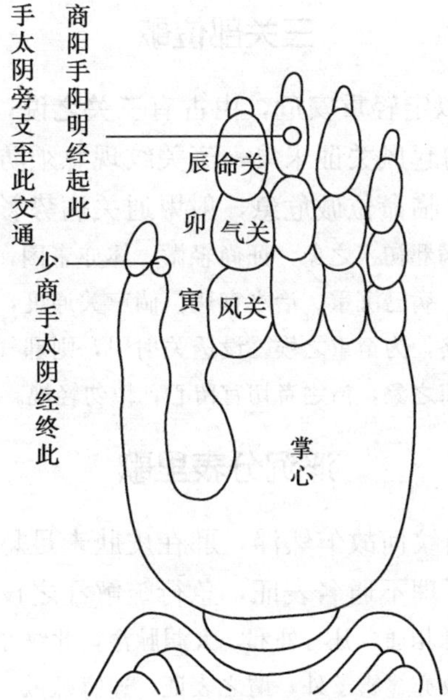

指纹三关图

不若以指纹之可见者，与面色病候相印证，此亦医中望切两兼之意也。

令人抱儿对立于向光之处，以左手握儿食指，以我右手拇指推儿三关，察其形色，细心体认，亦惟辨其表里寒热虚实足之矣。世人好异，不从实地用功，以此为浅近之谈，不屑留意，不知临证能辨此六者，便为至高之手。盖表里清，则知病之在经在腑，而汗下无误；寒热明，则知用寒远热，用热远寒，或寒因寒用，热因热用，因事制宜，用无不当；虚实辨，则知大虚有盛候，大实有羸状，不为假证眩惑。凡真虚真实易知，假虚假实难辨，真假既明，则无虚虚实实之患。于此切要关头不知体会，但以不经之言欺世诳俗，谓何者为人惊，何者为畜惊，不特欺人，而且自欺，不特无益治疗，而且误人生命，是谁之咎哉？

三关部位歌

部位未可以定轻重安危，由古有三关之说，姑存之耳。

初起风关证未央，气关纹现急须防。
乍临命位诚危急，射甲通关病势彰。

纹现风关为病邪初入之象，证尚轻微，体亦未困，治之诚易。纹现气关，邪气正盛，病已沉重，治之宜速。倘三关通度，纹出命关，则邪气弥漫，充塞经络，为至重之候。设透关射甲，则邪气无所容，高而不能降，为亢龙有悔之象，治之者切宜留心，慎勿轻视。

浮沉分表里歌

指纹何故乍然浮，邪在皮肤未足愁。
腠理不通名表证，急行疏解汗之投。

此纹与太渊脉相通，凡有外邪，太渊脉浮，此纹亦浮。盖邪在皮毛腠理之间，故指纹亦显露于外，谓之表证，速宜疏散，启其皮毛，开其腠理，使邪随微汗而解，一剂成功，何嫌而不投哉？

忽尔关纹渐渐沉，已知入里病方深。
莫将风药轻相试，须向阳明里证寻。

指纹见沉，知邪入里，但有浅深之别。若往来寒热，指纹半沉，尚在阳明胃经，治宜解肌。若外证壮热不已，指纹极沉，已入于阳明胃腑，速宜攻下。庸妄见其身热，犹以风药治之。盖病在内治其外，非其治也，不特病邪不解，适足以燥其阴血，愈增其困耳。

红紫辨寒热歌

身安定见红黄色，红艳多从寒里得。
淡红隐隐本虚寒，莫待深红化为热。

神气太然，营卫静谧，定见太平景象。盖黄为中和之气，红乃文明之色，红黄隐隐，景物熙熙，焉有不安之理？寒邪初入皮毛，经络乍滞，所以纹见红鲜，由血滞也。无论内寒外寒，初病久病，一见此纹，总皆寒证。凡人中气怯，则荣卫不充，纹必淡莹，淡而兼红，虚寒之应，至谓深红化热，其理安在？红本寒因，岂能热？由其寒闭皮毛，腠理不通，盖人身内脏之气，时与皮毛之气相通，实无一息之暂停，今寒闭汗孔，内出之气无所泄，郁于皮毛之间，渐积渐厚而化为热矣。此内出之气为热，非外受之寒能变热也。

关纹见紫热之征，青色为风古所称。

伤食紫青痰气逆，三关青黑祸难胜。

营行脉中，卫行脉外，热壅经络，阻其阴荣之道，所以纹紫，紫为热炽，千古定评也。少阳甲木，其色本青，肝胆受邪，纹见青色，此伤风候也，夫青者木之色，《内经》有在天为风，在地为木之言，所以风木同气，肝受风邪，纹必现紫色而兼青。食伤之候，盖食饮有形之物，阻抑中焦，壅遏脾气，不能宣布，故风木乘其困而侮之，所以痰气上逆也。疏通壅滞，令其疏利可也。倘抑郁既久，脾气愈不运，营卫愈见涩，则风痰食热固结中焦，所以青而兼黑，此抑郁之至也。急宜攻下，庶有生机。误认惊风，百无一救。

淡滞定虚实歌

指纹淡淡亦堪惊，总为先天赋禀轻。

脾胃本虚中气弱，切防攻伐损胎婴。

小儿禀受阳虚，肌肤皖白，唇舌淡莹者，指纹四时皆淡，虽有病亦只淡红、淡青、淡紫而已。盖淡红虚寒，淡青虚风，淡紫虚热。此等之儿，根本不坚，中气怯弱，无论新病久病总归于虚，一毫攻化不敢轻用，倘误投克削，覆水难收，悔之晚矣。

关纹涩滞甚因由，邪遏阴营卫气留。

食郁中焦风热炽，不行推荡更何求。

病邪阻郁营卫，运行迟滞，升降稽留，所以指纹推之转涩，全无活泼流利之象，由食饮风热相搏，是为实证。急宜推荡去其菀莝，其愈亦易。若三关纯黑，推之不动，死证也，不治。

纹形主病歌

腹痛纹入掌中心，弯内风寒次第侵。

纹向外弯痰食热，水形脾肺两伤阴。

掌心包络所主，纹入掌中，邪侵内脏，由中气寒也，故为腹痛。纹若弯弓，内外有别，其纹之两头弯向中指为内，为顺证，为外感风寒，治之犹易。其纹弯向大指为外，为逆证，为内伤饮食，治之稍难。形如水字，脾肺不足，食塞太阴，中气怯弱，脾不运化故也。或问：指纹惟止一线，安能有水字之形？曰：不观太渊之脉亦止一线，何以阳维阴维、阳跷阴跷皆左右弹石，岂非水字之形乎？脉有左右，安知纹无左右。但能触类旁通，无往非理，岂特指纹为然哉？

凡看指纹，以我之大拇指侧面推儿食指三关，切不可覆指而推。盖螺纹有火，克制肺金，纹必变色。又只可从命关推上风关，切不可从风关推出命关，此纹愈推愈出，其纹在先原未透关，今误推而出之，大损肺气，慎之戒之。

以上表里寒热虚实，凿凿有据，但能于临症时认得此六字分明，胸中自有主宰，虽不中，不远矣。

稀痘并免惊风

小儿初生三日内，用鸡蛋一个打放盘中，务于无风之处以手指蘸蛋清，自脑后风门骨颈窝后高拱骨即风门骨至尾闾骨脊骨尽处即尾闾。男左旋，女右旋，按背脊骨逐节轻揉，周而复始不可由下揉上。有黑毛出如发，愈揉愈出，务令揉尽，终生可免出痘，即出亦少，且免惊风。六日九日再揉，并揉前心手足心两肩井穴手平抬见肩上有窝处即是。

又稀痘法：孕妇怀胎时，用生白芝麻不拘多少置来往处，随便撮食之，及十月满足，生下子女不受胎毒，出痘甚稀。

又方：银花金者不用阴干，饭锅粑每一升入银花一两，共研末，用洋糖或做糕饼，或用开水调和，每日令小儿食之。

又方：用橄榄一味，不拘新陈，愈陈愈妙，按一年二十四节，将橄榄于火上焙干研末，以清滚水送下，每节橄榄一个，不可间断，服之一年，小儿永不出痘。如逢节偶忘，须于下年照所忘之节补食一个。

又方：冬至时辰，在于屋内出入行走之地掘一坑，约深尺许，将新生鸡蛋十五个埋于坑中，两头各用砖一块，以厚竹片排铺搁于砖上，用席片盖之，仍将泥填好以便行走。至立春时刻取起，每日以绿豆一撮，煮鸡蛋一个，令儿食之，不可间断。若依法服三次，则终身不出痘。稀痘方多，惟此有应。

小儿初生面红啼哭不止

此热极也，宜急治之，如过三日难治。用枳壳、栀子炒、扁柏叶炒、川连各三分，黄柏二分，生甘草四分，薄荷四分，水煎，去渣，入蜜糖四茶挑和匀，以鸭毛点舌上两旁数次，面色变淡红者可止。或用吴茱萸四钱，好醋调敷两足心，日换数次，过一夜即愈。此法最妙。

昼啼不止

台乌药一钱，煎水服，甚效。

夜啼不止

多因穿盖过暖，加以父母同床热极所致。谚云：若要小儿安，常带三分饥与寒。取鸡粪涂儿脐中，男用雄鸡粪，女用雌鸡粪，极妙。

又方：朱砂磨新汲水，涂心窝及两手足心五处，最验。

又方：蝉蜕七个去足头，取下半截炒，研末，以薄荷二三分煎水调服，立止如神。如若不信，将上半截为末与服，复啼如初矣。

又方：鸡窝中草安席下，勿令母知。或用干牛粪亦可。若诸方不效，仍复夜啼，看面色青白手冷者，用川芎、当归、茯苓、茯神、白芍、甘草、木香、钩藤，红枣引，煎服。面赤唇红身热者，生地、黄芩、生甘草、木通，灯心、竹叶引，煎服。或用前吴萸敷足法，最妙。面赤唇口红者方可用。

又方：面赤心热者，用青黛二分，灯心十茎，煎服。

又方：灯花五朵研末，涂娘乳上，令小儿吃乳。

又方：五倍子研末，口水和作饼，纳肚脐内，以带扎之，效。

又方：灶心土三钱，朱砂一分，麝香一厘，蜜水调，每服五分。

又方：朱砂写子午二字，贴脐上，即止。

又方：画驴子一个，倒贴在小儿床头壁上，自愈。

又方：用本儿初穿汗衣放瓶内，自不哭也。

又方：用其父母指甲二厘烧灰，绿葱头一钱 煎水饮，效。

又方：用本家拨火棍，或烧残柴火头一个，削平焦处，如无即取柴棍拨火数日用之亦可。用朱砂向上写云：拨火杖，拨火杖，天上五雷公，差来作神将，捉住夜啼鬼，打杀不要放，急急如律令勅。写毕，勿令人知，安立床前脚下，男左女右。此黄澹翁所传也。

又方：乌药五分煎服，亦效。

又方：明镜挂床脚下，自止。

曲腰啼哭

此受寒腹痛也。淡豆豉、生姜、葱白细切，盐共炒热，以手巾包熨肚上，立止。

遍身奇痒叫啼不止

生姜捣烂，稀布包擦，甚效。

初生遍身发黄

此胎中湿热也，名胎黄，用生地、花粉、茵陈各一钱，煎服。或用卷十五黄疸门黄蜡纸筒方治之，稳而且妙。

初生遍身红赤

此胎中热毒也，名胎赤。用生地、花粉、甘草、连翘各一钱，水煎服，外用浮萍、水苔捣烂绞汁，调朴硝、赭石敷之。

初生无皮

小儿初生，周身赤肉无皮，如怀胎在楼上居住，未受地气者，将儿安于泥地上卧一宿，即长皮矣。

又方：早稻米磨粉，干扑之，候生皮乃止。

周身脱皮

此症因生时触风，满身皮屑落下一层又一层，名曰脱壳，若作丹毒、火疹治之则误矣。宜用木通、藿香、黄芩各六分，麦冬半钱，加灯草煎服。

两腿生疮脱皮

两大腿近小腹处生疮，皮脱开，渐延小腹则不救。此名胎剥，用黄柏炙焦研末，和猪胆汁敷。或用伏龙肝即灶心土开水调敷，亦可。

身如蛇皮鳞甲

名胎垢，又名蛇胎。用白僵蚕去嘴为末煎汤，洗之，或加蛇蜕研末和入亦可。

初生身如鱼泡如水晶

此症破则水流，用密陀僧为末，掺之。

疮似杨梅破烂有孔

凡小儿或头面遍身形似杨梅疮，破烂有孔，用饭甑上滴下气水，以盘盛取搽之。百药不效者，用此如神。

红　丝　瘤

一人生子一岁，生红丝瘤而死，连生四子皆然。一医云：此胃中有伏火胎毒故也。遂令男服滋胃丸见内外备用诸方，女服六味地黄丸见同上。后生子皆无此患。

囟门肿大

黄柏末水调，贴两足心，即愈。

头缝不合

名曰解颅，此肾气不足也，用干姜七钱，细辛三钱，肉桂五钱，共为末，姜汁和，敷颅上，小儿面赤即愈。

又方：南星微泡为末，醋调摊细绸上，贴囟门，用热手时时熨之，干则用热醋润湿。

又方：柏子仁、防风、南星各四两，为末，每用一钱醋调，摊红绸上，看颅门大小剪贴，一日一换，干则以热醋润之。

又方：茵陈、车前子、百合各五钱，为末，乌牛乳汁调，涂足心及头缝开处，用绸包裹，二日一换。

初生眼目红赤肿烂

此胎中受热也，以蚯蚓泥又名曲蟮捣，敷囟门，干则再换，不过三次即愈。或以生南星、生大黄等分为末，用醋调涂两足心，亦愈。

又方：甘草，猪胆汁泡过，焙干研末，每用一二分，乳汁调服。

又方：熊胆少许，蒸水洗眼上，一日七次。如三日不开，宜服干地黄、赤芍、川芎、炙草、归身、花粉各一钱，为末，灯心汤调灌之。

又方：雄鸡胆，灯心蘸点，极效。或用人乳蒸川连点之，亦效。

又方：胡黄连一钱，研末，人乳调敷足心男左女右，神效。

又方：黄连、黄柏、当归、赤芍各二钱，杏仁去皮尖五分，打碎，以乳汁泡一夜，蒸熟，取浓汁点眼内。

小儿斗眼

黑眼珠呆而不动者是。方见目部。

小儿变蒸

自生下之日起，三十二日为一变，六十四日为一蒸，再过三十二日为一变，再过六十四日为一蒸，至五百七十六日而止，每当蒸变之日，身发微热，不必服药。

两腮肿硬

新产月内小儿，有噤口不乳，啼声难出，两腮肿硬有核，名螳螂子，又曰痄腮。熟谙稳婆将利刃于口内两腮剖开，挖出坚光恶肉，形象颇肖桑螵蛸，伤处搽药自愈。若割治少迟时刻，则肿延喉鼻，不可救矣。多有割伤致命者，终非良法。今得一方，用麝香一钱，朱砂五分，螺蛳七个，同捣如泥，敷囟门上，俟干时自落，切勿剥去。若重者，将针微刺患处出血，以好陈墨搽之，自愈。或溏鸡粪涂之更妙。切勿妄用刀割，致伤儿命。后有芙蓉花诸方，最为神妙。

又方：蜒蚰一条查《药物备要》便知，银朱钱半，同研烂，搽肿硬处，勿令擦去，即消。

又方：桑柴炭少许，入雄鸡冠血二三滴，再加盐卤一匙和匀，时时搽之，亦效。

又方：青橄榄核又名青榄，如无，以盐橄榄核泡去盐味用亦可，好醋磨汁，搽之。

又方：红饭豆扁小微红者七粒研末，好醋调敷，效。

口角生疮

乱发烧灰，猪油调搽。

口角流水

方见口部。

口肿并生马牙

小儿口中肿起如菌，名乳菌。牙龈生白泡子，名马牙疳，致小儿不能吃乳。以指摘去其头，倘有血出，以绵拭去，轻者京墨搽之即愈，重者急以僵蚕三条去丝嘴，人中白四分，冰片一分，共研细，搽患处，略停片刻，用绢蘸茶洗净再擦，一日三四次，自愈。如未愈，方中加硼砂、血竭、青黛各三分，儿茶分半，药珠一分，各为细末，和入前药，每日洗擦三四次，无不愈者。或用马齿苋根，瓦上焙干，少加雄黄研末吹之。并用后芙蓉花诸方更妙。

口生白点

初生百日中，口中白点不计其数，拭之则去，少刻复有，满口缠遍，内窜入喉，日夜啼哭不乳，俗名雪口，又名鹅口疳。用甘草、黄连等分煎汤，以绸裹指拭去，取桑皮中白汁涂之立愈。或用陈墨点之亦可，再以辰砂益元散见备用诸方，灯心汤调下，则不再发。

又方：槟榔烧枯研末，点之，立见功效。并用后芙蓉花诸方更妙。

初生小儿或两腮肿硬或口舌生疮或生马牙或重舌木舌蛇舌吐舌及口不开不食乳等症

芙蓉花或叶或皮或根均可用，捶极融烂，用鸡蛋二个和匀，煮熟候冷，敷心口并肚脐，用布扎紧，屡试如神。

又方：生香附、生半夏各二钱研末，生鸡蛋白调作饼，贴两足心，一周时即愈。此林屋山人引热下行经验方也。或用吴茱萸四钱，好醋调敷两足心，亦效。如口舌破烂者，用活鲫鱼以尾入口中，频频摇摆，随摆随换，此方能去口中热毒，初生时儿尚啼哭，用一二次后口中生凉，儿自不啼，尾虽有刺，甚软，并不伤人，治后即能食乳，不过三日痊愈，屡试甚验，真奇方也，要用活鱼方效。仍用前方敷足为要。

重　舌

舌根肉壅肿叠出，短小如舌者是。用黄柏和竹沥泡一夜，取汁点之。

又方：巴豆半粒，饭四五粒，共捣烂，为饼如黄豆大，贴在印堂中，待四围起泡去之，即愈。各项舌病皆效，并用前芙蓉花诸方更妙。

木　舌

舌尖肿大，塞满口中，直硬如木，不能转动者是。用蓖麻子肉捣烂，以纸取油，将纸搓条，点火吹灭，以烟向舌熏之即消。若舌下肿起，用银针挑破出血，以锅墨烟以烧草者更佳和盐醋厚调敷之，脱去再敷。或用水调敷亦可。

又方：蒲黄研末，时敷舌上，其肿自消。

又方：僵蚕为末，吹入吐痰，甚效。并用前芙蓉花诸方更妙。

舌忽胀大肿硬即时气绝

名曰翣舌。用皂矾不拘多少，新瓦上火煅，红色为度，放地上候冷，研细擦舌上，立效。兼治重舌木舌。

又方：顶上梅花冰片研烂敷。或以食盐、百草霜共为末，井水调敷，即效。

又方：百草霜酒调涂舌上，即消。

又方：干姜、蒲黄各等分为末，干擦患处。并用前芙蓉花诸方更妙。

蛇　舌

用前芙蓉花诸方更妙。

其舌常卷两边口角者是，用明雄研末，点舌数次，即安。或用灯心泡水服，重则用川连一分蒸水服，即愈。

吐　舌

人中白、冰片和匀，鹅毛刷上，再用好川连一二分煎服，舌自收入。冰片、雄黄、硼砂共为末，乳调涂舌上亦效。

颈　软

乃肝肾虚风袭入，用生附子去皮脐，生南星各二钱为末，姜汁调摊，贴天柱骨上。

痰喘有声

胡桃又名核桃连皮捣烂，麦芽煎水加冰糖冲服，喘止痰消。此观音梦授方也。或照前引痰法治之更妙。

又方：巴豆一粒，捣烂，绵裹塞鼻，男左女右，痰即自下，立愈。

喉嘶声哑

甘草、薄荷各五分，桔梗、麦冬各一钱，水煎服，立愈。

又方：虾蟆胆取汁点舌上，立愈。

小儿病后口不能言

大生南星一个泡去皮脐为末，每用二三分或四五分，量儿大小用之，取猪胆汁调，再用热淡姜汤冲服，即能言矣。

儿不食乳

乃心热也，用大葱头一个，切四片，用乳汁半盏同蒸，分作四服，即能食乳。并用前芙蓉花诸方治之更妙。

又方：黄连二分，煎汤灌小儿数匙，即食乳矣，神效。若脐旁青色及口撮紧者，此脐风症也，即照后脐风诸方赶紧治之，迟则难救。

吐乳

米七粒烧黑，水半酒杯、乳半酒杯煎至五分，服，极效。

缺乳

凡小儿无乳，百物不食，无法可施，用离核枣于饭上蒸熟，与儿食之，食至斤余，即思饮食，虽无乳亦可活矣。离核枣即真南枣，持三五枚向耳旁摇之响者即是，无则用大黑枣亦可。

断乳

山栀一个烧存性，雄黄、朱砂各二分，轻粉一分，麝香一分，共为极细末，择伏断日见后，候儿睡觉，用麻油将药调匀，搽两眉毛上，醒来便不食乳。如不效，再加黄丹五分，再搽必效，神验非常惟肝气盛者难验，听其自落。勿令小儿知，忌见生人，夏天不宜，并忌逢五逢七日。方名画眉丹。

伏断日：子日虚星　丑日斗星　寅日室星　卯日女星　辰日箕星　巳日房星　午日角星　未日张星　申日鬼星　酉日嘴星　戌日胃星　亥日壁星

龟　胸

大黄酒拌九蒸九晒、桑白皮、甜葶苈、熟石膏各八分，天冬、杏仁去皮尖、木通各一钱二分，水煎，卧时服。或用蜜为丸服，更妙。

龟　背

并治龟胸，用龟尿摩其胸背，久久自愈。取龟尿法：以镜对龟照之，即有尿出。

又方：龟尿调首乌末，敷背上，日久自愈。

腹　痛

小儿骤然腹痛，其症不同。有挟热而痛者，其痛多缓，或一日只痛数次，甚者或自下而痛上，痛过一阵则有时不痛，良久又痛，宜用凉药加疏利药治之；有感寒挟湿而痛者，其痛多急，连绵少有停止，甚者或如刀割，欲吐不吐，欲泻不泻，手足冷，面色青，宜用升发药加消导药治之；外有虫痛者，闻煎炙食物香气则痛，宜用苦楝皮、使君肉等药以杀其虫，则痛自止，查虫疾门斟酌治之。

枳实导滞汤：治热痛。陈枳壳去穰，炒、黄连、山栀仁炒黑色各六分，赤芍、前胡、连翘去心蒂各四分，三棱、莪术俱醋炒、槟榔、甘草各三分，水煎，饥服。觉热甚，大便秘者，加酒炒大黄一钱二分微利之，三棱、莪术不用亦可。

升消平胃散：治感寒挟食痛。小川芎、炒香附、苍术、紫苏、姜汁炒过厚朴各五分，藿香、砂仁研碎、白芷、陈皮去白各三分，炙草二分，炒麦芽六分，山楂肉一钱，加羌活、防风各三分，生姜三片，水煎热服。

肚腹胀大亮如水晶

方见肚腹部。

肚皮忽然青黑

方与上同。

腹中鸣如蛙声

淡豆豉、生姜各二钱切碎，葱五茎，食盐一两，同炒热，置脐上熨之，效。

又方：葱、姜煎浓汤，洗肚腹，另用葱、姜捣烂，炒热作饼，贴脐上，良久即愈。

又方：枳壳一钱，槟榔一个，沉香、广香各一小点，煎水服。

又方：乳香、没药各等分，共为细末，木香磨水，用滚水调服。

肚 脐 肿 出

小儿月内脐突，光肿如吹，捻动微响，赤肿可畏，由断脐在前，洗浴在后，或束缚不紧，风湿入内所致。用牡蛎煅、大黄各五钱，朴硝一钱，为末，多用田螺浸水调一二钱敷脐上，其水从小便而消。如啼哭不止，用台乌药煎水服，即止。

又方：茯苓、车前子各一钱，甘草二分，陈皮三分，通草三分，共煎汤灌之，一剂即安。

又方：红饭豆、淡豆豉、南星去皮脐、白敛各一钱，共为末，用巴蕉自然汁调，敷脐四旁，即愈。

脐内脓血不干

龙骨一钱煅，轻粉五分，黄连一钱，枯矾五分，麝香五厘，为末，干掺脐中。

又方：大红呢烧灰为末，敷之，效。

又方：马齿苋焙枯，为末，敷之。

又方：草屋上旧茅草，研末敷，极效。

又方：枯矾、水龙骨即旧船底缝中石灰，共为末敷，甚效。

又方：车前子炒焦为末，敷之，即愈。

预防脐风

凡将断脐，必须先用热汤浴过，不使水气入内。一手握带，一手向脐，推脐三四次，使胞血贯满脐穴。离胞寸许用线扎紧，以瓷锋割断，勿使脐血外流，则儿血旺易育。若弗用割，隔单衣咬断，又将暖气呵七口，以免脐风之疾。不用刀者，盖铁器寒冷恐伤生气也。或用前烧断之法，亦妙。

又方：枯矾、硼砂各二钱半，朱砂二分，冰片、麝香各五厘，共为末。凡小儿下地洗过后，用此末掺脐上，每日换尿布时，仍掺此末，掺完一料，永无脐风等症。

脐　风

小儿生七日内面赤喘哑，是为脐风。脐上定起有青筋一条，自脐而上冲心口，若此筋已至心，十难救一二矣。看此筋未至心口时，用艾绒在此青筋头上烧之，此筋即缩下寸许，再从缩下之筋上烧之，此筋即消而病痊矣。屡试屡验。艾团不过如小黑豆大，或如麦子大。或用灯火烧之亦可。又牙根有小泡，用绵裹指擦破即活。

又方：鸡蛋白，用手指蘸搽背心，良久有毛出刺手，长分许即止。若长至寸许，用绸包紧，俟有转机，再搽两太阳及口角，则口自开矣，神效。

又方：小儿初生，惟脐风最为恶候。或因剪脐太短，或结束不紧，致外风侵入脐中，或水湿寒冷所乘。昔人有预防脐风之诀，谓三朝一七看儿两眼角黄，必有脐风。此法尚恐未确，惟摸儿两乳，乳内有一小核是其候也。然乳内有核发脐风者固多，亦竟有不发者，此法亦有三四分不确，自应轻轻将乳核挤出白浆自愈。惟看小儿不时喷嚏，更多啼哭，吮乳口松，是真候也。急用夏禹铸先生脐风灯火救之。其诀曰：脐风初发，吮乳必口松，两眼角挨眉处忽有黄色，宜急治之。黄色到鼻治之仍易，到人中、承浆治之稍难，口不撮，微有吹嘘，犹可治之。至唇口收束锁紧，舌强头直不必治矣。一见眉心、鼻准有黄色，吮乳口松，神情与常有异，即用灯草蘸香油，干湿得中，点燃于囟门烧一焦，人中、承浆、两手大拇指端少商各烧一焦，脐轮绕脐烧六焦，脐带未落于带口烧一焦，既落于落处

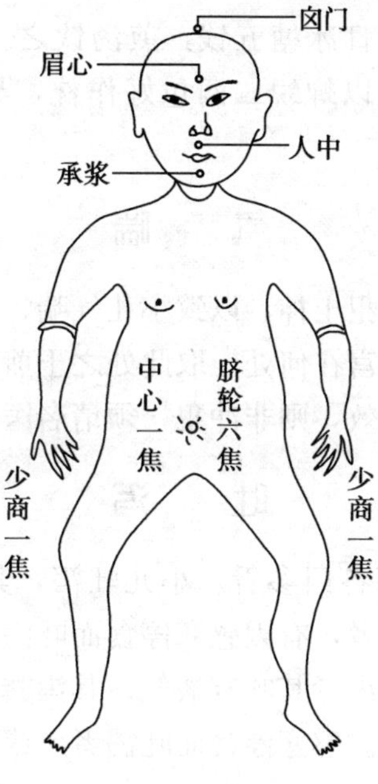

烧一焦，共一十三焦，风便止而黄即退矣，神效非常先宜以墨点定穴道，然后用火。囟门穴在头顶虚吸处，人中穴在鼻下上唇正中，承浆穴在下唇垂下正中，少商穴在两大指外侧，内侧亦是，甲缝中不上不下即是。脐轮穴即脐之四围紧近脐带之所。脐风灯火，囟门、眉心、人中、承浆、两手大指甲上名少商、脐轮及脐心共十三焦，有起死回生之功。

小儿中恶以及痰闭火闭气闭乍然卒死

一时无药，即以大指掐其人中穴，病轻者一掐即啼哭而醒，倘不应再掐合谷穴在大指二指合缝处，又不应掐中冲穴穴在两中指端离甲处，若再不应，其病至重，则以艾丸如萝卜子大，安于中冲穴灸之，火到即活。

小儿初发疟疾

名曰胎疟，每日冰糖五钱，煎汤饮之。虽隔两日发疟一次，十日必愈。或以蝉蜕二两包好作枕，与儿睡之，其疟亦止，神效之至。

气　喘

人家动土，冲犯土神，以致小儿气喘，人多不知，宜请人查明九宫，看太阳宫在何处，取此处之土煎水服，仍须安谢土神，即愈。若不见效，则非冲犯，须请名医治之。

吐　泻

与脾胃及泄泻各门参看。小儿吐泻，其症不一，最宜详审。有因伤食吐泻者，有因感寒停食而吐泻者，夏月则有因伏暑吐泻者。伤食吐泻者其吐有酸气，其泻粪状如糟粕，亦有酸臭气者，宜消导之。感寒停食而吐泻者，或食后感冒风寒，则其食停滞不化，或脾胃先受风寒而后饮食，则其食亦停滞不化，或饮食后，误食寒冷之物，则其食亦停滞不化，虽致病不同，其为感寒停食则一也。此宜发散而兼消导。然此吐泻，或多胸腹刺痛，即霍乱吐泻是也。治法亦同。伏暑吐泻者，小水必不利，必兼烦渴，当以暑治之。吐甚者，煎香薷散调益元散，泻甚者，煎四苓散调益元散，须斟酌用之。然而吐泻交作，最是小儿危证。若其屡作不止，则不论何因，皆当用参、术等急救胃气，不惟伤食、停食者，当急救之，即伏暑者，亦当急救之。盖其初虽有暑气，而多吐多泻之后，则热气已散，而胃气骤虚。若不用温补急救，恐中气顿绝，则虚痰上涌，而须臾告变矣。且多吐之后，胃气大虚，气不归元，而阳浮于外，反有面赤头热、身热、作渴而似热证者，俗医不知其理，误认为热而投以凉药，杀人如反掌，甚可畏也。故治吐泻而药不中病者，与其失之寒凉，不若失之温补犹可救疗，失之寒凉，其祸甚速，多不及救也。

加味平胃散：治伤食吐泻。苍术淘米水浸洗、厚朴去皮，姜汁炒、山楂肉各六分，陈皮去白、青皮、麦芽、香附米炒、砂仁研、小川芎各四分，甘草炙二分，生姜三片，水钟半煎七分，分二三次缓缓服。

藿香和中汤：治感寒停食吐泻。藿香、紫苏、炒香附、制苍术、制厚朴、山楂肉、小川芎各六分，羌活、砂仁、麦芽炒、白芷、陈皮去白各四分，炙甘草二分，生姜三片，煎法、服法俱同前。

香薷散：以下三方伏暑吐泻用。大花香薷二钱，白扁豆炒，去壳，打碎、制厚朴各一钱，水煎，候微温调益元散二匙服。

四苓散：赤苓去皮、猪苓、泽泻各一钱二分，白术八分，木通、车前微炒各五分，水煎，候温调益元散二三匙。

辰砂益元散：滑石飞过六两，甘草末一两，辰砂飞过三钱，共和匀，每服小儿一钱，大人二钱，灯心汤下。

钱氏白术散：治吐泻已久，虚火作渴者。党参、白术、茯苓、炙草、干葛各五分，南木香二分，姜三片，水煎，温服。

参砂和胃散：治虚寒呕吐不止。党参、砂仁研细、制半夏各四分，白术土炒、茯苓各五分，藿香、陈皮各三分，炙草二分，煨姜去皮三片，水煎，热服。

姜米汤：吐多而胃气欲绝者，用此安胃。老生姜一块重一两多，煨熟去皮研烂，用水一碗，陈米二撮，同入瓦罐煎好，候温缓缓与服，其呕即止。

凡呕吐交作者，止吐为急。吐而不泻者，均用生姜米汤最效。

烧针丸：治吐泻如神。黄丹水飞、朱砂水飞、枯矾各等分，为末，红枣为丸黄豆大，每服三四丸，戳针尖上，灯火上烧存性，研烂，淘米水调服。泻者食前服，吐者不拘时服。外用绿豆磨成粉，调鸡蛋白，吐者敷两足心，泻者敷囟门，神效。或照卷四脾胃门各方治之。

暑月水泻

凡小儿暑月水泻，小便赤涩，或小便不通。用猪苓一钱，赤苓、泽泻各一钱，木瓜五分，白术六分，木通八分，车前子四分略炒，灯心一团，水煎，加盐少许，饥时服，小便自通，其泻亦止。又方见卷七泄泻门。

小儿痢疾

方见卷七痢疾门。

初生阴囊过大

凡新生小儿，阴囊甚大，名曰胎疝。日后长成，恐变木疝。如过满月外，或一岁以内，俟端午日午时，以脚盆盛热水安于中堂，随抱小儿将阴囊放水内一浸，再将小儿在于中门槛上中间一搁，其阴囊上之水印痕于槛，将艾火在槛上湿印处烧三次，其囊逐渐收小如故，其效如神，真奇方也。

又方：石蟹，用好醋磨汁搽之，亦效。

忽然阴肿

此系被蚯蚓吹肿，令妇人以吹火筒吹之，即消。

又方：真硼砂研末，水调敷，甚效。或用二味拔毒散见痈毒诸方门亦效。

阴囊赤肿

用老杉木烧灰存性，加宫粉和清油调敷。

阴囊肿坠光亮啼哭疼痛

蝉蜕一两，煎汤洗，再用生紫苏叶捣成泥包之而愈。或用干紫苏研末，湿则干敷，干则香油调敷，虽皮破子出，悉有神效。

阴缩入腹

初生六七日后，阴囊收缩入腹，啼哭不止者，此受寒所致，用硫黄、吴茱萸各五钱，为细末，研大蒜调，涂脐下，仍以蛇床子微炒，布包熨脐，即下。

阳物肿痛

小儿阳物眼上忽肿，小便时肿痛甚者，用灯草煎汤，不拘时服，肿消痛止。

初生小便不通

用猪毛于阳物眼上刺去薄皮，即通，屡试屡验。如阳物眼上并无薄皮，即系胎热，用大葱头一个切四片，用乳汁半盏同蒸，分作四服，即通。

小便数日不通遍身肿满

苏叶一斤，煎浓汤一盆，抱小儿向盆中熏之，冷则再换热汤，外用炒熨脐上及遍身肿处，即愈。

又方：连须葱白一斤捣融炒热，分作二包，轮流热熨脐下。

又方：皂角末吹些须入鼻，令其喷嚏，百药不效者，用此即通。

大小便不通

初生大小便不通，腹胀欲绝者，急令人温汤漱净口，吸咂儿之前后心脐下两手足心共七处，吸咂五七口，取红赤色，气透为度，气透则便自通。

又方：连须葱头七个，生姜一大块，豆豉、食盐各三钱，同捣作一饼，焙热，掩肚脐上，带扎，良久自通。

初生大小便出血

此由胎气热盛所致，或母食酒面煎炒热毒等物，流入心肺，儿在胎内受之，热毒亦传于心肺。女子热入于心，故小便出血。男子热入于肺，故大便出血。用生地黄取自然汁，入蜜少许和匀，温服，男女皆效。

夜睡遗尿在床

方见卷六小便门。

初生粪门闭塞

以金银簪挑开一孔，不可过深，用油纸捻套住，免其再合。

足趾向后

儿初生两足趾俱向后曲，因母怀子时，日日盘坐，儿在母腹，一气相通，形随气化，故亦如是。用软绵卷如棍子，安儿膝后弯内，用木瓜煎汤常洗熨之，日久筋长舒展，则自能伸。由此观之，则知胎前调养不可不慎，古人所以重胎教也。

疳　积

凡小儿乳汁不足，食物杂乱，或口渴饮水，或贪食不饱，或喜食泥土杂物，或沉睡不醒，或眼带蓝色，或眼珠不明，或头往下垂，或面色黄瘦，或青筋暴露，或肚腹胀大，或泄泻不止，种种不一。此因伤食，腹内生虫，名曰疳积。必服杀虫之药，方有验效。然药多克伐，恶伤脾胃，卒多不救。今得秘传外治二方，既可断根，又不伤损，万无一失。并治大人虫积腹痛，珍之宝之。羊尿脬吹起阴干，入顶好汾酒一二两无汾酒用顶好烧酒亦可，用线扎紧，挂小儿心口、胃脘之间。疳疾重者，不过数时，其酒气自然消减必须称过方知减否，酒减再换，换至数次，酒不消减，病即愈矣。偏僻之处，羊尿脬最为难得，须于春秋祭祀时，预为买出备用，少则三四个，多则七八个。无羊之处，用猪尿脬亦可，然未经试过，恐难见功，总不如羊尿脬之效验神速也。

又方：葱白每个约一寸多长、苦杏仁、生黄栀子、红枣各七个，皮硝三钱，真头道酒糟一两，白灰面三钱，以上七味，用石槽捣烂成泥，五寸宽白布两块，摊膏药两张，前贴肚脐，后贴背上要对正肚脐之处，用布捆好，贴三日，肉见青色即好。如未见青，再换一次，无不愈矣。

消疳无价散：石决明一两五钱煅，炉甘石五钱童便泡一日夜，烧透，以能浮水者为佳，滑石五钱，雄黄二钱，朱砂一钱，冰片五分，海螵蛸五钱煅，去壳，共为细末，量儿大小，或三四分，或五六分，用不落水雄鸡肝一副，竹刀切破，上开下连，掺药在内，用线扎好，加淘米水入砂罐煮熟，连汤食尽。虽疳疾眼瞎，可以复明，神效之至。

消疳丸：苍术米泔水浸，去皮，炒、白术土炒、当归酒洗、白芍酒炒、麦冬去心、薏仁、山楂肉去核、石斛去芦根、神曲炒、麦芽炒、半夏曲、枳壳、萝卜子炒、陈皮、厚朴、使君子肉、茯苓、槟榔、炙芪各一钱，青皮、莪术、木香、砂仁各五钱，炒干为末，蜜丸弹子大，米汤送下一丸。专治小儿泄泻无度，嗜食无厌，肚大青筋，四肢羸瘦，或发夜热，或肿面目，或肿手足，瘦弱垂死者，但能进食，泻止食调，肌肉自生。小儿周岁后，乳食夹杂，则易成疳，预服此丸，脾胃充实，保无疳症。或缺乳成疳者，一应服之，此药大和脾胃，生气血，多服有益无病，真妙方也。

胎毒

参看头部及痈毒诸方。初生数月，或一二岁内，头面忽生热疮，甚至延及遍身，此胎毒也。用鸡蛋二三枚，整煮，去白留黄，加乱发一团如鸡蛋大，于铁器中炭火干煎，初甚干枯，少时发焦，蛋有油出，俟冷取油，和苦参末搽之，数日即愈。如蛋油难取，俟煎枯后，用滚开水少许冲入，油浮水面可取。

又方：紫甘蔗皮一两，粉口儿茶五钱，血竭二钱，顶上梅花片四分，共为末，猪胆汁调搽，神效。

又方　陈石灰以十数年者为佳，越陈越好、黄柏研末、滑石各五钱，桐油调搽，神效。

又方：鸡腰膏见痈毒诸方，初起者甚效。又头部尚有数方，亦效。

小儿胎毒搽药方

其症有小儿生下数月即患者，有几岁才患者，早迟不一，宜内外合治，则无后患，若仅外搽药内不服药，一吃发物即又发出，则难治之。倘才生数月小儿即患此症，不能服药，须令其母服乳过极妥。初服荆防败毒散一二剂后，多服除风凉血、败毒清解之药，服至疮愈止服，永无后患先用陈茶、艾叶煎洗患处，随以旧棉花、软绵纸揩干，即以真麻油调后药，鸭毛扫患处，每日早晚洗搽二次，数日即愈。儿茶三钱，黄柏二钱，雄黄一钱，云连一钱，薄荷一钱，上四六冰片二分，共研细末。

小儿科惊风

惊 风 论

惊风有急慢两症。急惊属实热，宜用清凉；慢惊属虚寒，宜用温补。二病若霄壤之相隔，治法若冰炭之相反。诸书多用一药兼治急慢两症，谬妄太甚，贻害无穷，不可不审辨也。

慢 惊

庄在田曰：慢惊之症，缘小儿吐泻得之为最多，或久疟久痢，或痘后，或疹后，或因风寒饮食积滞过用攻伐伤脾，或秉赋本虚，或误服凉药，或因急惊而用药攻降太甚，或失于调理，皆可致此症也。其症神昏气喘，或大热不退，眼开惊搐，或乍寒乍热，或三阳晦暗，或面色淡白青黄，或大小便清白，或口唇虽开裂出血而口中气冷，或泻利冷汗，或完谷不化，或四肢冰冷，并至腹中气响，喉内痰鸣，角弓反张，目光昏暗，此虚证也，亦危证也，俗名天吊风、虚风、慢惊风、慢脾风，皆此症也。若再用寒凉，再行消导，或用胆星、抱龙以除痰，或用天麻、全蝎以驱风，或用知、柏、芩、连以清火，或用巴豆、大黄以去积，杀人如反掌，实可畏也。若治风而风无可治，治惊而惊亦无可治，此实因脾肾虚寒，孤阳外越，元气无根，阴寒至极，风之所由动也。治宜先用辛热，再加温补。盖补土所以敌木，治本即所以治标。凡小儿一经吐泻交作，即是最危之症。若其屡作不止，无论痘后、疹后、病后，不拘何因，皆当急用参、术以救胃气，姜、桂、杞、熟等药以救肾气。不惟伤食当急救之，即伤寒、伤暑亦当急救之。盖其先虽有寒暑实邪，一经吐泻，业已全除，脾胃空虚，仓廪空乏，若不急救，恐虚痰上涌，命在顷刻也。庸医见之，皆误指为热为食，投以清火去积凉药，立时生变，为之奈何，与其失之寒凉，断难生活，不若失之温补，犹可救疗。此语发明吐泻惊风之理，最为明透，后之君子，愿无忽诸。今将慢惊辨证胪列于后：

一慢惊吐泻，脾胃虚寒也。一慢惊身冷，阳气抑遏不出也。服凉药之后往往致此。一慢惊鼻孔煽动，真阴失守，虚火烁肺也。一慢惊面色青黄及白，气血两虚也。一慢惊口鼻中气冷，中寒也。一慢惊大小便清白，肾与大肠全无火也。一慢惊昏睡露睛，神气不足也。一慢惊手足抽搐，血不行于四肢也。一慢惊角弓反张，血虚筋急也。一慢惊乍热乍凉，阴血虚少，阴阳错乱也。一慢惊出汗如洗，阳虚而表不固也。一慢惊手足瘛疭，血不足以养筋也。一慢惊囟门下陷，虚至极也。一慢惊身虽发热，口唇焦裂出血，却不喜饮冷茶水，进以寒凉，愈增危笃。以及所吐之乳，所泻之物皆不甚消化，脾胃无火可知，唇之焦黑乃真阴之不足也明矣。

大凡因发热不退及吐泻而成者，总属阴虚阳越，必成慢惊，并非感冒风寒发热可比，故不宜发散。治宜培元救本，加姜、桂以引火归原，必先用辛热冲开寒痰，再进温补方为得法。经验二方列后。

逐寒荡惊汤：此方药性温暖，专治小儿气体本虚，或久病不愈，或产后疹后，或误服寒凉，泄泻呕吐转为慢惊。清热散风，愈治愈危，速宜服此，能开寒痰，宽胸膈，止呕吐，荡惊邪，所谓回元气于无何有之乡。一二剂后，呕吐渐止，即其验也。认明但系虚寒，即宜服之，不必疑畏也。胡椒、炮姜、肉桂各一钱，丁香十粒，上四味，研为细末，以灶心土三两煮水澄极清，煎药大半茶杯，频频灌之，接服后方，定获奇效。

加味理中地黄汤：此方助气补血，却病回阳，专治小儿精神已亏，气血大坏，形状狼狈，瘦弱至极，皆可挽回。如法浓煎，频频与服，参天救本之功，有难以尽述者。熟地五钱，焦术三钱，党参、当归、炙芪、故纸、枣仁炒研、枸杞各二钱，炮姜、萸肉、炙草、肉桂各一钱，加生姜三片，红枣三枚，胡桃二个打碎为引，仍用灶心土二两煮水煎药，取药汁一茶杯，加附子五分，煎水掺入，量儿大小，分数次灌之。

如咳嗽不止者，加粟壳一钱，金樱子一钱；如大热不退，加白芍一钱；泄泻不止，加丁香六分，只服一剂，即去附子，止用丁香七粒。隔二三日只服附子二三分，盖因附子太热，中病即宜去之也。如用附子太多，则小便闭塞不出，如不用附子，则沉寒脏腑固结不开。如不用丁香，则泄泻不止。若小儿虚寒至极，附子又不妨用至二三钱，此所谓神而明之，存乎其人，用者审之。

此方乃救阴固本之要药，治小儿慢惊称为神剂。若小儿吐泻不至日甚，或微见惊搐，胃中尚可受药，吃乳便利者，并不必服逐寒荡惊汤，只服此药一剂，而风定神清矣。如小儿尚未成惊，不过昏睡发热不退，或时热时止，或日间安静夜间发热，以及午后发热等症，总属阴虚，均宜服之。若新病壮实之小儿，眼红口渴者，乃实火之症，方可暂行清解。但果系实火，必大便闭结，气壮声洪，且喜多饮冷茶水。若吐泻交作，则非实火可知矣。此方补造化阴阳所不足，实回生起死有神功。倘大虚之后，服一剂无效，必须大剂，多服为妙。

近来所卖之抱龙、牛黄等丸，皆清热化痰之药，急惊最为对症，若慢惊之甚者，下喉即死。

如乡村制药不及，急取鸡鸭窝要养鸡鸭数十年者粪泥下净土一撮去粪数寸者，不要有粪，煎水服，立愈，屡试如神。

慢惊治验

—北平黄孝廉女甫周岁，病久不愈。余视之，瘦弱已极，热仍不退，顷之群医毕集，俱商用山楂、神曲、荆芥、防风等味，皆消导药也。余窃谓不然，因忆《内经》有云：实者泻之，虚者补之。此女瘦弱已极，岂实症乎？然众论哗然，未可与辨。越三日，余又往看视，黄曰：我女昨大泻下黄沫，且角弓反张，不知其故？余曰：此凉药毒也。黄曰：然。前服山楂等药不效，复加黄连二分遂剧。前医在侧甚惭，强余立方，余辞之归。次日，黄以众方请正，余阅之，乃五苓散，仍加消导发散之味。彼时本欲另立一方，又恐医家挠阻，黄亦未必深信，因就原方加注，剖明某药可用，某药难投，总本张景岳直救真阴之说。黄亦心折，因谓众医曰：我女病久，必须滋阴为上，乃大加熟地二钱，连进二剂，其热陡退，病亦渐愈。缘前此刻削太甚，复元较迟。

—邻友方元兴有子岁余，常见其持单买药，询之，方曰：儿病已久，更数医矣，今又延某医包治，此其药单也。逾数日，泣谓余曰：某医悔口，子不生矣。君其有术乎？细叩其故，方曰：我子体热已久，近日气弱神昏，腹中膨胀，吐泻发喘，两目上视，命在须臾。邀余往视，见其子囟门下陷，面色青黄，取向日医方阅之，悉是去积发散凉血之药，与症相反。余曰得之矣，用理中地黄汤去附子、泽泻，加枸杞、故纸，一剂而安，十余剂而健壮矣。

—余胞侄，乳名文豹，素甚壮实，周岁疹后发热，兼旬不退，咳嗽时以手扪口，喉痛可知，后数日昼夜昏睡不醒，因延本地时医，投以清热解表凉药，一剂而热立止，逾时体冷彻骨，热复大作，再投前剂，则无效矣。又延他医，投以芩、连、石斛等药，非惟热不能解，且面色青黄，三阳黑暗，大喘大泻，愈增危笃，医亦束手。余查痘疹诸书，皆云疹系热症，宜用寒凉，其说亦与症不符。姑用救阴固本平补之药一剂灌之，悉皆吐出。余顾儿谓余曰：腹中作响，风已动矣；喉如鸡声，痰已塞矣；且吃乳即吐，头摇睛泛，气促神昏，两目无光，面无人色，败症现矣。急请前医，皆裹足不至。遍查各书，俱载疹后发热不退，而头摇睛泛，吐泻神昏，乃慢脾风不治之症。然亦不忍坐视不救。细思喉中作响必系寒痰，盖缘真阳外越，寒生于中，如系实火，则前此芩、连之药何至反剧，外虽极热，内实真寒，非用大辛大热之品不能冲开寒痰，故前诸药皆吐而不受。因取附子、姜、桂煎汤，欲灌，余母曰：此儿现在发热，且唇已开裂出血，何可再用附子？余思《内经》云假者反之，此症非辛热之品，终不能引火归源以消寒滞也。虽易去附子，仍改用胡椒一钱，肉桂一钱，炮姜四片，似觉平淡，以期老母不疑，煎汤灌下，痰声立止。又取伏龙肝冲水灌之，吐亦渐止。少顷儿忽眼动，呵欠咳嗽时即不以手扪口，又顷连溺小便，稠浊紫黑，疹后邪毒节次尽下，似有起色。因用附子理中汤合用六味地黄汤去泽泻、丹皮，加故纸、枸杞，一剂而败症全除。惟大热未退，乃于前汤内复加枣仁、五味、白芍等敛阴之药，一剂而安。此正《内经》所云治风先治血，及甘温退大热之义也。其后细审，此症咳嗽喉痛，心火烁肺金也；呕吐泄泻，脾胃虚寒也。用胡椒、姜、桂，所以开涌喉之寒痰也。用灶心土者，补土所以敌木也。木平则风息，土旺则金生，金既得生，火不能克，则向者克肺之邪火仍反归于心。心为君主之官，邪不能犯，心与小肠相表里，致疹毒传入膀胱，下溺为紫黑色也。余弟云：此儿疹后发热，误服凉药，命已不测，得吾兄方药，真不啻起白骨而肉之，实如再生，爰更其名药生，将来即取字曰佩伯，志不忘也。

一余胞侄钧，守南阳时生一女，偶尔伤食，中州医者必以酒制大黄推荡之，每月一二次，屡经克伐，至二岁，此女脾胃大伤，瘦弱至极，阴虚夜热，昏睡露睛，忽成慢惊。庸医尚不知其为不足症，乃以五苓散加黄连四分，下咽即结胸不语，次日毙命。中虚生寒，再进黄连，未有不毙者。

一余姻亲家人之子，甫二岁，其母已逝，乳母哺之，饮食不调，发黄气短，发热腹胀，虚弱之形已现。奈医者坚称内热，进以寒凉，吐泻不止，遂成慢惊。有邻人授以《福幼编》一本，其父与医商，医曰：小儿纯阳之体，何可用此热药？乃向药包中取出抱龙丸一粒，研而灌之，尚未灌完而已毙矣。

一余外甥阎霖家使女，十岁出疹，稠密成片，隐隐不出，三日后绝口不食，卧于西廊，面无人色，将成慢惊。余二女往彼问及，霖曰：使女患疹，汤水不入，置之此间，已经二日，只待气绝，送出埋之。二女曰：何不于《遂生编》内求方治之？因照大补元煎本方，用附子一钱，肉桂二钱，浓煎，节次灌之，一剂能食粥一酒杯，二剂脾胃渐健，于是递减附子，数剂痊愈。倘以疹为热证，进以寒凉，岂能生乎？

一六安广文程公之子九岁，久病不愈，泄泻抽搐，奄奄一息。医曰：已成慢惊，虽神医来此，亦难为力。广文呼号求救，几不欲生。同学宋孝廉以余向赠之《福幼编》授程，程阅而疑之。宋曰：此子已无生理，舍此更无他术，服此温补之剂，或可挽回。仓卒间无肉桂，遂以桂子四钱，研碎加味理中地黄汤内，如法浓煎，频频与服，二剂惊止，又三剂痊愈。乾隆壬子年，余回六安，宋孝廉亲口言之也。

一裕州刺史徐公独子十岁，气体本虚，病后大热不退，屡服凉药，泄泻呕吐，角弓反张，诸症作矣。群医毕至，仍系清热解表，病势更加，万无生理。少府史某者，诣署求见。司阍曰：本官有少爷染患慢惊，命悬旦夕，不暇会晤。史曰：我之来因慢惊，非公事也。即延之入。徐曰：小儿慢惊坏症，医技已穷，君能救之乎？史袖出《福幼编》曰：此前庄本府之胞叔所著，专治慢惊，但其方与古书不同，应否与服，堂翁其自主之。徐曰：著书人断无孟浪之理，即遵照编内之方，不减分毫，用逐寒荡惊汤一剂，喉间寒痰已开，接服理中地黄汤四剂，惊止热退痊愈。余胞弟一鹏，彼时在南阳，已知大略，后史尉至湖北，亲口言之又详。自丁酉至今二十余年，此编愈人愈多，聊记数条，以袪众惑，阅者益可坚信，无致贻误也。以上见《福幼编》。

急 惊

聂久吾曰：急惊之候，身热面赤，搐搦上视，牙关紧硬，口鼻中气热，痰涎潮涌，忽然而发，发过面色如故。有偶因惊吓而发者，有不因惊吓而发者，然多是身先有热而后发惊搐，未有身凉而发者也，此阳证也。盖热生于痰，痰盛生惊生风，宜用凉剂以除热而化其痰，则惊风自除矣。切不可用辛燥驱风之药，反助心火而为害也。当其搐搦大作时，但可扶持，不可把捉，恐风痰流入经络，或至手足拘挛也。又不可惊惶失措，辄用艾火灸之，灯火烧之，此阳证，大不宜于火攻，曾见有火攻而坏事者矣。戒之戒之！此症虽急，若从容服清凉之剂调理，自可平安，不可听信时医峻用攻击，如巴豆、轻粉之类以取速效，伤害不小。古谚云：急惊风，慢慢医。此迩言之切当而可用者也。

幼儿将要出痘，有发热二三日，全无痘点形影，而忽然惊搐，状与急惊风一样。医者不知，而误作急惊风施治。若以寒凉之剂，或以驱痰峻药下之，必致难救。遇有此症，宜留心辨别，以免误事。

清热镇惊汤：连翘去心，研、柴胡、地骨皮、龙胆草、钩藤、黄连、栀仁炒黑、酒芩、麦冬去心、木通、赤苓去皮、车前子、枳实炒各四分，甘草、薄荷各二分，滑石末八分，灯心一团，淡竹叶三片，水煎，分数次服。凡急惊初起宜服此剂，如服后痰热未除者，以后两方随用一方，泄一二次即愈。若此方已效，后方即不必服。

加减凉膈散：连翘、酒芩、栀仁炒黑、枳实炒、前胡各五分，大黄酒炒一钱，薄荷、甘草各二分，水煎，分数次服，泄一二次，痰热自退。已泄则不必服。

宣风散：陈皮去白为末、槟榔末各五钱，甘草梢三钱五分，黑牵牛四两半生半炒，取头末一两二钱五分，共和匀。一岁以下服三分，三岁以上服五分，五岁以上服七分。俱用蜜水调服，微泄一二次为妙。已泄则不必服。又益元散、抱龙丸、牛黄丸均极神效。以上见《活幼心法》。

天保采薇汤：专治急惊，神效。羌活、独活、苍术、前胡、升麻、葛根、陈皮、厚朴、甘草、黄芩、川芎、柴胡、桔梗、半夏、枳壳、藿香、芍药各五分，姜、枣引，水煎服。

又方：龙眼壳十二个又名泡圆，以带栗色为佳，深黄者忌用，细茶三钱，陈皮三钱，姜皮三分，白盐三分，用水一碗煎至五六分，灌入口内，忽然发战，其儿必生。此方平常，其功甚速，虽已死可活，方名开棺斧。

又方：生车前草并子捣烂沥汁，对白蜜滚水令服，其风即止，屡试神效。如无生车前草，即用车前子煎汤调蜜服，亦可。

又方：生石膏一两，辰砂一钱，各研末和匀，大人每服一钱，小儿一岁至三岁服五分，以次递加，生蜜调下。

又方：明雄黄五钱，砂仁六分，栀子五枚炒，冰片五厘，共为细末，以鸡蛋清调敷肚之四围如碗口大，安脐眼入麝香五厘，上用绵纸盖好，再以软绢扎之，一昼夜后温水洗去，神效。

又方：甜杏仁六粒，桃仁六粒，黄栀子七个，上药研烂，加烧酒、鸡蛋清白、干面，量孩儿年岁作丸如元宵样之大小，置于手足二心，布条扎紧，一周时手足心均青蓝色，则病已除。但须切记男左女右，不可错置，是所至要，万应万验，真有起死回生之功。

又方：取芙蓉嫩叶男单女双捣烂，用鸡蛋和入，煎熟作饼，贴儿脐上，冷则随换，立愈。

又方：慢惊风亦可治，用白丝毛鸡乌骨绿耳，又名绒毛鸡，又名白凤凰，多出江西太和县，以鸡尾粪门向小儿肚脐上，无风鸡则远去，有风鸡必贴紧，吸拔风毒，少时即愈，神效之至，愈后须用麻油灌入鸡口，以解其毒。

又方：慢惊亦可治。用灯心在手心足心男左女右各烧三焦，即愈。

又方：有数岁小儿偶患惊风，头足往后扯成弯曲，谓之角弓反张，叫唤难闻，百药无效，服活络丸一颗，即刻安睡，再服数颗，脱然痊愈，神效无比。此丸以广东省城大新街已未牌坊老陈李济店为真，别店多假，用之不效。

又方：速用艾二小丸，于左右手背上接腕穴上烧三次，头足即不反矣。

又方：见卷十四中风门。

小儿科痘症

痘症治法

庄在田曰：痘科一症，顺者不必治，逆者不能治，可治者惟险症耳。险症治之得法则生，不得法则不生，是治法之不可不精也。《内经》未尝言及，今行世诸书，皆本之于诸疮痛痒，皆属于热八字。所以立意先言解毒，开方定用寒凉，在其父母闻之，解毒最为入耳，寒凉似亦应然。殊不知痘疮全以发透为吉，起发必赖气血滋培，方能自内达外，齐苗、灌浆、结痂，无非阳气为之主也。寒凉则血滞，克削则气破，血滞气破，毒气乘虚深入，此痘症陷塌之所由来也。譬之猪脬即尿脬，若欲其胀满，必须以气充之，散其气立即陷矣。此理相同，显而易见。痘之始终，全凭气血，但得气血充足，则易出易结，血气不足，则变症百出。痘之欲出，阳气蒸腾，小儿发热，正是痘欲见苗。斯时气虚者，宜服补中益气汤，血虚者，宜服荆防地黄汤，兼寒者，宜服大温中饮，或大补元煎，察其体气之虚实酌而用之。所谓培补气血，疏通经络，无不立奏全功。时师不明此理，定言用补太早，则补住毒气，乃愚陋之见也。不知补中即所以托毒，灌根即所以发苗，万无补住之理。且有散药在内，此实先哲治痘之心传，高明者必以为然，浅学者何能窥其万一。要之，治痘之法总不外乎虚寒实热四字。何者为虚寒？凡小儿向日气体薄弱，面色青黄，唇淡畏寒，大便溏而不结，小便清白，饮食减少，或不甚消化等症。知腹中火少，出痘时必难灌浆，亦难结痂，气血不足之故，是名虚寒，速宜培补元阳，以防变症也。何者为实热？或小儿气体壮实，饮食易消，出痘时大便结而燥，小便赤而臊，口鼻中出气如火，恶热喜凉等症，是名实热，察明果是内热，方可暂行清解，荆防地黄汤用生地加大黄，一二剂而火退矣。然不可以虚火误认为实火。察虚火实火之法，全凭大小便为主，小便清白，大便不燥，身虽大热，乃是中宫有寒，火无所依，浮而在外。误服寒凉亦有此症。不得以身热便认为实火。虚火者十中八九，实火者十中之一二耳。

痘有四宜

一宜补气，真阳充足，方能送毒出外以成痘。倘痘顶不起等症，皆元气不足之故，宜服党参、白术、黄芪、甘草之类以补之。

二宜补血，真阴充盛，方能随气到苗以成浆。空壳无脓等症，皆阴血不足之故，宜于补气药中加熟地、当归、丹参、川芎之类以补之。

三宜补脾肾，一脾土壮健，气血自充，饮食减少，口淡无味等症，皆脾土虚弱之故，须脾肾双补，即于前气血药中加枸杞、故纸、附子、肉桂等药，痘疮自无陷塌泄泻之患。经云虚则补其母，此之谓也。

四宜察虚实，小儿饮食有味，二便如常，不服药最为稳当。设或灌浆不满，烧浆不干等症，必察其气分血分何处亏虚，照症调补，不可妄用凉药。必口鼻臭，尿臊便结，有实火可据者，方可暂行清解。

痘有四忌

一忌清热败毒。凡胎中阴毒，必赖阳气托送，方能发出。阳气被清，阴毒内归，痘之塌陷，实由于此。是连翘、生地、黄芩、泽泻等药，非有实火者，万不可用。

二忌克伐气血。气血充畅，痘易成功。克削下咽，中气亏而毒乘虚深入，泄泻塌陷诸症作矣。是大黄、芒硝、山甲、山楂等药，在所必禁者也。

三忌妄投医药。小儿出痘，延医诊治，求其有益也。岂知近代医师不分虚实，总是良药，毒轻者几死，毒重者不生，是以不如不服药之为妙。客问曰：痘之顺症，可以不药，我知之矣。痘之险症，可以不用药乎？余曰：若纯用凉药以治险症，但见治毙，未见治愈也。客猛然省悟而去。

四忌吞服医家小丸。近代痘师所带小丸总是巴豆丸，彼以为痘是胎毒，巴豆下行，自必可以泻去之，岂知中虚下陷，性命休矣？小丸数粒，断非温补气血之药，即抱龙、牛黄等丸，亦与痘症大有妨碍，是以最不可误服。亲友处受此害者甚多。目击心伤，故特表而出之耳。至于前人所制人牙散、独圣散、鸡冠血、桑虫之类，逼毒外出，旋即收陷，皆非正理，何曾见其治愈一人？断不可用。

发热

痘者胎中之阴毒也，必赖阳气以成之。小儿出痘大约发热三日，肌肉松透，然后能见点苗齐，热退乃真阳内伏，交会于阴。复发热三日，是运水到苗，以成清浆，浆足热退，及至养浆，真阳外出，发热三日，化毒以成脓，脓成热退而阳伏。毒既化脓，又必发热蒸干，方能结痂。痂落后真阳外出，蒸化斑点，谓之烧斑。倘有黑斑，乃是火衰，并非因吃盐酱之故，所谓痘禀于阴而成于阳也。如此，治痘之法始终当以补气血扶阳气为第一义，用药以温补少加发散为首务。否则，气不足则痘顶不起，火不足则浆不稠，且恐厥逆腹痛，阴寒起而坏症作矣。

或问曰：痘宜温补，此理甚明，若兼发散，岂不伤气？不知纯用散药，汗多则伤气，少加发散药于温补药中，则血脉疏通，痘疮易出，无壅滞之患，受解散之功。所以古方补中益气汤内有升麻、柴胡，大温中饮内有麻黄，温中补气尚用散药，可见古人用心之妙。痘之初出，是断不可减去散药者也。

或又问曰：痘宜温补兼散，此理已明。后开大补元煎、六味回阳饮，此二方重用附、桂，并无散药，兼用龙骨、粟壳收涩之药，其义何取？不知温补兼散，乃治寻常痘疮之法。更有一种小儿发热一二日，即遍身出痘，古书无方，时师袖手，此乃阴毒太重，阳气太虚，阴毒一发，阳气已清，故泻痢不止，泻出之物多作青黑色，肝气所化，胃气将竭之兆。速宜大补元煎、六味回阳饮，二方大剂连进，可以扶元阳，可以清阴毒，操起死回生之功，有鬼神莫测之妙。二方合煎名返魂丹，治痘收效，指不胜屈。余治外甥汪陵医案所当细阅。

至于清火解毒凉药，必察明果有实火者，方可暂用。若误用于齐苗时，则水不能升而顶陷。若误用于养浆时，则浆不能稠而痒塌，痒塌者真火衰也明矣。当前速宜参、熟，并用附、桂同煎，脾肾双补，大剂叠进，尚可挽回。否则，寒战咬牙，吐泻交作，不可为矣。至于身凉而脓不干，痂落而斑不化，及痘后发毒，皆因误服生地、银花、泽泻、连翘等凉药之故，不可不知。热有邪正，必当体察。正热者，阳气蒸腾，自内达外，苗露头而不恶寒，时热时止，兼有小汗，手足温和，饮食有味，二便如常，所谓内外无邪，不必服药。邪热者，偶受风寒，头痛恶寒，四肢冷而无汗，荆防地黄汤内加肉桂一钱，一二剂尽可解散表邪而愈。古人云热不可尽除，真格言也。

形　色

痘以饱满为形，红活为色。顶陷不起是气虚，色不鲜明是血虚，宜培补气血为主。真阳虚者乃无红晕，甚至通身皆白，身凉不温，宜大补元煎，阳回身温，转白为红矣。又有一种遍身血泡者，此非血多，乃气少不能统血，故血妄行，急当大补元煎，阳气充满，血泡变白而成功矣。庸医不明此理，谬言血热，误用寒凉，变症日增。形与色，外象也。必要饮食有味，二便如常，知其无内病，可以不服药。若二便不调，饮食不下，烦躁闷乱，夜中不宁，形色虽好，亦甚可忧，必当察其病情何如，小心用药，挽回方妙。形色不佳，多半是气体虚寒，手足厥冷，头重神疲，便清泄泻等症，必当大补元煎，兼用附、桂。若泄泻不止，并当添入龙骨、粟壳等药以收涩之，方可回生。

痘以红为贵，有圈红、噀红、铺红之别。圈红者，一线红圈紧附痘根，最为佳兆。噀红者，痘根血色隐隐散漫，亦气不收之故，速宜大补气血。铺红者，一片平铺，无痘之处亦红，所谓地界不分。若兼不恶寒，口渴而渴，小便臊而短，大便燥而结，内热有据，宜白虎地黄汤以利之。热退身凉，即宜平补，不可多剂。又有一种锡光痘，身凉不温，色白不红，此乃阳虚，阴象也。宜大补气血，附、桂同施，气足阳回，痘根红而浆稠痂结矣。又有一种根无红盘，顶含黑水者，乃阳气大虚，阴气凝结。亦宜大补元煎，兼用附、桂，黑水化而为脓矣。痘有五泡，曰水泡、脓泡、灰泡、血泡、紫泡。痘有五陷，曰白陷、灰陷、血陷、紫陷、黑陷。水泡者，皮薄而明，《经》言气热生水。要知清浆皆水，何以不成脓？火少故也。必当姜、桂、附子等药大剂陡进，水必成脓。若误用凉药作泻后，转为白陷。脓泡失治，则破流脓水。灰泡失治，转为灰陷。二症亦宜参、熟、附、桂，大剂多进。若有小颗粒发出，谓之子救母，生意在焉。血泡者乃气虚，非血热，亦宜大补元阳，否则变为白陷。紫泡者，其症有二：紫中带青者，亦因气虚不能摄血，阴血凝结而成，其人必身倦，恶寒，舌苔白，饮食不多，大小便清白，速宜大补元阳，否则变为紫陷。又有一种紫黑焦枯者，乃纯阳无阴之证，其人必口干恶热，小便短，大便结，此实火也。宜清凉解毒，白虎地黄汤酌加大黄以行之，但得灌浆，尚可望生，失治转为黑陷。又有一种小儿因服凉药，腹中作痛，呕吐泻利，将成慢惊，头面大热，唇焦舌黑，亦似实火，此乃火不归元之故。实火者二便臊闭，虚火者泻利不止，全在细心体察，方得其真。《经》云：有者求之，无者求之，实者责之，虚者责之。盖言万病皆当体察寒热虚实。医治痘症，可概云实火肆用苦寒克削，以毙人性命耶。

起　胀

痘至开盘，头面腮颊亦肿，谓之起胀。至脓成浆足，痘回而胀消，谓之收胀。盖缘毒气由内达外，此时尚在肌肤之间，故腮颊亦随之而肿。迨至脓成浆足，毒气尽化为脓而胀自消。亦必脾胃强健，方能如此。若当起胀而不起胀，乃由元气内虚，不能送毒外出之故，宜用大补气血之药，少加发散，大补元煎、大温中饮相间服之，盘自开而胀自起。若痘未开盘而头面先肿，乃元气大虚，此乃虚肿，非起胀也。其痘必不能起胀，亦宜大补元气，肿自消而胀自起。又有痘已回而肿不消，乃元气大虚不能摄毒，余毒留于肌肉之间，不能尽化为脓所致，亦宜大补元煎、大温中饮相间服之，余毒尽化而脓消矣。

《痘书》云：痘出稠密封眼者有救，不封眼者无救，此言不确。起胀者有救，不起胀者无救，此言甚确。封眼者眼弦多痘，胭脂水涂之仍可以不封眼。不起胀者乃元气大虚，何以送毒外出？必当大补元煎，附子、肉桂大剂多进，胀起而毒化，一定之理也。

养　浆

痘之紧要，全在养浆。浆成则毒化，浆不成，痘斯坏矣。自发热、见点、齐苗、灌浆，无非为养浆而设。若颗粒稀疏，根盘红润，精神爽健，二便如常，乃上等痘也，可以不药。倘形色平常，全凭用药助其气血，以养其浆。最怕者无热，全仗真阳充足出而用事，方能化毒成脓。设阳气不足，何以蒸化其毒？宜大补阳气，实为上策。紧防泄泻，泻则中虚，阳气一亏，毒必内陷，定当预为提防，补其阳气，助其脾胃，浆干痂结而成功矣。煎药方无非补中益气汤、大补元煎之类相兼服之，万不失一。而世之面麻者，皆因不明是理，养浆时被庸医误用消伐之药，中气下亏所致。若于养浆时，大剂温补，气血充足，落痂后断无面麻之患。又有一种小儿痘后满头溃烂，名曰虚阳贯顶，又曰发疸。经年不愈，此乃出痘时误服凉药，胃中受寒，阳无所依，上冲头顶，譬之火炉中以水泼之，则热气必上冲，此理无二。速用大补元煎、大温中饮相间服之，引火归原，旬日可愈。

收　结

收者，浆回而胀收也；结者，脓干而痂结也。收结如法，其功成矣。倘浆回而肿不消，脓成而痂不结，亦是真阳不足，身无热，不能干浆化毒之故。脓浆充足，必赖阳气熏蒸，方能结痂。阳气二字，岂非痘症始终必需之至宝。设此时气体虚弱，不能结痂，必相其虚实，无非培补气血，无不立见奇功。

又有一种浆不能干而生蛆，谓之蛆痘，总由阳气不足之故。俱宜大补元煎、大温中饮相间服之，脓自干而蛆自化，痂结而愈。

痘　毒

痘本胎毒，自内达外，若出痘时尽化为脓，痘后无余毒矣。当其初，总宜培补元阳，兼用散药，毒气方能尽出，化而为脓。时师用黄芩、连翘、泽泻等药。在彼以为凉药可以解毒，岂知痘乃胎中阴毒，得阳气则行，得凉药则滞。毒气因凉药留滞于肌肉之内，痘后所以发为大疽，名之曰痘毒。皮色不变者居多，宜大温中饮数剂，痊愈。其色红白相兼者，半阳半阴证也，荆防地黄汤与大温中饮相间服之，数日亦愈。倘已溃烂，亦以荆防地黄汤与大温中饮相兼服之，计日可愈。荆防解其凝结，姜桂散其寒凉，所以可愈。倘时医见之不分阴阳，统言火毒，仍用生地、连翘、银花等药，以致坚肿不消，溃烂不敛，清脓淋漓，久而不愈，渐致泄泻不食，脾胃一败，不毙鲜矣。若红而带紫者，乃阳证也，方可以荆防地黄汤愈之，大便结者下之。然阴症多阳证少，痘后并未见有阳证之毒也。又后有痘毒色白方最效。

痘症诸方

补中益气汤：此方补气散毒，气虚者初出痘时服三四剂，痘易起发。痘顶陷者亦宜服之。党参三钱，黄芪二钱，白术钱半，炙草一钱，当归二钱，陈皮五分，升麻三分，柴胡三分，加姜煎，可与荆防地黄汤相间服之。

荆防地黄汤：此方补血散毒，血虚者，初出痘时服三四剂，痘易灌浆，与前后各方相间服，无所不可。荆芥一钱，熟地四钱，山药二钱，丹皮、防风、云苓、山萸、生草各一钱，加生姜二大片为引，加黄酒并冲服。

大温中饮：此方补气血，散寒邪，提痘浆，散痘毒。凡痘顶不起，空壳无脓，呕吐泄泻，脾胃不开，痘色不红，将欲塌陷，速宜煎服。并与大补元煎相间大剂连进，温中散寒，立时起发，功难尽述。熟地五钱，白术三钱，山药二钱，党参三钱，黄芪二钱，炙草二钱，柴胡二钱，麻黄一钱，肉桂一钱，炮姜一钱，加生姜三片，灶心土水煎浓，用夏布拧出药汁，少加黄酒，多次灌之。不可减去麻黄，汗多者减之。

大补元煎：此方大补气血而专治痘症误服凉药，呕吐泄泻，痘不起发，危在旦夕，速宜大剂连进，不可减去附子。与六味回阳饮相间服之，立见奇功，有鬼神莫测之妙。倘二三剂后，泄泻不止，酌加附子，更加龙骨、粟壳各一钱。倘泄泻全止，减去附子，若附子太多，则小便闭塞。熟地五钱，党参三钱，山药二钱，杜仲二钱，枣仁二钱，枸杞二钱，萸肉一钱，炙草二钱，故纸二钱，白术三钱，肉桂二钱，附子一钱，加生姜三片，好核桃仁三个，打碎为引。痘后减去附子，只用肉桂数分，调理数剂，计日可复元。

六味回阳饮：此方大补元阳，专治小儿气血本虚，痘疮白塌，或误服凉药，呕吐泄泻，将成慢惊，危在顷刻，速宜服此方，倘有转头，即加入大补元煎之内，同煎叠进，名返魂丹，真仙方也。附子二钱，炮姜一钱，当归三钱，肉桂二钱，党参三钱，炙草一钱，加胡椒细末三分，灶心土水澄清煎药。或减去附子，亦名六味回阳饮。以多进为好。

白虎地黄汤：此方去实火，解邪热，专治小儿出痘，发热不退，口渴喜冷，痘疮黑陷，小便赤臊，大便闭结，口鼻气热等症。酌加大黄以行为度，若二便清白，不喜饮冷，身虽大热，乃是虚火，仍宜温补，所谓甘温退大热。不可妄投此药，此乃备而不可轻用之方也。石膏一钱，生地一钱，当归三钱，枳壳一钱，大黄钱半，木通二钱，生草一钱，泽泻一钱，加灯心为引。热退身凉，即宜以荆防地黄汤调理之。

治验

一余外甥孙汪宣六岁，向日体气虚弱，偶尔感寒，或食凉物，即喘泻发热。素知其中虚生寒，宜用温补，不宜寒凉。乾隆甲寅年出痘，医师开方，皆是生地、银花等药。余曰：药性与气体相违，何能对症？因改用补中益气汤加姜、桂四剂，痘疮结痂而愈。

一江姓子二岁，发热三日，痘已出齐，亦不甚多。痘科欲以大黄、连翘等药灌之。余曰：此药灌下，作泻一二次痘即收矣。彼不信，作泻后痘果收。痘科用雏鸽子煮水灌之，次日忽有小痘暴出。余曰：宜用补也明矣。奈痘师仍用小药数粒，泻利不止而毙。

一使女喜连五岁，发热一日，红点遍身成片。痘师曰：此名火燎苗，十二日症也，万不一活，坚云不必服药。余佯应之，乃以大补元煎二剂，脾胃较健，四剂而苗齐浆足，惟形色晦暗，且不结痂，七剂而痂结，十剂而痊愈矣。医曰：此痘能生，万不可解。

一余胞侄文豹周岁，出疹失于表散，叠用寒凉，泄泻呕吐，唇焦舌黑，已成慢惊，危在呼吸。余往视之，谓医曰：此凉药逼火上冲之故，外虽极热，内实真寒。医曰：唇焦舌黑，岂非实火？余曰：泄泻便清，岂非虚寒？天下岂有大便泻小便清之实火乎？医不能答。用大补元煎加胡椒细末同煎，一剂惊止，十剂痊愈。乾隆丁酉年，余著《福幼编》内附载医案甚详。

一魏明府之子三岁，出痘甚稀，痘科用凉药数剂，幸此儿体旺，虽未大泻，而黑斑不退，知其真火被清也。痘后月余，顶间忽发一毒，皮色不变，大如酒杯，此凉药凝滞故也。余用大温中饮，数剂而消。

一舒友子十岁，满头溃烂，清脓血水，几数十处。其父云：此痘毒也，半年不愈。取出向日药方，都是连翘、生地等凉药，乃知是寒凉入胃，火无所依，上冲头顶，此即所谓虚阳贯顶也。宜引火归源之法，用大补元煎兼加散药，每日一剂，十日痊愈。

一余胞侄七岁，在常州出痘甚稀，医师以凉药败毒，当时虽未塌陷，而形状已狼狈不堪。一月后，右腿发一大疽，皮色不变。医师坚称火毒，仍以生地、银花、黄芩、山楂、山栀等药治之。一剂而脾胃更减，神气昏沉，二剂而呕吐泄泻，三剂而随服随吐。庸医不知药不对症，故胃中不受，而曰吐药不吐味，以致疮色晦暗，又数日不溃而殂。

一六安僧人某者，风雅能诗，二旬外发热出痘，予往视，见其颗粒稀疏，根盘红活，问其饮食有味，二便如常。彼求方药，予曰：如此好痘，可以不药。次日有痘师往彼，为之泻火各种凉药，每剂加大黄三钱，连服三剂，泻利不止，痘疮塌陷，绝口不食，数日而逝。虚弱人出痘，误服大黄，真是毒药，试验甚确，未敢隐讳，治痘者切宜猛省。

一予外孙汪陵，丙辰五月，尚未一周，向日便溏腰软，气血不足可知。忽发热一日，周身出痘，稠密成片，痘顶各有小孔破流黄水，目瞠不能暂瞑，昼夜下利十余次，乳汁入口即从下窍流出，肛门无沿，空洞一穴。《痘书》云：肛门如竹筒者不治。群医袖手。余曰：此即前发热论中所谓阴毒太重，阳气大虚证也，非大加温补，万不能生。即将大补元煎，每剂用附子二钱，肉桂三钱，炮姜一钱五分，丁香末五分，胡椒末三分，浓煎滤汁，昼夜频频灌之，药汁入口已从下窍流出，一连九次。灌完一剂，见者曰：不必再灌，待时而已。幸其母细心体贴，曰：药虽流出，似觉较少，且灌药一次，目瞑片刻，定是效验。于是照原方不改分毫，如前法，每日一剂。又三剂，此儿竟能假寐片时，泻下之物青黑中带有黄色，知其胃气生动也。照原方又进三剂，肛门有沿，泻利稍止，痘顶小孔长满，且已起发，全灌清浆。照原方加龙骨末、粟壳各一钱，又进四剂，痘已全然结痂，至第十三日，痘痂落尽，斑点全无，肚腹亦好，闻者莫不称奇。余识得此儿是虚寒之证，用药得宜，故有效耳。寻常泄泻者亦可治。以上见《遂生编》。

辨痘法

小儿发热，五指梢及中指冷是痘疹，中指热是风寒。

看耳法

耳后红筋痘必轻，紫筋起处重沉沉。

兼青带黑尤难治，用药精详也得生。

辟秽气法

凡犯房事、经水、生产秽气，以大枣烧烟解之。若防发痒者，以桦皮和大枣烧烟解之。被酒气犯者，以葛根、茵陈蒿烧烟解之。犯五辛气者，以生姜烧烟解之。被死尸气及痨气所犯者，以大黄、苍术烧烟解之。被狐臭犬羊气犯者，则烧枫树叶解之。若遇风雨时者，则烧苍术、枫树叶解之。若血少而浆难之痘，则忌烧苍术，盖恐愈燥而浆愈难耳。若遇诸恶气，则以乳香烧烟熏之，以胡荽酒喷之。俗有煮醋熏痘者，以醋能活血，殊不知醋收敛，大非所宜也。

暑月出痘

房中多置凉水，以收热气，心自清凉。

冬月出痘

房中多置炭火以除寒，使血气和畅为妙。

出痘儿睡不可惊动

此最要紧，一经惊动，则易成痘前痘后惊风，抑且停浆不发。

二十四项方

一、肾经发痘，初热腰痛，身如打伤，背不能伸，或连尾脊骨痛。雄鸡一只，剖开鸡腹，取出肝肠，立将烧酒一杯喷鸡腹内，安放腰上用带紧缚，限一炷香久为度，其鸡即青臭不可闻。连用二三只，其痛自止，痘亦出。凡用此方，必戒杀放生，以为小儿种福。

二、心经发痘，忽然抽掣。此症与急惊相同，用桃树皮、葱子、灯心共捣烂，敷囟门肚脐及手心足心，限一炷香为度，则惊自醒而痘自出。又于手足合骨处，用灯火各烧一下，以散风痰。

三、小儿体性怯弱，或因吐泻之后元气愈亏不能胜毒，汗出如珠，四肢厥冷，似睡非睡，眼中露白，此症与慢惊相似，乃危证也。急用大附子四钱，干姜四钱，丁香三钱，陈淡豆豉三钱，小雄鸡一只，共捣烂，再用烧酒略炒温，敷脐上及两足心，急换一二次，其痘自出。若有泄泻，加灶心土三钱。

四、后生辈或失阳之证方发痘，欲出不出，狂言乱语，此痘毒不出，郁火攻心。既不敢用清凉之药以解毒，又恐骤用补剂以助火，此最难措手之症。急用雄鸡一只生剖开腹，去肠杂，以烧酒喷之，敷于脐上，其痘自出，其语亦止。凡欲补而不敢补，其痘不能出者，俱用此方。此从外托内，神妙无比，切勿视为寻常。或遍身疼痛，乃毒出肾经，用黑豆一升，煮熟擂敷腰上即止。盖黑豆能解肾经痘毒也。

五、少年出痘，或当色后误为发散，传为阴证，新生鸡蛋三个，取蛋白调乳服，再用艾火灸肚脐四围，及脐下寸余，又扯起阳物，离粪门各一半灸七焦，其阳自回。

六、女人天癸已至，当出痘之际经水忽行，一则惧其秽气相冲，二则惧其血衰不能化毒。此最危险之症，急取桃树上寄生擂烂，敷足心，三炷香久为度，经水自回，痘亦万全。

又方：月月红花又名月季花，取花与枝叶煎酒服，并煎浓汤周身洗浴，神效。

又方：老杉树皮、旧棕、胎发，共烧灰，调酒服，立止。

七、孕妇出痘激动，其胎又不得下，或胎死腹中而不能出，此至危之候，宜取路上推车虫又名推屎虫，即蜣螂也及所推泥丸，一并焙干，研为细末，加威灵仙同研，用酒调为丸，纳脐中，将膏药贴住不论何项膏药，三炷香久为度，其胎即下。如经不通，亦可以通。

八、孕妇出痘，腹中作痛，乃胎动也，若不顶住，一经临产，则气血两败，痘必不全。急宜内服安胎散照妇科内安胎方服之，外用莲蓬壳、益母草各三钱烧存性，艾叶三钱，共为末，醋调敷脐中，连换三次，其胎自安。

九、少年出痘，吐血或鼻血不止，此虚火上炎，血不归经。宜取白果擂水服，后将柏树上寄生二两，山栀根去梗二两，共擂烂，敷脐中，连换三次，其血即止。未止，即照卷一鼻部鼻血各方治之自愈。

十、痘当起胀之时忽然便血，血即下漏，安能起胀，最危急也。用地榆、生大黄、红花根，共为末，烧酒调匀，敷尾脊骨，三炷香久为度，连换三次，其血自止。如痘内夹有斑症，或夹丹症形如斑点者是，用土朱、紫草为末，敷之，即退。

十一、肝经出痘，大便下血，眼红气粗，丹痧满面，紫黑不起，白颈蚯蚓七条焙干，瓜蒌仁三十粒去油，杏仁十五粒去皮尖，共研末，陈茶调匀，作饼贴脐，一炷香久为度，连换数次，各症俱退。

十二、肺经出痘，滑精梦遗，咳嗽失音，不省人事，取新生鸡蛋一个，略开一孔，去黄白，只用蛋壳，将元参一两，取汁灌于蛋壳之中，用纸封固，再将熟黑豆捣烂，包裹蛋壳，置火中煨一炷香久为度，取出冷透火气，将元参汁与服，其音自清，而嗽亦止。

十三、小肠经出痘，遍身发斑，片红片紫如云如霞，无痘出现，不省人事。急将雪梨与食，又将芙蓉花、川椒、胡椒共为末，纸卷为条，蘸麻油用灯盏盛之，照于被内，覆盖一时，其斑自退，而痘自出矣。

十四、胃经出痘，咽喉闭塞，或致失声，不思饮食，上吐蛔虫，下泻恶血。急将绿豆为末，以鸡蛋白调之，喉闭则敷于颈，吐蛔则敷于脐上，泻血则敷脐下。

十五、命门出痘，锁眉刺心，烦闷不安，大热不退。生艾叶一两，黑豆一撮，白芥子三钱，醋煮一滚为度，共擂烂，作饼敷心前，连换数次，热退心安。

十六、肾经出痘，尾脊骨疼痛，日夜不安。芙蓉根、马鞭草，共擂烂，炒温，敷尾脊骨上，其痛立止。

十七、时值疟疾而复出痘，口吐白涎，咳嗽失声。生姜切片，包大附子煨，再取姜汁和当归、生地、白芍，共捣烂，敷脐中，二炷香久为度，白涎自止。

十八、痘见脾经，甚为美也。然防禁不周，秽污相冲，痘不起发，狂言乱语，遍身痒塌，抓破出血，声哑气急，急用石膏、寒水石、麝香、郁金、甘草共煮透，去甘草，滓又煮干为末，用蜜调，敷胸前，谵语自止，而痘亦起发矣。

十九、痘出太阳，舌心黑，口气臭，大小便不利，痘色红紫。青黛、防风、全蝎、石膏、熟大黄合匀为末，作饼，敷脐中，痘色自活，诸症自退。

二十、痘出太阳，夹斑夹疹，胡言乱语或失声不语，雪梨水磨真象牙与服，则安静声清，斑疹亦退，其痘自出矣。又夹斑而出者，有红赤点，随出随收。又夹丹而出者，红赤成片，俱用玄参、升麻各二分，甘草八分，防风、荆芥、牛蒡子各六分，煎服。如夹麻疹而出者，照上方加桔梗、黄芩酒炒各六分，煎服，均极效验。后尚有外治一方。

二十一、痘出胸腰，疼痛叫唤不安。豆豉三两，胡椒一钱，共擂烂，又将生姜四两捣汁调匀炒温，敷于胸腰二处，其痛立止。

二十二、痘出肾经，腰腹绞痛，吐泻交作，手足冰冷，大汗如注，此阴盛阳衰，此最危险。急用乳香、没药、人参各一钱，为末作丸，纳脐中，又将艾叶炒热，敷于丸上，其症自平。

二十三、痘出不快，烦渴闷乱，卧睡不安，咳嗽失声。艾叶一碗，胡椒三十粒，擂烂，调水取汁，熬膏作饼，敷脐中，诸症自退。

二十四、痘如麻子一片成毡痒甚，此为风毒，非真痘也。因风寒闭塞皮肤，以致真痘不出。蒌云子煮水洗浴，再用猫爪、荔枝烧烟熏之，则真痘出而痒自止矣。

推拿法

初发热，或为风寒所闭，一时无表散之药，须用推拿法以松肌表，其毒自出。又或其儿素性怯弱，为风寒所束，固不得不发，又恐表虚，用药发表，有伤元气，亦用推拿之法。又或其儿即服表药，依然身无微汗，寒邪闭锢，其症不退，欲复用表散之剂，又恐过表以损元神，亦须用推拿之法。盖发散之药，多能耗气，推拿之法，不过松肌发窍，运动筋骸而已，窍开则气通，筋运则血行，气血通畅而邪自出，勿谓推拿之无益也。余常用之，其效甚捷，故用其法。取温水一碗，先用大指蘸水，于小儿两鼻孔洗擦，而上推者二十四下，谓之洗井灶。再于印堂用两手指分开擦二十四下，谓之开天门。又于小儿两手食指擦下三十六下，以泻三关之火。又于中指擦下三十六下，以泻心经与肝之邪。又将小指数摆，谓之乌龙摆尾。再于脉门擦下三十六下，复擦上十二下。又于掌上顺运八卦周旋擦一百二十下。然后于虎口及手足凡接骨之处，其穴有窝，于各穴窝间用力俱捏一下，脐下丹田各捏一下，背上两饭匙骨下、及背脊每骨节间各捏一下，任其啼叫，令汗出而肌松，痘毒亦从而出矣。但推拿后，宜令儿睡发汗，不可见风，腠理既开，恐风邪之复入也。或用前顶方，将桃树皮与姜、葱擂烂，炒温，敷于脐上，一炷香久为度，亦取其发表之义也。

痘　疔

痘中有紫黑干硬暴胀独大，脚无红晕，或疼或不疼者，即痘疔也。痘疔能闭诸毒，未齐有疔则诸痘不能出现，既齐有疔则诸痘不能起胀，行浆时有疔则诸痘必致倒陷。故初出时，见有紫黑独大之点，恐其成疔，即宜以银针刺破，吸尽黑血，然后以拔疔散敷之。次日复看，若再硬胀，仍然刺破，以前药敷之，必转红活，方可已也。若针挑不动，手捻有核，则成疔矣。须用针从四旁刳开，以小钳钳出，其形如钉，有半寸许长，拔去其疔，仍以前药敷满疮口，乃可无虞。又手足四肢有痘，惨暗坚硬而甚痛，或外无痘而内有核作痛者，亦痘疔也，宜以艾火烧之，即愈，或以灯火烙之亦效。若不急治，则其痘深陷，穿筋透髓而烂见骨，甚可畏也。又天庭有黑点，心窝、舌上必有疔；地角有黑点，阴囊必有疔；两颧有黑点，两腋必有疔；准头有黑点，四肢必有疔。此观显可知其隐，又不可不详也。一妇人出痘，稀疏朗润，似为顺症，但热不退，已而明润者渐觉惨暗，其人亦烦闷不安。详观面部，见地角一痘，紫黑将焦，察其阴中有痘疔，形如黑豆一颗，此乃疔也。用银针剔破，钳出痘疔，以拔疔散敷之，其热遂退，诸症悉皆润泽起胀而愈。

拔疔散：明雄二钱，胭脂末五钱无则胭脂膏亦可，共为细末，凡遇痘疔贼痘，刺出黑血，敷之。

又方：京城油胭脂敷之，立能止痛，其效如神。

又方：明雄一钱，紫草三钱，共为细末，多用顶上胭脂汁调匀，用银针挑破，擦之神效，与油胭脂同。

又方：将疔挑破出紫血，蒲公英熬膏，放水中一日一夜冷透火气，敷之。

又方：马齿苋交猪骨髓少许，捣融，敷于四围，顷刻止痛，不数日能拔疔根，屡试屡验。

又方：大蒜头切三分厚，安痘疔上，用艾一团如豆大在蒜上灸之，每五次，换蒜再灸。若紫血出后肿痛不止，尤当用灸，痛者灸至不痛，不痛者灸至痛，其毒随火而散。

舌上痘疔

铜绿、雄黄、朱砂、银朱、人中白共研匀，掺之。

赤斑核

小儿出痘，有名赤斑核者，形如瘰疬，发无定处，多在活肉筋骨间，则周身之痘皆不发起，尽归于瘰疬一处，危症也。治法：将瘰疬用手撮起，以红绳紧紧扎住，然后用独蒜瓣贴于患处，艾灸七次，务将瘰疬灸至不知痛痒，除其艾蒜，庶痘可发生，通身红活矣。此即痘疔之类，照痘疔各方治之亦可。

痘出一半忽然不语昏迷不省人事手足冰冷目开面青唇白气息俱凉

此厥阴症也。用雄鸡一只生剖开，去肠杂，以烧酒喷鸡肚内，敷脐上，用布扎紧，约一炷香久取出，连换数鸡，其痘乃齐，其人自愈，其效如神。

热证方形虚证又现元气本来虚弱而毒气猛烈以致痘出不快

此症解毒既恐伤元，扶元又恐助热，颇难用药，照上方，用敷脐上，屡用如神，万无一失。

上身痘已起胀下身痘尚未出或出而陷下不起

顶好热烧酒，用绸蘸酒乘热熨之，其痘自出，屡试皆验。如不见效，即照前方用鸡敷脐之法，无不效也。

痘 不 起 浆

凡痘不起浆，或浆起复收，急取癞虾蟆一个，用手捉住，将虾蟆头对住小儿之口用绸将小儿眼遮住以免虾蟆吐浆入内，离二三寸远，约一顿饭久放去。另换一个，仍向儿口对之，连换三次，其毒已被虾蟆吸尽，即灌浆收功。此法起死回生，神效之至。

又方：顶好热烧酒，用绸帕蘸透，时时熨之，轻者此法最妙。

痘症黑陷不起

凡心烦气喘，妄语见鬼，以不落水猪心血和冰片，丸如芡实大，每服一丸，以紫草煎酒下，少刻下瘀血，神清，痘即红活透出。此医所不能治者，百发百中，神应非常。

又方：升麻一味，先煎浓汤，去渣，用胭脂十余张，于汤内揉出红汁，加明雄黄末钱余，即以胭脂绵蘸汤于疮上拭之，胭脂红花膏所染，故能活血散毒也。如疮不起发，拭之亦可，神效非常。

两头痘

自胸以上，自脐以下俱有，中间一截全无者，名两头痘。此血气不能贯通于上下，而腰脐之间，恐为寒毒凝滞也。若不急治，七日之后必变灰白之症矣。见点时，急用生芪、当归、赤芍、桔梗、防风、厚朴、续断、白芷、山楂、木通，入黄豆三十粒煎服，之后中间有痘，乃可无虞。

蛇皮痘

头面遍身俱无空地，状若蛇皮，故以是名，必干枯不能作浆，至十二三日而死。昔予孙女出痘如此，发热之时，寒战咬牙，口气臭甚，常如食物。余曰：此恶候也。急与解毒，用解毒汤，日进三四服。及痘出密如蚕种，颗粒不明，乃用前胡、川芎、丹皮、栀子炒黑、紫草茸、人中黄、连翘、牛蒡、黄芩、红花，连进数服，乃分颗粒。其后加生芪、白芷，去人中黄、紫草、黄芩、红花等药，其水渐升。乃用参归鹿茸汤加丁桂、白芷、白芍，次加白术，其浆乃足。浆起之候，竟似蛇皮，落痂之际，或片连皮而去，遍身如蛇退壳，手足指甲无一未落，毛发悉皆脱换，其症果蛇皮也。善以治之，亦竟安全，可见不治之症亦勿弃而不治也。但症遇恶烈，药必猛攻，而迁延观望，岂能救乎？

空仓痘

痘虽肥满，内是干枯，全无血水，乃空仓也。其痘硬者，名铁壳空仓，症至如是，其必死矣。此等之症，其气虽盛，其血必亏。或又以前失于解毒，致毒火内炽，其血愈涸，浆汁乃血之所化，血枯故是空仓。一儿出痘甚多，体性又弱，医人不明气血之理，只谓保元汤乃治痘至稳之剂，人参用至数钱，其痘竟无浆汁。请余往视，余曰：此空仓也，汝试以针刺之。剔破之痘，俱无血水，其家人大惊。余曰：无妨，此气有余而血不足也。人参可以不用，乃用川芎、炙芪、白芷、牛蒡、肉桂各八分，归身、鹿茸各二钱，大生地三钱，白芍一钱，穿山甲四分，连进二服，浆脚来矣。乃去牛蒡，而又以补血为君，补气为臣，其浆乃足而愈。

茱萸痘

其痘不甚起胀，四弦起而中略陷，痘有乱纹于顶上，形若茱萸，名茱萸痘，其后必空浆倒陷而死。此毒盛而中气又虚，故痘顶有纹而不尖圆也。一儿出痘如此，诸医皆云难治，请余视之，见痘中间多有黑眼。余曰：以毒凝而气不能升，其毒将入脏腑，急为解毒行气，犹为可救。盖此时只六日也，乃用生芪、牛蒡、连翘各一钱，赤芍八分，升麻、白芷各六分，黄芩五分，黄连二分，甘草二分，川芎一分，蝉蜕二个，外以杨柳煎水洗之，连服数剂，其痘渐圆净，纹与黑眼俱无。其后以补气为君、补血为臣治之，竟愈。余治此症甚多，其先必须解毒行气，茱萸纹乃可除也。

血泡痘

满泡通红，其内是血，故名血泡。此血热毒炽，不能运化以成浆，故有此症。急宜凉血解毒为主，用生地、赤芍、红花、紫草、丹皮、牛蒡、黄芩、白芷，弱者忌服，查前看形色法斟酌用之为要。

白浆痘

初起发时，疮痘即有白浆，其后必成灰白痒塌而死。盖浆必由脚而起，乃为顺症。此毒参阳分而阴血不能运化，故不久而即陷伏也。但初起之际，间有数点，即刺去其浆，随刺随长，有浆则又刺去，时时看视，不可怠玩。内服千金内托散大补气血，乃可无虞。若遍身如此，则难治矣。慎之慎之！或照前看形色法，大补元煎治之更妙。

千金内托散：人参、当归、炙芪各钱半，白芍、肉桂各六分，川芎、炙草各四分，白芷七分，山楂八分，木香、防风、厚朴各三分。

漏 痘

参看各前篇。痘未成浆，顶上有孔，漏出汁水，堆聚而结，形若癞头，俗呼漏痘。此因表虚不能养浆，故不伤而自溃也，急宜补气健脾，固其肌肉，乃可救也。若遍身俱溃，则必死矣。须用人参、炙芪、当归、官桂、川芎、白术、白芷、炙草、丁香、怀山，加龙眼、莲子同煎。

蛀 痘

痘有小孔如针嘴大，似虫蛀之眼，故曰蛀痘。此腠理不密，乃有此痘，若不急治，大泄元气，必成灰陷而死。须用人参、炙芪、当归、炙草、肉桂、丁香，加荔枝为引，必孔秘而痘乃起胀行浆也。仍参看各前篇为要。

琉 璃 痘

痘虽光亮，全无血色，明若琉璃，略擦即破，内俱清水，而或出血，总无脓浆，此血气不能运化毒气而然也。后必音哑而死。痘若起胀见有此等，急取其尤者而刺去其水，再用实浆散：人参、黄芪、当归、鹿茸、白术、怀山、山楂、扁豆、白芷、炙草，加黄豆四十九粒，或用大补元煎各方，更妙。

草尾珠痘

遍身俱陷，惟尾脊骨一圈饱满润泽，其明如珠，犹之草尾露珠也。盖尾脊为肾部，此必肾强，精髓充足，急用内托之剂，则遍身之痘旋复起矣。

黑　痘

与各前篇参看施治为要。痘毒随血而出，毒盛血热亦盛，故其痘乃黑也。此必死之痘，古方虽有数条，总以凉血解毒为主，姑载于后，以备参用。

初见黑点在皮肤之间者，用朱砂、冰片、牛黄，或用猪尾血调人牙散，好酒同服。

初出点便黑者，用紫草茸二三钱，好酒调服。

又，皮肤发青紫纹者，川紫草一钱，红花、荆芥、防风、牛蒡、生芪各八分，木香、甘草各三分，升麻五分。

又，黑痕并黑靥者，用蝉蜕五个，紫草茸一钱。

又，黑如煤炭，血不红活者，用紫草、红花、生地、牛蒡、赤芍。

又，黑而软者，气弱而血热也，用保元汤加红花、紫草、生地。

又，焦黑潮热烦躁者，用小无比散三钱，加紫草、生地、红花，磨犀角调服。

人牙散：人牙自落者火煅存性，入韭菜汁淬之，研为末，加麝香五厘，穿山甲二分，用鸡冠血、葱白煎酒调服。

保元汤：人参、黄芪、当归、川芎、紫草、红花、肉桂、防风。

小无比散：滑石六两，石膏一两煅，寒水石煅、郁金甘草水煎透，焙干、甘草各五钱，共为细末。

头面颈项诸痘

与各前篇参看。诸痘未出，独于印堂先现一颗者，名晓星报点。此痘能闭诸毒，急宜以灯火烧之。但小儿畏灯火，必然躲闪，须用铜钱一个印于痘上，令痘从钱眼暴出，然后烧之，乃不差误。一儿出痘稀疏，潮热亦退，余见天庭有痘二颗，其大异常。余曰：此宜去之。其家不信余言，至次晚复来请余，谓其儿潮热复作，烦躁惊谵，痘皆变色，余往，剔去其痘，以药敷之，热退人安，痘遂起胀，勿谓此为无害也。

痘出点稠密，其天庭地角，虽然明朗，而两颧甚秘，一片丹红，不分界地。此毒在肝肺，若不急治，一经咳嗽失声则难救。用前胡、赤芍、紫草茸、生地、丹皮、牛蒡、连翘、川芎、黄芩、黄连、木通、甘草，煎服，外用水柳草煎水，时时洗面，其痘立即转色。又或以胭脂米擂水擦痘上，亦能解毒活血，但更难于辨色耳。

嘴角有黑痘一粒而独大者，名单锁口，两嘴角俱有黑痘者，名双锁口，皆恶候也。此毒凝于胃，主不食而死。见此，须宜剔破，用口吸去恶血，以拔疔散见前痘疔方内敷之，或可救也。鼻孔边有痘，名拦门痘鼻孔内有痘见后，此为凶痘。承浆即入出处广额先有数点者亦凶。喉窝之痘主烦闷，耳后窝、颈项窝有痘皆不吉。又或不拘何处有痘独大异常者，非贼痘，即痘疔。能闭通身痘毒，俱宜速以灯火烧之，或挑破用口吸尽恶血，以拔疔散见前敷之。

痘出而喉窝及颈窝甚多者，名猪颈，又名锁项，竟至于颐者，又名托颐，主饮食不进，或喉烂，或声哑而死。急用山豆根、元参、桔梗、甘草、生地、川芎、归尾、木通、牛蒡煎服，缓则毒结于喉，必难治也。

眼中生痘

真新象牙磨水，点眼，其痘自退，可免瞎眼。

又方：顶上胭脂，取汁点之，最妙。

又方：蜒蚰虫又名鼻涕虫放眼皮上，周围走动，吐出涎水，其痘自散，屡试如神。

又方：照后痘后风眼起翳红赤，鳝尾血方最妙。

又方：鲤鱼胆点之。鲢鱼胆亦可。

又方：细茶口咀，敷眼外。

又方：益母草熬水，点之。

免痘入眼

牛蒡子捣烂，敷囟门，痘不入眼。

出痘眼目红肿

细茶叶、绿豆、净银花口嚼，敷之。或以有膏黄纸涂鸡蛋白贴之，自退。最忌食鸡。

又方：人乳汁蒸熟，点之。

又方：金银花、胭脂、人乳汁，取灯心蘸点之。

出痘症眼有脓血

兔子粪，清油调搽。

出痘眼痛

翳子草捣烂，左眼痛塞右鼻，右眼痛塞左鼻。

舌与鼻孔有痘

黄丹、老土砖共为细末，吹之。

又方：青扣布烧灰，吹之。

又方：硼砂、檀香烧枯共为末，吹入。

又方：先用皂角末吹入，再用黄蜡塞鼻。

又方：柏叶煎水服。

出痘缩舌

蝉蜕、雄黄水煎，木香磨茶调服。

舌上有痘

舌上痘疔见前。人中白焙、硼砂、儿茶，共为末，搽舌上。

又方：先用茶洗净，将金墨磨水粉调，涂之。

又方：先用盐茶洗净，用黄柏、黄连、元参、苦参共为末，蜜调涂之。

又方：鸭粪烧研，鸭毛蘸掺之。

舌上烂痘

用油胭脂敷，最妙。

黄柏、黄连、元参共研末，蜜糖调，擦舌上。

又方：人中白焙枯为末，搽之。

又方：硼砂水飞、冰片点之。

出痘口噤不语

吴茱萸煎水服。

出痘肾肿

桑树皮、细茶、生姜、槐树皮共捣，清油拌炒，包之。

又方：若肾红肿，取蓝淀脚汁擦之。

又方：如风肿者，用盐炒热熨之，或用槐花叶炒热敷之。

肾嘴有痘

公鸭嗄气数次，即消。

阴户有痘

雄黄研末，清油搅匀，以鸭毛蘸擦之。

痘症夹斑夹丹夹疹而出

如恐内服凉药有碍正痘，即以细密有膏的青扣布涂雄黄、麻油贴于红处，如难遍贴，即于太阳、太阴、胸背贴之。

痘出不透腹痛甚或黑陷

急用前鸡敷肚脐方，最为神妙。或照各前方施治，必有效也。

出痘中风

其症眼目直视，牙关紧闭，勿用驱风峻药，宜急用附子、干姜浓煎灌下，令出微汗而愈。若手足扯动，急查前急惊门各条细看为要。

杂痘一齐涌出

杨柳叶、柑子叶、老艾叶、腊树叶共煎水，遍身洗之，即退。

又方：鲜红花、嫩紫草、金银花煎水，遍身一洗。

又方：水杨柳、桃枝、槐枝各三条，紫背浮萍煮水，遍身一洗，将灯火遍身一烧，即出痘毒，而正痘出现。

又方：清油一杯，白蜡、生姜汁、朱砂、雄黄共熬热，从头至尾遍身一揩，杂痘尽退，正痘即现。

验痘出齐法

五六日后痘当出齐，凡看痘齐与否，必以脚心为验，脚心有痘则出齐矣。然痘稀少者，亦不拘此，总以热退而痘为出齐也。若热未退，虽四肢有痘，恐终未齐，不可谓毒轻痘少，漫不加意也。

痘症作痒

抓成疮疱，欲落不落，用好白蜜调开水，时时以鹅翎扫之，其疮易落，且无疤痕。

又方：川椒、艾叶、红枣去核、芫荽、茵陈、乳香、白芷梢、陈香圆、安息香各二钱，共为细末，作纸捻熏照，虽痒塌之痘，火到痒除。无安息香亦可。此神灯照法也。

又方：荆芥穗为末，撒纸上，卷成筒，糊粘纸头，灯上烧燃，在痒处略烧一下，甚妙。或熏照亦可。

痘中生蛆痒不可忍

用针挑去蛆虫，自愈。或用嫩柳叶铺床上睡卧，其蛆自出。

又方：盐醋汤服之。或用痈毒门疮中生蛆方治之，最妙。

又方：醋汤遍身喷之。服盐醋汤不可轻用。

痘症发热胡言乱语

千脚泥捣碎，鸡蛋白调，敷脐上。

又方：蓝淀脚汁一杯，燕子泥调，敷脐上，烧五寸香久取去。

又方：小雄鸡一只生剖开，用雄黄、麻油涂入鸡肚内，将鸡敷脐上，最稳最妙。并用前芙蓉敷足各方，更为神效。

又方：生萝卜捣烂，和铅粉作饼，敷脚心，亦妙。

又方：燕子窝泥、鸡蛋白调饼，敷脐上。

又方：热甚，恐起惊风，用小针刺男左女右中指取血为妙。

痘齐热退爱睡地上日夜不安

此火伏中焦也，用前顶方剖鸡敷脐上自安。

狂热痘毒麻木致死

此症有由脚麻至小腹而死，或由头麻致心口而死，一日死苏几次。药宜早制，以应急用。冬月取小男孩粪要干结者为佳，稀者不用阴干，用泥裹好烧成炭，去泥取粪研末，每用三钱，豆腐调服，神效。并用吴茱萸末，热醋调，敷足心，亦神方也。

皮肉红肿而痘不肿

三豆散：黑豆、绿豆、红饭豆查药物备要便知，共研细末，再将醋研为浓汁，以鹅毛扫之，神效。

痘症溃烂脓水淋漓

多年盖屋茅草洗净焙干为末，搽之，神效。

又方：松花粉搽之，亦效。

又方：黄牛粪焙干研末，清油调服，无论如何溃烂皆能收功。

又方：紫草，麻油熬成膏，加白蜡再熬数滚，取起敷之，神效。

又方：京城油胭脂敷之，亦神验也。

痘症泄泻

参看前痘症治验末篇为要。男左女右，在肚角上有一窝，即止泻之火穴也。其法用本人之手下垂肚角，然后将其手曲转，令手莫动，以曲骨下为下，此处必有一窝，即于窝中用灯火连烧三次，其泄自止。但痘前吐泻总勿乱治，恐滞毒也。若痘出而泄泻不止，则宜施治，虑中气虚则难起胀也。

泄有二端。泄而粪黄臭秽，小便赤涩者，此毒气奔越，热泄也，痘色必红紫，加味四苓散主之；泄而粪清白滑利者，虚寒也，痘色必淡白，参术散主之。如虚泄不止，兼用七味豆蔻丸，无不止矣。此聂久吾先生痘症经验方也。

加味四苓散：治痘症热泄如神。虚泄者断不可服。猪苓、木通各八分，泽泻、赤茯苓各七分，川连炒、黄芩炒、牛蒡拣净，炒香，研碎、车前子各五分，灯心一团，水煎，空心服。

参术散：治痘症虚泻，并寻常脾虚泄泻，屡试如神。白术土炒一两，软党参高丽参更妙、真白茯苓、砂仁、炙甘草、薏仁炒、白莲肉去心，炒、真神曲、楂肉各五钱，肉豆蔻面裹煨，去面切细，纸包打去油、柯子火内煨，去核、广陈皮去筋各四钱，南木香三钱，共为细末，每用二钱，米汤调，空心服。小儿如不肯服，或调稀粥服亦可。

七味豆蔻丸：治与参术散相同。肉豆蔻、柯子俱照前制、砂仁、白龙骨煨、南木香各五钱，赤石脂煅、枯矾各七钱，共为末，稀粥为丸如绿豆大，量小儿大小，每服二十丸或三十丸，米汤送下。如不能吞丸或不肯服者，研碎和稀饭服。若服丸后仍从大便成颗泻出而不化者，亦研碎和粥服之，其泻立止，屡试如神。

痘症小便不通

细茶嚼融，纸包敷脐上。

又方：樟树皮、姜、葱、老艾共捣烂炒热，敷小肚上，女人放阴门上，即通。

痘症大便不通

葱一把作饼，敷脐上，用锡壶盛滚水熨葱上，即通。

痘症耳目口鼻出脓

行浆之际，有眼耳出脓，鼻窍流脓，口吐臭脓者，皆其内中有痘不能结痂，溃而出脓，不必施治，内痘成脓则毒已化，自可无虞。

痘风余毒入目致生翳障筋膜或成珠目蟹眼

蛇蜕全者一条，马屁勃一两，皂角子十四粒虫蛀者切不可用，共入瓦罐，用泥封固，泥内加盐少许，以免出气，连罐烧红存性，候冷透火气，取出研末，每服三钱，滚开水送下，神效。

痘后风眼或起翳或红赤

经霜大桑叶七片，或冬至收，或立冬收，蒸水半钟，加入食盐少许，早晚洗。

又方：顶上胭脂泡水铺纸上，以新笔在纸上蘸水，一日点三次，三日即愈，极效。

又方：仰卧床上，取黄鳝尾上血滴入，闭目少顷拭去，一日三五次，即愈，重者数日痊愈。但必须鳝尾血，每次换一鳝，用过即可放去。诸药不效者，用此极验。

痘风眼边红烂作痒

照卷一目部，眼边湿烂红肿第二方治之，最为神效。

痘后两目难开

兔粪二钱，密蒙花、蝉蜕去足、谷精草各一钱，共为末，用猪肝竹刀切开，每肝一两，入末一钱，包肝内蒸熟，去药，饮汁食肝，神效。

又方：灯心蘸清油润眼上。

又方：黄柏末入水久浸，将纸染湿铺眼胞。

又方：黄连、黄柏、黄芩、元参，乳汁调匀，饭上蒸，擦之。

又方：黄豆口嚼成饼，敷之。

又方：自己热小便黄纸浸湿，贴之。

痘后耳内肿痛时流脓血

先用棉花搅净脓血,然后用黑砂糖调水少许滴入耳中,其痛立止,其汁自干,戒勿抓挖而自愈矣。或照卷一耳部各方治之。

痘后鼻常流涕臭不可闻

此名鼻渊，乃热毒乘于肺经，而热蒸肺窍也。丝瓜近蒂五寸，黄芩、栀子仁、牛子、甘草同煎服，外用丝瓜藤烧灰为末，吹入鼻中，并以丝瓜烧灰调酒服亦可。

又方：照卷一鼻部松花粉治之，甚效。

痘后唇不盖齿

此气血两虚，急宜大加培补，断不可服凉药，否则必成慢惊之症，则更费手。须请名医加意调理，不可忽略。若顶门下陷，尤宜急治。

痘后唇口生疮

上唇有疮，虫食其脏，其名曰狐。下唇有疮，虫食其肛，其名曰惑。皆由里热生虫，内食脏腑，乃有此疮形也。必其人昏昏好睡，不思饮食，其声嘶哑而音不亮，即狐惑也，此最恶之候，必致鼻崩，齿落，失声而死。宜用除慝丸治之。黄连二钱，芦荟一钱三分，使君子肉三钱，白芜荑一钱五分，蝉蜕三分烧灰，川楝子肉一钱，共为末，用乌梅洗净，去核捣烂，和末为丸，米汤下。

痘后齿痒或出血

此余毒流于胃经，将成走马牙疳也，若不急治，其后牙龈腐烂，日落一齿，满口落尽而死。当发痒之时，急宜用连翘、牛蒡、慈姑、石膏、生地、银花、红花、甘草煎水，时含口内。

痘后牙龈口舌破烂出血或成走马牙疳

人中白一钱，铜绿一分半，麝香一分，共研末，先将浓茶洗净口牙后，用指头蘸药敷，立愈。或照卷一齿部各方治之。

又方：生香附、生半夏各等分，为末，生鸡蛋白调作饼，敷足心，一周时洗去，重者连敷数日。其效如神。

痘后口角流涎

细茶叶末，白沙糖调服。

又方：盐姜、细茶叶同嚼食。

又方：照口部口角流涎方治之。

痘后咽喉肿痛

甘草、桔梗各五分，防风、元参、鼠粘子即牛子、升麻、射干各三分，水煎服。

痘后昏迷不语

当毒气已散，元气未复，精神疲倦，故昏昏喜睡，即呼之不醒，亦自无妨。若连日不醒，口中喃喃自言自语，形如醉人，每多妄语者，此邪热乘于心包也。宜以导赤解毒汤，或以安神丸主之。

导赤解毒汤：木通、车前、生地、麦冬、甘草、茯神、石菖蒲、栀子、人参灯心汤下。

安神丸：牛黄五分，黄连五钱，当归、炒栀各二钱半，共为末，入猪心血和匀为丸，朱砂为衣，灯心汤下。若无真牛黄，则加川贝、胆星、琥珀。

痘后声哑

杉树节、诃子、生姜、地坊下土，若寒加胡椒，煎汤，竹油调服。

又方：葱、姜、清油合炒热，遍身揩之，再用灯火喉下一灸，胸膛三灸，两乳下一灸。

痘后心痛不可忍

此余毒归心也。用乳香二钱水煎服，并用白砂糖四两酒冲服水冲亦可，或服护心散见痈毒诸方，亦妙。

痘后肚腹肿胀

黄柏、苦参共为末，清油调匀，熬过作膏，贴之。

又方：桐子叶滚水泡软，用清油、雄黄涂叶上，贴三五次效。

又方：灯花数十朵，入盐炒过，加铅粉调成饼，贴脐上。

痘后浮肿

照鼓胀门病后浮肿方治之，最为简便稳妥。如不见效，照后各症治之。

痘后脓血去尽，脾土已亏，气血俱衰，邪易入而食易伤，故或感风湿，或伤饮食，或滞余毒，皆发为浮肿。然感冒风寒者，多自面孔先肿而身热口渴，宜用升麻、柴胡、茯苓、木通、车前、防风、大腹皮、甘草，姜、葱汁引，煎服，微汗而肿自退矣。

有感湿气而肿者，多在足下先肿，其形光亮，以手按之而即有窝，其起亦缓。且其人好饮而小便赤涩，以水洗之而更肿者，此水肿也。治当健脾利水为主。宜用苍术、厚朴、木通、车前、滑石、瞿麦、泽泻、猪苓、茯苓皮、大腹皮，使小便清利，其肿自消。外用苍术、檀香烧烟熏之，以被蒙盖，令出湿水，其肿自退。

又有食积而兼滞毒者，多自腹先肿起，必腹中隐隐作痛，不思饮食，且腹有微热，大便黄臭，小便赤涩者，滞积而肿也。治当消导解毒为主，宜用苍术、厚朴、陈皮、大腹皮、香附、川芎、山楂、神曲、牛蒡、连翘、木通、车前、茯苓、半夏、甘草。

又有脾气不行而浮肿者，其皮如鼓，按之难下，乃气肿也。治当理气为主，宜用人参五皮散治之，人参、白术、官桂、麦冬、大腹皮、陈皮、桑皮、姜皮、茯苓皮、木香、泽泻、车前、木通。

又有血不行而肿者，其皮肤之内隐隐若有血路，是血肿也。治当以活血为主，用四物汤加人参、陈皮、香附、木通、茯苓治之，使血行而肿自退矣。

又有面目四肢肿者属脾，因表虚为风寒所侵而肿。宜发汗而肿自消，用加味五皮散主之，羌活、防风、桂枝、防己、苍术、木通、五加皮、桑皮、大腹皮、茯苓皮、姜皮、猪苓、甘草。

又有腹胀如鼓，眼胞微肿者属脾，因脾胃素虚，土弱不能制水以行水，蓄而不行，故浮肿也。又或伤食滞积，脾不能消，以致湿热内蓄而肿者，俱以厚朴汤治之，苍术、厚朴、陈皮、大腹皮、茯苓皮、猪苓、木香；水肿者，其阴囊亦肿，加泽泻、滑石、车前、木通、葶苈；积滞者，加山楂、神曲、三棱、莪术。

莱菔丸：通治一切浮肿。莱菔子炒、胡椒、厚朴各五钱，白术一两，共为末作丸，以陈皮煎汤送下。

又虚弱而气不行者，用肉桂磨酒服，外用烧酒搽之，即愈。

痘后痈毒初起红肿

照前三豆散治之，其效如神。

痘毒色白

此因小儿出痘多服凉药，血寒气滞，以致毒发色白。若再以凉药服之，其毒流走，患生不一，久则生管成漏，漏久必生多骨，害人不浅。凡遇此症，须用小金丹见阴疽门服之，神效。秦姓子生痘毒色白，医用清火解毒之药，其毒日增，后生毒二十处，至第二年孔皆生管，日流臭水，右足缩不能行，坐卧三载，始来就治。余以阳和丸、小金丹、犀黄丸等药与服，内用化管药半月，已愈一半，一月管化，孔内有多骨者亦已出尽。后秦姓带子回家，与以生肌散及调和气血之丸带回，不料任子率性，不服不洗不敷，并以酸极石榴等果食之，以致臭不可闻，其管复旧。仍照前治之而愈。此林屋山人秘法也。

又方：虾蟆灰散见痈毒诸方敷之，亦极神效。

痘后遍身无皮脓水不绝

茶叶去梗热水泡透，铺床上，睡上一夜，脓水自干。

痘后虫蚀疳疮脓水不绝

出蛾蚕茧不拘多少，将生明矾末入内填满，烧令汁尽成灰为末，掺之即愈。

痘风疮逢春即发

黄丹、黄芩、黄柏、大黄、轻粉共为末，猪油调敷。

孕妇痘症

参看前二十四顶方。妊妇出痘，痘家最忌。盖痘毒出于五脏，痘毒发越，则风火相搏，必致动胎，胎动则气血耗散，势必不能送毒行浆。况痘家用药多主温补，如半夏、肉桂之类，皆妊妇所忌，而黄芩、乌药又非痘家所宜，此孕妇出痘，所以最难调治也，遇此总以清热安胎为主。

发　热

有孕之妇遇出痘时，急宜远出回避。若至出痘，当发热时即以保胎为本，以托痘为标，仍用升麻葛根汤，加酒炒黄芩、土炒白术，以保护其胎元。夫黄芩寒凉，易至冰毒，若无孕不敢早用，然有孕而毒火熏蒸，不用黄芩以清内热，胎必不能保矣。至于出齐热或未清，黄芩亦不妨再用。

见　点

孕妇出痘，始终以安胎为主，故见点后，多服安胎饮为佳。若口渴者，则用人参白术散加减，滞者，则用黄芩汤合四君子汤加诃子，血动者，用芩连四物汤，腰疼者，保胎散宜早服。总之，不拘轻重，悉以清热安胎为主。

安胎饮：台白党、白术、条芩、当归、白芍、川芎、砂仁、苏叶、陈皮、熟地、甘草，生姜三片，红枣三枚，水煎温服。

黄芩汤合四君子汤：黄芩、白芍、人参、茯苓、白术、诃子、甘草。

芩连四物汤：当归、白芍、地黄、川芎、黄芩、黄连。

保胎散：玉竹四钱酒蒸，当归三钱酒洗，续断酒炒、杜仲盐水炒各钱半，茯苓、黄芩酒炒、白术土炒各一钱，川芎、甘草各八分，水煎服。

灌　浆

长浆之际，痘晕红紫，此血分有热，必用消毒活血汤，内有黄芩，外加白术五六分，以固胎元，胎必不动。若痘晕淡红以及淡白，必用千金内托散见前倍加参芪，去肉桂，外加白术一钱，以固胎元，胎必不动。此母子兼治之法也。

坠　胎

孕妇出痘，以安胎为主。若从前不能按法调治，至热气内蒸而坠胎者多矣。遇此等症，令老成稳婆撑扶产母，以热水净沐下身，扶其上床，不要倒睡，必须强坐一二刻，用滚水兑白酒一钟，入童便半盏和服，行其瘀血。若痘稠密，用加味保元汤。气血虚甚，用十全大补汤。若小腹急痛，瘀血未尽也，宜黑神散以涤除之，寒凉切不可用。

加味保元汤：台党、黄芪、当归、川芎、白芷、桔梗、上厚朴、紫草、防风、牛子、白芍、肉桂。

黑神散：熟地、当归、川芎、甘草、肉桂、炮姜、蒲黄炒、黑豆、香附醋炙、童便，酒煎服。

产后出痘

妇人产后出痘，只以大补气血为主，十全大补汤是此时要方，方中白芍亦用好酒炒熟，不可妄用寒凉，以伤生发之意也。

小儿科麻症

麻　症　论

麻症初起，多有咳嗽喷嚏，鼻流清涕，眼泪汪汪，两胞浮肿，身体渐热，二三日或四五日始见点于皮肤之上。形如麻粒，色若桃花，间有类于痘大者。惟见形之后，形尖稀疏，渐次稠密，有颗粒而无根晕，微起泛而不生浆，大异于痘也。虽云较痘稍轻，而变化则速，始终调治，俱宜留神。总之，初起宜先表法透彻，最忌寒凉，已出时当用清利，收散后贵于养血，兼杂症者则随症参治之。温疹症见伤寒，若发于未痘之先为瘙疹，月内为烂衣疮，百日内为百日疮，发则遍身红点如粟米之状，乃儿在母腹受热所致，调摄谨慎，自能速愈。痘方愈而疹随出为盖痘疹，遍身发出，疹色赤作痒，始如粟米，渐成云片，因痘后余毒未尽，更兼恣意饮食，外受风寒之所致。宜疏风清热为主。至疹出多痒，色红赤隐于皮肤中为瘾疹，乃心火灼于肺经，更兼外受风湿而成，治宜先散风湿，后清热毒，斯得其法，皆非麻疹，禀诸胎元毒也。

麻症与伤寒辨

发热之初，寒热往来，咳嗽喷嚏，鼻塞声重，且流清涕，其症与伤寒无异，但麻症则眼胞略肿，目泪汪洋，面浮腮赤，恶心干呕，此为异耳。若见此症，必是麻疹，须宜谨风寒，节饮食，避厌秽，戒荤酒，忌辛热，用药表散，使肌肤通畅，腠理开张，或身有微汗，则邪从汗解，而毒则易出耳。热至三日麻当出矣，一日出三遍，三日出九遍，至六日间当出尽矣。及出至足，头面将收，收靥之处其热即退。疹子渐次收下，热亦渐次而退。至八九日麻始收齐，而热乃退尽矣。若发不出者固危，出不尽者亦险，出而旋收者更险，治之其可缓乎？

论麻症轻重

或热或退，而无他症者轻，头面不出者轻，出透三日，而后渐收者轻，红活润泽，头面匀净，而多者轻。红紫惨暗，干焦不润者重，移热大肠变痢者重。黑暗干枯，一出即没者难治，鼻青粪黑者难治，鼻煽口张，目无神光者难治，胸高气喘，心前扇动者难治。

一眼白赤色，声哑唇肿，心烦口渴，腰腹疼痛，口鼻出血，人事不清，大小便秘，狂乱不宁，舌苔黄黑，口气腥臭，此名闭症。毒滞于中而不得出，将作内攻，最危候也。急以清毒解表汤主之，若疹能出可救，疹不能出难救。方用升麻、防风、荆芥、麻黄、连翘、牛蒡、桔梗、石膏、知母、黄芩、黄连、蝉蜕、麦冬、甘草，水煎服。

一麻症鼻出血者毒重，口出血者毒尤重，口鼻血出不必止住，血出则热毒解散矣。初起手足心如火热者毒亦重。初起失于清解，则热蕴于胃，口鼻腥臭，必生牙疳。毒入大肠则成痼痢。发表太过，元气损伤，则成疳积。若或失治于前，则必贻患于后，虽明初发之轻重，宜顾后来之生死，虽谓麻也只详于前，而可不思其后乎？

一感风热而出麻者，俗谓飘麻，此皮肤小恙，不致伤人，只散风清热而即愈矣。

一小儿初生，弥月之内而出麻者，俗谓胎麻，可不药而愈。

麻症四忌

一忌荤腥、生冷、风寒。夫谷气通，肉气滞。凡是荤腥，俱能滞毒，所以忌也。果生则难克化，物冷则能冰伏，冰伏不化，毒乃滞留，又当忌也。若风寒闭塞，毛窍不开，则毒气何由出乎？此数端者，俱不可犯也。

一忌骤用寒凉。麻虽热证，固不宜用辛热之剂。然初热之际，虚实之证未形，轻重之势未见，遂骤以苦寒之药而峻攻之，几何不冰伏，其毒而不得出，其反至于内攻乎？故善治者，惟达毒而不郁毒，只解毒而不冰毒也。

一忌误用辛热。麻本热症，若复投辛热之药，是犹火上复加薪也，以火助火，其毒不愈横乎？然麻症初起之时，亦有四肢厥冷者，然热极似寒之故，切不可妄认虚寒而妄投以热药也。即遇天时大寒，亦宜置暖室，切不可因严寒而遂投以辛热之物，以济腹中之火也。

一忌误用补涩。毒火之发，最要疏通，尤嫌补涩。盖疏通则毒外泄而解，补涩则毒滞内留为殃。但初发之时，症多吐泻，愚夫愚妇急欲止之，若误用参、术、砂仁补涩之药则关闭塞，毒滞于中，必作内攻之祸矣。

麻症治法

夫痘为阴毒，其势更缓，或死或生，尚判之于成浆之日。为阳毒，其热甚烈，若存若没，早定之于方出之时。故发热三日，麻当现于皮肤。若腠理紧秘，风寒严束，气滞于中，毒凝于内，不能出现，则毒作内攻，须臾告变。故痘则虑难成浆，麻则惧其不出。麻前痘后，最为紧要，此古今之通议也。当发热三日之间，急宜观形察色，审声辨证，以为调治之方。如声重鼻塞，肌粟恶寒，是为风寒所束，宜用加味升麻汤：升麻、干葛、防风、荆芥、牛蒡、连翘、桔梗、木通、赤芍、甘草、柴胡、黄芩、陈皮、蝉蜕、元参，加葱白水煎，热服，令取微汗，一二服间其麻即出。如大热熏蒸，肌肤干燥，目赤唇紫，毛发焦竖，烦渴不安，惊狂颠谵，二便秘结而出不快者，乃热毒盛壅故也。宜用栀仁解毒汤：栀子、黄芩、黄连、石膏、知母、牛蒡、连翘、升麻、柴胡、防风、赤芍、甘草，大便秘加酒大黄，烦躁加麦冬，嗽甚者加杏仁、桔梗、花粉，惊谵用抱龙丸或牛黄丸，无汗腠理秘加大黄，再用紫苏煎水令热气熏之，或用酒遍身擦之，然后以被盖片时，其麻即出。治风寒闭者亦如是。若为秽气所触而出不快，则用沉香、檀香、荆芥烧烟熏之。

又有毒气本盛，元气又亏而出不快者，宜用人参白虎汤：台党二钱，石膏四钱，知母一钱五分，加升麻、防风、牛蒡、炒芩，水煎服。

孟氏治麻方：石膏二两煅，荆芥、地骨皮、桔梗各八钱，赤芍、牛蒡、薄荷、陈皮、枳壳各六钱，川贝、甘草各四钱，红花三钱，干葛、归尾、桑白皮各一钱，共为末，每服三钱，开水下。此方能发表透肌，清毒活血，理肺消痰，清胃解结，不拘四时皆可服，诚治麻之良方也。

麻发不起

凡麻发不透，气喘欲死，即用脂麻五合，以滚水泡之，乘热熏头面，即发，起死回生之妙法也。

又方：小米即粟米，要红壳煎水，不拘时服，看似平淡，功效异常。

又方：樱桃四五斤，入瓷瓶内密封，埋土中，过两三月俱化为水。遇此症危急者，取此汁一杯，略温灌下，垂死回生之验无比，不可忽视。有志仁人多预制以济人，功德不小。

又方：沉香、木香、檀香不拘多少，于火盆内焚之，抱小儿于烟上熏之，即起。

麻症作痒

好白蜜调水，以鹅翎时时蘸扫。

验方新编卷之十一

痈　毒

痈疽论

王洪绪曰：痈疽二毒，由于心生，盖心主血而行气，气血凝滞而发毒，毒借部位而名，药宗经治而误。

患盘而逾径寸者，红肿称痈，痈发六腑。若其形止数分，乃言小疖。按之陷而不即高，顶虽温而不甚热者，脓尚未成；按之随指而起，顶已软而热甚者，脓已满足。无脓宜消散，有脓勿久留，醒消一品立能消肿止痛，为疗痈之圣药。白陷称疽，疽发五脏，故疽根深而痈毒浅。根红散漫者，气虚不能拘血紧附也。红活光润者，气血拘毒出外也。外红里黑者，毒滞于内也。紫暗不明者，气血不充，不能化毒成脓也。脓色浓厚者，气血旺也。脓色清淡者，气血衰也。未出脓前，痈有腠理火毒之滞，疽有腠理寒痰之凝。既出脓后，痈有热毒未尽宜托，疽有寒凝未解宜温。既患寒疽，酷暑仍宜温暖，如生热毒，严冬尤喜寒凉。然阴虚阳实之治迥别，阅古书总未详，因立其旨备览焉。

诸疽白陷者，乃气血虚寒凝滞所致。其初起毒陷阴分，非阳和通腠，何能解其寒凝？已溃而阴血干枯，非滋阴温阳何能厚其脓浆？盖气以成形，血以华色，故诸疽平塌不能逐毒者，阳和一转，则阴分凝结之毒，自能化解。血虚不能化毒者，尤宜温补排脓，故当溃脓毒气未尽之时，通其腠理之药仍不可缓。

一容一纵，毒即逗留；一解一通，毒即消散。开腠理而不兼温补，气血虚寒，何以化脓？犹无米之炊也。滋补而不兼开腠，仅可补其虚弱，则寒凝之毒何能觅路行消？且毒甚者则反受其助，犹渍粟以助盗粮矣。滋补不兼温暖，则血凝气滞，孰作酿脓之具？犹之造酒不暖，何能成浆？造饭无火，何以得熟？

世人但知一概清火以解毒，殊不知毒即是寒，解寒而毒自化，清火而毒愈凝。然毒之化必由脓，脓之来必由气血，气血之化必由温也，岂可凉乎？况清凉之剂，仅可施于红肿痈疖，若遇阴寒险恶之疽，温补尚虞不暇，安可妄行清解反伤胃气？甚至阳和不振，难溃难消，毒攻内脏，可不畏欤？

盖脾胃有关生死，故首贵止痛，次宜健脾，痛止则恶气自化，脾健则肌肉自生。阳和转盛，红润肌生，调和补气养血之剂。仍以犀角、羚羊、连翘等性寒之药，始终咸当禁服。

痈之与疽，截然两途。阳证为痈，阴证为疽，治法迥别。世人以痈疽连呼并治，贻害无穷。古今方书，虽有阴阳虚实之分，治法难期尽善。惟王洪绪先生别号林屋山人所著《外科全生集》一书乃其世传秘本，剖析阴阳虚实之理，至精且备，不施升降，不用刀针，经历四十余年，用药从无一误，开卷了于指掌，可以不学而能。书只前后两集，其价甚廉，版存江南省城，湖南、湖北坊间亦有卖，各宜购置一部，不惟自便，亦可济人，留心疡医者尚毋忽诸。

痈毒治法

凡患色红肿痛、根盘寸余者，是痈毒，发三四日，尚未作脓，以洞天嫩膏贴之，内服醒消丸，热陈酒送下三钱，即止其痛，夜间得睡，次日皮即起皱，再服全消。如过四五日将要作脓，亦服醒消丸，肿消痛止。如作脓肿胀未破者，用代刀散酒服即穿，外贴洞天膏，数日收功。如根盘数寸者，在背心脑后腰腹肚腋阴囊等处险要之地，用五通丸、醒消丸，早晚轮服一次，用败毒汤送下，皮皱痛息。若已穿破，用托毒散、醒消丸早晚轮服，自有奇效。如根盘不满一寸，亦红肿者名疖，用蟾酥丸、梅花点舌丹，即愈。此林屋山人经验方也。

痈毒诸症

肺　痈

方见肺部。

肠　痈

肠痈有生于肠内者，腹内胀急，大小便牵痛如淋，转侧摇之如水声，溃后则脓从大便出。有生肠外者，肚脐肿痛作胀，或一足弯曲，口有臭气，或脓自脐出，甚则肠穿有虫自脐中出，势难为计。初起宜用牡丹皮散以消之，溃烂则用参芪内托之剂。

牡丹皮散：丹皮五钱，苡仁一两，瓜蒌仁去油二钱，桃仁去皮尖二十粒，水煎服。此孙真人《千金》方也。

又方：多服六一散见内外备用诸方。脓血从大便出，脓尽即愈，至神至稳之方也。

又方：皂角刺一两，至少八钱，酒煎至七分，温服，脓血从大小便出而愈。不饮酒者，水煎亦可。

又方：大黄炒、朴硝各一钱，丹皮、白芥子、桃仁各二钱，空心煎服。小腹坚硬而热，按之则痛，肉色不变，或红赤微肿，出汗畏寒，小便亦多，脉紧实而有力，服此神效。

肚　痈

肚腹生痈即肠痈也。照上肠痈各方治之。

脐　痈

方见肚腹部。

悬痈

方见海底部。

对口

方见颈项部。

发背搭手

均见背部。

鱼口便毒

方见痈疽门横痃症。

遍身肢节生疮

此名疳蚀，因风寒所搏，气血凝滞故也，用蚕茧，每茧一个入白矾五分，火煅过之后，每矾一两另加陀僧五钱，白芷一钱，研末，用蜜调敷。

筋骨疼痛溃烂生疮

此因误服轻粉及丹石诸药，以致毒凝筋骨，日久不愈，查解救诸毒门轻粉毒方治之。

身上忽然红肿游走不定或痛或痒

此丹毒也，照后游风丹毒各方治之。

身上疙瘩如块如核

此流注也，与上游风丹毒忽然发者不同，照阴疽门流注方治之。

疔疮

凡疔疮好而复发，此疔根未出故也，若不急治，再发则根深难治。有拔疔根法见后。

疔疮发之最速，有朝发夕死，随发随死，有三日五日而不死，至一月半月而终死者。其毒最烈，或发寒热，或发麻木，或呕吐，或烦躁，或头晕眼花，或舌硬口干，或手足青黑，或心腹胀闷，或精神沉困，或言语颠倒，此皆生疔之症，其形或大或小，或长或圆；其色或白或黄，或红或紫，或有红丝。名色甚多，治法则一，倘辨别不清，以生黄豆令本人嚼之，如无豆腥之味，即是疔疮。

疔疮多生暗处，或痛或不痛，或痒或不痒，发时人多不觉，若不早治，最易误事。有发寒热数日而后生者，有当时生者，初起如粟米大，或大小不一。如发寒热及麻痒呕吐等症，即于遍身留心寻认，凡须发眼耳口鼻肩下两腋手足甲缝粪门阴户等处，更宜细看，一日须看数次，有则照方医治。若前心坎后背心有红点者，即照后羊毛疔方治之。如寻觅不见，取甑中气垢少许纳口中，必有一处痛甚，即知疔疮所在，须急宜刺出恶血，以见好血而止。诸疮及刀镰疔忌用刀针，余疔不忌。如毒重者，急服护心散见痈毒诸方或菜子油一碗真麻油亦可，以免毒气攻心。若服菊花饮亦可。

蜘蛛拔毒法：先将疔头用瓷片刺破，寻活蜘蛛一个越大越好，放疔疮上，蜘蛛一见，自能奔往吸拔其毒，少时蜘蛛不动，即取放冷水中，自活。如疔未愈，可用蜘蛛再行吸拔，或另取蜘蛛用之，以毒尽为止。无论疔在何处，虽毒重痛极，不省人事，命在垂危，立可回生，此急救第一良法。凡手指生蛇头疮及毒蛇毒虫咬伤，皆可照此拔毒。

菊花饮：白菊花叶连根用捶取自然汁一茶盅，滚酒兑服，用酒煮服亦可不如生汁为妙，毒重者宜多服，渣敷患处，留头不敷。盖被睡卧出汗，其毒自散。无论生在何处，虽欲气绝，亦可起死回生，至稳至便至灵，诸方皆不及此，不可迟疑自误。无叶用根，如无即用药店中干白菊花四两少则不效，甘草四钱，酒煮温服，亦可。

大戟膏见痈毒诸方敷之，即愈。再发再敷，无不神效。

地丁饮：紫花地丁一两，白矾、甘草各三钱，银花三两，煎服，各疔俱效。有人生红丝疔，已走至乳旁，服之立愈，真神方也。

葱矾散：明矾研细三钱，葱白七个，二味共研烂，分作七块，每块以热酒一钟送下，服完即睡，盖被取汗。如无汗，再服葱头汤一钟，少顷汗出如淋，其病若失。此方不但治疔，一切恶症皆治，初起未成脓者更妙。

烟油膏：用烟杆中烟油厚敷四围，留头不敷，少刻疔破，出水而愈，奇效。如有红丝者，用烟油离丝三分处敷之，丝即不走。

又方：黄色溏鸡粪厚敷四围，将疔头挑破不敷，极效。

又方；生黄豆嚼烂，敷之，极效。

头面诸疔

救唇汤：紫花地丁、金银花各一两，白果二十个，生甘草、知母各三钱，水煎服，至重三剂必愈。此方治头面口角疔毒俱效，唇疔更妙。

又方：一人唇口生疔七个，头面如斗，心闷神昏，百药不效。后有人云：此名七星赶月。用蛔虫捣烂敷之，顷刻疮口流出黄水，肿消神清，次日痊愈。如无蛔虫，以五谷虫一钱瓦上焙，研末，白矾三分，蟾酥三分，以烧酒溶化，共调匀，敷疔上，少刻疔亦破流毒水而愈。

又方：凡口唇生疔，看大腿弯中如有紫筋，用银针刺出血，即愈。有人不知疔在何处，但唇内痒极，须臾半面肿硬痛甚，见腿后起有紫筋，刺之立效。

又方：雄鸡冠血点上，其效如神。

又方：大虾蟆一个，取肝贴之，立消。兼治面上生疔、对口疔等症。

又方：生蚬去壳捣融，敷，即消。

又方：乌色草鱼去鳞，取皮切片，贴之，随贴随干，干则另换，换至数十次，即破口而愈矣。

红丝疔

此疔流走最快，生于足者其红丝渐长至脐，生于手者红丝渐长至心，生于唇面者红丝渐长至喉，至则不可救矣。手足两处，可用头发离丝一二寸远紧紧捆住，并将丝头刺破，或用灯火或用艾火在丝头烧之，丝即退散而愈。不散再烧，以散为度，其效如神。或照各前方治之。

刀镰疔

疔形如韭叶宽，长一二寸，肉色紫黑者是，忌用针刺，用前葱矾散服之，并溏鸡粪敷之，即愈，迟则毒归心脏致命。

羊毛疔

初起头痛，身发寒热，前心坎后背心有红点如疹子形。先用针挑破，取出羊毛，再用明雄黄末二钱，青布包扎，蘸热烧酒，于前心坎疮上一二寸外四围团团擦之，渐渐擦入疮眼，其毛即奔至后背心，再于背心照前擦之，其羊毛俱拔于布上，即埋入土中。内服菊花饮，或葱白饮、地丁饮俱见前、护心散见痈毒诸方俱可。

羊毛疔瘤

此症忽起一泡，其形如瘤，内有羊毛，亦名羊疔，初起或头痛，或发寒热即是，用黑豆、荞麦各等分研末，挑破敷之，毛落即愈。内服菊花饮亦可。

疔疮出血不止

饮真麻油一大碗，即止。或饮菜子油，更妙。

疔疮走黄

凡疔毒肿痛神昏，甚至不省人事，谓之走黄，急用芭蕉根捶汁，服之，立可回生。或照前菊花饮、地丁饮服之，均妙。

拔疔根法

疔毒重者，好而复发，此疔根未出故也，若不急治，再发则根愈深而难治矣，蓖麻子去油一粒，乳香一分去油，共捣烂，用饭和为饼，贴之，少时疔根自出。

又方：葱白炼蜜捶融，将疔刺破，敷之。如人行五里，其根自出。又痈毒诸方门红膏药方，拔疔最效。

杨梅疮

此疮最毒，治不得法，多致缠绵不救，且最忌服轻粉，服则毒留筋骨，难以断根，抑且不能生子。如已服者，可用解轻粉方见解救诸毒门治之。

红枣丸：红枣三斤，以杉木作柴煮之，煮熟剥皮去核，多取烧过杉柴枯炭磨细末，和枣肉捣匀，为丸如弹子大，每日任意食之，不可间断。虽疮毒满周身，或服过轻粉及一切丹石隐药致成结毒，穿顶穿鼻溃烂不已，多年不愈者，服之大有奇效，至稳至灵，此治杨梅结毒第一方也。愈后再服一二月，断根。红枣能解丹石之毒，杉木专祛湿热之侵，是以奏功如反掌也。忌醋与辣椒又名青椒及一切发物半年。外用虾蟆散。

又方：土茯苓一两，木通、白鲜皮、防风各一钱，宣木瓜、薏苡仁、金银花各二钱，皂角子四分，水煎服。每日服一剂，以愈为度。外用虾蟆散见痈毒诸方敷之。无论久远轻重溃烂穿顶，屡试如神，百发百中。最忌食茶不服药则不忌，并忌醋与辣椒及一切发物半年，终身戒食虾蟆。如不服药，即服前红枣丸，外用虾蟆散敷之，亦可。

又方：大黄一两，穿山甲炒、川厚朴、白芷、大枫子仁、花椒、甘草各三钱，水煎，兑酒服。毒气从大便出，七日痊愈。忌食一切与上同，惟不忌茶与虾蟆。无论轻重，屡试神效，不可轻视。

又，洗药方：生甘草、金银花、苍术、白芷、藿香、槐花各二钱，共煎水洗。轻者内服前方，外用此药洗之，即愈。

避杨梅疮方：凡生杨梅疮，在傍伺候亲近之人，难免传染，用雄黄、川椒去子各五分，杏仁蒸熟，去皮尖，炒百粒，研末，烧酒打面糊，为丸梧桐子大，每服十五丸，开水下，于病人初发时服，即可免也。

瞎眼疮

上高下深，颗颗累垂如瞎眼，其中带青，头上各露一舌者是也，用回阳玉龙膏、真君妙贴散见阴疽诸方敷之，必效。如仍不愈，用虾蟆散见痈毒诸方门治之，或后阴疽方，更妙。

猫眼疮

疮似猫儿眼，有光彩，无脓血，痛痒不常，饮食减少，名曰寒疮，照上瞎眼疮治之。

天蛇毒

有人遍身溃烂，似癞非癞，呼号不已，一僧视之曰：此天蛇毒，非癞也。用秦皮又名梣皮，又名桪皮，又名石檀，又名苦树，又名苦沥煮汁一斗，日服十余碗，三日痊愈。又草花间蜘蛛螫人，为露水所濡，乃生此疮者，亦名天蛇毒疮，可以此方治之。天蛇大如箸而扁，长三四尺，色黄赤，人遭其螫，不治必死。

蛇形疮

人生疮如蛇，长数寸，外用雄黄、麻油调敷，内用雄黄冲酒饮，即愈。

缠蛇疮又名缠腰龙

此丹毒也，生腰下，长一二寸，或碎如粟，或红肿坚硬，用灯火向两头烧五次，并用雄黄外敷，内服，极效。

又方；陈石灰，麻油调敷，即愈。

又方：旧粪桶箍篾烧灰，麻油调敷，其效尤速。或照游风丹毒各方治之。

鱼脊疮

多生筋骨之间，坚凝作痛，初起白疱，渐长状如鱼脊，破流黄水，此阴证也，初起时，无论已溃未溃，宜用隔蒜灸法见痈毒通治门以通阳气，外用回阳玉龙散、真君妙贴散见痈疽门敷之。或用后阴疽诸方，更妙。

鱼脐疮

窄而长,肿而黑者是,此因风毒蕴结,或气血凝滞,或误食人汗所致,用腊猪头骨烧枯,研末,生鸡蛋白调搽,数日即愈。

蜂窠疮

不拘何处，形如蜂子窠者是，用罐凿一小孔，纳碎布数团，火烧取烟从小孔出，向患处熏之，二三次即愈。

又方：愈而复发者，用铅粉、朱砂和蜜调敷，神效。

蜘蛛疮

形如蛛网，痒不可忍，用豆腐衣又名豆腐皮烧枯存性，香油调搽。

蚯蚓毒

此症须眉皆落，形似麻风，或夜间身上有蚯蚓声，用食盐数斤熬汤，洗身数次，内服淡盐水一二碗，极效。不可误为麻风，如真是麻风，令病人站立打铜铁之风炉火旁，望其脸红者是麻风，脸绿者非也。两手大二指合拢处肉平塌者亦是。

蚂蚁毒

形如珠颗，成片成串，或红或白，破则流水，好而复发，用穿山甲瓦上焙枯，研末，香油调敷，虽多年不愈者，无不神效。

蠼螋疮

蠼螋又名搔甲子，俗名偷油婆，又名蟑螂，其疮初如粟米，渐大如豆，更如火烙浆泡，疼痛至甚，以春茶叶研末，麻油调搽，效。

又方：燕子窝泥和猪胆加酒调搽。或照后瘰疽毒各方治之。

葡萄毒

一小儿年五六岁，额上忽起一颗，紫色光亮，形如葡萄，顷刻周身皆有，一老翁见之云：此乃葡萄疔毒，一见鼻血即死。因小儿饮食言笑如故，病家不信，至夜半忽鼻中血如涌泉而死。又一男子手腕上忽起一粒如紫葡萄，半日亦见鼻血而死。俱无药救，附录于此，以候博识者立方施治。

又一女子年十四，手腕软处生物如豆，半在肉中，红紫色，痛甚，百方不效，后用水银四两，白纸二张，将水银揉擦之，三日自落。合而观之，前症似可照此施治。

再前症既名疔毒，又见鼻血，其为热毒内蕴无疑，水银擦之如不见效，应急照前痈毒诸方门内菊花饮、菜油饮二方治之，或可救也。并用吴茱末热醋调敷两脚心，一日一换，此引热下行，至妙法也。

瓜藤疮

一身十余个即是，尖尾芋、茄子叶、五月艾、葱、姜共捣烂，醋煮，擦敷。

瘭疽疮

手足肩背累累如豆如米，大者如梅如李，或赤或黑，或白或青，初生有痂一层，痂内有核，核有深根，能烂筋骨，毒入脏腑，即死，此热毒也，先将痂挑破，用醋和微温淘米水洗净，以芙蓉散见痈毒诸方门治之，自流毒水，内服真菜子油麻油亦可，极效。

又方：燕子窝连泥带粪，和初生百日内男孩粪调搽。或真菜子油，或麻油亦可，极效。此孙真人《千金》方也。

又方：猪胆汁敷之，流出毒水，极效。

又方：鲫鱼长三四寸者一条，乱发一团如鸡蛋大，猪油半斤，同煎膏，用罐装好，放水中拔其火气，三日后敷之，极效。

又方：男子尿桶中白霜敷之，立刻清凉止痛，干则再敷。

又方：锅黑烟以烧草者佳，烧煤炭者不可用，桐油麻油菜油亦可调搽即愈。

又方：照游风丹毒门防风升麻汤、菜子油、六安州茶叶各方治之，至稳至效。

天疱疮

形如水泡者是，用莲蓬即莲房烧枯，研末，井泥调敷，神效。或用荷花瓣贴之，或照后黄水疮各方及痈毒诸方门松香散、鸡腰膏治之，更妙。又遍身生燎泡如甘棠梨，破则水流复生，内有小石一片，方见卷十六奇病门。

黄水疮

初如粟米，痒而兼痛，破流黄水，浸淫成片，流处即生，由脾胃湿热，外受风邪相搏而成，发于心下者，若不早治，难救，宜用青蛤散：蛤粉煅一两，真青黛三钱，熟石膏二两，轻粉、黄柏各五钱，共研细末，先用香油调成块，次用凉水调稀，涂之，神效。并治鼻中生虫。

又方：蚕豆壳瓦上焙枯，研末，加黄丹少许，以真菜油调敷麻油亦可，干则再敷，三日即愈，屡试如神。

又方：红枣烧炭八钱，飞黄丹、松香、枯矾各四钱，上共为末，麻油调搽，立效。

又方：轻粉、樟脑各二钱，大枫子去壳、川椒各四十九粒，杏仁一钱，共为细末，和柏油烛捣匀，敷之，功效如神。柏油又名卷油，即乌柏子油也。或用痈毒门松腊散、芦荟散、燕泥散、鸡腰膏，均极神效。

热疮

其色红而作痛者是，用男子尿桶中白霜敷上，立刻消凉止痛，干则再敷。或照上瘭疽各方治之亦可。

漆疮

杉木屑，煎水洗，用活螃蟹黄、滑石和蜜调敷，甚效，此林屋山人方也。有漆之处，先嚼川椒，敷鼻孔，可免漆疮。

又方：贯众焙枯，研末，香油调敷。或用韭菜捣汁敷，或用白羊乳搽之，均效。

又方：白果树叶煎，水洗，立刻消，三次痊愈。或用新荷叶煎水洗，亦极神效。

又方：活螃蟹捶汁，滴入，使毒水流出，自愈。如已肿烂，取生蟹黄涂之，其烂更甚，数日即愈。若再不效，用生大黄三钱，枳壳二钱，水煎服，二剂腹泻而愈。不泻加芒硝二钱，以泻为度。缘漆疮火盛则重，非泻不能愈也。

癣　疮

凡癣内有虫，治好复发，非药不灵，虫未尽也，发后再治，无不愈矣，头面生癣，如入眼内即成大麻风矣，宜急治之，新鲜皂角刺一二斤，捣烂，熬至将成膏时，加好醋，熬稠，将癣剃破，敷之。日剃日敷，自有毒水流出，流尽再敷十日。虽数十年阴顽恶癣，无不断根。此林屋山人屡试神方。

又方：斑蝥五分，生半夏末一钱，鸡蛋油调搽数次，痛则必愈。再发再搽，虽多年恶癣，无不断根。取鸡蛋油法见痈毒诸方。

又方：青矾炒成块研细末，加猪胆汁和融，再炒再研，用老姜一块切开，蘸药擦之，大痛即愈。再发再擦，虽多年顽癣，亦可除根。

又方：大蜂窠一个，以白矾末填孔内，火煅，以矾融化为度，研匀，将癣抓破，以牙硝水调搽一二次，痛则必愈。再发再搽，必能除根。

又方：荔枝核磨醋，将癣抓破擦之，虽痛不妨，数日即愈。再发再擦，断根。

又方：用新棉花扯成如纸薄一层，量癣宽大，将棉花铺贴，用火向花上一点，顷刻燃尽，当即止痒，而且并不焦痛，不须用药，极简易，极效验，只需一次痊愈。次年再发，照治一回，断根。

又方：珠兰花叶时时擦之，半月断根。

小儿乳癣

小儿初生，症类疥癣，先起手足，次遍腹背，缠绵不已，先用僵蚕，不拘多少，去嘴，研末，煎汤浴之，或一日一次，或一日二次，毒出，再用真青黛、黄柏、枯矾、雄黄、百药煎、硫黄各等分，研末，湿则干搽，干则香油调搽，以愈为度。名换形散。

皮疰

杏仁去皮尖，炒黑，研如酱搽上，即愈。或照癣疮各方治之。

疥疮

疥有五种：干疥虫疥湿疥砂疥脓疥俗名脓泡疮又名黄脓泡是也，由各经蕴毒，日久生火，兼受风湿而成，数日延及遍身，最易传染，或痒或痛，痒者内必有虫，不独虫疥然也。治法虽多，有效有不效，有此用之而效，彼用之而不效者，后列各方，五种疥疮皆治。古方有熏药一法，疮虽易愈，然毒尽归腹，定成鼓胀危症，切宜戒之。如已成鼓胀，查痈毒杂治门本方治之。

黄香散：硫黄、川椒各五钱，共研末，加姜、葱头各五钱，和生猪板油捣融，用布包好，烘热，时时擦之，其效甚速。

又方：整块川厚朴以真香油磨浓如酱，加枯矾少许，搽之，数日退尽。此脓窠疥疮神方也。

合掌散：硫黄一两，铁锈一钱，红砒六分，共研极细如灰面状，葱汁调敷大碗内周围敷匀，勿厚勿薄，以碗覆瓦上，取艾放碗下烧熏，熏至药干，敲之如空碗声为度，取药再研细，每药一钱可敷数次。临用时以右手中指粘满香油，再粘药，搽入左手心，合掌摩擦，止有药气，不见药形，然后以两手擦疮，每日早晚两次，三日扫光，再擦三四日即不发矣。屡试如神，并治阴囊湿痒。

二美散：吴茱萸、硫黄各等分，研细如面粉，照上合掌散法摩擦，每日二次，愈后再擦三四日，专治脓疥，神效。此方与上合掌散均林屋山人经验方也。

又方：油胡桃又名核桃、红枣肉各一两，水银五分，冰片不拘多少，真小磨麻油、猪油各三四钱，共捣融，用绸包裹，擦之。擦过即能止痒止痛。时向鼻中闻之，数日即愈，屡试神验。

又方：田螺煮熟，酒炒食，可除一身疥疮。

又方：松香三钱，枯矾、五倍子各一钱，以上共研末，加头发三钱，生猪板油五钱，用青布包好，向灯火上烧之，有油，用碗接住候冷，用针挑破疥疮，将脓挤出，用茶洗净，勿沾生水，候干，取油搽抹，不过三日，痊愈。永不再发。

又方：硫黄整块，放铜器内烧燃存性，倒在地上，候冷捶碎忌铁器，加水银、麻油拌匀，用布包好，烘热，时时搽之，二三日即愈，简便而极效验。

又方：核桃仁连皮用一两，大枫子仁五钱，水银三钱，共捶极融烂，先用此药一二钱不可过多，放在手心中擦匀，将左手心在肚脐眼上顺着摩擦不可倒擦，擦至手心发热即止，再用此药一二钱，放右手心中擦匀，在肚脐眼上照前摩擦，擦至肚腹滚热即止。每日一次，疮上不擦。轻者二日即愈，至重三日断根。有人遍身脓疥，时发时愈，缠延三载，百药不效，用此三日而愈，从此断根。此治五种疥疮第一神方，一切湿热疮疾皆治，珍之宝之。愈后宜食愈疮枣见后痈毒诸方以补脾土，或另服健脾之药亦可。如恐水银入腹为害，病愈体壮之后，每早用真川椒要开目的七粒，滚水空心吞服，连服三日，其水银自入椒内，由大便而出。或用真川椒，研末，铺床上，被盖睡卧，水银即由毛孔而入椒内矣，此法最妙。

冻疮

橄榄核烧灰存性，研末，加轻粉少许，香油调搽，神效。

又方：以蛤子壳煅，研极细，以麻油调搽，湿则干掺，数日痊愈。此秘传也。

又方：阳和解凝膏见阴疽门贴一夜，即愈，溃烂者贴三张收功。此林屋山人方也。

又方：白及磨敷，即愈。

又方：马粪煮水，泡之，半日即愈。

又方：萝卜菜、橘皮煎汤，先洗，用蟹壳烧灰，研，麻油调敷。

又方：暑伏时，捣大蒜为泥，敷在上年生过冻疮之处，过一日一夜洗去，迟三四日再敷一次。若连日敷之，则肉上起泡破皮矣，本年冬，虽极寒亦不生冻疮。凡小儿手足各处虽未冻过，亦敷两次，可以耐寒。此法可传船夫脚夫，亦一德也。

大麻风

此症各方，凡杀蛇治愈者，务戒杀放生，方能痊愈。

麻风者，身上必有麻木之处，针之不痛，然后发现于外。若不麻木，则非麻风。遍身虽麻木，数月即发现于外，虽重易治。若年久病深，坏形变貌，鼻塌肉崩，手指脱落，足底穿烂，则难治矣。江西肖晓亭著有《麻门全书》二本，专治麻风，所论病源最为透彻，其治法亦极神妙，板存广东省城双门底刻字店。

麻风，谚云正报，似非妄谈，若自信罪愆难逃，果能矢念为善，人力可以回天。即自信并无过恶，亦当力行善事。所谓善事者，守礼守法，常存善念，见善必为，尤宜谨戒杀生，并须放生。果能如此，不但病易愈，且为后嗣种福，所益多矣。

曾克广五服方：昔在万安县百嘉地方遇一良医，善治疯癞恶疾，活人甚众。余甚奇之，具金百余，求得此方，归家后，适乡邻有患此症者，依方用之，数月而愈。频年以来远近用此方者十愈八九，屡试屡验，真神妙方也。

初服方：羌活、苍术、荆芥、防风、银柴胡、玄参、赤芍、黄芩、白鲜皮、枳壳、银花、甘草，水煎服，四剂。

次服方：羌活、细辛、白芷、生地、防风、知母、黄芩、川芎、甘草，水煎服，二剂。

三服方：大黄、朴硝、银花、桃仁、枳壳、黄连、黄柏、黄芩、玄参，水煎，三剂。

四服方：荆芥、防风、川乌童便浸后米汁煮、白附子姜汁炒、天麻、僵蚕姜汁蒸、蒺藜水洗净，炒去刺、独活、玄参、大麻仁洗去土炒、苦参、赤芍、黄柏、银花、甘草、枳壳、大枫子，水煎服，十剂。以上依次空心服，俱不加引。

五服方：玄参、枳壳、白芷各二两，赤芍、银花各一两，火麻仁、蒺藜、大枫子各一斤，独活二钱，制川乌一个，北防风十两，以上共研细末，蕲蛇十二两去头尾，用热酒浸二三日，秋冬浸五六日，浸松后去骨蒸熟，焙干，研末，和前药，蜜为丸，每日早午晚三次，各服四钱，茶送下。

皂刺散：一人有麻风恶疾，双目风盲，眉发俱落，鼻梁倒塌。遇一异人传方，用皂角刺三斤烧枯，蒸一时久，晒干为末。每日饭后服二钱，大黄煎浓汤调下，半月后眉发再生，目明肌润。

白花蛇丸：丹阳上舍得麻风疾，一僧疗之而愈。以数百金求方，不肯传。馆宾袁生窥藏衲衣领中，因醉而窃录焉，用者多效。白花蛇一条，乌梢蛇一条并去头尾生用，防风、蝉蜕去泥土、生地、川芎、苦参、枸杞、槐花、银花，以上各二两。白蒺藜、全蝎醋浸一日去盐味、北细辛、蔓荆子、威灵仙、何首乌、胡麻仁炒香、金毛狗脊、川牛膝、乌药、天花粉、川连、黄芩、栀子、黄柏、连翘、牛蒡子炒，以上各一两，漏芦半斤，去苗洗净四两，芥穗一两五钱，上头面者加白芷一两，肌肤溃烂者加大皂角一两，共研末，米糊为丸桐子大。每服五六十丸，茶送下，午后临卧各一服。

白鹿洞方：治大麻风眉毛脱落，手足拳挛，皮骨溃烂，唇翻眼绽，口歪身麻，肉不痛痒，面生紫斑，并治如神。真蕲蛇去皮骨酒浸焙干八两，独活、苏薄荷、全蝎洗，去盐、蝉蜕去足、僵蚕炙，去足、赤芍，以上各六两，枫子肉去净油、天麻酒浸、防风、白芷酒浸、金毛狗脊去毛，酒浸、白菊花、汉防己、何首乌忌铁、当归酒浸、苦参，以上各四两，金头蜈蚣炙，去头足、穿山甲烧、大川芎、栀仁炒、连翘、白蓟，以上各二两。共为末，酒糊为丸梧子大。每服七八十丸，空心用好酒送下，临卧再一服。忌气怒房事油腻煎炒鸡鱼虾蟹芋头山药糟鱼肉鹅生冷酸食，冬月亦不可烘火，宜棉暖净室坐定，保守性命，节饮食，断妄想。服药时宜仰卧，令药力遍行有功。如不守禁忌，徒劳心力，亦无效也。服此药只宜食鸭鲫鱼牛肉，俱宜淡食。

秘传漆黄蟾酥丹：鲜螃蟹四个，真生漆一斤，真蟾酥、明雄黄各二两，先将瓷坛装蟹，次入漆，封口，埋在土中十四日足，方取开看，二物俱化成水，去渣净，将水入锅，慢慢火煮，焙干为细末，方入雄黄、蟾酥二味末搅匀，瓷罐收之。每日空心临卧各一服，好酒送下二钱。不过一月，其疮全好除根，妙不可言。治大麻风如手取之妙，况所费不多，莫轻忽修合，亦勿妄传匪人，秘之。

疠风方：镇江丁参领得此秘传，治之痊愈，又以医治多人，无不取效如神。但患此症者，眉毛若尽脱落，其症难治。若眉毛未脱，虽手足节骨有塌损者，皆可取效。若初起未深之症，百试百效也。先用汤药四剂，每日一剂。服完再服丸药，每丸一钱，加枫子膏，春秋八厘，夏六厘，冬一分。

汤药方：陈皮、白芷、苦参、天麻、秦艽、川续断、防风、荆芥、羌活、海风藤、苡米、牛膝、当归、海桐皮、苍术、木香、桂枝、连翘、甘草各三钱，黑枣二枚，生姜一片，水二碗煎至一碗，服，渣再煎二次，服。

丸药方：大胡麻、小胡麻、白蒺藜各一斤四两，苦参一斤，防风、荆芥各八两，当归、苍术各六两，苡米、续断、牛膝各四两，共研细末，水叠为丸。每日早午晚三服，每服三钱或二钱。照数加枫子膏捻圆搅和，以细茶送服。

枫子膏：大枫子，去壳取仁，铜锅内炒至三分红色，七分黑色为恰好，太过无力，不及伤眼。炒后研成细膏如红砂糖一样，用铜锅器盛向火上熬四五滚，倒在纸上放地上面，以物盖之，听用。如上面霉变，拭去仍照常用。一年内切忌房事，切忌食盐，犯之不愈。并忌酱醋酒及一切鸡鱼发气动风等物。

又方：活蛇一条要粗如酒杯大，竹刀破去肠杂，切寸段，竖起放瓦上，以火炙之，蛇段跌倒者无毒，取炙存性不倒者勿用，磨成粉，拌入饭内，与一遍身白毛鸭食之，次日鸭毛尽脱，以鸭杀之，砂锅内煮烂，分作四五日食。初食其肿更甚，食至二三日后渐渐平愈，虽溃烂不堪，食之亦效。此林屋山人经验方也。

又方：明净松香数斤，取甘淡泉水，用净锅煮化，不住扯拔，即倾冷水内用手分扯，候凝冷，另换清水再煮，再扯几十次，只以松香洁白，水色极清不苦方可，阴干，研极细用。每料二斤，日以白米作粥，候温，入药末和匀服。饥则再食，不可更吃硬饭。忌一切油盐荤酒果菜糖面，第一渴勿吃茶，以滚水候半冷调药饮。每日数钱，半月后，作呕，胸中嘈逆难过，大便下毒，必须多服，不可中止。远年者一料即愈，初起只需一斤，生须眉舒筋骨矣。一生忌食发物。神效非常，较前方尤简便，奇验也。

又方：桑皮、大黄、芒硝各一撮，水煎，于无风处日洗二三次。如有虫，加鸽粪同煎；如烂，用琥珀末搽患处。此神方也。

游风丹毒

名天火，又名流火，俗名风疟、风疙瘩是也，此症身上忽然红肿，或大或小，或痛或痒，甚至遍身皆有，游走无定。有初起白斑，渐透黄色，光亮皮中，恍如有水胀坠。破流黄水，湿烂多痛，为水丹，又名风丹，多生腿膝，属脾肺有热而夹湿也。又色赤而干，发热作痒，形如云片，为赤游丹，属血分有火而受风也。又遍起小白泡，无热无痛，游走不定，为冷瘼，即冷丹，由火毒未发，肌肤外受寒郁而致也。又有腰间红肿一道，名缠腰丹，又名缠蛇疮方见痈毒诸方门。又有鸡冠丹、茱萸丹两种。丹名虽多，总属心火三焦风邪而成。其发甚速，自胸腹起于四肢者，顺而易治；从四肢起于胸腹者，宜急治之，迟则难治。

防风升麻汤：防风、升麻、栀仁、麦冬、荆芥、木通、干葛、薄荷、玄参、牛蒡子、甘草各一钱，灯心十茎，水煎服。大便秘者加大黄、枳壳各一钱，水煎服。忌食鱼腥鸡鹅动风暖血之物，犯则难治。丹毒重者攻入心胃难救。先服此药，以解内毒，次用瓷针刺去恶血，则毒随血散，至神至捷，百发百中。瓷针刺法：取瓷器轻轻敲破，取锋利者一小块，用竹筷将筷头破开，横夹瓷片露锋于外，将线扎紧，以瓷锋正对丹毒之处，另用筷子瓷锋筷上轻轻敲之，其血自出，不可刺深伤肉。未愈，不妨再刺，以红消肿散为度。毒轻者不必刺。

又方：如服上防风升麻汤不效，即用四物消风饮：生地三钱，当归二钱，荆芥、防风各钱半，赤芍、川芎、白鲜皮、蝉蜕、薄荷各一钱，独活、柴胡各七分，红枣二枚，水煎服，必能见功。此消风毒要药也。

又方：清凉膏见汤火伤门，敷之，神效。

又方：马兰膏：治新生小儿红赤游风丹毒，百不失一，并治大人丹毒，或两腿湿热伏于经络，皮面上不红不肿，其痛异常，病者只叫腿热，他人按之极冷者，此膏搽之，立愈，屡试皆验。马兰头不拘多少，冬季无叶取根亦可浙人谓之马兰头，他省不知呼为何名，用水洗去泥，捣烂绞汁，以鸡毛蘸汁搽之，干则再换。或调飞净六一散搽之亦可。

又方：蚯蚓又名曲蟮数条，放碗中加白糖，用碗盖住，半日后，至迟一日即化为水，搽之极效。无蚯蚓，用蜒蚰俗名鼻涕虫亦可。

血风疮疹子痱子

均见遍身瘙痒门。

斑　症

人有一时身热，即便身冷，而满体生斑如疹者，乃火从外泄，而不得尽泄于皮肤，故郁而生斑。人尽以为热也，用寒凉泄火之药不效，有斑不得消而死者，亦可伤也。用玄参、麦冬各一两，白芥子、沙参各三钱，升麻二钱，白芷一钱，丹皮五钱，水煎服，一剂斑势减，二剂斑纹散，三剂斑影尽消矣。此方妙在用玄参、麦冬以消斑，尤妙在升麻多用服二三剂，升麻宜减半，引玄参、麦冬以入于皮肤，使群药奏功，而斑无不消也。又伤寒门虾蟆、燕泥二方，亦极效验。又周身发斑，眼赤、鼻胀、气喘，毛发硬如铜铁，方见卷十六奇病门。

白 癜 风

又名白驳风，多生头面，白如云片者是，用白鳝油搽之。无则取白鳝晒干，煎枯，取油搽之，即愈。

又方：土蒺藜子六两，生磨为末忌铁器，每服二钱，一日二次，开水送下。外用小麦摊石上烧，用铁物压出油搽之，半月后白处现有红点，一月后断根。

又方：猪肝一副白煮，不用盐，一顿食尽，忌房事一月，渐渐自愈。并治紫癜风。春季猪肝有毒，勿用。

紫癜风即汗斑

硫黄、轻粉、密陀僧、斑蝥、樟脑各等分，共研极细末，候出汗时，用老姜蘸擦患处，两三日洗出，即除根，神效。或用密陀僧为末，黄瓜蒂擦之，亦效。

又方：陀僧、干葛、硫黄、海螵蛸、川椒，共研细末，先用老姜切片，擦患处，后以药擦之，永不复发。再用浮小麦煎水洗澡一次，更妙。

瘿　瘤

渐长渐大，软而不硬，方书云其种有五：肉色不变为肉瘿，筋脉现露为筋瘿，筋脉交络色紫赤者为血瘿，随忧恼消长为气瘿，坚硬不消为石瘿。有大如碗者，有长而下垂者，又有粉瘤漏瘤虱瘤各种，又有羊毛疔，形亦如瘤者，治法见前疔疮门。

消瘿五海饮：海带、海藻、昆布、海蛤、海螵蛸各五钱，煎汤，当茶饮，甚效。

又方：樱桃核，好醋磨敷，即消，初起者甚效。

又方：石榴树上寄生，醋磨擦之，极效，生颈上者更效。

又方：川黄柏、海藻各一两，共为细末，收贮。每用五分，放手心上，以舌舐之，一日三五次，即消。生颈上者更效。

又方：黄药子十两，好烧酒三斤，共入瓶中，封口，用糠火煨一周时或锅内蒸半日亦可，将瓶放冷水中，过七日后每日随时少少饮之，务使酒气不断。无论生在何处皆效如神。饮后时时照镜，消即勿饮，饮多恐颈项细小也。黄药子又名黄药，以江西万州产者为佳，广西庆远府亦有。

肉　瘤

每夜将睡时，用新熟热饭敷上，冷则另换，每晚连敷三次，久而自愈。凡新起肉瘤如小弹子者治之，屡见功效，不可轻视。

血　瘤

甘草熬膏，用笔蘸圈瘤四围，又用芫花、大戟、甘遂等分为末，醋调，另用新笔蘸涂于甘草圈内，务须离甘草一圈，不可太近，盖药性相反，切勿误用搀和。涂后次日瘤当缩小，再如前法涂三四次，即愈。愈后须请名医服药消散，以免复发。

粉　瘤

用蜘蛛网缠住瘤根，次日又换新蛛丝，再缠，约换四五次则瘤俱消。内有结实小白粉，用手取去，不肿不痛。

又方：天花粉一两，陈壁土五钱，穿山甲、川贝母去心各三钱，共为末，和匀，掺膏药不论何膏上，贴之，即穿出粉渣而愈。

漏　瘤

时出黄水，好而复发，痒不可忍，查腿部臁疮白油膏方治之。

虱　瘤

此瘤其痒彻骨，破开有虱无数，内有极大一虱，用针挑尽，外贴玉红膏见痈毒诸方，自愈。

腋下瘿瘤

长把壶芦烧枯，研末，油调敷，以消为度。一人腋下生瘤如长壶芦样，久而破烂，用此敷之，出水消尽而愈。

肉　核

真乌梅去核，烧存性，研末，搽数日，即消。

又方：生萝卜皮贴之，连贴数次，即愈。如再不愈，照痈疽门恶核方治之。

又，遍身肉出如锥，痛而且痒，方见卷十六奇病门。

疣　瘊

又名瘊子，拔之则丝长三四寸。姜汁和好醋，时时搽之。有人生疣瘊，屡治屡发，照此治之，三日断根。

又方：地肤子、白矾，煎汤，洗数次即消，立效。

又方：松香、柏树枝上油和匀，敷之过夜，即落。

又方：苦菜折之有白汁出，点之自落。

又方：牛口涎，时时涂之，即落。

肉　痣

小黑子是，用针挑破，以碱水泡石灰点之，即消。

血　痣

初起如痣色红，渐大如豆，触破时流鲜血，用黄鳝血同蒜汁、好墨汁涂之。血出甚者，内服凉血地黄汤。

痈毒杂治

痈毒宜戒

一戒走泄，凡患痈毒红肿溃烂，或已生管，无论久近大小，最忌走泄真元。如有遗精及房事不谨，医治最难见功。必先将遗精病症医治痊愈，仍令夫妇分卧，谨戒房事，然后按方施治，自易收功。

一戒污秽，凡大痈恶毒，一经污秽，肿痛更甚，难以收功。妇女产后及行经时切戒近前，以免污秽。若妇女自患痈疽疮疖，遇行经时医治鲜效，必俟行经后始能见功。

一戒熏罨，诸疮有熏罨一法，疮虽易愈，然毒尽归腹，定成鼓胀难治。惟神灯照法不忌。

一戒沐浴，凡湿热诸疮，脓血淋漓，或痒或痛，莫不以沐浴为快，然浴则湿气更重，难以速痊，惟有温泉之处不忌。

毒气攻心

凡患疮毒心中难过、或欲呕吐，或神昏不语，此毒气攻心也，急用护心散见痈毒诸方时时服之，服至大半呕止神清，再服醒消丸见同前以平其势，护心散如制不及，急服白砂糖三四两亦可。

又方：癞虾蟆破开，盖心口上，亦妙。无癞虾蟆，用鸡亦可，终不如虾蟆之妙。

疮痛不寐

有人遍身生疮疼痛，手足尤甚，并粘着衣被，不能安睡，用菖蒲二三斤，晒干为末，掺卧席上，仍以被盖卧，且不粘衣，又能得睡，五六日即愈。

又方：大蒜膏、粪坑土见痈疽诸方，均效。

疮痒难忍

金银散：专治恶疮痒极。硫黄一两，入铜器内，在灯火上熔化切忌放灶火及火炉上，加顶上银朱五钱，捣匀，离火，倒油纸上，候冷，研极细如香灰细，不细，敷之作痛，好醋调敷，其痒立止。如破烂孔内痒极者，用白蜜调此药，敷之，神效。

白花膏：专治恶疮痒极见骨者，香油一斤，青槐枝一百段，陆续入油熬，极枯黑，去槐枝，沥尽渣，加黄醋一两半，铅粉一两半，离火，微温再下制乳香、制没药制法见药物备要门、白花蛇无则用乌梢蛇亦可、儿茶各三钱，潮脑一两，真麝香一钱少用亦可、共研极细末，加入搅匀，成膏，浸水中三日，拔出火气，再听用。以上二方乃林屋山人秘法。如一时制药不及，切忌手抓，用盐连疮头薄薄敷之，已破者用盐敷于四围。

又方：皂角要整片的，火上烘热，熨之，即止。已破者，艾叶煎汤洗之，甚效。

疮自走动

朱砂一块研末，取倒回虫数条，共放手心研如泥，敷疮上，即时收回原处，倒回虫多生旧墙基咸土中，穴如蝼蚁穴，其虫倒行，名为倒回虫，撒土寻之自见。此方传之西域老僧，屡试屡验。

赶移疮毒

移山过海散治毒生于致命处，用此移于无害部位，甚效。雄黄、小麦面、新鲜蚯蚓粪共为末，用好醋调匀，渐渐敷于致命处半边，自能移过不致命处。

移毒散：凡毒发于骨节间，用此药移之，或上或下，使无残疾之患，屡试屡验，白及一两六钱，紫花地丁八钱，乌骨鸡煅、朱砂、雄黄、轻粉各一钱，五倍子二钱焙黄，大黄二钱，猪牙皂角八分，共为末，用好醋调，敷毒之上截，即移至下半截，仍照人虚实内服药饵。

赶毒散又名冲和散：凡大腿内外及两膝贴骨等处，漫肿无头，皮色不变，微觉酸痛挛曲，乃感受风湿所致。若不急治，变生贴骨等疽，难以收功。须用此药祛寒逐湿，透出外络，提移他处出毒，即有成管成漏，亦能逐渐收功。此方与移毒散相等，屡用皆效。紫荆皮五两炒，赤芍二两炒，香白芷一两晒干，切忌火炒，独活一两五钱炒，石菖蒲一两五钱晒干，切忌火炒，以上共磨为末，筛细，以好酒和葱头五个煎滚，调搽，不必留顶，一日一换，以消肿不痛为度。

疮毒肿痛不破

隔皮取脓法：凡患疮毒，肿胀不穿，疼痛难受，而患处难以用刀或畏惧开刀者，俟脓熟时，用驴蹄皮一两要脚底剔下者，用砂炒，荞麦面一两，草乌四钱去皮，研，共为末，和匀，加食盐五钱，水糊作薄饼，瓦上炙，微黄色再研细，以醋调，摊纸上，贴之，其脓水从毛孔而出。或疮旁好肉之处自会穿破出脓，最为奇验。

又方：公老鼠粪两头尖者是和红糖捣融，敷，即破口出脓而愈，极效。

又方：蚕蛾茧即出过子蛾之茧一个，烧灰存性，用酒调服，疮头自破。切不可多用，如用二三个即生二三口矣。又红膏药、代刀散、咬头膏均见痈毒诸方，俱效。

疮口出血

蜣螂查药物备要便知烧枯，研末，用油调搽，极效。此孙真人《千金》方也。

又方：饮真麻油一大钟，甚妙，真菜子油更佳。或用黄芩酒炒一二钱，煎服亦可。

疮肉飞落

此因艾火灸疮，痂落疮内，肉片如蝶飞出，痛不可言，是血肉俱热，怪症也，朴硝、大黄各五钱，为末，水调服，一泄即愈。体虚弱忌服，饮真麻油一碗，并用吴茱萸末醋调，敷脚心。

疮生胬肉如饭如菌

黑龙丹：治一切恶疮怪毒，因挤脓用力太过，以致胬肉突出，小或如饭粒，大或如梅如菌，翻花红赤，久不缩入，此名毒根，乃损伤气脉使然，人多用降药烂去，其痛异常，体弱难受，且烂去复生，经年累月，终不痊愈，用大熟地切片、烘干、炒枯一两，真乌梅肉炒成炭三钱乌梅多有以李假充，用之不效，必以自制为佳，共研匀，碾极细，掺膏药上不论何项膏药，贴之，不过三五日，胬肉自收，用收口生肌药完功，屡试神效。凡阴虚脱肛诸药不效者用此丹，以防风、升麻各一钱煎汤，调搽，立即收上。再服补肾之药后不再发，亦奇验也。永戒食鹅。

又方：先用平安饼贴上，再以阳和解凝膏见痈疽诸方加上贴之无此膏不贴亦可，一日一换，轻者二三日，重者六七日，不痒不痛，毒根自落，较前方更佳。贴饼时内服千金托毒散，俟毒根落后，服保元、四物二汤收功

平安饼：真乌梅肉一钱，轻粉五分，和匀，研不见粉亮为度，如硬加白蜜少许不可用水，研制成膏为饼。轻者只用此饼贴之，不加阳和解凝膏亦可，或只用乌梅肉烧存性，研末，候冷敷之，过夜即愈，更为捷速。

又方：马齿苋烧枯，研末，以猪油调敷，轻者甚效。永戒食鹅。

疮中生管

退管丸：庙宇内陈年琉璃底三钱麸皮拌炒透，辰砂水飞，另研、人指甲麸皮拌炒、真象牙末各一钱，蝉蜕一钱五分炒，制乳香、制没药制法见药物备要、枯矾各八分，各研细末，共和匀，用黄蜡三钱熔化，入药搅匀，乘热作速作丸如绿豆大，初服十粒，逐日渐加一粒，加至十六粒以后不必再加，

酒送下。患上身者加川芎六分，患下身者加牛膝六分。远年者服一料痊愈，近年者半料收功，虽患至二十年者亦效，屡试如神。忌食葱与有管之物百日，并戒走泄，查前痈毒宜戒便知。

又方：鳖甲炒，为末，麻油调敷，其管即出，甚效。管生年久者其功稍迟。

又方：京城硇砂膏贴之，浅者七八日即出，深者半月即出，无论久近皆效。

疮中生蛆

一方先用浓茶洗净，再用麻油脚汁敷上，甚效。

诸疮因苍蝇飞聚而生蛆者，用寒水石细末掺之如香灰细，不细掺之作痛。如无苍蝇而生蛆者，系阴湿所化也，用海参烧枯，研极细末掺之，或用皂矾飞过为末掺之，其蛆即化为水。

诸物入疮

驴马汗入疮或毛或尾入疮，或闻驴马汗气而发者同治，急宜刺出紫血，以真乌梅嚼烂，涂之。若肿闷发热，则宜防毒入腹以致不救，急用真菜子油或真麻油饮之。或用醇酒煎马齿苋饮之，尽醉为效。但苋性宽滑，凡疮溃未合，气血未复，而又受以汗毒，必量人壮弱，用一两或五钱，切勿太过。或用护心散、金蟾散见痈毒诸方治之。

又方：粟米梗烧灰淋汁，洗之，出尽白沫即愈，极效。

又方：冬瓜皮晒干，研末敷，并熬汤洗之。

驴马粪入疮，照驴马汗入疮各方施治。或用虾蟆散、红膏药见同上各方，更妙。

竹木刺及杂物入疮，用蜣螂散见铜铁竹木刺入肉门内或红膏药，均效。

疮口坚硬疼痛

凡疮毒久不收功，疮口坚硬疼痛，名曰翻花起肛，取癞虾蟆口红腹无八字文者勿用破腹，刺数孔连肠杂用，盖疮口，轻者日换一次，重者日换二次。内服醒消丸痈毒诸方，止其疼痛，每服三钱，陈酒送下。倘口硬孔深，取生牛蒡子草连根无则取紫花地丁嫩草亦可捣烂，敷之，其效如神。

宜兴冯悠也，右足背连小腿弯处初起不过疮毒而成烂腿三十余年，疮口四围坚硬，小腿与足肿如斗，烂孔可容大拳，有时出血，所流臭浆满室难闻，自以布包如砖一块以填孔内，否则空痛，时年七十有四。雍正六年延余治，余以老蟾即癞虾蟆破腹，蟾身刺数孔，以肠杂填入孔内，蟾身覆盖孔外，每日煎葱椒汤，俟温，早晚各洗一次，换蟾再贴，内用醒消丸，早晚二服。三日后，取生牛蒡子草又名大力子草。及生紫花地丁草，捣烂填孔外，仍以醒消丸早、晚与服。疮口皮中有清水出，以洞天嫩膏加五美散敷。内有发痒者，以白花膏贴之。内有块硬如石者，以生商陆捣烂敷之。因孔内常有血出，先以三七末撒入，次用紫花地丁、生牛蒡各叶根捣烂填入。如此二十余日，肿消痒止，而硬口及硬块皆平，皮色褪黑，内肉鲜红，疮口亦收小平浅，以五宝散撒上。因老翁精神不衰，饮食不减，始终不补收功。此林屋山人经验秘法也。

疮毒溃烂不堪

凡诸疮溃烂不堪难以收功者，用洞天救苦丹见痈毒诸方，每服三钱，陈酒送下，盖被取汗。隔两日再服一次，再隔两日再服一次，所空隔之日以醒消丸见同前，每日一服，服后毒水流尽。七日后，再服醒消丸两次，接服大枣丸见同前，每日各进五钱，最危险者可奏奇效。此林屋山人经验方也。

又方：拔毒法见痈疽诸方连敷数日，渐渐平愈。或用虾蟆散见后敷满疮口亦可，或用玉红膏见后亦效。

又，前疮口坚硬疼痛各方应参看。

疮不收口

与后疮愈后复发各方参看。一切疮毒久不收口，内必有虫，照后各方治之必愈。如再不愈，疮内必有细骨，照多骨疽各方治之。若百药不效者，恐是中邪，用干狗粪白色者烧烟熏之，或流毒水，或出别物，自愈。

石灰水：整块石灰一斤放盆内，以清水八斤烧滚，倾入盆内，待石灰化开，用棍搅匀，俟水澄清，将水轻轻倾出别器不用石灰，再用细布沥清，收贮瓶内听用。凡疮毒日久不能收口或不能生肌，量疮大小剪新白布一块，浸入水内，一刻即起，即贴患处，俟一二时辰再换一块，一日换二三次，数日收功，神效莫测。此西洋秘方也。

地龙水：白颈蚯蚓又名地龙，又名曲蟮不拘多少，放瓷碗内，加白砂糖一把盖好，一二日化成清水，挑少许入疮内，数日收口。

又方：蜈蚣一条焙干为末，麻油调敷，数日收口，止痛如神。

又方：鳖甲瓦上焙枯存性，研细末，掺之，即收口生肌，神效之至。

又方：鲫鱼破去肠杂，用羯羊粪焙枯，填满鱼肚，瓦上焙枯，为末，干掺上，疮口自收。有人生发背，疮口深大，不能收口，照此治愈。

又方：龙眼肉桂圆肉更好，男用女人口嚼，女用男人口嚼先须将口漱净，务使融烂成膏，贴上，无论久近皆效。

又方：当归一支，以香油熬枯，研为细末，用真生香油调匀，填入疮口，渐长渐愈，而且止痛神效。

又方：五倍子焙枯研末，好醋调匀，摊布上，贴之，用细布，糊纸一层，以免出气，神效。

又方：铅粉掺上，即愈。有人耳上生疮，脓血淋漓，数年不愈，后用此方，三日收口。

又，痈毒诸方内凡生肌、收口诸法，均极效验。内水仙膏、虾蟆膏、虾蟆散、蜈蚣膏更有奇功。又腿部白油膏亦神效也。

又，疮口坚硬疼痛见前及疮愈复发见后各方均应参看。

疮愈复发

有人头上生疮，好而复发，名千层疮，不能断根，后用鲜橄榄核烧灰和鸡蛋油制鸡蛋油法见痈毒诸方搽之，永不复发。各项疮毒时愈时发者，或亦可治。

又，有人两足生疮，冬月则愈，夏月则发，臭烂疼痛，久不断根。一道人云是蛇毒，用活虾蟆捣烂敷之，日换三次，后见一小蛇在疮中，取出而愈。

又，生疮出水，好而复发，不能收口，恐是蚁毒，照痈毒诸症门蚂蚁毒方治之。

又，疮形如蜂窝者，亦时愈时发，照痈毒诸症门蜂窝疮治之。

疮毒腹胀如鼓

此名疮鼓，由患疮疥熏罨之后其毒归腹而成，宜戒沐浴。用白僵蚕、红枣各四五钱，先用水煮枣一二滚，取枣汤将僵蚕洗净，将枣去皮核，捣烂，取净肉二两，以僵蚕晒干为末二两，共捣为丸，仍用红枣汤送服，服完痊愈。倘鼓胀危急不及待药与服，用大活蟹四五只约重斤余蒸食饮酒，盖暖睡下，半日后身上发疮更甚，而鼓全消。然后将疮治愈。夫疮鼓死症也，疮可易愈也。

又方：鼓胀如不能愈，照卷五鼓胀门内虾蟆巴豆方及病后浮肿虾蟆方治之，必效。

增补治诸疮毒久烂收口验方

先用豆腐渣绞干，水敷患处，拔净脓水后，再用此药贴之，甘石六两煅，赤石脂三两煅，白蜡二两，黄蜡二两，黄丹二两五分，扫盆二钱五分，枯矾一钱五分，上四六冰片五分，共研细末，瓷瓶贮存，黄蜡封固。凡有疮毒溃烂，日久不收口者，或常出脓流水，量疮口之大小，酌用公猪生版油些微捶药，用油纸摊贴患处。先煎陈茶、银花、薄荷、艾叶、甘草各等分，水洗净疮口后随贴之。每日早晚各揭开看一次，即用药水洗净疮口。若揭下药，上见有脓，轻轻刮去，将原药刮拢如疮口大，照原贴上此药。初贴一二日换一次，后则三四日方换药一次。倘上此药半月、二十日仍不收口，宜加珍珠五分，放豆腐上煮三柱香久，螃蟹黄三钱和入药内，擂和匀，照原用公猪生板油捶贴，即愈。预先煎就桃红、红花、归尾、薄荷、荆芥、防风、虫蜕、银花、大黄、黄柏、黄芩、黄栀子、连翘、赤芍、甘草各等分水。俟煅甘石、龙骨、赤石脂三味七次，将上药水淬七次。

痈 毒 诸 方

隔蒜灸法：一切痈疽肿毒恶疮，初起即用此法，使毒气解散，用药施治亦易见功，轻者灸过即愈。

大蒜头又名老蒜去皮，切片如三文钱厚无蒜，用煮熟鸡蛋白或生姜亦可，究竟不如蒜好，安疮头上，用艾一团大则约用一分，小则如豆子大，于蒜上烧之，蒜坏另换，若难辨疮头，先以湿纸贴疮上，先干处即是疮头。或有十数头生一处，将蒜捣烂，摊疮头上，铺艾烧之，艾火不论次数，或十数次，数十次，或百余次，总以痛者烧至不痛，不痛者烧至痛。惟头不宜灸，宜向足三里穴穴在膝下三寸，骱骨外两筋内灸之。灸多者宜先服护心散见后，以防火毒入内。

—阴疮色白不痛又不作脓，或顽疮久不收口，灸之最妙。倘灸后血出不止，手冷欲绝者，照痈毒杂治门疮口出血各方治之。

—痘疔毒气使诸痘不能起发，或麻木疼痛，安蒜片于痘疔上灸之，毒随火散。若紫血出后肿痛不止者，尤当用灸。

—跌打损伤破口伤风，牙关紧闭，腰背反张，命在顷刻，摊蒜于伤处多灸，更灸百会等穴，立苏。

—凡蛇蝎蜈蚣以及疯犬咬伤各毒，摊蒜于伤处，铺艾多烧之，至不痛为度，拔出其毒，以免内攻。

《本草纲目》载史源记蒜灸之功云：母氏背胛作痒，有赤晕半寸，白粒如黍，用蒜片、艾火灸二七壮，其赤随消，次日有赤晕流下长二寸，举家归咎于灸，后用艾火灸四旁赤处，每一壮烬则赤随缩入，数十余壮赤晕收退，至夜则大焮满背，比晓色黑，肿高三四寸，上有百数小孔，调理而安。盖肿者，毒外出也，小孔多，毒不聚也，色黑，皮肉坏也，非艾火出其毒于坏肉之里，则内逼五脏而危矣。

隔蜡灸法：治一切痈疽、肿毒、发背、对口等疮甚效。先看毒聚处，水调面作圈，依肿处大小围圈高寸余，实贴皮上，勿令渗泄，本人安身勿动，圈内铺极好黄蜡片屑，上以炭火灸至黄蜡溶化。毒浅者皮上觉热痛，不受灸便止，毒深者全不觉热痛，再下黄蜡，随化随添至圈满，仍前热火灸至蜡沸，初觉痒，后觉痛，久之不可忍，乃去火，以少水微浇滚蜡上，俟冷揭去蜡，近皮者俱带青黑色，此毒随蜡拔去。浅者一二灸便内消，深者三四灸亦立解。或疮口虽破而皮尚坚硬脓未出者，不必用刀针，惟灸之脓出肿消。或脓出而疮口溃烂者，即于疮口下圈再灸，蜡气从口而入，愈深愈妙。

桑木灸法：治一切痈疽疔疖，并治瘰疬流注顽疮久不愈者，俱有神效。干桑木劈碎，扎作小把，烧燃一头吹熄，持近患者灸之，每灸片时，日三五次，以瘀肉腐动为度。大抵未溃则解热毒，止疼痛，消瘀肿。已溃则补阳气，散余毒，生肌肉。若阳症肿痛，或重负如山，用此法出毒水即内消。日久者用之，虽溃亦浅，且无苦楚。阴疽不起者，一灸即起。

豆豉灸法：治一切痈疽既溃不敛，疮色黑暗。淡香豆豉一升，入熟水捣成泥，照疮大小作饼厚三分，安疮上，铺艾灸之，但使温温，觉热痛急去之，患当减快。一日灸二次。如疮有孔，留孔勿复，列艾其旁灸之，听其出汁为妙。

葱熨法：治虚怯人肢体患肿块，或作痛，或不痛，或风袭经络，肢体疼痛，或四肢筋挛骨痛。又治流注及妇人乳吹，乳痈及便毒初起。葱白捣烂，炒热，布包熨患处，冷则易之，再熨再易之，数次肿痛即止而愈。永戒食龟肉。

葱蜜膏：治无名肿毒，初起肿痛尚未成脓者，极效。葱头、灰面、白蜜各等分，捣融，烘热敷之。

糯米膏：凡腋肋臂膊腰腿等处忽如火热，肿硬如石，痛不可忍，百药不效者，一二次即愈，神效。热糯米饭，少加葱与盐共捣融，敷，过夜即松。或用热糯米酒糟亦可。其渣务倾鱼池，或入河内。

神灯照法：治发背对口、乳痈乳岩、鱼口便毒及一切无名疮毒，不论已成未成、已破未破者尤妙。明雄、朱砂、真血竭、没药各一钱，麝香二分，共为细末，用棉纸裹药卷成捻约一尺长，每捻入药三分，以真麻油润透烧燃，离疮半寸许，自外而内周围缓缓照之，疮毒随药气解散，不致内攻。初用三条，渐加至五七条，疮势渐平又渐减之。每日照一次。重者不过六七次，大略腐尽新生，即不必再照。外贴膏药，内服托里之剂，收功。凡阴疮不能起发，又头面等处难用艾灸者，用此照之，有起死回生之力，真神方也。

麻油饮：治痈疽疔疖一切大毒，真麻油一斤，砂锅内煎数十滚，倾出，兑酒二碗，随口热饮一二碗，少顷再饮，急则一日饮尽，缓则分二日饮，无有不愈。打猎者凡中毒药急饮麻油，药毒即消，其效如此。

菜油饮：治发背对口、乳痈疔疮及一切无名肿毒重症。陈久菜子油三大杯，一时饮尽，并以菜油煎葱白至黑色，趁热围涂患处止痛而愈。

护心散：凡患疔疮及一切大痈大毒，神昏呕吐，此毒气攻心，急用此药服之，神效。绿豆研成粉一两，乳香五钱用灯心一钱二分同炒枯，去灯心不用，灯心炭用活竹一段，留两头节，中开一眼，以灯心填满竹内，眼用竹筷塞紧，加泥封好，放谷壳火内烧至竹成一炭，取竹内灯心用三钱，共研末，用甘草一两，煎水送下，分数次服。轻者即愈，重者再服醒消丸见后，以平其势。或用虾蟆拔毒法见后，更妙。

又方：饮真麻油一大杯真菜子油亦可。或用白砂糖三四两，开水调服，亦可。

瓜蒂散：治痈疽大毒及一切无名恶症，并治乳岩，陈年老南瓜蒂烧成炭，酒冲服，再用麻油调此炭敷之，立愈。如治乳岩，每服瓜蒂炭一个，重者四五次，立愈，幸勿泛视。

菊花饮：此乃治疔毒圣药，有起死回生之功，凡对口发背，一切无名红肿热毒，亦极神效。阴疽色白平塌者勿用。白菊花连根用，捣取自然汁一茶钟，滚酒冲服，用酒煮服亦可不如生汁为妙，重者多服，盖被睡卧出汗，其毒自散。并用渣敷患处，留头不敷。无叶用根，无根用药店中干白菊花四两，甘草四钱，酒煮温服，亦可。

水仙膏：治对口发背、乳痈鱼口、便毒及一切恶毒，无论已破未破，均极神效。凡悬痈及诸疮久不收口者，立能止痛生肌，百发百中。水仙花兜用黄糖红砂糖亦可和捣如泥，敷之。此物鲜者平时难得，干则力缓，须存放阴湿之处，不可入土，以备急用。

凤仙膏：治对口发背、鱼口便毒及一切无名肿毒，并瘰疬初起，其效如神。凤仙花俗名指甲花连根洗净，风干，捶取自然汁，入铜锅内忌铁器，不用加水，尽原汁熬稠，敷患处，一日一换。诸毒初起，虽肿大如碗，二三次即消。已破者勿用。

芙蓉散：一切痈疮疔疖热毒皆治，疮色白者勿用。秋芙蓉叶或生研或干研，加蜂蜜调，敷周围，留疮头不敷，干则随换。或取汁和酒饮之，更妙。初起者即消，已成者易穿，已穿者易敛。或用花或用根皮，俱奇效。再加真赤小豆末查药物备要便知一钱，其效更速。但无蜜则粘紧难揭。

马苋膏：治疮毒日久，脓水不止，肿痛不已，大有神效。初起未久敷之，反不见功。马齿苋又名瓜子菜捣烂厚敷，数日即愈。

大蒜膏：治恶疮肿痛，叫号不眠，独头蒜数颗捣烂，麻油拌和，厚敷疮上，干又换敷，毒消痛止，无不神效。

肥皂膏：治一切无名恶毒，生肥皂去子弦与筋捣烂，好醋和敷，立愈。不愈再敷，奇验无比。

赤豆散：治一切疮毒，未成即消，已成即愈，真赤小豆查药物备要便知四十九粒，为末，加野苎麻根末，和鸡蛋白调敷，一日一换。

大戟膏：治一切恶疮及疔毒痛不可忍者，其效如神。不痛者敷之亦愈，阴疽尤属相宜。真红芽大戟查药物备要便知用整枝的，温茶洗净去心，嚼融敷之，立刻止痛而愈。再发，再敷收功。嚼时药汁不可吞下。

远志膏：治一切痈毒初起，屡试神验，远志肉二两去心，酒煮，捣烂如泥，敷之，用油纸隔布扎定过夜，即消。

银花饮：治对口、发背、鱼口、便毒及一切无名肿毒，大有奇功，忍冬藤即金银花藤生采五两忌铁器，捣烂，加甘草一两，同入砂锅内，水二碗，慢火煎至一碗，入无灰酒一碗，再煎十数沸，去渣，分为三服，一日夜服尽，重者一日二剂，以大小便通利为效。再将藤上花叶摘取一把，捣烂，少入白酒调，涂四围，中留一孔泄气。

粪坑土：治发背及诸恶毒疮疼痛，粪坑底泥土阴干，新水调敷，其痛立止。

石灰散：治一切疮毒，无论已破未破，并治跌打损伤，无不奇效，石灰要陈一年者，愈陈愈妙、韭菜各等分，于端午日午时或六月六日同捣极烂，为饼，阴干。凡遇一切疮毒，或干敷或油调，均可。

松香散：治小儿胎毒并蜡梨头疮及男妇一切湿疮，有人施送四十余年，神效无比，老松香二两炒，黄丹一两微炒，铅粉五钱炒净勿留铅气，真青黛一两，白矾二两入头发少许同炒，以枯为度，共研细末，湿则干敷，干则用麻油调搽。

牛牙散：治一切痈毒，大疮初起，并治蜡梨头疮及脚丫破烂，神效，取已死黄牛门牙数枚，以三钱为度，将牙烧红浸醋内，烧三次浸三次，研末候冷。如病人有一斤酒量者，用酒二斤将牙灰冲入饮之，盖被睡一夜，即出大汗，次日全消。或腹泻再用败毒散服之，立愈。初起三日内俱可治，活人无算。若治蜡梨秃头疮并脚丫烂多年者，用麻油或鸡蛋油见后调敷。

牛粪散：治湿热诸疮，毒水淋漓，久不收口，并小儿痘疮破烂，百药不效者，用此如神，黄牛粪炒热敷，冷则随换，数次即愈，且无疤痕。

鸡腰膏：治小儿胎毒及头面耳前耳后一切湿疮并羊须疮，屡试如神。大鸡腰子一对蒸熟去皮，枯矾三分，共捣融，加顶上冰片一二分敷之。

鸡蛋饮：凡肠痈发背、脏毒鱼口等症，初起三天之内，照服一方即行消散。如毒势旺者，接连三服无不尽消，真神方也。皮色不变者勿服。鸡蛋一个，倾入碗内搅匀，入芒硝二钱，蒸服，用好酒送下。

鸡蛋油：此油最能杀虫，诸疮破烂痒不可忍或不收口者搽之，大有神效，鸡蛋数个，整个煮熟，去白用黄，干煎枯焦，以滚开水半茶钟冲入，油浮水面，取出冷透火气听用。

燕泥散：治一切热疮，恶毒肿痛及小儿胎毒，甚效。皮色不变及先白后红者勿用。燕子窝连泥带粪，研细，麻油调敷。疮色赤色者加黄柏末调敷。小儿胎毒先用米汤油即米锅内浮面油洗净再敷。

鲫鱼膏：治诸疮肿毒溃破流脓，并治脚生鸡眼，俱极神效。乳岩及一切色白阴疽忌用。净巴豆肉六两，蓖麻子六两去壳，香油斤半，虾蟆二个每个衔人发一团，活大鲫鱼五条，先将巴豆肉、蓖麻子入油内浸三日，再将虾蟆浸一宿，临熬时，入活鲫鱼，共熬枯，去渣净，慢火熬油滴水成珠，离火倾于净锅内，再加铅粉二斤半，乳香末五钱，不时搅动，冷定为度。用时重汤炖化，薄纸摊贴。永戒食虾蟆。

虾蟆散：治一切无名肿毒恶疮久不收口，凡阴疽鼠疬、杨梅结毒等症百药不效者，惟此最宜，硫黄三钱，胡椒二钱，共研细末，调匀，取癞虾蟆一个眼红、腹无八字纹者勿用，将药纳入口内，用线将口捆紧，外用黄泥包裹，入炭火中烧之，俟泥团红透取出，用碗盖住，候冷去泥，取虾蟆磨为细末忌铁器，调真小磨麻油，用净鸭翎旧笔亦可蘸敷，候疮出毒水，数日毒尽而愈。百发百中，宝之重之。永戒食虾蟆。

虾蟆膏：治一切无名肿毒、大小疮疖或腿肿湿气，俱贴患处。并治大人小儿食积、痞块疳疾、身瘦肚大，俱贴肚脐上，痞块贴患处，百发百中，其效如神。疮毒无论已成未成，俱效。真小磨麻油十两，槐树枝青而肥嫩者三尺三寸，铅粉四两临用须晒极干过筛，大癞虾蟆一个癞多者佳，小则二个，要数月前预取，阴干，眼红腹无八字纹者勿用。五月五日午时配合平时亦可。先将麻油熬滚，即用虾蟆熬枯，将渣捞起，必须捞净，不然则贴之作痛，次下槐枝煎枯，亦须捞净，然后下铅粉，用大槐枝二根顺搅，微火慢熬，俟滴水成珠为度，取起用瓷器收贮，临用摊贴。若疮毒痛甚不及熬膏，即剥取癞虾蟆皮不用枯皮贴上，皮自粘紧，即能拔脓生肌止痛，听其自落，不必揭动。此简便法也，终不如熬膏之妙。永戒食虾蟆。又背部背痈方内及阴疽门内，各有虾蟆拔毒之法，亦极效验。

虾蟆拔毒法：治一切心腹胀闷，或痧症气闭，或伤寒烦躁，或发斑发疹，或生痈毒气内攻呕吐等症，俱极神效。应看背部及阴疽门虾蟆拔毒法，取活癞虾蟆一只眼红腹无八字纹者勿用，破开去肠杂，贴心坎上腹胀者并贴肚脐。或取虾蟆肝，煎水服之，更妙，轻者不服亦可。永戒食虾蟆。

蜈蚣膏：治一切已破无名肿毒，无论久近轻重，贴之数日即能拔毒生肌，有起死回生之妙，并治毒蛇疯犬及百虫咬伤，俱极神效，大蜈蚣长四五寸者八条，小者用二十条，土木鳖子二十四个，真小磨麻油一斤，将蜈蚣、木鳖放麻油内泡三日，用文武火熬起青烟，将渣捞净不净贴之作痛，加入黄丹四两，用柳枝不住手搅动，熬至滴水成珠，用罐收贮，浸冷水中数日，拔去火毒，用时以布摊贴。

红膏药：专治疔疮、疡子即瘰疬及一切无名肿毒，并铜铁竹木瓦石入疮入肉，屡试如神，银朱水飞，晒干一钱，蓖麻仁三钱，嫩松香五钱，黄丹水飞、晒干一钱，轻粉五分，共捣如泥。如治疔疮，以银针将疔头挑破，用此药作一小丸如黄豆大安别膏药上不论何项膏药，当中贴之，疔即拔出。或畏疼者不必挑破，即以此膏摊开如钱大贴之亦可。凡无名肿毒已破未破，不必挑动，均照拔疔之法用之，自能拔毒收功。铜铁等物入疮入肉，亦用此红药一小丸加别膏药贴之自出。疡子未破者用此药一小丸加别膏药，贴在最大之疡子上或贴初起之疡子上亦可，贴后痒而微疼，至第三日启去，另换此药丸与膏药贴上，换至数次后皮自微破，用瘦猪肉煮汤洗之不用盐，或用金银花煎水洗亦可，再换此药丸与膏药贴之，每二日一洗一换，贴至数日，疡子之根即粘在膏药上矣根浅者易出，根深者功缓。出后仍用肉汤洗之。其余邻近未破之疡子，仍用此药丸与别膏药贴在已破出之疡子原口，照前治之，可以一一从此而出。如未破疡子相隔尚远，或有筋膜隔住，即在未破之处贴之，俟各疡子拔尽，另用生肌膏药贴紧，数日收口而愈。此药初贴稍觉作痛烦躁，亦属无妨。宜忌发物，勿受风热为要。

白膏药：治一切无名肿毒，并小儿胎毒，黄水湿疮，功能拔毒生肌，屡试神验，凡湿疮无皮红肉现露，日久不愈者更效，顶上炉甘石以轻能浮水面者佳，炭火内烧三五炷香久，研末摊地上一日，冷透火气，用生猪板油和匀，捣融，摊贴。

绿膏药又名紫霞膏：治诸色顽疮、湿痰、湿气，并新久杖伤及一切无名肿毒，未成即消，已成即破，已破即愈，又疡子即瘰疬初起未成者贴之自消，已成未破者贴之自破，已破其根核尚存者贴之，核自拔出，其效如神，松香一斤入葱管内煮两日夜，取放冷水中扯拔数百下，再煮一个时辰不用放葱，取放冷水中再扯拔百余下，再煮再拔，七次为度，真小磨麻油、铜绿各四两，先将麻油熬起青烟，加入松香熬至将要成膏，再加铜绿熬至滴水成珠，用罐收贮，浸水中拔去火毒。用时薄摊纸上，加顶上牙色梅片冰片二三厘，研极细，掺膏上贴之，不细，贴之作痛。

绿云膏：治瘩痍头时发时愈者，并治疔疮已破脓尚未尽及一切无名肿毒，贴之，立能拔脓散毒，消肿止痛，屡试如神，真麻油三两以蓖麻子四十九粒入麻油内熬枯，去蓖麻子不用，要沥尽渣，不净贴之作痛，制松香八两照上绿云膏药制法，大猪胆汁三个，铜绿二两研细，先将松香放铜锅内，火上溶化，再下各药熬匀，捣千余下，烘融，放水中，用手扯拔百余遍，愈拔其色愈绿。收瓦钵内，用时以油纸摊贴。若治瘩痍头毒，用细布摊贴，一次痊愈，不必再换。此毒多属阴证，膏内所用猪胆大不相宜，而用之屡著神效，或不尽为阴证也。

绿蜡膏：治已破一切无名肿毒日久不愈者，敷之数日，即能生肌收功，百发百中，黄蜡六钱，白蜡四钱，铜绿五钱，真小磨麻油二两，先将麻油熬至滴水成珠，再将各药加入搅匀熬一二滚，用罐收贮，浸水中，拔去火毒。用纸摊贴，少刻脓粘满纸，起去再换，日换数次，自愈。

黄明膏：治对口发背、鱼口便毒及一切痈疽肿毒，未成即消，已成即拔脓生肌，最为神效，此人世传秘方也，牛皮胶一两，入铜器内，好醋和煮，用筷子时时搅动，煮好加铅粉、黄丹各二钱，搅匀，收入罐内，放水中，拔出火毒，用布摊贴。

紫芦散：治小儿胎毒，肉赤无皮，或脓血淋漓及胎中受父母杨梅疮毒者，并治妇女为丈夫梅疮所过结毒之气，渐至阴户、肛门肿硬破烂，脓血不干，疼痛不止，此药搽之最妙。如小便将药冲出，须要勤搽，渐渐自愈，极验如神。若毒势重者，务加配珍珠七分，西牛黄三分，其效更速。轻白芦甘石一两煅，淬入黄连汁内，再煅再淬，共三次。又煅，淬入童便内，再煅再淬共四次，厚川黄柏七钱以猪胆汁涂炙七次，紫甘蔗皮五钱烧存性，取净末，粉口儿茶五钱，绿豆研末七钱，赤石脂五钱煅，顶上梅花冰片五分，共研细末，另用真麻油二两，入鸡蛋黄一个，煎黑去黄，候油冷透一日，调此药敷上，自能止痛而愈。油不冷透搽之反作痛也。

银青散：治男子阴头生疮，腐烂痛痒，女子阴户两旁生疮，湿烂肿痛发痒，并治小儿痘疤肿烂并痘后余毒不清满头黄泡等疮，用此皆效，白螺壳取墙头上白色者佳，去净泥，火煅存性，取净末一两，橄榄核火煅存性，研取净末二钱，寒水石另研极细，取净末二钱，顶上牙色梅花冰片临用时每药二钱，配冰片一分，共研匀，以瓷瓶盛贮，勿使出气，临用时以麻油调搽，湿处干搽，神效无比。

玉红膏：治一切痈疽发背、对口大毒腐去孔深，洞见膜膈者，用此填塞疮口，自能生肌长肉收口，诚外科圣药也，当归二两，白芷五钱，紫草二钱，甘草一两二钱，用真麻油一斤，将前药浸五日，煎至药枯，沥尽渣，将油再熬至滴水成珠，下血竭细末四钱搅匀，再下白蜡二两溶化，离火微冷再下轻粉四钱，待成膏盖好，放水中三日拔去火气听用，愈陈愈佳。凡疮口深陷，以新棉花蘸涂此膏塞之。

金素丹又名黄灵丹：治一切痈疽大毒、发背对口、腰疽臂痈腐肉黑暗、死肌坚硬、臭秽难闻，用此掺之，膏药盖上，过夜即周围裂缝与好肉分界，脓流肌活，黑色转红，疼痛稍缓，其腐肉自化自脱，不用刀钳剪割，并无秽气，神效无比。凡牙痛溃烂，齿欲脱落，用此亦效。生白矾六钱，枯白矾三钱，明雄黄一钱，共研极细，筛过再碾千余下，愈研其色愈美，装瓷瓶内，临用取出，勿使染尘。凡去腐肉尽可用之。若新长肉上掺之要痛片刻，一见脓水湿气即不痛矣。如良腐间混，先将金花散掺好肉上，再用金素丹掺腐肉上，自不痛也，否则其痛难受。

金花散：治烂腿臁疮连年不愈，臭烂不堪，并治一切痈疖疮毒，功能去腐生肌，熟石膏一斤研极细，飞净黄丹一两和匀，再筛再研，用真香油调搽，上盖油纸，一日一换，不可用茶水洗。如有脓水流开，随用药敷水流之处，以免烂开。若妇女一见月信，虽愈复发，发后再搽，自有功效。

洞天膏：治一切红肿热毒痈疖，其效如神。此林屋山人经验方也。以下十七方皆同。

先用壮年头发一斤，菜子油三斤，入锅熬至发枯，去渣听用，再用活牛蒡草又名大力草、生菊花连根、活苍耳草连根、生金银藤、生马鞭草又名龙芽齿、生仙人对坐草各一斤各草如难寻觅，少一二样亦可，入菜子油十两，熬至草枯，沥尽渣，再加白芷、甘草、五灵脂、当归各半斤，入锅熬至药枯，沥尽渣，俟油冷，将前熬头发之油合共称过斤两，每油一斤用炒透黄丹七两入油内搅匀，再熬，熬至滴水成珠，以不粘指为度，离火冷透收贮听用。

洞天嫩膏：治遮腮及小儿游风丹毒，并治红肿痈疖初起尚未作脓者，均极效验。照前制法，每斤油内入炒透黄丹四两，熬黑，收起听用。不必熬至滴水成珠，以嫩为度，太稠则不嫩也。

洞天救苦丹：治乳痈、乳岩及瘰疬破烂神效。露天有子蜂窝无子不效、雄鼠粪两头尖者是、青皮、苦楝子立冬后者佳，各放新瓦上焙存性，各等分，研末，和匀，每服三钱，陈酒送服。隔两日再服，不可日日连服也。

醒消丸：治疔疮及一切大热痈毒肿痛不已，立能消肿止痛，乃疔痈之圣药也。孕妇忌服。制乳香、制没药各一两制法见药物备要，麝香三分不宜多，雄精五钱，共研细，用黄米饭一两和捣为丸如粟米大，晒干忌火烘，每服三钱，热陈酒送服，盖被取汗为妙。

三黄丸：治悬痈红肿，并热毒大痈，杨梅结毒，火毒疼痛等症。孕妇忌服。熟大黄三两酒磨汁，制没药、制乳香各一两，麝香、犀牛黄各三钱，共为末，和大黄汁捶融，为丸如梧子大，每服五钱。

五通丸：治大痈生于紧要穴道将欲大发之时，服此甚效，如与三黄丸间服，更妙。广木香、五灵脂、麻黄、制乳香、制没药，共为末，各等分，用饭捣和，为丸如梧子大，每服五钱。另用川芎、当归、赤芍、连翘、甘草各钱半，煎汤送下。

五宝散：此生肌药，屡用有效，人指甲五钱，用红枣去核包甲，以长发五钱将枣捆扎，同象皮薄片五钱，放瓦上，炭火内炙溶成团存性，加麝香七分，上冰片三分，共研细如香灰，收贮听用。

珍珠散：治口疮牙根红肿，实火喉痛各症，每用一二分吹入，神效，真硼砂、雄精、川连、儿茶、人中白、顶上牙色梅花冰片、薄荷、黄柏各一钱，大破珍珠五分，各研极细末如香灰细不细，搽之作痛，和匀，收入瓷瓶，不可泄气。

神仙枣：凡生疮毒日久体虚疮极重者，内服外敷大有奇效，红枣二斤，银花、归身各一两，甘草三钱，僵蚕、白芷、乳香末、五倍子、黄芪各五钱，水六碗煎半倒出，再如前煎半，共煎汤六碗，去药留枣再煎，分作四五日，连枣与汤吃完，痊愈。

愈疮枣：治与神仙枣功同，红枣三斤，猪板油一斤，陈酒三斤，共入砂锅内煮干，加水三斤，煮至半干，时时取食，食完疮愈。若暑天分作数日煮食。

大枣丸：专治诸疮溃烂，久不收口，大有神效，山羊粪晒干，炒成炭存性，磨成细粉，用大枣去皮，核捣如泥，再入前粉捶成丸。每用四钱，黑枣煎汤送服。

山莲散：治疮毒溃烂不堪，内腑止隔一膜者，撒上，立见奇功。大活鲫鱼一条，破腹去肠杂，以山羊粪塞满鱼腹，放瓦上慢火焙干存性，加麝香一钱，研极细如灰面细，收贮听用。

代刀散：治疮毒肿胀疼痛，服此即破，皂角刺、生黄芪炒各一两，生甘草、乳香各五钱，共为末，每用三钱，酒服。

咬头膏：专治疮毒肿胀不破甚效，铜绿、松香、制乳香、制没药制法见药物备要、杏仁、生木鳖研末、蓖麻子去壳各一钱，巴豆二钱不去油，白砒一分，共捣成膏，为丸如绿豆大，每用一粒放疮头上。另用不拘何项膏药盖上，破即用茶洗净，分别症候，另用药治。孕妇胎前产后忌用。

扎药：专治疮毒红肿作痛，极效，蓖麻子去壳，捣如泥，铺旧绸上照疮毒大小铺之，又取一绸盖上，然后扎疮毒上，拔毒止痛，惟红肿非常者用之，痛止即去。凡皮色不变、阴疽并孕妇胎前产后忌用。

以上共十五方，均林屋山人屡试屡验方也。

麻药：凡割毒疮或取箭头枪子，敷之麻木不痛，川乌尖、草乌尖、生半夏、生南星、荜拨各二钱半，蟾酥二钱，胡椒、细辛各五钱，共为细末，酒调搽。

又方：公麻雀粪尖而竖者是，胡椒各七粒，研末，烧酒调敷。

药线：治齿上生锯，并疮痔瘿瘤顶大蒂小之症，及尾脊之处生尾突出，神效，芫花二钱半，壁钱一钱要有子者，即壁上蟢蛛窝，白如钱大者是也，白丝细线钱半，用水一碗慢火熬至水干为度，取线阴干。小者用线一根，大者用线二根，系蒂根上，双扣捆扎，留出线头，每日渐渐收紧。

仙方活命饮：专治一切痈疽，初起一服即消，已成易溃，此外科之良方也，穿山甲三大片炒，皂刺五分，防风七分，贝母、生甘草、乳香、没药去油，焙，花粉、白芷各一钱，陈皮去白、归尾各钱半，银花三钱，各药用淡陈酒三茶钟煎好温服，疮生上身饭后服，疮生下部空心服。

降痈活命饮：治一切无名肿毒，无论阴证阳证，初起能益气和血，解毒托里，破后能排脓去腐，生肌长肉，疮科始终之圣药，功在仙方活命饮之上，产后生痈毒者更妙，大当归八钱，生黄芪、金银花各五钱，甘草三钱，酒煎浓汁服，服后睡卧出汗，即愈。毒在上者加川芎二钱，在中加桔梗二钱，在下加牛膝二钱，泄泻加苍术、白术各二钱，呕吐恶心加陈皮、半夏各一钱，不思饮食加白术三钱，陈皮一钱，气虚加党参、生芪各五钱，阴疽肉白色淡，无论冬夏加陈皮、麻黄各六分，肉桂、炮姜各钱半，断不可妄行加减。排脓，加白芷三钱；欲破，加皂刺钱半。

黄芪汤：治搭手发背、对口痈疽及一切大小无名肿毒，未成者散，已成者溃，已溃者易收口。轻者一服，重者两服痊愈。此方得自仙授，大有功效。小儿减半，孕妇忌服。生黄芪、归身、甘草、白芍、穿山甲各五钱，上部加川芎五钱，中部加杜仲五钱，下部加牛膝五钱，各药用淡陈酒一茶碗，水一碗，煎至一碗，热服，避风盖被，暖睡汗出，即愈。未出汗时忌一切冷热汤水，汗出一时后不忌。

托里解毒汤：治一切红肿痈毒，金银花三钱，当归五钱，生芪二钱，花粉、连翘、黄芩、赤芍各钱半，大黄、牡蛎、生甘草各一钱，枳壳八分，皂刺五分已破者不用，水煎服。

千金内托散：治同上，台党、生芪各四钱，防风、厚朴、川芎各钱半，白芷、桔梗、当归各二钱，肉桂、生甘草各一钱，水煎服。

四物保元汤：白芍酒炒、川芎各钱半、生地、台党、生芪各五钱，当归二钱，炙草一钱，水煎服。

保元汤：肉桂二钱，生芪四钱，生甘草一钱，水煎服。

四物汤：治同上，白芍酒炒、川芎各钱半，生地、生芪各五钱，当归、白芷各二钱，云苓、台党各三钱，五味八分，肉桂六分，水煎服。

二陈汤：治同上，橘红五钱，半夏、白芥子研各二钱，云苓钱半，甘草一钱，水煎服。

黄连消毒饮：治喉外生痈并治耳疔，俱效，黄芩、黄柏、防己、藁本、桔梗各五分，防风、知母、独活、连翘、生地、归尾各四分，党参、甘草各三分，苏木、陈皮、泽泻各二分，羌活一分，黄连一钱，生黄芪二钱，水煎，食远温服。

化坚二陈丸：治眼胞痰核甚效，陈皮、制半夏各一两，生甘草、川连各三钱，白僵蚕二两，白茯苓两半，共研细末，荷叶熬浓汁为丸如梧子大，每服二钱，白滚水下。外用生南星和醋磨浓汁搽之。

橘皮竹茹汤：治一切疮毒已破，胃火上逆，气冲时时呃逆，身热口渴唇焦，此热呃也，服之最效，橘红、竹茹各二钱，生姜、党参各一钱，黄连八分，柿蒂七个，水煎，空心服。

摩风膏：治面上或身上风热浮肿，痒如虫行，肌肤干燥，时起白屑，次后极痒，抓破时流黄水，或破烂见血，痛楚难堪。此膏抹搽十日必愈，屡试如神，此风热作痒第一方也，麻黄五钱，羌活一两，升麻二钱，白檀香、白及、防风、归身各一钱，用香油五两，将上药浸泡五日，慢火熬枯，去药，用绸沥尽渣，加黄蜡五钱，再熬数滚，启起冷透火毒听用。

二味拔毒散：治一切毒虫咬伤，无论肿痛瘙痒，敷之立止，其效神速，雄黄、枯矾各等分，为末，先用姜汁洗净，用茶调敷。

贝叶膏：治对口、发背、鱼口一切溃烂痈毒，与腿部白油膏功同，屡试神效，净麻油一斤，乱发鸡子大一个，将发入油中，以文火熬化，去渣，再入白蜡二两熔化，用纸浸油内取起，再浸再起，以油尽为度。纸要张张隔开，放在风前冷透一日，用贴患处，少刻脓粘满纸，日换十余次，数日脓尽生肌。

芦荟散：治诸疮毒水淋漓不干，并治坐板疮甚效，芦荟一两，甘草五钱，共研细末，先用店中做豆腐之水洗净，将药敷上，数日即愈。此西域老僧方也。

生军散：治一切未破大小火热疮疖，红肿焮痛，神效，此葛仙方也，生大黄，好醋磨汁敷，干则随换。皮色不变者忌用。

矾蜡丸：此托里消毒、固脏腑、止疼痛妙药，凡一切痈毒溃烂之后，最宜服此。若肠肺生痈及遍身生疮，状类蛇头者，更有排脓托里之效。白矾三两研细末，黄蜡二两，先将蜡熔化，离火加入矾末，搅匀，用多人赶急捻作丸如桐子大，迟则坚凝难捻。每日服一百丸，分三次空心酒送下，忌食鸡三月。

皮金膏：治扑跌擦损，或鞋底垫伤脚板，或刀伤破烂红肿，光皮潮湿，或疖将愈新肉易破，或疼痛肿烂，皆效，广东羊皮金纸，以金面贴伤处，三日必愈，听其自落为妙。或用包银朱乌金纸亦可，其功稍缓。

梅花点舌丹：治疔疮及红肿痈疖，一切无名热毒初起，并实火牙痛、喉痛、喉蛾、喉风、口舌诸疮，又治小儿急惊风，俱极效验。若慢惊风及阴疽阴虚口舌牙喉等症，万不可用，孕妇尤忌服。制乳香、制没药制法见药物备要、真硼砂、明雄、真熊胆、真血竭、葶苈、真沉香、顶上梅花冰片各一钱，麝香要当门子、朱砂、犀牛黄各二钱，破大珍珠三钱，以上共为细末。另用真蟾酥二钱，以人乳化开，和匀捣融，作五百丸如大绿豆大，金箔为衣，蜡壳收好。每用一丸，入葱白内打碎，酒送服，睡卧盖被暖取汗，三个时辰毒消而愈。或敷亦可。

蟾酥丸：功与梅花点舌丹同。孕妇忌服。真蟾酥二钱酒化，轻粉、铜绿、胆矾、枯矾、寒水石煅、制乳香、制没药制法见药物备要、雄黄各一钱，麝香七分，朱砂三钱，蜗牛二十一个有壳如螺蛳者是，各药于端午日午时若要急用，随时可制，在净室，先将蜗牛研烂，同蟾酥和研稠粘，再入各药捣匀，为丸如绿豆大，每服三丸，用葱白五寸，病者自己嚼烂吐入手心男用左手，女用右手，将药丸裹入葱内，用陈热酒一茶钟送下，盖被睡卧，约人行五六里路，病者出汗为度。重者再服一服必效。如若外用，将丸作饼，随症用之。修合时忌妇人鸡犬见。

万应紫金膏：此膏能治百病，凡男妇大小瘰疬痰疬、对口发背、乳痈鱼口、便毒臁疮、热疖、手足腰背疼痛、闪挫伤损及一切无名肿毒，俱贴患处。哮吼喘嗽贴心窝，泻痢贴脐眼，百发百中，功效无穷。赤芍、当归、红花、黄芩、防风、荆芥、连翘、黄柏、僵蚕、蝉蜕、白芷、甘草、胎发、大黄、银花、蜈蚣、川乌、草乌、羌活、苍术、细辛、川椒、秦艽、乳香、没药、骨碎补、首乌、蛇床子、木鳖子、大风子、生南星、生半夏，以上各五钱，用猪油、麻油、桐油各半斤，将前药浸入油内，如春夏天浸三日，秋冬浸七日，倾铜器内文武火熬至药色焦黑，取起滤渣再熬，加炒黄丹十两，用槐枝不住手搅动，熬至滴水成珠，再加白蜡五钱，随即取起用槐枝，搅匀，收入瓦罐，浸水中拔去火毒，用时以布摊贴。

阴　疽

阴疽论名

与痈毒门痈疽论参看。

王洪绪曰：阴毒之症，皆皮色不变。然有肿与不肿者，有痛与不痛者，有坚硬难移，有柔软如绵者，不可不为之辨。夫肿而不坚，痛而难忍者，流注也；肿而坚硬微痛者，贴骨、鹤膝、横痃、骨槽等类也；不肿而痛，骨骱麻木，手足不仁者，风湿也；坚硬如核、初起不痛者，乳岩、瘰疬也；不痛而坚、形大如拳者，恶核、失荣也；不痛不坚，软而渐大者，瘿瘤也；不痛而坚，坚如金石，形大如升斗者，石疽也。此等证候尽属阴虚，无论平塌大小，毒发五脏，皆曰阴疽。如其疼痛者易消，重按不痛而坚者，毒根深固，消之不易，则治之尤不容缓也。

阴疽治法

王洪绪曰：初起之形宽大平塌，根盘散漫，不肿不痛，色不明亮，此阴疽最险之症。倘误服寒凉，其色变如隔夜猪肝，毒攻内腑，神昏即死。夫色之不明而散漫者，乃气血两虚也；患之不痛而平塌者，毒痰凝结也。治之之法，非麻黄不能开其腠理，非肉桂、炮姜不能解其凝结，此三味虽酷暑不能缺其一也。腠理一开，凝结一解，气血能行，行则凝结之毒随消，乃一定而不可移之法。后列阳和汤、阳和膏、犀黄丸、小金丹诸方，均为阴疽要药，照方治之，万无一失。如若增减，定无功效。

又曰：小孩如患各种阴疽不能服药，初起以小金丹化服，至消乃止。如已成脓亦须日日服之，可使不痛而穿，俟毒去尽，用保元汤见痈毒门加肉桂五分，水煎，日服收功。

又曰：凡患一应色白大小等疽，忌用洞天膏。又膏药熬太嫩者，贴则寒凝愈结。又膏药有巴豆、蓖麻，万不可贴，贴则被其提拔成功，每见横痃、乳岩贴至致命，孕妇贴则堕胎。凡诸阴疽溃后宜贴阳和解凝膏为妙。

阴疽诸症

石疽

初起一核，渐大如拳，坚硬如石，急以阳和汤、犀黄丸，每日早晚轮服可消。如迟至大如升斗者，仍如石硬不痛，日久现出红筋则不能治。若生斑片，溃烂在即，溃后即放血三日而死。若现青筋可治，内服阳和汤，外用活商陆根捣烂加食盐些少，敷之，数日作痒，半月皱皮，日敷日软，有脓袋下垂，以银针穿破，用千金托里散加熟地、生芪各一两，煎服十剂后，用阳和解凝膏贴上，空出针穿之眼，膏外用布捆紧，务使皮膜相连，内服十全大补汤或保元汤参芪俱生用，服至收功为止各方见后。如毒气未尽，忌服补剂。此林屋山人秘法也。

又方：蛇皮贴之亦效。

恶核

大者称恶核，小者痰核，与石疽初起相同，然其寒凝甚结，毒根最深却不易溃。未溃之前，忌贴凉膏，忌服凉药。内服阳和、犀黄丸可消，亦有以大田螺捣烂敷涂消之者。大忌开刀。如已开刀，疮口坚硬即照痈毒杂治门疮口坚硬疼痛各方治之，仍内服温补托毒消痰之剂，犀黄丸尽可收功，屡试神效。丸内有麝香，孕妇忌服各方见后。此林屋山人秘法也。

失荣

此患多生肩胛以上，初起微肿，皮色不变，日久渐大，坚硬如石，推之不移，按之不动，其症与石疽相同，急服石疽各方治之。

瘰 疬

即疡子也，小者称瘰，大者称疬，名色甚多，项前为痰瘰，项后为湿瘰，左右两侧形软，遇怒即肿为气疬，坚硬筋缩为筋疬，若连如贯珠者为瘰疬。又有马刀长形者是，子母重台，蛇盘锁项，蜂窝惠袋，燕窝瓜藤，瘼疡流注，单窠莲子，门闩及风石鼠疬鼠疬即俗云鼠疮，形名各异，受病固不外痰湿风热气毒而成。然必兼恚怒、忿郁、忧滞、谋虑不遂而致者也。初起者用烟杆中黑烟油或风仙膏见痈毒诸方敷之，三日即消，屡试神效。

凡瘰疬未破者，用子龙丸见后，每服三分，淡姜汤送下，每日三次，至消乃止。倘小孩不善服丸，每日用小金丹见后一丸，布包放石上隔布捣细，入杯，冷陈酒化开，用银器研，临睡以热陈酒冲服，盖被取汗，以消为度。数年内忌食香橼橙橘，食则复发。

凡瘰疬内有溃烂，间有成脓未溃者，亦有未成脓者，宜服犀黄丸见后止其已溃之痛，松其成脓未溃之胀，消其未成脓之核。已成脓者用咬头膏见痈毒诸方贴之，即穿。内服温补、祛痰、通腠、活血、壮气之药，外贴阳和解凝膏见后而愈。凡瘰疬延烂至肩胸胁下不堪之极者，用洞天救苦丹见痈毒诸方三服，犀黄丸六服此丸须隔两日一服。服完丸药后皮色变白，孔内红活，接服大枣丸见痈毒诸方，肌肉渐长，用生肌散收功。凡瘰疬烂至咽喉，如饮热汤外觉热痛者，乃危险至极，稍迟则烂穿咽喉不救。急取柴心一根，量本人中指，量其三指，共积一柴心上，随其长短，男左女右，就手之左右，即在手下之脚骨正中骨顶之处定准，一直量上尽头，以墨点记，用艾团如豆大烧三次隔蒜烧或隔蛋亦可，以膏药盖住不论何项膏药，可保咽喉不穿。内仍照前服洞天、犀黄、大枣各丹丸，外用荆芥煎汤洗之，并用樟脑、雄黄研细调敷。未成脓者烧之即消，已溃烂者即易收口。以上各法乃林屋山人秘法，屡试如神，万无一失。

银黝膏：治瘰疬及一切无名肿毒，无论已破未破，并治腰痛，俱极神效。先用真麻油一斤，慢火熬开，再下银黝四两，用桑枝不住搅动，俟青烟起时再下黄丹五两，熬至滴水成珠，放水中一二月，拔去火气，随症用布摊贴。

又方：用铜钱一枚，和蜒蚰虫即无壳蜗牛，俗名鼻涕虫捣融，以铜化为止，敷之即愈，其效无比。

又方：黑铅三两炒成炭，醋和匀，摊旧布上贴之。一日一换，半月之后不痛不破，内消而愈。

又方：顶好陈醋熬至滴水成珠，加生半夏末一钱，调匀，敷之，过夜再换，两日即消，神效。

又方：夏枯草、金银花、蒲公英各五钱，酒水煎，时时当茶服之，名三妙散，治结核瘰疬遍布脖项，服之十日即消。如若再发，即于肩髃穴在肩端两骨间、曲池穴在肘外辅骨屈肘曲骨之中，以手拱胸取之二穴，用艾火各烧七次，在左烧左，在右烧右，左右俱病俱烧，断根神效。

又方：元参蒸、牡蛎煅、醋炒、贝母去心，蒸各四两，共为末，炼蜜为丸，每服三钱，开水下，每日二服，服之即消，屡试奇效。

又方：凡瘰疬已破者，将先破处面糊作饼贴上，用小砂壶二个烧酒煎滚，去酒，以热壶口覆于面饼上熏疮，如拔火壶一样，壶冷再换一壶，如此数次，将毒气拔尽，即愈。熏后用猪胆熬成膏，贴疮口，奇效。

又方，集成白玉丹：专治瘰疬破烂，连及胸腋，臭秽难闻，十数载不愈者，药到病除，其效如神，新出窑石灰一块，滴水化开成粉，用真生桐油调匀，干湿得中，先以花椒、葱煎汤洗净，以此敷之。

又方：荆芥要近根下一段，须向药店买回自取为真剪碎煎汤，温洗良久，看烂破处紫黑，针刺去血，再洗三四次，用樟脑、雄黄等分为末，麻油调扫上出水，次日再洗再扫，以愈为度。凡瘰疬延至胸前腋下及两肩颈项，不能转动，四五年不愈者皆治，其效如神。

又方，冰蛳散：大田螺五个去壳、线穿晒干，白砒一钱二分面裹煨熟，顶上牙色梅花冰片一分，真硇砂二分，各为细末，和匀再研，瓷瓶收贮，以蜡封口，不可泄气。先将瘰疬用隔艾灸法见痈毒诸方灸七次，候灸处起泡，用小针挑破，将此药一二厘，口水调成饼贴上，上用膏药不论何项膏药盖之，一日一换。七日后四边裂缝，再贴七日，其核自粘膏药而出矣。瘰形长者及根大头小者忌用。并治瘿瘤头大根小者，亦效。

又方：红膏药、绿膏药见痈毒诸方，未破能消，已破能拔出根核，均极神效。

又方：瘰疬破烂见有黑筋如铁线者，名铁线疬，最难医治。用物钳出筋头，缓缓扯出长一二尺或数尺不等，总要筋根拔尽方可断根。

鼠　疬

此症疮口已合，旁边有眼出脓不止即是，又有颈项生之不已，复从脚底而生，俗谓鼠子打洞，其症尤恶，用老鼠一个去毛捣烂，乱发一团，用火腿肥肉煎出油，入鼠发二物熬至消尽为度，以一半敷疮眼，一半酒冲服，神效之至。永戒食鼠鹅兔肉，再无后患。

又方：虾蟆散见痈毒诸方敷之，极效。

又方：用老猫头骨火煅为末，麻油调搽，效。或用蚺蛇油搽之，亦效。

又方：白鲜皮煮汁服一二碗，当吐恶物如鼠子，虽已破出脓，亦效。此葛仙翁方也。

九　子　疡

生颈上一连九个者是，用鸡蛋一个，净水煮熟破为两边，去黄，以真麝香一分，冰片五分，掺在疡子上从初生第一疡子起，将鸡蛋一边盖上，外以干艾一大团烧蛋外，总以疡子大痛为度。如痛不可忍，则将艾暂除，痛止又烧，蛋干又换，每日夜约烧五六次。次日又换新冰麝，仍用新蛋照前法烧之，再用蒲公英、夏枯草、金银花各二钱，甘草节钱半，水煎服数剂，效验非常。

落头疽

方见头部。

遮腮

方见面部。

骨槽风

方见齿部。

乳岩

方见乳部。

井泉疽

方见胸部。

甲疽脱骨疽

方见手、足各部。

背疽

方见背部。

少腹疽小肠疽

方均见腹部。

多骨疽

一人疽内生一大骨，用旧烂棺木底板研末，纸卷烧烟熏之而愈。或用干狗粪烧熏，亦妙。

诸疮出脓后久不收口，内必有多骨也，用推车散：蜣螂俗名推车虫，又名推屎虫炙，研极细末，每一钱入干姜细末五分要细如灰面，入疮孔内，次日自有骨出，骨尽自愈。或用蜣螂脑和灰面敷，亦效。此林屋山人经验方也。

又方：乌母鸡一只，去肉取生骨烧成炭，再取邻右三家所用甑底及砧案刮下垢屑一两，俱烧枯，共研为细末，纳入疮口，其碎骨即尽出而愈。

又方：密陀僧研末，桐油调稠，摊布贴之，甚效。

又方：大癞虾蟆一个，乱发如鸡蛋大二团，猪油半斤，熬枯去渣，再熬成膏，先以桑根皮、乌头煎汤洗净，用龙骨末撒疮口四边，再以此膏药贴之，一日一换，俟骨出尽，即愈。

附骨疽

生大腿外侧，又名贴骨疽，又名缩脚疽，初起不热不红，甚则锥痛难以屈伸，转动不便，久则寒郁为热，热甚作脓而无头，皮色不变，渐透红亮一点则为内脓已成，溃则收功甚难，用白芥子研末，烧酒调敷。或以大戟、甘遂研末，白蜜调敷，内服阳和汤，每日一剂，四五服可消。消后再服子龙丸或小金丹以杜患根。大忌开刀，开则定成缩脚损疾。此林屋山人秘方也各方见后。

咬骨疽

生大腿里侧，治法与附骨疽同。

剩骨疽

此症一名朽骨疽，多生腮腭牙床眼胞颏下手足腿膊等处，其症与附骨疽大约相同，亦阴证也。又初生小儿身内即有如脆骨者，其人长大后是处突肿生疽，溃后骨脱其口方收。生附子为末，调作饼如三个钱厚，贴疮上，以艾绒一团四五分烧之，但令微热，勿令疼痛。如饼干，则再换药饼烧之，务以疮口红活为度。余照附骨疽及阴疽各方治之。

鹤膝风

方见腿部。

横痃

与前痈毒门杨梅疮方参看，又名鱼口便毒，又名外疝，生小腹两旁、大腿缝中，形如腰子，皮色不变，按之坚硬而微痛者是也，每日用皂角刺六钱研末，布袋装好，同糯米二合煮粥，时时服之，三四日全消。或用子龙丸见后，每服三分，日服三次，痊愈方止。大忌开刀，开则惟出白浆，三百日而死。此林屋山人秘法也。红肿者查痈毒诸方治之，内凤仙膏、黄明膏尤为神妙。

又方：五倍子新瓦上焙干，研末，好陈酒调匀，摊布贴之布上加纸一层，过夜即消。溃烂久不收口，贴之亦效，屡试如神。

流注

流注发无定处，如块如核，漫肿无头，皮色不变，或痛或不痛，久则破而流走是也。若忽然身生疙瘩，红肿游走，名游风丹毒，与此不同，不可误认。此症毒发阴分，因痰塞清道，气血虚寒凝结，一曰寒痰，一曰气毒。初起用二陈汤加阳和丸同煎，数服全消。消后接服小金丹七丸，以免复发。如皮色稍变，极痛难忍者，须服阳和汤以止其痛，使已成脓者不痛而破，此乃以大疽变小之法。如患处稍软，可用针刺破，脓多白色，以阳和膏贴之。但此症破后毒痰流走，患生不一，故初破之后，五日内仍服小金丹十丸，以免后患。接用犀黄丸、阳和汤每日早晚轮服，使毒痰消尽，不补可必收功，屡试屡验。倘小孩不能服煎剂者，初起以小金丹化服，至消乃止。如已成脓者亦须日日服消，可使不痛而穿，俟其毒气去尽，用保元汤见痈毒门加肉桂五分，日服收功，神效莫测。如系孕妇患之，当问胎怀月数，倘未满六个月，犀黄丸有麝香不可服，服防堕胎，当以阳和汤愈之，愈后再服三四剂，以代小金丹，免致流走，至稳至灵，均林屋山人秘法也。

阴疽诸方

后有增补仙方参看。

阳和汤：治乳岩失荣、石疽恶核、痰核瘰疬、流注横痃，并治一切色白平塌阴疽等症。此为阴疽圣药，万应万灵，从无一失，珍之宝之。熟地一两，真鹿角胶三钱，上肉桂、甘草各一钱，炮姜、麻黄各五分，水煎服。服后再饮好酒数杯，谨戒房事，服至病愈为止。无论冬夏皆宜，不可妄行增减。体虚极者，肉桂、炮姜可加一二倍用，或加附子，更妙。又痈毒诸方内降痈活命饮亦治阴疽，方用肉桂、炮姜各用至钱半之多，诚以阴寒凝结非此不为功也，宜参看酌用。

阳和解凝膏：治一切已破阴疽恶毒，效若仙丹，万金难得，不可轻视。并治疟疾冻疮，皆效。

新鲜大力子根叶梗又名牛蒡子三斤，活白凤仙花梗又名指甲花四两，用麻油十斤将二味熬枯，去渣，次日以附子、桂枝、大黄、当归、肉桂、官桂、草乌、川乌、地龙又名蚯蚓、僵蚕、赤芍、白芷、白蔹、白及各二两，川芎四两，续断、防风、荆芥、五灵脂、木香、香圆、陈皮各一两，共入油熬枯，沥渣，过夜油冷称过斤两，每油一斤加炒透黄丹七两搅匀，文火慢熬，熬至滴水成珠，越老越好，以油锅移放冷处，取制过乳香、没药各二钱，苏合油四两，麝香一两，研细，入膏搅和。半月后摊贴。

一应溃烂阴疽神效，冻疮贴一夜全消，溃者三张痊愈，疟疾贴背心。此方惟麝香最贵，如无力制配，熬膏时不用，俟用膏时每张加麝香数厘，贴之亦可。

犀黄丸：治石疽恶核、失荣瘰疬、乳岩流注、横痃肺痈、小肠痈一切腐烂阴疽，屡试神验，百发百中之仙方也，制乳香、制没药各一两，麝香、犀牛黄各三分，共为细末，取黄米饭一两捣烂，与各药末和匀，为丸如粟米子大，晒干忌火烘，每服三钱，热陈酒送下，患生上部临睡时服，下部空心服。

小金丹：治流注恶核、痰核瘰疬、乳岩横痃及一切无名阴疽初起，屡试如神，万无一失，真仙方也。内有五灵脂，不可与人参、高丽参、党参同日而服。

白胶香即枫树油香、草乌、五灵脂、地龙即蚯蚓、制木鳖各一两五钱，制没药、制乳香、归身各七钱五分，麝香一钱，陈墨一钱二分，用糯米粉一两二钱，煮稠和入各药末捣干，捶为丸如芡实大，一料约为二百五十丸，晒干忌火烘，瓷瓶收贮，以蜡封口，勿令失气，临用取一丸布包放平石上，隔布敲碎，入杯内，以好酒浸入，用小杯盖住一二时，以热陈酒送服尽醉，盖被取汗，即愈。患生下部空心服，上部临睡服，一切阴疽初起服至消散为止。如流注等症成功将欲溃烂及溃烂日久者，以十丸分作五日早晚服之，以免流走。若小孩不能服煎剂及丸药者，服此最妙。

子龙丸即陈无择《三因方》中之控涎丹也：治颈项胸胁背腰筋骨牵引钩痛，流走不定，手足冷木，气脉不通。此乃痰涎在胸膈上下，不可误认为风瘫也。并治喉中结气，似若梅核，时有时无，冲喉闷绝。又遍身或起筋块如榴如栗，皮色不变，不疼不痛，但觉酸麻。或自溃串烂，流水如涎，经年不愈，有若管漏，此乃痰滞经络所致。又治瘰疬鱼口、便毒贴骨一切阴疽，屡试神效。制甘遂制法见药物备要、大戟煮透去骨晒干，忌火炒、白芥子炒各等分为末，炼蜜为丸梧子大，每服三分，淡姜汤下。忌与甘草之药同日而服。此乃治痰之本，痰之本水也湿也，得气与火则结为痰，大戟能泄脏腑水湿，甘遂能行经隧水湿，直达水气所结之处，以攻决为用，白芥子能散皮里膜外痰气，惟善用能收奇效也。

拔毒法：治痈疽恶毒疮口溃烂久不愈者，神效，活癞虾蟆眼红、腹无八字纹者勿用破腹，刺数孔连肠杂用，贴盖疮口，轻者日换一次，重者日换二次，数日平愈。

以上各方，乃林屋山人历代家用阴疽良法，为千古独得之秘，药到病除，应手奏效，真有起死回生之功。古今诸家所立阴疽各方，皆不及此，存心济世者加意宝之，不可忽视。

回阳玉龙膏：治一切阴疽恶毒，敷之痛者能止，不痛者即痛而速愈，已破亦能收功。凡遇各项阴疽，如前阳和等膏制之不及，或贫寒力不能制者，此膏与后真君妙贴散皆有奇效。如乳岩及各阴疽险恶之症不能收功者，仍用阳和等膏为妥，生草乌三两，生姜二两煨、白芷炒、生南星各一两，肉桂五钱，共为末，用顶好烧酒调敷。

真君妙贴散：与上玉龙膏功同，好硫黄三两，荞麦二两，灰面一两，共为细末，水和捏作小饼，晒干收之，用时研细新汲水调敷，破者麻油调敷。

铁熨法：治乳岩、流注、失荣、瘰疬、恶核、痰核，一切阴疽初起未成者。

用敲火所用的铁镰二三块，在石上敲令极热，在患处时时轮流熨之宜顺熨、不宜倒熨，初熨微痛，久则痛止毒消，无论何项阴疽，无不神效。

风湿灸法：治一切阴疽初起，神效。方见筋骨门。

赶毒散：治腿膝贴骨等处初起漫肿无头，皮色不变，微觉酸痛，或日久成管成漏等症。方见痈毒杂治门赶移疮毒内。

阴疽治验

王姓媳颈上瘰疬数个，两腋生恶核三个，大腿患一毒，不作痛痒，百余日后日渐发大，形大如斗，按之如石，皮现青筋，常作抽痛。经治数人，皆称曰瘤。余曰：瘤乃软者，世无石硬之瘤耳。此是石疽，阴证也。问：可治否？答曰：初起时皆可消。日久发大，上现筋纹，虽按之如石，然其根下已成脓矣。如偶作一抽之痛，乃是有脓之证也。上现青筋者，其内已作黄浆可治。如上现小块，高低如石岩者不治，三百日后主发大痛，不溃而死。如现红筋者，其内已通血海，不治。倘生斑点，即自溃之证，溃即放血，三日内毙。今患所现青筋，医其至软为半功，溃后脓变浓厚，可冀收功也。外以活商陆捣涂，内服阳和汤，十日则止一抽之痛，十三剂里外作痒，十六剂顶软，十八剂通患软，其颈项之疬块，两腋之恶核，尽行消散，一无形迹，止剩石疽立起内脓袋下。令服参一钱，因在筋络之处，先以银针刺穿，后以刀阔其口，以纸钉塞入孔内，次日两次流水斗许，大剂滋补托里，删去人参，倍增黄芪，连进十剂，相安已极。适有伊戚亦行外科道者，令其芪草换炙服，不三日四围发肿，内作疼痛，复延余治。余令以照前方服，又服二十余剂，外以阳和膏随其根盘贴满，独留患孔，加以布捆绑。人问：因何用膏贴，又加捆绑？答曰：凡属阴疽，外皮活、内膜生，故开刀伤膜，膜烂则死，所出之脓在皮里膜外，仅似空衖，又不能生肌药放入，故内服温补滋阴活血之剂，外贴活血温暖膏药，加之以捆使其皮膜相连，易于脓尽，且又易于连接生肌。果绑后数日，内脓浓厚，加参服两月收功。

阊门龚姓腰生一疽，根盘宽二尺余，前接腹，后接背，不红不肿，不痛不软，按之如木。初延余治，以肉桂、炮姜书于方首，后另延三四名家众视余方，皆曰：酷暑安可用此热药？大以为非，议用攻托清凉之剂，连治五六日，病者神昏胃败。

复延余治，患仍不痛，色如隔夜猪肝，言语不清，饮食不进。余曰：能过今晚再议。是夜即死。不久，伊戚亦患此症，延余治，以阳和汤服下，次日觉松，再服疽消小半，才以犀黄丸与阳和汤，逐日早晚轮服，服至第五日痊愈。后有背疽相同者，亦照治而愈。

木渎镇谭姓妇背生一疽如碗，初起色白，后转红痛甚，时正三伏，余以阳和汤服。旁人云：此暑天何用麻黄发表及姜桂热药？余曰：此阴证也。彼云：色既转红，阴已变阳。余曰：无妨。服后不一时痛止，接服四剂不痛而破，五日收功。

宜兴徐姓子年岁半，太阳一毒，背上心脐对处二毒，颈后对口一毒，腰腹二毒，两腿五毒，皆皮色不变。其大腿二毒，已经别医开刀割破。延余往治，因孩小不能服药，用小金丹日服二次，第五日消去九毒。又以小金丹日服一次，并添一乳母，十日后所破二孔皆红润，以保元汤加肉桂三分，煎一杯，另水煎参六分兑服，服至半月后，将芪、草炙过用之，一月收功。

兴邑路姓子年七岁，顶门上寸许大连生三疽，溃烂久不收口，孔如棋子大，浅而无脓，干而色灰，人倦无神，饮食少进，因服凉药过多所致。延余往治。余曰：色似香灰，气血两尽，干枯无脓，精神已绝，何能治之？次日而夭。

山塘姚姓妇年二十九，小产月余，左肩搭手处先发一毒，周围尺五，半月后背脊添生一毒，自上至下长一尺三寸，皆色白低陷。十日后始请余治，势甚危险，连服阳和汤三剂，人能起坐，五剂自能大小便，十二剂以后，发者全消，先发之搭手四围皆消，止其顶脓足不痛而穿，四日收功。复言背上如负一板，舒转不快，以小金丹十丸，日服二丸，痊愈。

一人身患杨梅疮，又患鱼口。余思鱼口乃阳虚之证，药宜温补，杨梅系火毒之证，药宜凉解，二症相反，必两相宜之药，非犀黄丸不可，令其每日空心时酒送三钱，十服二症痊愈。后一人患亦相同，因毒重，二十服收功。

程姓母年七十，膝下患一流注阴疽，溃烂数月，患下及旁接连又起硬肿二块，延一医以新发之毒，认为旧患旁肿，不识流注，竟以消毒之剂与服，以致新发者被托发痛，始延余治，余以阳和汤服三剂，新发二毒皆消。接服小金丹十丸，后进滋阴温补，以杏仁散敷半月，脓厚，服保元汤加肉桂十余剂而愈。

一妇颈上生痰核三处，年久生管，余以拔管药插入，日换一次，半月已愈两处，有一处管已医浅。不意伊夫远归，两日管深如旧。余曰：此刻治定无功效，俟伊夫出外半月方可收功。数日后妇回母家，延余往治而愈。

洞庭秦卜年颈上及两腋生恶核十二处，破烂三载不愈，余以阳和汤、犀黄丸轮服，半月十已愈八，喜甚带药而回，路遇凉粉买食，归家又食冷水过面，次日大小便闭，第五日死。此其自不惜命，故记以为病者之戒。

枫镇闵性年十七，患瘰疬，烂成一片，延烂耳腋及腰，如手掌大者数处，瘦弱异常，初以洞天救苦丹服之，毒水大流，十日后以阳和汤、醒消丸每日早晚各服一次，十日颈项即能舒转，饮食日增。外贴阳和膏，内服大枣丸，始终用荆芥汤洗，以山莲散敷，九十日收功。因未服子龙，小金二丸，毒根未除，后腋复生恶核，仍以子龙丸消之。

阴疽孽报

凡落头对口、发背腰花、人面等疽及一切阴疽恶毒，如果医治无效，恐系冤孽所侵。偶忆王渔洋《池北偶谈》内载：歙人胡半庵，顺治丙午，两膝患人面疮，延医一百三十多人，濒死者数矣。疮忽人言曰：汝前生将我害死，今日报汝，医何能为？诣佛忏悔可耳。胡即书诵经卷而愈。他书所载，似此甚夥。可见虔心忏悔，自能立起沉疴。报应分明，捷如影响，急宜恐惧修省，或可延年却病也。

阴疽无价活命仙丹增补

此丹通治落头疽、耳后锐毒、遮腮、骨槽风、阴对口、阴发背、乳岩、恶核、石疽、失荣、鹤膝风、鱼口、便毒、瘰疬、流注、一切阴疽，内不必服药病重者仍服前阳和汤更妙，外不必敷药，惟用此药一丸放手心中紧紧握住，用布带将手指捆拢，不紧不松，免使药丸移动，捆至六个时辰，将药丸埋入土中不可使鸡犬误食，食则必死，再换一丸，照前捆好，日夜不断。不论如何肿痛溃烂，用至数丸，自能收口生肌。轻者一二丸立见功效。忌食鸡鹅鱼虾发物，已愈不忌，惟女色宜谨戒半年。道光二十年间，京都孙姓，脑后生一落头疽，百药不效，头已下垂，势将待毙，后用此药数日而愈。又一妇人亦生此疽，溃烂生蛆，头低不起，亦用此药而愈。其余各种阴疽照此治愈，不一而足。此方补造化阴阳所不及，实上下古今所罕闻，传自蒙古名医，贵重无价，较之林屋山人阴疽诸方，尤为简便神效，见者宜抄方传布，功德无穷，若藉以居奇，必有奇祸。方用：顶上真麝香一钱此药真者最贵，或三四五六分均可，火硝三钱，白矾三钱，净黄丹三钱，胡椒一两，以上共研细末，用熟蜜和为两丸，病在左放左手，病在右放右手，病在中男左女右，病在腰以下放脚心，仍分左右中为要。孕妇忌用。阴疽多属险症，必须早治方效。或溃烂太甚，或误服凉药，或患处如隔夜猪肝，神色昏迷，语言不清，饮食少进，已成败证，虽有此丹，亦难见效。若疮内生疽，查痈毒门疮中生蛆方，将蛆治尽，一面用此丹治之。疮内有骨，查本门多骨疽方，将骨治尽，一面用此丹治之。

阴疽单方

有人于尻骨间脊骨最下处，生双疽，昼夜彻痛者十余日，百药罔效，后用白豆、椿木少加水揉作团，蒸透，趁极热罨疽上，痛即止，略冷取去，复痛，因多做数团，冷即更换，日夜轮流蒸罨，经数日获痊。此经验单方也。

膏 药 方

系异人传授，治背发见奇功第一良方也。治诸疮毒，俱皆效验。

一大生地六两切片，二黄芩二两切片，三大粉草一两五钱切片，四郁金二两切片，五黄蜡二两，六白蜡一两，七藤黄五钱，上四六冰片三钱擂末，要牙色香味清幽，碎小者为佳。白色大片香味浊者，系樟脑炼成，切不可用，买公猪板油二斤，微火炼熟去渣后，按上各药次序，逐一炸枯，去渣，至藤黄止，俟冷定将凝冻时，再下冰片末调匀，将药缸放凉水钵内浸之，面上盖好，夜晚放外露之，次早抬回放阴凉处，浸露三夜之后则退尽火气矣。先熬陈茶、艾叶、甘草、银花四味，洗净疮，随用旧棉絮或厚软棉纸开膏，贴患处，每早一换，生肌一线，久则自愈。不可急躁，真仙方也。

内外备用诸方

观音救苦膏：此膏能治百病，或贴或服，应验如神。外治者用布摊贴，内服者作丸如绿豆大，每服七粒，切不可多。孕妇忌用。大黄、甘遂研、木鳖研、蓖麻子研各二两，生地、川乌、草乌、三棱、莪术各一钱，巴豆研、羌活、黄柏、麻黄、皂角、肉桂、枳实、真红芽大戟、白芷各八钱，香附、芫花、厚朴、杏仁研、穿山甲、防风、天花粉、独活、全蝎、槟榔、桃仁研、细辛研、五倍子、元参各七钱，蛇蜕、黄连各五钱，当归一两五钱，蜈蚣十条，上药合三十六天罡之数，预先斋戒，将麻油五六斤浸五日，后用火熬。熬药时忌妇人鸡犬，并忌污秽，斋戒沐浴于净室内，供观音大士神位，默诵：大慈大悲救苦救难广大灵感观世音善萨宝号一千遍，用柳枝搅匀，熬至滴水成珠，再加水飞黄丹二斤四两，密陀僧四两，不老不嫩，收入瓷罐，放水中拔尽火气，听用。一偏正头风，左患贴右，右患贴左，正患贴印堂，兼卷条塞鼻孔中，口含甘草汤咽之。一眼科七十二症，肿病，将耳上角针刺血出，贴之；星障翳膜，拳毛倒睫，迎风流泪等症，卷条左患塞左，右患塞右鼻孔中，常饮甘草汤。一牙痛贴牙上。一喉咙三十六症：单蛾双蛾、喉闭喉风俱贴喉上，口含甘草水。如要速效，开水送服七丸，不可饮甘草水。一咳嗽、哮喘、吐痰，贴前后胸，勿吞服。一噎隔，贴胃口，并服七丸。一吐血、鼻血，贴两脚心，并服甘草汤。一中风，用瓷调羹撬开口，滚水灌下七丸。一鼓胀，贴脐下丹田，并服七丸。一痨病有虫，贴背脊尾间肚腹，饮甘草汤，七日痨虫尽死。一疟疾一二三等日，俱贴肚脐，饮甘草汤。如发过四五次者，早晨时服下七丸，饮热酒数杯，即日便止。一伤寒，葱白汤服七丸，一汗而愈。一大小便闭，俱贴肚脐，饮甘草水自通；如数日不通，危在旦夕，开水送服七丸，小腹用葱汁、甘草汁调敷立下，勿服甘草水。一各种痢疾，俱贴胃口肚脐；四五日不愈者，红痢，用龙眼壳七个打碎煎汤，送下七丸；如白痢，用荔枝壳核七枚打碎煎汤，送七丸；赤白兼者，用龙眼、荔枝壳核各七枚打碎煎汤，送七丸。一便血肠风、梦遗、白浊，俱贴肚脐。一痔漏，内则卷条插入，外则贴之。一妇人难产逆生、胞衣不下，作丸热酒送下七丸，立刻便产。产门、小腹煎甘草水濒洗，不可服。一妇人赤白带下，贴肚脐下及丹田，常服甘草汤。一血块痞疾，贴患处，体壮者服七丸即泻出矣。一小儿惊风，作条塞鼻，并服七丸。一小儿诸般疳症贴肚脐，口疳贴牙床。

回生再造丸：治男妇中痰中风、口眼歪斜、手足拘挛、言语不清、左瘫右痪、筋骨疼痛、半身不遂、步履艰难，初起气绝者服之即可回生，久病者平复如常，功同再造故名。孕妇忌服。真水安息四两，人参二两，真蕲蛇小者为佳，去骨并头尾，酒浸，炙取净末四两，当归、川芎、川连、羌活、防风、元参以上酒炒、藿香、白芷、茯苓、麻黄、天麻、川萆薢、片子姜黄以上炒、甘草炙、肉桂研、首乌料豆水蒸九次、白蔻仁研、西琥珀研、黄芪蜜炙、大黄酒蒸、草蔻仁研、雄鼠粪两头尖者是、熟地，以上十三味各二两、穿山甲前后四足各用五钱，麻油浸、炙共二两，全蝎去头尾足、灵仙酒炒、葛根、桑寄生各二两五钱，北细辛、赤芍、乌药酒炒、青皮酒炒、于术土炒、僵蚕炒、乳香去油、没药、辰砂、骨碎补酒炒、香附去皮毛，酒炒、天竺黄、制附片、生龟板火炙，熬过者不用、沉香、母丁香、胆星，以上十七味各一两，红花酒浸，烘干、犀角尖各八钱，厚朴、地龙炙干、松香煮九次各五钱，广木香四钱不见火、梅花冰片、犀牛黄各二钱五分，血竭八分，虎胫骨一对炙酥，共为末，炼蜜和匀，捣数千捶为丸，每丸重一钱，金箔为衣，蜡壳封固，每服一丸，生姜汤下。

太乙紫金锭：此药能治百病，效验如神。凡居家远出，不可无此。山慈菇去皮，洗极净，焙二两，五倍子洗刮，焙二两，千金子仁白者研，纸压去油一两，红芽大戟去芦，洗、焙一两半，麝香三钱，以端午、七夕、重阳、天德、月德、黄道上吉日，预先斋戒，虔心制药为末，陈设拜祷，过重罗令匀，用糯米浓汤和匀，入木臼内杵千下，作一钱一锭。病重者连服数锭，泻一二次，随食温粥即止矣。治一切饮食药毒、蛊毒、瘴气、河豚、土菌、死牛马等毒，并用凉水磨服一锭，或吐或痢即愈。一痈疽发背、疔肿杨梅等一切恶症，风疹赤游、痔疮，并用温水或酒磨，日涂数次，立消。一男妇阴证伤寒、狂乱瘟疫、喉痹喉风，并用冷水入薄荷汁数匙化下。一心胃及一切气痛，用淡酒化下。一泄泻痢疾、霍乱、绞肠痧，用薄荷汤下。一中风中气、口紧眼歪、五癫五痫、五邪鬼胎、筋挛、骨节痛，并暖酒下。一自缢溺水心头温者，冷水磨灌下。一传尸痨瘵，凉水化服，取下恶物虫积为妙。一久近疟疾将发时，东流水煎桃花汤化服。一妇女经闭，红花酒化服。一小儿惊风、五疳五痢、薄荷汤下。慢惊忌服。一头风头痛，酒研，贴两太阳上。一诸腹鼓胀，麦芽汤化下。一风虫牙痛，酒磨涂之，亦吞少许。一打扑伤损，松节煎酒下。一汤炮火伤、毒蛇恶犬咬伤，并冷水磨涂，仍服之。

青金锭：治男妇风痰痰厥、牙关紧闭，不能开口，难以服药，并乳蛾不能言者，以及小儿惊风痰迷，将此药一锭，取井水磨开，将药滴入鼻孔，即进喉内，痰即吐出，立刻得生，效验如神。延胡索二钱，青黛六分，牙皂火煨十四枚，共为细末，入麝香一分，再研，清水调成锭，每锭五分，阴干用。

平安万应丸：此即唐栖痧药，治法见后。孕妇忌服。茅山苍术米泔水浸软，切片，焙干三两，丁香不拘公母六钱，麝香三钱，蟾酥一两，甘草去皮二两四钱，大黄切片，焙干六两，明天麻切片，焙干、麻黄去节，细剉、雄黄研细，水飞、朱砂研细，水飞各三两六钱。共研细末，糯米浆为丸如梧桐子大，朱砂为衣，瓷瓶装贮，以蜡封口，不可泄气。每服三丸。日久味薄者，或加倍服亦可。一泻痢，以滚水送下三丸，立止如神。一寒暑痧胀肚疼、头眩眼黑，以三丸放舌尖上，闭口候舌微麻咽下。一受寒受暑，痧胀甚重，绞肠肚疼，胸口闭闷，不省人事，以三丸研细，吹入鼻内，再以三丸放舌上，候少顷，温水送下，如不愈，再用即愈。一中寒中暑，痧胀吐泻，手足厥冷，并吐泻不出，先以三丸研末，吹入鼻内，再以三丸放舌上，候微麻咽下，如昏迷不能咽下，即研末温水灌下，即愈。一山岚瘴气，夏月途行，空心触受秽气，口含三丸，使邪气不能侵入。一感冒风寒、恶心头痛、或肚腹饱胀及风痰等症，以三丸放舌尖上，微麻咽下，即愈。一胃口疼痛，气痛，以三丸放舌尖上，微麻咽下，即愈。一鼓胀噎膈，以三丸放舌尖上，微麻咽下，即愈。一痈疽疔毒，蛇蝎蛊诸虫咬伤，俱以数丸研末，好酒调敷，即愈。一小儿急惊风，牙关紧闭不能服药，以四五丸研末，吹入鼻内，即醒，随以三丸温水调灌，即愈，若慢惊风不可服。一跌打致死、惊死热死、魇魅气闷至死、痰厥冷厥等症，凡有微气，急以数丸研末，吹入鼻内，灌口，可望复醒。遇自缢之人，勿割断绳，轻轻解下，即以数丸研末，吹入鼻内。若胸口略有微气者，皆可活也。

金丝万应膏：治一切风寒湿热，手足拘挛，骨节疼痛，男子痞积，女人血瘕及腰疼诸般疼痛，结核转筋，顽癣顽疮积年不愈，肿毒初发，杨梅肿块未破者，俱贴患处。肚腹疼痛，泻痢疟疾，俱贴脐上。痢白而寒者尤效。咳嗽哮喘，受寒恶心，胸膈胀闷，男妇面色萎黄，脾胃虚寒等症，及心疼，俱贴前胸。负重伤力，浑身拘痛者，贴后心与腰眼。诸疝、小肠气等症，贴脐下。无不神效。木香、川芎、牛膝、生地、细辛、白芷、枳壳、秦艽、独活、防风、归尾、大枫子、黄芩、南星、羌活、半夏、赤芍、贝母、杏仁、蓖麻子、白敛、苍术、艾叶、川乌、肉桂、良姜、续断、两头尖、连翘、甘草节、藁本、丁香、青皮、藿香、乌药、荆芥、苏木、元参、僵蚕、桃仁、山栀、红花、牙皂、威灵仙、苦参、茅香、文蛤、蝉蜕、草乌、蜂房、鳖甲、全蝎、金银花、麻黄、白及、大黄、青风藤，以上各二两，蜈蚣二条，白鲜皮、五加皮、穿山甲、降真节、骨碎补、苍耳头，以上各一两，蛇蜕三两，桃、柳、榆、槐、桑、楝、楮七色树枝各二尺一寸。各药切为粗片，用真麻油十二斤浸药在内，夏浸三宿，春五宿，秋七宿，冬十宿，方用火熬，以药枯油黑为度，去药沥尽滓，贮瓷器内。另以片子松香不拘多少，先下净锅熔化后方加药油，量香二斤用油四两，试水软硬，仍漉入水缸中，令人抽扯，色如黄金，即成膏矣。每制一料计膏七十斤，约用银数两，摊中大膏药一万有余，可济数千人。所费者少，所济者众。此膏功效如神，屡用不爽，盖不止于百试百验矣。

万应神曲糕：此曲能搜风解表，开胸快膈，调胃健脾，消积进食，解酒止泻，利水，并治四时不正之气，感冒发热，头眩咳嗽，及伤食腹痛，痞满气痛，呕吐泄泻，痢疾，饮食不进，不服水土等症，大人每服三钱，小儿一钱，多则钱半，水煎服。外感发热咳嗽、疟疾呕吐，俱加生姜同煎。泄泻加真乌梅同煎，痢疾大人用四五钱，小儿用二三钱加陈茶叶同煎。效验非常，屡试不爽。此福建泉州府秘方也。前胡、大黄、良姜、苍术、莪术、防风、姜黄、山楂、柴胡、厚朴、紫苏、豆蔻、葛根、槟榔、苡米、黄芩、荆芥、麻黄、青皮、使君子、甘草、黄柏、百合、栀子、薄荷、羌活、陈皮、蒲黄、扁豆、杏仁、车前、砂仁、泽兰、独活、木香、益母草、麦芽、乌药、桔梗、诃子、腹毛、猪苓、茯苓、三棱、芡实、草果、半夏、淮药、木通、枳实、藿香、泽泻、香薷、菖蒲、黄连、木瓜、香附、枳壳、小豆、花椒，以上各四两，共为细末。又用鲜青蒿四斤，凤尾草二斤，苍耳草三斤，大蓼草二斤，小蓼草三斤，以上五味同煎浓汁。又用小麦十五斤，洗净略蒸，晒干，酒曲六两，五月五日，或六月六日，或七夕重阳，或天德月德、黄道吉日，均可制配。临时先将药与曲粉同拌匀，入草药水拌揉作成块子，外用荷叶包好，以苧麻扎紧，上笼蒸一个时辰，取出摊凉三四时，以冷为度，装入桶内，一层稻禾草，一层神曲，盖密。须十二天取出晒过，月余极干，然后刷去荷叶，再露七夜，晒七日，干透收藏听用。每月亦须晒数次，以免霉坏。

金刚丸：专治肾虚骨痿不能起床，服此神效，萆薢有红点者佳、杜仲姜炒去丝、肉苁蓉酒洗，去鳞甲，焙干、菟丝酒炒，以上各等分，共为细末，用酒煮猪腰子捣，为丸桐子大，每服二钱。

大还丹：此丹水火兼补，服之壮元阳，暖丹田，益精神，饮食加增，筋力强健，百病不生，功效难以尽述。淫羊藿剪去边毛，羊油炒十两，地黄酒泡，九蒸九晒十二两，金樱去心毛，酒浸、补骨脂酒浸、仙茅酒浸各八两，当归酒洗、石斛酒浸各六两，菟丝子酒炒五两，麦冬去心、白菊花各四两二钱，杜仲盐水炒、肉苁蓉酒洗，焙干、山萸肉酒浸、枸杞子酒浸、琐阳酒浸、真山药、白蒺藜炒、沙苑蒺藜炒各四两，续断炒、青盐各三两一钱，巴戟肉酒洗、白茯苓、牡丹皮炒、小茴香酒炒、楮实子酒浸、覆盆子酒浸、怀牛膝酒浸、远志肉甘草水炒、泽泻炒、石菖蒲炒各三两，天冬二两五钱，北五味炒二两，胡芦巴酒浸二两，核桃肉一斤，猪腰子十二个，羊腰子十二个，各药磨成细末，将腰子切开，以药塞满，麻线缚定，放蒸笼内蒸熟，晒干，连腰子捣成细末，用白蜜六七斤炼熟，和药为丸如梧桐子大。每早晚用二三钱，淡盐汤送下。腰子内药末以塞满为度，不必尽入其中也。

彭祖接命丹：此丹最能添精补髓，固精不泄，善助元阳，滋润皮肤，壮筋骨，理腰膝，下元虚冷，五痨七伤，半身不遂，或下部虚冷，膀胱气痛，脚膝酸麻，阳事不举。男子服之，行走康健，气力倍增，奔走如飞，女人服之，能除赤白带下血崩，兼通二十四道血脉，功效无穷，难以尽述。何首乌、白茯神，赤茯苓、菟丝子去灰净、牛膝、当归、补骨脂、覆盆子，以上每味十两，不犯铁器，用石臼杵为细末，炼蜜调黄酒为丸如梧桐子大，每服二钱，空心黄酒送下，早午晚进三服，七日后每服三钱。忌服芸苔即油菜、菜子油、萝卜。

无价保真丸：治一切劳损诸疾，服至一月，面目光润，半年后返老还童，饮食房事无异。少年百病不生，冬月手足不冷，夏月身体不热，男子须发不白，妇人能多生育，益精补髓，功效无穷。九制熟地忌铁四两，全当归酒浸二两五钱，川芎酒炒一两五钱，杜仲姜汁炒去丝一两半，白茯苓人乳拌蒸一两半，甘草一两，金樱子酒浸，去毛子一两，金石斛三两，淫羊藿去边梗，酥炙，或羊油炒一两，以上各药均用好烧酒制，惟服药不拘何酒，杜仲另研为末，同各药末加入生白蜜共捣一千杵，丸如桐子大，每服三钱，空心服，酒下。昔四川一刺史年方壮，患五痨七伤，四肢无力，沉困瘦软，面目无光，交合之时阳痿不举，下元虚冷，夜梦遗精，得此方合药，未及服而病卒。有院工戈禹年七十六，亦患此症，即以此药与之，服至十日，旧症若失，每夜房事不绝。后戈禹以淫行被主处死，拆骨视之，果然骨髓充满，方信此药效验。

延寿丹：此方久服添精补髓，健脾养胃，乌须延寿，体健身轻，返老还童，中阳复兴，少阳复起，痔瘘疮毒，服之即愈，能调妇人经水，暖下安胎，专治赤白带下，妙不可言。制药时忌妇人僧道鸡犬见，并忌食牛马肉。此方内可加熟地、枣皮、当归，更妙。白术土炒、青皮、生地、厚朴姜汁炒、杜仲姜汁炒、补骨脂微炒、广皮去净白、川椒、青盐、黑豆二升、巴戟肉去心、白茯苓、小茴香、肉苁蓉，竹刀刮净鳞，黄酒洗、晒干，以上各一两，制好入铜锅或砂锅亦可，用水二十小碗，桑柴文武火煎至十碗，将水盛出，复煎药渣，用水十小碗煎至五小碗，去渣不用，惟用二次药水十五碗，将黑豆放锅内，用火缓缓煎至水干，盛起候冷，入瓷罐装贮。每早空心服三钱，开水送下，不可间断。妇人受胎之后不可再服，恐受双胎。

蒸脐补气散：此药治气虚体倦，肚腹畏寒，下元虚冷症，极效。五灵脂、夜明砂、枯矾各一两，共为细末，分四包存贮，听用。每逢春分、秋分、夏至、冬至先一日，用温水避风，先将脐眼洗净，纳麝香五厘于脐内，将荞面为圈烘微温安脐上，用药一包铺圈内，以蕲艾绒作团，每团重一分或六七厘，放药末上，用香火烧燃，若干岁即烧若干团，烧完用荞面作饼盖圈上，俟药冷，缓缓取下。忌茶七日。面圈深寸许，横径一寸六七分，面饼如圈大。如无荞面，即麦面亦可。久久行之，不可间断，受益无穷。切忌妇女经手。

阴虚无上妙方：天一生水，命曰真阴。真阴不能制火，以致心火上炎而克肺金。咳嗽者，火刑金，吐痰者，肾水虚泛而为痰，如锅中之水，热甚则腾湿也，岂区区草木之功所能济哉？必须取华池之水，频频吞咽，以静治于无形。然后以汤丸佐之，庶几水升火降，而成地天交太之象耳。主方在吞津液，华池之水，人身之金液也，敷布五脏，洒陈六腑，然后注之于肾而为精。肾中阴亏，则真水上泛而为痰，将并华池之水一拥而出，痰愈多而肌愈瘦，病诚可畏。今处一法：二六时中，常以舌舐上腭，令华池之水充满口中，乃正体舒气，以意用力送至丹田，口复一口，数十乃止。此所谓以真水补真阴，同气相求，必然之理也。每见今之治阴虚，专主六味地黄等味，以为滋阴壮水之法未为不善。而独不知于本源之水，取之点滴，以自相灌溉，是舍真求假，不得为保生十全之计。此余谆谆为是言也，卫生君子，尚明听之。

人乳膏：血虚火旺，消补两难者，服此神效，人乳男用女胎乳，女用男胎乳、藕汁、白蜜、甜酒原汁，各等分同煎，加童便熬至滴水成珠，每日空心服半盏，病深者多服，痊愈。若服寒凉药则不效。

来复丹：治上盛下虚，里寒外热，伏暑泄泻如水，霍乱呕吐不止，六脉隐伏如无，遍体冷如冰铁，饮汤难受，姜、附热药难投，急服以此丹，立效如神，太阴元精石取龟背形者佳，研细水飞净一两，五灵脂水澄去沙，晒干二两，洋硫黄土黄不效、硝石各一两与硫黄同研为末，放瓷碟内，用微火炒，用柳枝搅匀，火勿太过，再研细末、陈皮去白、青皮各二两，先将陈皮、青皮研细末，再入硫黄、硝石、元精石各末，再研千余下，好醋煎滚为丸如梧桐子大，每服三十丸，开水送下。

斑龙散：治精血耗涸，耳聋口渴，腰痛白浊，上热下寒，不受峻补者，鹿茸一两酒泡透，酥炙研末。此味要整架者，茸片多假，查药物备要便知，真乌梅肉煮成膏，和捣为丸如梧子大，每服五十丸，米汤调下。

草灵丹：此药益寿延年，添精补髓，乌须发，固齿牙，强筋骨，壮气血，服之一月乃见其效。如要试验，拌饭与白犬食之，一月变成黑犬，此其验也。老人服至十日便不夜起。服药者不可因此多行房事，反致耗精损神。忌食黑羊肉鹁鸽桃李。真川椒去子，炒出汗、茅山苍术各四两酒浸焙干、茴香盐水炒、白茯苓各二两去皮炒、川乌去皮脐、炙甘草各一两熟地酒浸、真山药各三两，共为细末，炼蜜为丸如梧桐子大，每服三十丸至四五十丸，空心温酒送下，服后以干食物压之。

五香丸：此方仙传秘于《道藏》，善能消食消积、消痞消痰、消气消滞、消肿消血、消痢消蛊、消隔消胀、消闷，药料寻常，功效甚大，并治痰迷心窍。每服七八分或一钱，姜汤送下。临睡先一服，次早一服，其效如神。五灵脂一斤，香附子去净毛一斤，水浸一日。黑丑二两，白丑二两，共研细末，以一半微火炒熟，以一半生用，和匀，醋糊为丸如萝卜子大。此药费小功大，愿同志者修合济人，功德无量。再黑丑、白丑性虽猛烈，服之不多，并不碍事。

三黄宝蜡丸：治跌打损伤，刀伤箭伤枪伤，一切刑伤破皮，瘀血奔心，及癫狗咬伤，蛇虫毒物咬伤，坠马跌伤，瘀血凝滞，及妇人产后恶露不尽，痰迷心窍，致生怪症，危在顷刻，其效如神。真济世良方也。藤黄四两，天竺黄、明雄黄、红芽大戟、水粉即宫粉、刘寄奴、真血竭、乳香、儿茶各三两，归尾、朴硝各一两二钱，血珀、水银、麝香各三钱，共为末，加顶净黄蜡二十四两，将铜锅装蜡，下滚水面浮其铜锅，待蜡溶化，随下前药末搅匀，半冷能作丸。轻者一丸。若遇久有瘀血凝滞，可服数丸，多饮酒几杯，盖被取汗，即愈。外敷者，用香油隔滚水开化敷之。如久病势重者服数丸，甚能舒筋活络，去瘀生新，有起死回生之功。忌食生冷及生果发物三日。

扁鹊玉壶丸：玉壶指人身而言。《道书》曰：金精满鼎气归根，玉液盈壶神入室。元寿先生曰：硫是矾之液，矾是铁之精，生于温泉，产于山旁，有水火既济之妙。《本草》止言治阴寒恶疾，不言治鼓，今人用治火衰，阳气暴绝，寒水鼓胀，却有神功。独是难于制配，余得异授，并诸制法，以广仁术。硫黄八两，真香麻油八两，以硫打碎，入冷油内放炉上，炭火宜微，以桑枝缓缓搅动，候硫溶尽，即倾入水缸内，急搀去面上浮油，取缸底净硫，称过若干两，再配真麻油若干两，照前火候再溶再倾，连前共制三次。第四次用真棉花子油自取棉花子向油榨坊制油为真，配硫若干两，照前火候再溶再倾入水缸内，急搀去面上浮油。第五次用肥皂四两，水中同煮六时。第六次用皂荚四两，放水中同煮六时，拔尽油气。第七次用炉中炭火淋碱水制六时。第八次用水豆腐同煮六时，拔尽皂碱之性。第九次用田字草田字草出水荒稻田中，叶如田字，秋天采捣汁和水煮六时，晒干研细如香灰。凡净硫一两，配炒糯米粉二两煮汁为丸。每服八分，渐加至三钱，开水送下。硫黄以外洋者为佳，土硫黄断不可用。

九制硫黄丸：凡人一身，以命门先天真火为主，火旺则脾土及五脏强壮。如人一家之主人富强，则百事俱强也。此火一虚，则脾胃虚弱，饮食少进，无精液以养脏，则五脏自弱，以致百病易生，且老尤甚。年老之人火必衰，久服附桂至无效，故有耳聋眼花齿落发白等症，是非此丸难除此症。此丸专补先天本元，能健脾胃，壮筋骨，治虚弱齿落阳痿，却百病，久服面如童颜，老当益壮。惟《药性》云：硫黄为纯阳之物，与鹿茸并功，但其性太热有毒。又云：硫黄性虽热而疏利大肠，与燥涩者不同。又云：热药多秘，惟黄暖而能通；寒药多泄，惟黄连肥肠而止泻。人多谓服之久必发毒，皆因药店制之不精。如自制得法，自然无碍。黄用外洋者良，若土黄断不可用。

一制：用老白豆腐，将黄研末，用净砂锅以竹篱夹锅底，篱上盖豆腐一层，铺黄一层，叠叠铺好，入水煮至豆腐黄黑色为度，用清水漂净腐渣，再煮二次，每黄一斤，豆腐一斤，或黑豆拌煮亦可。二制：用大个萝卜挖空，将黄末入内，盖紧缚好，慢火煮至萝卜黄黑烂为度，清水漂净，复煮二次，或萝卜切片拌亦可，一黄二卜。三制：将紫背鲜浮萍洗净，拌黄末，煮至萍腐烂为度。但萍根须最多，清水漂净，或打烂取汁拌煮亦可，一黄三萍。四制：用新绿豆拣淘洗净，以黄末拌煮至豆烂为度，清水漂净，一黄二豆。五制：用石菖蒲或菖蒲，洗净切小段，拌黄末入水煮至烂为度。取汁拌煮，更妙。六制：松柏叶各半，洗净去枝，用叶剪碎，拌黄煮至叶烂为度，清水漂净。七制：或藕或梨，或藕梨各半，切片同黄煎至藕梨烂为度。八制：肥壮猪大肠洗净气味，将黄末研细漂净，装入大肠，两头扎紧，勿令走漏，煮至大肠熟烂为度，用清水泡过夜，澄出阴干。九制：地黄二两，全归、天冬、麦冬各一两，川芎、陈皮、枸杞、杜仲、茯苓、炙草、前胡、防风、泽泻、蛇床子、五加皮各五钱，每黄一斤，用药一料，照黄递加，用清水煎浓，将黄末投入，煎至药汁干，起出阴干，用糯米煮粥拌，为丸如绿豆大，阴干，用瓷瓶装收，每早用盐汤送服。一月用三分，第二月四分，三月六分，四月八分，五月一钱，每月递加，至二钱为度。如恐服久发毒，病愈则止，自无妨碍。忌一切牲畜血及细辛。

七制固脂丸：治命门火亏，下元虚损，耳聋眼花，腰痛腿软，背冷精流，阳痿不举，小便过多，筋骨疼痛，肚腹畏寒，脾胃虚弱，饮食难消，夜多盗汗，精神疲倦，时爱躺卧等症，功能补火壮阳，固精种子，保真元，壮筋骨，健脾胃，长精神，除疾病，功效不能尽述，无论男妇皆治。每早空心服一钱，淡盐水送下。每服至一月后加三分，加至二钱为止。忌食羊血、油菜又名芸苔，广西呼为菜花、菜油。若阴虚水亏者，早服此药，晚服六味地黄丸，则水火兼补，不致偏枯，服至半年后方效。补骨脂十斤。

一制：淘米水泡一夜，晒七日。二制：黄柏二斤熬浓汁泡一夜，晒七日。三制：杜仲二斤，照前。四制：生盐二斤，照前。五制：鱼鳔三斤，照前。六制：核桃肉六斤，照前。七制：黑枣三斤，糯米三斤，共煮粥，将补骨脂磨细末忌铁器，和匀捣融，为丸如梧桐子大。

七制香附丸：专治心血亏虚，火不下降，水不上升，以致心肾不交，夜梦遗精，百药不效者，服此大有奇功，香附一斤。

一制：淘米水泡一夜，石上擦去毛，晒干。二制：陈酒泡一夜，晒干。三制：童便，照前。四制：盐水，照前。五制：牛乳，照前。六制：小扁黑豆煮水，照前。七制：真茯神六两，去皮、去木心，二味共为末，炼蜜为丸如弹子大，每早空心服一丸。

九制黄芪：此药制后可与人参同功。气虚者服之最佳，妇人体虚血崩及产妇虚证服之更妙。顶上绵箭芪一斤，洗净，切片，烘干。

第一次：用木通二两，煎水泡一夜，晒干。二次：升麻一两，照前。三次：丹皮二两四钱，照前。四次：沙参三两五钱，照前。五次：玉竹四两六钱，照前。六次：附子一两制，照前。七次：五味二两，照前。八次：防风二两，照前。九次：蜜糖三两拌炒，制完，蒸过七日可服。每用二钱，水一杯，饭上蒸好，临食对酒少许服，渣再煎服。

代参膏：此膏大补气血，可代参用，嫩黄芪壮嫩而箭样者用，锉片、白归身切去头尾，酒洗各五钱，肥玉竹一两，化州橘红三钱如无真者，用新会陈皮去净白亦可，共入砂锅内，用天泉水熬成膏，每早开水调服。

涌泉膏又名海龙膏：专治男妇下元虚损，五劳七伤，咳嗽痰喘气急，左瘫右痪，手足麻木，遍身筋骨疼痛，腰脚软弱，肚腹受寒，男子遗精白浊，妇人赤白带下等症，贴至半年，步履如飞，下身不甚畏冷，贴至一年，气贯泥宫，虽老年亦能种子，可免杂症，并除风湿，真神方也。大海龙一对雄黑雌黄长尺余者佳，无则用海马亦可，终不如海龙之妙、大生附子一个重一两五钱，切去芦头，童便、甘草水各浸一日，洗净、零陵香、大穿山甲三钱要大片，锁阳三钱，各药切碎，用真香麻油一斤四两，将药浸入，春五日、夏三日，秋七日，冬十日，然后木炭火熬至药枯，去净渣，将油再熬至将要滴水成珠时，称准分量，每油一斤加飞净黄丹六两五钱，用火熬至滴水成珠火不要大，膏不要太稠，切记切记，用槐枝不住手搅动，再下真阳起石末、真麝香末各五钱，冬虫夏草末、好野高丽参末、真川椒末、母丁香末各三钱，搅极匀，埋入土内七日，去火毒。每用膏三分，摊如钱大，贴两足心，十日一换，不可间断。此膏五十岁内外贴之，方见功效。若少年无病者贴之，足心作痒起泡，反无益也。

附桂膏：治感受风湿，手足麻木，筋骨疼痛等症，贴之神效。肚腹畏寒者更妙。真香麻油三斤，柏枝尖、松毛心各五斤，生大附子切片、肉桂研极细末各半斤，黄丹、铅粉各十两，先将麻油入锅烧滚、下柏枝、松毛、附子，次第入油锅熬枯，去渣，下肉桂末再熬，下黄丹、铅粉，不住手搅至滴水成珠，入瓦器内浸水中拔去火毒，用布摊贴。肚腹畏寒者贴肚脐，用大张连脐眼贴，并贴背后肾俞穴。其余筋骨麻木痠痛，俱贴患处。

法制陈皮：善能消痰化气，止渴生津，陈皮一斤清水泡一日，去净白，台党、甘草各六两，同煮一日，去参草，留陈皮，加川贝母两半研细，青盐三两拌匀，再用慢火煮一日夜，以干为度。

黄瓜霜：治急心痛最为神效，并治实火牙痛、喉痛，皆效。因寒心痛及牙喉虚火忌用。黄瓜一条，破两边，去肉去子，入生矾末填满合住，线捆，悬挂有风无日之处阴干，候皮外起白霜取下，研细，收瓷瓶内，用蜡封口。如急心痛欲死者，口有微气，用此霜点眼四角，立愈。喉痛者吹入，牙痛者用霜擦之。

神仙粥：此方专治感冒风寒，头痛骨疼，并四时疫气流行等症。初得病两三日，服此即愈。糯米三合，生姜五大片，河水两碗，于砂锅内煮两滚，次入带须葱白五七根，或煮至米熟，再加米醋小半盏入内和匀，乘热吃粥，或只吃粥汤。盖被睡卧，谨避风寒，以出汗为度。屡验，非寻常表药可比。

甘露茶：此茶疏风清热，去滞逐邪，治一切感冒时气，头痛腹胀，不服水土等症，陈皮四钱盐水洗，谷芽一两炒，神曲一两五钱，山楂五十粒炒、乌药、厚朴、枳壳各八钱，陈茶叶三两，共为粗末，每服二三钱，生姜汤煎服。

羊肉汤：治寒劳虚羸及产后受寒，心腹疝痛诸症，甚效。肥羊肉一斤，水煮，入当归五两，黄芪八两，生姜六两，再煮，分四服。此张仲景方也。

羊肾酒：此酒能种子延龄，乌须黑发，强筋骨，壮气血，添精补髓，返老还童。有七十老翁，腿骨无力，寸步难移，将此甫服四日，即能行走如常，后至九旬，筋力不衰。其方秘而不传，董文敏公重价得之。凡艰于嗣续者服之，即能生子，屡试如神，百无一失。生羊腰一对，沙苑蒺藜四两隔纸微炒，真桂圆肉四两，淫羊藿四两用铜刀去边毛，羊油拌炒，仙茅四两要真者，用净糯米汁泡去赤汁，薏仁四两，用滴花烧酒浸三七日，随量时时饮之。

乌鸡汤：治男妇虚弱，或病后、或产后、或疮毒久不收口，脾胃不健，一切诸损，白毛乌骨鸡又名太和鸡不论雌雄，去毛，破腹去肠杂，洗净，大生地酒洗四两，饴糖即麦芽米糖四两，俱纳腹内，瓦钵装好，放铜锅忌铁器内隔水蒸烂，食之。一月两次为妙。

七味鸭：治阴虚劳伤咳嗽痰喘神效，生地、熟地、归身、茯神、白芷各三钱土炒，川贝母二钱，地骨皮四钱，用老鸭一只，去毛，原汤洗净去肚杂，不可再见水。将前药加陈甜酒一碗，生晒酱油三酒杯，同入鸭肚内缝紧，用瓦盖盆盛贮盆内，不可放水，盖好以棉纸将盆盖缝封固，放在锅内，亦不可放水，锅盖盖好，稻草三斤打成小草结，对锅脐慢慢烧之，如锅太热，少停再烧，草完鸭烂可吃，能饮再加老酒送服。

雍正二年，客自江西回广，有兄弟二人，弟患虚损垂危，即到城镇，不能停泊延医，又无方药可服，惟有待毙而已。客悯之，出此方令其兄照法制与服之，竟得平愈。

神仙鸭：治劳伤虚损，无病者食之亦能健脾益精，功效甚大，乌骨鸭一只去净毛，破开去肠杂，不可用水，或用白毛老鸭亦可，白枣即南枣四十九粒去核，白果四十九粒去壳，建莲四十九粒去心，人参一钱，陈甜酒三大酒杯，好酱油二酒杯，各放鸭肚内，不用放水，瓦钵装好封紧，蒸烂，陈酒送服。无人参，用玉竹四钱九分，加姜汁少许，亦可。

骨脂鸭：治肾虚吐血及肾虚咳嗽气喘，并一切虚不受补者，效验如神。有人肾虚吐血三年，百药不效，连食此鸭三只断根。老鸭一只去毛，去肠杂，洗净用，骨脂三钱，先用黄柏六分煎水泡骨脂一夜，晒干，烘干亦可，用盐水炒，核桃肉三钱，陈甜酒一茶碗，陈绍兴酒亦可，好酱油三酒杯，共入鸭肚内，以线缝好放瓦钵内，不用放水，盖好加纸封口放锅内蒸极融烂，去药，连汤食。如不见效，即用七制骨脂丸见前蒸鸭食，必有奇验。

种子兜肚方：此方能调经种子，并治赤白带下，腰腿酸痛，子宫寒冷，男女肚腹畏寒，遗精，白浊，偏坠疝气，一切下部虚冷等症，附子一个重二两，切片，烧酒煮过，晒干听用，大茴炒、小茴炒、丁香、五味子各一两，升麻、木香、甘草、甘遂各四钱，沉香一钱，共为末，用新蕲艾四两，搓融晒干，将前药放在艾中间，用线密缝兜肚置丹田上，外用手帕包固，昼夜缚定，不可换动，一二月后则去之。或加麝香二三分，更妙。

开关散：治朱砂症，并治感冒风寒及各项痧症。凡脉散，牙紧，发烧，手足麻木，闭目不语，喉肿心痛，医多不识此症，误认为喉风，此名为朱砂症，又名心经疔，用此药三分，先吹入鼻孔内，再将药称足一钱，姜汤冲服。服后，用纸捻照心窝、背心二处，见有红点发现，用针挑破，内有红筋，挑出方保无事。此方神效，不可忽视。牙皂、细辛各三钱半，明雄二钱半，法夏、广木香各三钱，陈皮、藿香、桔梗、薄荷、贯众、白芷、防风、甘草各二钱，枯矾五分，各药共研细末，瓷瓶收贮，用蜡封口，不可泄气。

土熨法：治身受寒热，心腹疼痛，医家辨证不清，寒热混投。或乡僻之地无药调理，渐至饮食不进，大便闭塞，小便短涩，上下关格不通，浑身绷紧，或六脉沉伏，或紧数之极，甚至手足腰膝僵硬，不省人事。此危笃之症，急用陈干土砖捣成粗末，约二升许，以锅炒温热，用青布包好，以半揉熨胸腹腰背等处，冷则另换一半，周流揉熨约半小时久，自觉胸腹气流通而愈。或再用皂角末少许吹入鼻中，得喷嚏则气随通畅。

天然透邪丹：治感受风寒暑湿及四时不正之气，以致头痛胀闷，鼻塞不通，胸膈不舒等症。

鹅不食草查药物备要便知晒干，研细末，瓷瓶收贮，以蜡封口。每用少许吹鼻中，即刻打喷嚏气通而愈，功同痧药。冬月用之尤妙。

仙拈散：治男女远年风湿，血风皮蛀，寒湿浸淫，流水发痒，搔之疼痛，两腿黑肿，似烂非烂，或时热烘麻木等症，寒水石另研、飞滑石另研、白芷、百部蒸，炒干、白鲜皮各三两，蛇床子、地肤子、东白薇各四两，炙鳖甲、大黄酒炒各五两，樟脑临用时加少许同研共研细末如香灰细，麻油调敷。一日一换，不可洗浴，一月即愈，至迟三月断根，神效无比。

十全大补汤：治气血俱虚，并老人痈疽等症，台党、炙芪、熟地各四钱，白芍酒炒、焦术、茯苓、上桂研末冲服、当归各二钱，川芎钱半，炙草一钱，水煎服。

补中益气汤：治阳虚自汗，或疟痢脾虚久不能愈，并一切清阳下陷，中气不足之症，炙芪钱半，高丽参二钱，炙草一钱，焦术钱半，陈皮一钱，当归五分，升麻、柴胡各三分，姜三片，枣三枚，水煎服。

逍遥散：治血虚肝燥，骨蒸劳热，咳嗽寒热，口干便涩，月经不调等症，柴胡、当归、白芍酒炒、焦术、云苓各一钱，炙草五分，煨姜三片，薄荷三分，水煎服。

金匮肾气丸：治腰痛脚肿，小便不利，呕吐胀痛，四肢虚浮，痰重喘急，脾肾虚弱，水泛为痰，非此不救，此仲景神方也。风湿重者须先去风湿，然后服此药，以免关门杀贼之患。熟地四两，茯苓三两，牛膝、肉桂、泽泻、车前、山茱萸、山药、丹皮各一两，附子五钱，共为末，炼蜜为丸如梧桐子大，每服八九十丸，空心米汤饮下。急病分作数剂煎服亦可，临卧服补中益气汤，可收全功。

左归丸：治烦劳内伤，身热心烦，头痛恶寒，懒言恶食，或喘或渴，或阳虚自汗，或气虚不能摄血，或疟痢脾虚久不能食，一切清阳下陷，中气不足等症。蜜芪钱半，台党一钱，炙草一钱，白术土炒、陈皮、当归各五分，升麻、柴胡各三分，姜三片、枣二枚引，小儿照服，大人分量加倍。

右归丸：治元阳不足，阳衰阴盛。益火之剂。熟地八钱，山药炒四钱，枣皮三钱，枸杞盐水炒四钱，鹿胶酒兑服四钱，菟丝四钱，杜仲四钱盐水炒，当归酒炒三钱，肉桂去皮，研末兑服二钱。

六味地黄汤：治肝肾不足，真阴亏损，精血枯竭，腰痛足酸，自汗盗汗，遗精便血，消渴淋沥，舌燥喉痛，虚火牙痛，下部痈疽等症，九制熟地、山茱萸、真山药、真云苓、丹皮、泽泻，水煎服。

八味地黄汤：治命门火亏，虚弱少气，尺脉弱者宜服之。照上六味地黄汤加附子、肉桂，水煎服。

元麦地黄汤：治阴虚心火狂躁，肾水不足，此即六味地黄汤之变方也，加麦冬、元参，降火益水，熟地八钱，云苓三钱，丹皮三钱，建泻三钱，淮药四钱，元参二钱，麦冬去心二钱，山茱肉四钱。

凉血地黄汤：治胃火热盛，吐血衄血，咳血便血，蓄血如狂，漱水不欲咽及阳毒发斑等症，生地四钱，白芍二钱，丹皮一钱，犀角一钱要尖子佳，黄芩二钱，甘草五分，栀子炒二钱，黄连一钱，川柏二钱。

藿香正气散：治上吐下泻霍乱急症及各项痧症，并四时不正之气，以及不服水土，脾胃不和，饮食停滞，恶心胸满等症，藿香二钱，白芷、桔梗、法夏、紫苏、焦术、大腹皮、川朴姜汁炒、陈皮、茯苓各一钱，炙草五分，姜三片，枣二枚，煎服。

六一散：治中暑烦躁口渴，小便不通，泻痢热疟，霍乱吐泻等症，滑石水飞净六两，甘草一两，为末，每服三四钱，凉水调下。

益元散：治与上同，照上六一散加辰砂少许。

甘桔汤：治喉痛喉痹，肺痈吐脓，干咳无痰，火郁在肝等症，金银花二钱，甘草一钱，桔梗八分，牛子钱半，水煎服。

荆防败毒散：治肿腮漏腮，荆芥、防风、羌活、独活、柴胡、前胡、川芎、枳壳、桔梗、茯苓各一钱，甘草五分，薄荷三分，水煎服。

黄连解毒汤：治一切火热，表里俱盛，狂躁烦心，口燥喉干，大热干呕，吐血衄血，热甚发斑等症。如非实火，不可轻服。黄连、黄芩、黄柏、栀子各等分，水煎服。

龙胆泻肝汤：治肝胆经实火实热，胁痛耳聋等症。

龙胆草酒炒、归尾各钱半，黄芩酒炒、泽泻、木通、车前子、生地酒炒、生甘草各一钱，水煎服。

五苓散：治腹满水饮水肿，小便不通等症，猪苓、茯苓、白术各一钱，泽泻钱半，肉桂五分研末兑入，不见火，水煎服。

归脾汤：蜜芪、焦术、台党、枣仁炒、远志肉去心，甘草水泡、当归、云苓、龙眼肉、广陈皮、炙草、生姜、红枣，煎服。

验方新编卷之十二

急救

凡自刎、缢死、溺死及一切自尽等症，人多畏惧不救，亦有以为已死不能复活者，不知救治得法亦可回生，救得一人，可全两家性命。后列各方，果能如法施治，必有奇效。即使万无生理，亦当尽人事以听天命，不可见死而不救也。

五绝

凡五绝卒死，急取韭菜捣汁灌鼻中，或加皂角末、麝香同灌，更为快捷。

吊死

回生丹见后跌打损伤门灌之，立活，真仙丹也。

又方：不可割断绳索，急以衣裹手紧抵粪门。若系妇女则连阴户抵住，缓缓抱住解下，安被放倒，即将所吊绳索用碗装好，用火蒸之，其活更快。一人踏其两肩，以手紧提其发，不可使头垂下；一人微微捻整喉咙；一人擦按心胸，又轻轻摩其肚腹；一人摩擦手足，缓缓弯动，若已硬直，但渐渐强弯屈之。又用脚裹衣紧抵粪门、阴户，不使泄气；以两人用竹管吹其两耳，不可住口，或用鸡冠血滴鼻中，男左女右男用雄鸡，女用雌鸡，如此一饭之久，即有气从口出，不可松手，少刻以淡姜汤或清粥与食，令润咽喉，渐渐能动乃止。凡吊死从早至晚虽已冷可活，自夜至早稍虽稍觉难救，总之，身体稍软、心下微温者，虽一日以上，若依此救法，多吹多摸，无不活者。勿谓已冷略忽不救。

又方：照前法救治。再将其两手大拇指并排平正，以小带缚定，于两指缝中、离指甲角一分半之处，名鬼哭穴，用艾火烧三七次，并烧两脚心三次，即活。凡无故中邪而自缢者，以多烧鬼哭穴为要。

又方：炒热生盐两大包，从颈喉熨至脐下，冷则随换，不可住手，其痰尽下。并用人对口以气灌之，其活更快。

又方：陈皮八分，厚朴、制半夏各一钱，肉桂、干姜各五分，甘草三分，水煎服。

又方：葱心刺耳，鼻中有血出，即活。

又方：用手紧掩其口，勿令通气，两时许气急，即活。

又方：用皂角、细辛等分为末，如豆大许吹两鼻孔。

又方：用真野山羊血二三分，研极细，以好酒灌下，立活。

溺水死

捞取时，急急将口撬开，横衔筷子一根，使可出水；以竹管吹其两耳；碾生半夏末如豆大吹其鼻孔；又用皂角末置管中吹其谷道。

如系夏月，将溺人肚腹横覆牛背之上，两边使人扶住，牵牛缓缓而行，腹中之水自然从口中并大小便流出，再用生姜汤调苏合丸灌之，或生姜汤灌之，并用生姜擦牙。若无牛，用一人覆卧躬腰，令溺人如前将肚腹横覆于活人身上，令活人微微摇动，水即可出。或用大锅一口覆宽凳上，将溺人覆于锅上亦可，要将溺人脐对锅脐俯卧，手托其头。

如系冬月，急将湿衣更换。一面炒盐用布包熨脐，一面厚铺被褥，取灶内草灰多多铺于被褥之上，令溺人覆卧于上，脐下垫以棉枕一个，仍以草灰将浑身厚盖之，灰上再加被褥，不可使灰眯于眼内。其撬口衔筷、灌苏合丸、生姜汤，吹耳鼻谷道等事，俱照夏天法。冬天苏醒后，宜少饮汤酒，夏天宜少饮粥汤。按灰性暖而能拔水。凡苍蝇溺水死者，以灰埋之，少顷即活，此明验也。

溺人倘或微笑，必急掩其口鼻，如不掩住，则笑不可止，不能救矣。又不可急于见火，一见必大笑而死。又以酒坛一个，纸片一把烧放坛内，急以坛口覆脐上，冷即烧纸片放坛内、覆脐去水，即活。又初救起时尚有微气，或胸前尚暖，速令生人脱贴身热衣，为之更换，抱担身上将尸微微倒侧之，令其腹内水流出。若水往外流，即有生机。一面用粗纸烧燃取烟，熏其鼻窍，稍熏片时，即用皂角研细末吹入鼻窍，但得微有嚏喷，即可得生。又灌酒汤，不可太热，恐伤齿尽落。

又方：先打壁泥一堵置地上，以溺人仰卧其上，更以壁土覆之，止露口眼，自然水气吸入泥间，其人遂苏。虽身僵气绝，用此法亦可救。

又，醋灌鼻中，绵裹石灰，纳粪门及阴户，水即出。

又方：鸭血灌之，即活。终身戒食鹅鸭。

割喉、腹破肠出

均见卷十三跌打损伤门。

服　毒

方见后解救诸毒门。

冻　死

冬月冻极之人，虽人事不知，但胸前有微温，皆可救。倘或微笑，必为急掩其口鼻，如不掩则笑而不止，不可救矣。切不可骤令近火，但一见火，则必大笑而死。

冻死，四肢直，口噤，有微气者，用生半夏末，如豆大少许入耳鼻内。又用大锅炒灰，布包熨心腹上，冷则换之。候目开以温酒及清粥少少与之，不可太热，恐伤齿尽落。如已救活，用生姜捣碎、陈皮捶碎各等分，用水三碗煎一碗，温服。

又方：用毡或草荐卷之，绳索系定，放在平稳处，令二人相对踏令滚转往来，如卷毡法，候四肢温即活。

又方：用雄黄、焰硝等分为末，点两眼内角。

压死跌死

急扶起盘脚坐地，以手提其发，将生半夏末约豆大，吹两鼻中，以生姜汁灌之。只要心头微温，虽至一日亦活。再用白糖调水与服，散其瘀血。或加童便灌之。

又方：回生丹见后跌打损伤门灌之，立活，真仙丹也。

雷击死

蚯蚓又名地龙，又名曲蟮捣融，敷脐上，半日即活。仍祷谢雷神，虔心忏悔。或用回生丹见后跌打损伤门灌之，亦可活也。须戒杀生。

睡魇死

与后中邪死、鬼打死各方参看。原有灯须存灯，无灯切不可用灯照。急用生半夏末约一豆大，吹入两鼻，取母鸡冠血搽面上，干则再搽，即醒。

又方：樟木烧烟熏之，即醒。

又方：不得用灯火照，并不得近前急唤，但痛咬其足跟及足大拇趾，频频呼其名，以口水唾其面，再灌姜汤，必活。

又方：移动些小卧处，徐徐唤之，即醒。

又方：用管吹其两耳，以皂角末如豆大许吹两鼻，得喷嚏则气通，三四日者尚可救。

又方：酒调苏合丸灌之。

又方：用艾烧两足大拇趾向上生毛处，三七次。或烧鬼哭穴亦可鬼哭穴见前吊死方内。

治 梦 魇

大块明雄朱砂更妙戴头上，并系左腋下，可免鬼魅，并解恶梦。

又方：卧时以鞋一仰一覆，或以红毡、红巾之类枕头，即安。

中 邪 死

用韭菜心于男左女右鼻内，刺入六七寸，令目开血出，即活。或捣韭汁灌鼻。更视上唇内有如粟米粒者，以针挑破，取出。或皂角末或生半夏末如豆大，各吹两鼻中。烧炭一炉，以陈醋泼炭上，使患者闻得醋气，即活。须捉其两手，勿令惊。或灌醋于鼻中，或用樟木烧烟熏之，亦可。

鬼 打 死

睡魇死，中邪死，俱可用此方。

白毛乌骨鸡血搽胸前，并将鸡煮汤灌之，极效。或用鸡冠血滴口中，仍破此鸡拓心下，冷即将鸡埋之，甚效。

惊 吓 死

回生丹见跌打损伤门灌之，立活。真仙丹也。

又方：醇酒一二杯温热灌之，自活。或用生半夏末一豆大吹两鼻中，亦可。

痰厥死

巴豆捣烂，绵纸包压取油作捻，烧烟熏鼻中，片刻吐出痰血，即愈。或用生半夏末如豆大吹两鼻中。

气厥死

照上痰厥方治之。

中风死

方见卷十四中风门，或照上痰厥方治之。

尸厥死

由入庙吊丧问病而得者，附子七钱重者泡热，去皮脐，为末，分二服，每服酒三盏煎一盏。如无附子，生姜汁半盏和酒同煎百滚，连灌两服，即醒。或照上痰厥方亦可。

尸厥死腹响如雷

硫黄一两，焰硝五钱，研细，分作三服，好酒煎至烟起为止，温灌下，片时再服，即安。

忽然胡言乱语昏迷跌倒

此症不省人事，切勿挪动，动则难言，急用大爆竹放头、脚两处，头顶边一个，脚底一个，一齐点放，其人自醒无恙，大小皆治，屡试如神。

暴厥死

凡人卒然倒仆，急扶入暖室，扶住正坐，用火炭沃醋，使醋气冲入鼻中，良久自醒。或捣韭菜汁灌鼻，或用皂角末吹鼻，得嚏即醒。如仓卒无药，急于人中穴及两足大拇趾离甲一韭菜许各用艾火灸三五次，即活。

发花风死

此症多死于床上，见肾俞穴背脊下腰眼处即是有一红点者可治，若黑者不治，急用麝香填于脐眼，加姜一片盖麝上，艾火灸而生。

解救诸毒

凡解毒药俱宜冷服，大忌饮热汤水，饮热则不可救矣，若见酒必死。

解救百毒

干净地上黄土地更好挖三尺深，入水一桶，用棍搅动，名曰地浆，能解百毒。凡食隔夜果饼菜蔬茶水酒浆等物，或饮田塘溪涧井沟之水，误中无名百毒者，取饮数碗，极为神效。愈后，戒食鳝鱼。

又方：巴墙草捣烂，煎汤冷服，能解百毒，屡试屡验，神方。巴墙草即土筑墙上蔓生细叶如瓜子样草。

中毒七孔流血

刺猬皮煅存性，为末，每服三钱，酒调下，立止。

解鸦片烟毒

急用活鸭血多多灌之，凡服鸦片烟者最为神效。若身冷气绝似乎已死，如身体柔软，则脏腑经络之气尚在流通，实未死也，乃鸦片烈性醉迷之故耳。将其人放在潮湿阴地，用筷子撬开牙齿或用瓷调羹撬开，或用乌梅擦之亦开，若用铜铁等物反不能开矣，以筷子横放口内，使口常开，以冷水时时灌之，或白砂糖调冷水灌之，更妙。外用手帕三条，以冷水泡透，放胸前轮流更换，或用整块豆腐亦可。又用冷水一盆，将头发散放盆内，时时换水。切不可见太阳，一见日照即不可救。三四日后鸦片之气散尽，即活。如身不硬，虽七日内亦可回生，切不可以为无救遽行棺殓。此法曾救多人，无论服毒轻重，虽手足青黑，照此救法，无不活也。切忌灌服酱油，恐受盐卤之毒反致误事。若服药杂乱，亦不可救，慎之慎之！活后多服白砂糖水及生绿豆末，冲水服，最效。有老仵作云：检服鸦片烟尸骨，伏者居多，侧者亦常有之，平仰者甚少。盖因其人埋在土中，鸦片毒气退尽仍复生活，辗转棺中，不能复出，久则真死矣。故其骨殖不伏即侧，实为服鸦片烟可救之确证也。道光七八年间，广东省有吴姓者，寄居客店，穷极无聊，吞鸦片烟而死，店主人不敢收殓，知此人有亲属在三水县地方，遣人往告其亲属，四日后始至，而此人已于前一日活矣。又有人吞服鸦片烟，百药不效，死后降乩云：当日因用药杂乱，是以不效，惟用真南硼砂黄色如胶者为真冷水调服，可以立解。试之，屡有奇验。

又方：用清油灌之，立解。缘鸦片烟粘滞肠胃，见油即散也。

又方：巴墙草捣烂，煎汤冷服。屡试如神。

解砒霜毒

即信石也。此症如用鸭血治活，终身戒食鸭。防风一两研末，冷水调服。或用四两冷水擂汁灌服，亦可。屡试如神，万无一失。

又方：杀白鸭取血，对口急急灌之，即活，迟则血冷。如已服防风必能回生，可以不必服此，以免杂乱，反致不救。

解野菌毒

照前取地浆水三四碗，入喉即活，至神至妙，切勿轻视，亦不必用别药。

解断肠草毒

此草有尖圆两种，如服尖叶者，不过一二日内即消化，急用活羊血灌一二碗，即活，最有神妙。有人以此草放猪尿脬内，草自走动，脬自浇薄，后以羊血灌入，即不动矣。或服羊油二三两，亦妙。此草惟羊食之最肥，故饮羊油羊血即解。

又方：瓮菜捶汁灌之，其效如神。如不见信，以瓮菜汁洒生断肠草上，草即萎黄而死。

又方：韭菜捣汁灌入，亦效。

又方：用抱过鸡蛋两三个，破开，和清油灌入。或未抱过鸡蛋亦可。

又方：照后解野葛毒方治之神效。此方能解水莽草毒。

解黄藤草毒

即水莽草，或云即断肠草，黑豆一升煮浓汁，候冷透饮之，立解。或照前解断肠草毒及后野葛毒方治之，均极神效。

解野葛毒

杀鸭白鸭更好，取自然热血，对口急急灌入，即活，屡试如神。不可灌迟，迟则血冷，恐难见功。终身戒食鸭。

解野草毒

照上解断肠草及解野葛毒方治之。或饮甘草水，或饮地浆见前，均效。

水莨菪毒

菜中有水莨菪，叶圆而光，误食发狂，状如中风，或作呕吐，用甘草煮汁冷服，即解。或饮地浆亦可。

解盐卤毒

生豆腐浆冷服二三碗，至神至妙。如一时难得，以黄豆擂碎，冲冷水，去渣服之。或用活鹅鸭血多多灌之，即解。戒食鹅鸭。

又方：白砂糖五六两，用冷水调服，亦极效验。

又方：淘米水冷服三四碗，亦可。

解碱水毒

照上解盐卤毒各方治之。

解煤火毒

中煤炭毒，土坑漏火气而臭秽者，人受熏蒸，不觉自毙，其尸极软，与夜卧梦魔不能复觉者相似。房中置水一盆，并使窗户有透气处，则煤炭虽臭，不能为害，饮冷水可解。或萝卜捣汁灌之，鼻移向风吹，便醒。

解迷闷药

饮凉水，即解，重则饮蓝靛汁，立愈。如牙关紧闭，由鼻灌入，亦可。

又方：白砂糖调冷水服，更妙。

解百药毒

凡服药过多，致生疮毒，头肿如斗，唇破流血，或心口胀闷。或肚腹撮痛者，用小黑豆、绿豆各一升，煮浓汁冷服，即解。

又方：甘草熬膏，日服数次，解毒如神，虽然泄泻亦无害也。

又方：糯米糖食之，即解，此孙真人方也。或食白砂糖，亦可。

又方：如已气绝，只要心间温暖者，乃是热物犯之，只用防风二钱，煎水冷服，即活。

又方：照前解百毒方治之，极效。

解巴豆毒

口渴面赤，五心烦躁，泄痢不止者是，用黑豆一升煮之，冷饮，即解。

又方：川黄连煎水，冷服，亦效。

解附子乌头天雄毒

防风二钱煎水饮。或照前解百毒方治之。

解芫花毒

治法与上附子毒同。

解狼毒毒

狼毒药名，饮盐水可解。或照前解百毒方治之。

解木鳖毒

身发抖战者是，急用好肉桂二钱煎服，立愈。或用香油一盏，和白砂糖两灌之，亦可。或照前解百毒方治之。

解朱砂毒

蓝靛叶汁饮之，即解。

解冰片毒

服冰片过多，口渴心烦，饮地浆及冷水，即解。

解水银毒

服水银欲死者，用真川椒数斤，炒热铺席下，令患者脱衣盖被睡之，过一夜，水银从毛孔中钻入花椒内矣，真奇方也。

解铅粉毒

妇人因打胎而服铅粉，生子痴呆，身体多发疮毒，用活鸭血乘热服之，极为神效。

又方：白砂糖三四两，冷水调服，或用萝卜捶汁饮之，均极效验。

解轻粉毒

轻粉性极燥烈，杨梅等疮服此虽易收功，其毒窜入经络，或口齿肿烂，或筋骨疼痛挛缩，久而溃烂，经年累月，甚至终身不愈，致成残废。用土茯苓一两，苡米、银花、防风、木通、白鲜皮各一钱，木瓜钱半，皂荚子四分。气虚加顶上党参一钱，血虚加当归七分，煎服，日服三次。忌饮茶并牛羊鸡鱼肉，烧酒、面食、辣椒及一切发物，并谨戒房事半年。服至十日，渐至痊愈，功效异常。

又方：红枣丸见痈毒诸症杨梅疮内服之，最为神效。

又方：用黑铅打成酒壶一把约五六斤重，内盛好烧酒十五斤，土茯苓半斤，乳香三钱，封固，隔水煮一日一夜，埋土中七日出火毒，早晚随量饮，用瓦盆接小便，看有粉出为验。服至筋骨不痛乃止，屡试如神。

解斑蝥毒

黑豆一升煮浓汁，冷饮，即解。

又方：凉水调六一散七钱，服二三次，必痛止而愈。

又方：玉簪花根煎水冷服即解。

又方：照前解百毒方治之。

解硫黄毒

方内生羊血为解硫黄神药，愈后须戒杀生，并戒食羊为要。用真乌梅肉一两焙干。乌梅有李、桃假充者，以家制为真，白砂糖五钱，煎服。

又方：白羊生热血饮一碗，神效。

又方：黑铅二两煎汤服，即解。

又方：防已二钱，煎水，冷服，即解。

解花椒毒

口吐白沫，身冷，气欲绝者是，照前解百毒方治之，即解。

解食桐油毒

急饮热酒，即解。

又方：真干柿饼食之，即解。

又方：莲蓬煎水服，甚效。

又方：糯米蒸熟晒干，炒炮食之。

解食蛇毒

烟油又名烟屎，即烟竿中烟气结成如酱者是，烟竿以用过多年者为佳，用冷水洗出二三碗，饮之。凡受蛇毒饮之，其味必甜，并不难饮，屡试如神。或蛇遗毒在食物内，亦效。

又方：雄黄调水冷服，效。

又方：照前野葛方治之。

又方：蜈蚣一条，焙枯研末，冷水调服，一服即解。如恐蜈蚣有毒，或一二日后，照后解蜈蚣毒各方治之，决无后患。

解蜈蚣毒

凡误食蜈蚣毒者，用樟树叶煎水冷服，极效。

又方：手指甲磨冷水，多饮之，其效无比。

又方：照前地浆及野葛方治之，均效。

蜈蚣入腹

生鸡血灌之，甚效。

又方：食生鸡蛋二三个，略过半刻，再饮生油一杯，即吐出，绝妙方也。

解各虫毒

照前野葛治之，极效。

解沙虫水毒

莴苣菜即莴笋叶捣汁饮之，即解。

又方：照前解百毒方治之，极效。

解蚂蟥毒

又名水蛭。此物入腹，久必生子，食人肝血，腹痛不可忍，面目黄瘦，不治必死，用桂圆肉荔枝肉亦可包烟油烟油查上解蛇毒方便知吞之，即死，随于大便而出，屡试如神，此经验第一方也。

又方：用白蜜频频食之，至一二斤方愈。蚂蟥火烧为末，见水即活，惟以蜜浸之即化为水，故服蜜最佳，以多为妙，少则不效。如食蜜不愈，即食羊肉可化。如不信，将蚂蟥入羊肉内亦化为水。白蜜，体虚不可多服，不如第一方之妙。

又方：田中泥一两，雄黄二钱，为丸，分作四服，开水下，其虫入泥，随大便而出。有时蚂蟥行至鼻孔，血流不止，只用田泥泡水一碗，放鼻孔前，必然乘泥而下。

又方：活小鱼数条，猪板油二两，加黄泥共捣为丸，凉水下，蚂蟥即和泥而出。

又方：青靛调水饮，即泻出。

又方：芦藜即藜蒿炒为末，调服一钱，必吐出。

解河豚鱼毒

槐花微炒与干胭脂等分，同捣成粉，冷水调服，极效。

又方：多食橄榄，并用橄榄核磨水服，极效。

又方：饮真麻油一二杯，亦效。

又方：照前解百毒方治之。如口渴不止者，服小便坑中水一小盏，数次即止。

解各色鱼毒

紫苏：煎浓汁冷服，极效，以多为妙。

又方：多食橄榄又名青果，并用橄榄核磨水服，最效。

又方：冬瓜生捣汁，饮之。

又方：鱼鳞烧灰，冷水调服二钱。

又方：食鱼过多，腹胀面黄者，用红曲三合煮烂，连渣服，即从大便出，臭不可闻，连服三次，愈。

解食鳖毒

又名甲鱼、水鱼、脚鱼、团鱼，饮蓝靛汁，即解。

又方：冷水调盐饮之，亦可。

又方：淡豆豉一合，捶烂，再用冷水冲入，取汁服，即愈。

又方：白马尿饮之，即解。鳖与苋菜同食者，此方尤妙。

解虾蟆毒

又名青蛙，又名田鸡，又名水鸡，照上鳖毒各方治之。

解黄白鳝毒

照上鳖毒各方治之。

又方：生螃蟹捣融，冲冷水饮之，极验。

解螃蟹毒

紫苏煎浓汁，冷服一二碗，即解。生藕汁、生大蒜、生冬瓜汁、生黑豆汁俱可解。

又，食蟹，牙根肉肿出者，用牙皂角数条，火上烧焦，泡生地黄汁内半日，取出再烧再泡三次后，焙干研末，冷透敷之。

解鹧鸪毒

有人好食鹧鸪，后喉间生痈溃烂，脓血不止，百药不效。一名医令先食老姜一斤，陆续煎水服完，然后下药治之，遂愈。盖此鸟好食半夏，系因半夏毒发，故以姜治之也。

解犬马肉毒

凡食犬马肉，腹胀口渴，发热乱言者，用淡豆豉二两，杏仁三两同蒸，捣烂服之，日服二三次。或煮芦茅根，饮之，俱效。

又方：杏仁二两去皮，蒸熟研烂，用滚水和匀，取汁服，服后必然吐泻，俟泻三次后，再服冷醋一茶钟，或冷粥一碗，即愈。

又方：荸荠皮焙枯，研末七分，紫背浮萍焙枯，研末三分，共和匀，开水调服。有人食犬停滞，久而肚腹肿胀，数月不愈，后服此方，腹响如雷，大吐大泻而愈。各种食积腹胀如鼓者，服之皆效。

解马肉毒

人乳饮之，即解。或照前解百毒方治之。

解食牛肉毒

苦瓜皮捣烂，冲水服，神效。

又方：牛肠中未化草色如青苔即是煎汁，调姜盐醋服之，即解。

又方：乌桕树根皮，酒煎服，或菊花连根捣汁酒服，均效。

又方：人乳饮之，即解。

又方：芦茅根煮汁，温服，甚妙。

又方：照前解百毒方治之。

解鹅鸭毒

糯米半斤，淘水去米，温服一碗，即愈。

解鸡肉毒

地浆饮之，可解。

解野鸡毒

此症吐泻不止，用生犀角末三分，冷水调服，即解。

解郁肉漏脯毒

凡各肉密器紧盖过夜者为郁肉，屋漏沾着者为漏脯，皆有毒，韭菜捣汁饮之，即解。

解诸肝毒

照前解百毒方地浆饮之，极效。

又方：熟猪油一斤，拌饭或炒饭亦可，分作一二日食尽。此一二日内勿食别物为要。

解自死各物毒

黄柏研末，冷水调服一二钱，即解。或饮人乳一碗，极效。

解药箭射伤鸟兽肉毒

先以盐水服之，次以黑豆煮浓汁饮之，即解。

又方：芦茅根煮熟，连汤食，极效。

又方：照前解百毒方治，更妙。

解杏仁毒

杏仁生熟服之都不为害，若火炒不透，半生半熟者，服十数粒，即死。其尸眼闭舌唇耳窍手足十指俱青色，肚腹有青色块。每有食以诈人者，人不易防，最难药化，惟急取吐，吐出可解，用杏树皮煎汤饮之，虽迷乱将死者皆可救。或用麝香一分冲水服，亦可。

解百果毒

麝香一分煎汤服，即解。

又方：白鲞头煎汤服一二次，即愈。

解木瓜毒

舌大满口者是，用好醋调黄糖红糖亦可含口中，吐出涎水，数次即愈。

解豆腐毒

萝卜煎汤饮之，即解。

解中山洞生金生银及铜铁铅锡等毒

照前解野葛方鸭血灌之，即活。

解饮田涧山溪水毒

凡田涧、山溪，往往有蛇遗毒在内，误饮其水，用水调雄黄多服，数次自愈。

解隔夜茶水毒

服雄黄或地浆，均可解。

诸毒须知

饭落水缸毒：饭落水缸，日久生毛，食之生疔，难治，最宜留心检点。

久闭空房毒：凡屋宇久闭，阴湿闭结不散，或邪魅借以潜踪，蛇虺恶兽从而盘踞，宜大张声势，或先以火惊散。

山洞园林毒：凡偏僻山洞及年久园亭、藤萝、花树之下，不可饮食，恐有蛇虺毒虫游行其上，遗毒于食物中，为害不小。

衣有暑毒：夏日汗透之衣，向日中晒晾，忽暴雨将至，急为收检，则烈日之毒即蕴于内，如遇酷暑汗出时，偶一衣之，则暑以引暑，立中其毒。又夏秋晒晾冬衣，必须冷透收检。若未摊冷而收入箱箧，将来穿着必受暑毒。宜于临穿先一时当风吹透再穿，方免其害。

草药毒：山有毒草，入山采药，须细心拣净。

瓶花水毒：凡瓶内插过花枝，其毒最甚，不可误饮。

隔夜茶水食物毒：凡夜间茶水，食物未经盖好，必有虫鼠遗毒，不可误饮。

鸡毒：鸡食蜈蚣百虫久，则食之伤人。故养生家鸡老不食，又夏不食鸡。又，黄蜡、白蜡炒鸡食之，胀闷气塞，三日而死，无可救也。凡服药有蜡者，前后十日忌食。

鳝鱼毒：白鳝、黄鳝昂头出水者，食之必死。

鱼荆并食毒：昔一妇以鱼汤米饭饷夫，路过荆林，荆花落入汤中，食之，遂死。凡服药有荆芥者，前后数日忌食鱼虾等物。

蜜鲊并食毒：韶州有僧饱食新蜜，还至半道遇卖鲊者，买食半斤，至家而死。

河豚药并食毒：凡服药前后数日，俱不可食河豚，食之有毒。

鳖苋毒：鳖与苋菜同食，腹生小鳖即死，饮白马尿，即化。

游波虫毒：凡食海蛤，慎防游波虫。其壳骨相似，惟以面上无光可辨。若误食之，令人狂走欲投水，似有祟状，惟醋解之立愈。

屋漏水毒：屋漏滴食物上，食之有毒。

兽双尾及蟹独螯，羊一角，鸡四足，白鸟乌首，乌鸡白首，白马青蹄、黑蹄。肉落地不沾尘，经宿尚暖，曝炙不燥，入水自动。又，皮肉无异、肠脏变改者，如肝色青黯，肾气紫黑，鱼无肠胆，牛肝孤叶，鲍鱼同鹿肉，羊肉同鲙酪，羊肉同生椒多食，猪肉得胡荽，俱杀人。

生鱼同酥乳变诸虫，牛猪肉同食成寸白虫，猪羊肉以桑楮柴煮炙食之，亦成寸白虫。柿子同蟹食，羊肉食，必致患痢腹痛，或至不救。

诸果有异样者，根下必有毒蛇。果未成核者、食之发痈疮，并发寒热。果落地有虫缘过者，食之生痔漏。有双蒂者，有双子者，有沉水者，均有毒，不可食。

猪肉忌荞麦、葵菜、胡荽、梅子、炒豆、龟鳖、鹌鹑、驴马肉。羊肉忌梅子、豆、荞麦、鱼脍、柿饼。牛肉忌栗子、韭菜、藟子、犬肉、黍米。犬肉忌菱角、牛肉、鸡肉、鲤鱼、鳝鱼、鳅鱼、葱、蒜。驴肉忌荆芥，食之有大毒。兔肉忌生姜、橘皮、芥末、鸡、鹿、獭。鸡忌黄蜡食之必死、蒜、芥菜、李子、獭、兔、犬、鳖、野鸡。鸭忌李、鳖。鹌鹑忌菌子、木耳、猪肉。雀忌李、酱、生肝、鳖。诸色鱼忌荆芥，食之死见前，又忌枣。鲫鱼忌猪肝、芥末、蒜、糖。鳖忌苋菜食之死，见前、鸡、鸡蛋、鸭、兔、雀、桃、李、薄荷、芥末。鳝鳅忌桑柴火煮。螃蟹忌荆芥、柿、橘、枣。诸瓜忌油饼。荞麦忌猪、羊、鳇鱼。绿豆忌榧子食之死、鲤鱼酢。核桃忌酒、野鸡。笥忌糖、鳇鱼、羊心肝。葱忌蜜食之断肠、鸡、犬、枣、杨梅。

误吞诸物

误吞铁器

炭皮研末，调粥二三碗食之，炭末即裹铁器由大便而出，神效第一方也。

误吞铁针

铁针卡喉见后。蚕豆煮韭菜同食，针与菜从大便而出无蚕豆用盐蛋亦可。

又方：生癞蛤蟆眼珠一对，冷水整吞下，其针两头穿珠，立刻吐出，或从大便而出，神效。永戒食蛤蟆。

又方：照前木炭皮研末，和粥食之，亦出。

误吞金银铜铁锡铅

羊胫骨即羊前腿膝盖骨也烧枯为末，米汤调服二三钱，一日必出。有人吞金环三日不下，服此即出，屡试神验，真百发百中之方也。

又方：橄榄核烧枯研末，开水调服，自出，神效。

又方：糯米糖食半斤，亦效。

又方：韭菜一把滚水煮软，不切断，淡食之，少顷即吐出，或从大便而出。

误吞金箔

此物吞下，或闭喉管，或闭肺管，迟则难救，急取羊血灌之，最为神效。

误吞铜钱

多食荸荠，自然消化，其效无比。

又方：砂仁二两煎汤服之，亦可化也。或照上误吞金银等方治之亦可。

诸骨卡喉

此症宜急治之。若饮食难进，饿倒胃气，亦属难救。凡系兽骨及鸡鸭等骨卡者，用狗一只倒吊取涎，缓缓咽下，其骨即化，屡试如神。以狗善食诸骨故也。

又方：虎骨研末，水调服，亦佳。

又方：鱼骨卡者，用鸬鹚或鸭子倒挂垂取涎，令患人仰卧，时时灌下，其骨尽化。

又方：有人被鱼骨横梗胸中，半月不下，疼痛叫唤，用橄榄核磨浓汁，滚水调服，愈，真仙方也。

又方：灰面四两，用冷水调稠，敷两膝头上，一时之久，不知其骨化于何处，真奇方也。一切禽鱼兽骨皆治。

又方：有人因一骨梗喉，百药不下，梦人告之服真南硼砂黄色如胶者真最妙，遂取一块含之，即愈。硼砂多有假充，如非真者，亦不见效。如咽喉肿烂，用真南硼砂加顶上梅花冰片，和匀吹入。药店冰硼散断不可用，亦恐其假而无功也。

又方：食山楂膏甚效。或以山楂煎浓汁服之，亦可。缘鸡骨入山楂膏即化，故能治一切骨梗也。

又方：贯众焙枯研末，每服一二钱，神效。或煎浓汤含口中，缓缓咽下亦可。

又方：人指甲瓦上焙枯，研末吹入，极效。

又方：大蒜塞鼻，不令透气，其骨自下。

又方：白糖含口中，令其自消，则骨与之俱化矣。

又方：鱼骨卡者，以本鱼骨插耳尖缝内，左卡插左，右卡插右，或藏发中亦可，神效。

又方：家用苎麻根捣融，为丸如桂圆大，鱼骨用鱼汤下，鸡骨用鸡汤下。或用苎麻汁饮之，亦可。

又方：栗子内薄皮瓦上焙枯存性，研末，吹入喉中，即下。栗子又名板栗。

又方：砂仁、草果、威灵仙各三钱，加白糖一两，水煎，连服三四碗，无论何骨俱化，神效。此林屋山人极验仙方也。

又方：制灯心炭制法见药物备要研极细，吹入三四次，神效。此林屋山人极验方也。

又方：葍子又名葍头，又名葍白，食之即下。

又方，鱼胆饮：冬天取鳜鱼胆悬挂阴干，遇有各骨卡喉，即取一个大者半个亦可，水煎，温酒服下，少时呕吐，骨即随出。如尚未吐，再服温酒，以吐为度，酒随量饮。若再未出，再煎鱼胆服之，无不出者。如各骨在腹内日久刺疼黄瘦者，服之皆出。草鱼、鲫鱼胆俱可。竹木卡喉者服之，亦极效验。存心济人者，宜收藏以救急也。

又方：吴茱萸煎浓汁，饮一碗，骨至腹中者，亦软而易下。

又方：五月五日午时在韭菜地内面东勿语，取蚯蚓泥收之，每用少许擦喉外，其骨自消。

又方：鲤鱼背脊鳞瓦上焙枯，研末，凉水服之，其刺自跳出，虽三四日不出者亦神效。诸色鱼鳞皆可用。

又方：凡卡某鱼之骨，即用某鱼生眼珠，以豆皮又名豆腐衣包好，拼命吞之，无不神效。

又方：轻者用糯米糖为丸，吞之即下。

田螺卡喉

鸭一只，以水灌口，少顷将鸭倒吊取涎，与服即化。

稻谷卡喉

急取鹅口中涎灌之，即下，盖鹅涎能化谷也。鸭涎亦可。

又方：紫花地丁，细嚼吞下，神效。

又方：食糯米糖，亦下。或照前鱼胆饮、灯心炭各方亦可。

竹叶卡喉

此物易闭喉管，迟则难救，急取牛口涎以滚水兑服即化，此外夷秘传也。

竹木卡喉

老丝瓜又名水瓜、线瓜烧灰，每服三钱，兑酒下。

又方：照前各骨卡喉鱼胆饮方服之，极效。

又方：木卡喉者，铁斧磨水灌下，即愈。或用铁锯放炭火内烧红，淬入黄酒甜酒亦可，服之亦可，勿令人见。

又方：竹木卡喉者，制灯草炭制法见前诸骨卡喉方内开水送下，即愈。外用灯草炭放膏药上，贴喉痛处，一夜即消。

又方：旧篱笆竹烧炭，冲水服，亦可。

桃杏卡喉

狗头煮汤服，并搽头顶，即愈。

诸豆卡喉

土狗虫数个又名蛄蝼，捣烂，敷喉外肿处，其豆自下。

铁针卡喉

用癞虾蟆数个，将头剁去，倒垂流血，以碗接之，得一杯许，灌入喉中，移时连针吐出，针自软曲。永戒食虾蟆。

铁勾卡喉

照上铁针卡喉方治之。

又方：有童子误吞钓钩，将钩线一扯，钩已穿入喉管，片时颈如斗大，后用佛珠大香珠亦可穿入钩线，渐渐将珠挨进，直至喉管，轻轻将珠向内一推，其钩已脱出在珠上，紧紧执着珠绳，抽出即安。

头发卡喉

旧木梳烧枯为末，酒冲服。

又方：乱发烧灰，水调一钱服。发灰须令烧尽，如有生发未经烧者，食之害人。

蜈蚣卡喉

急取生猪血饮之，少顷以清油灌口中，蜈蚣滚在血中即吐出，出后以雄黄末水调服，以解其毒。

烟酒醉伤

水旱烟醉伤

胡黄连一钱煎水，兑茶服，即解。

洋烟醉伤

饮盐水，即解。或饮酱油，或饮糖水，均效。

酒醉伤

凡酒醉死者，急解醉人头发，放新汲井水盆内，将衣解开，用豆腐遍身贴之无豆腐，用布泡井水贴之，少刻再换，换至数次必醒。惟寒天不宜。

又方：樟树子四钱，酒三杯煎滚，候温灌之，即醒。或用樟木二两煎水服，亦可。此仙方也，屡试如神。

又方：用锅盖上热气冲上之水半盏灌下，半时即醒。如牙关紧闭，用乌梅搽牙，以瓷调羹撬开灌下，或打开一牙灌入。切不可以身冷脉绝而不救也。

又方：麝香半分放口中，即醒。

又方：黑豆一升煮汁，乘温灌下三盏，即醒。

又方：白萝卜汁或热尿灌之，俱效。

又方：急用生蚌沥水灌之。

又方：用锅盖上热气冲上之水半盏灌下，半时即醒。

酒醉心痛

白砂糖三四两，淡酒冲服，止痛如神。

酒醉小便不通

葛花三钱，灯心七根，酒煮服，即通。

酒病大小便不通

生姜汁一茶钟，黄蜡一钱，白矾五分，共煎滚，加烧酒一碗冲入，饮之，立能止痛。再用藤菜煎水，熏前后阴，大小便即通。百药不效者，此方用之如神，忌食鸡肉十天。

酒　病

好酒之人，酒毒发作，头痛目眩，或咽喉闷闭，或下利清水，日数十次，形神委顿，若误作阴寒自利，妄用温热之剂者非矣。宜用陈皮五钱，甘草一钱，川连三钱，以上三味俱微炒为末，再配松花粉一两和匀，每服二钱，早晚以开水送下一服，两日即愈。

又方：麦粉五钱，炒黄研末，白汤调服，不过一二次即止，其效如神。

酒　龟

用麻雀又名瓦雀一对，连毛捣烂，煮酒服，少时酒龟自出，从此滴酒不饮，亦无恙也。

又方：一人好饮酒，每次二三杯，必奔走三五十次，有时心痛，口吐黄水，后用药吐出一物如蛇，乃酒癥也。又一人好饮酒，终日沉醉，无酒则叫号不绝，日久瘦弱，家中令人用绳缚住手足，取好酒一坛于口边，使酒气冲入口中，须臾，吐出一物如猪肝样，有多孔，其人从此不饮，亦无他恙。

醉后呕吐视物颠倒不正

甜瓜蒂、藜芦即藜蒿煎水服，使再呕吐而愈。盖醉伤呕吐倒胆，视物倒颠，药后再吐，以正其胆，自安。

戒洋烟瘾

四物饮：赤砂糖一斤，生甘草一斤，川贝母一两去心，研细，老姜四两，先用鸦片灰五钱熬膏，再入前药同煎，去渣。如一钱瘾者食药五钱，逐日减少，并以赤沙糖冲水代茶，即断。如瘾极重者，取已煎之汁重煎之，十杯煎成一杯，再服必效。有人二十余年老瘾，照此戒断，不可轻视。

又方：南瓜藤取汁，调红糖黄糖亦可饮之，神效，又已戒烟之人，平时多食南瓜，免生别病，否则，烟虽戒断，一二年外仍有后患。此西洋秘传也。南瓜，北人呼为倭瓜。

又方：粟壳斤半蜜炙透，台党参一斤，川杜仲六两，盐砂仁二两研末，炮姜五两，广陈皮二两，坚云苓四两，焦楂肉六两，用水一大锅，煮半日许，将渣沥净，再用微火熬成膏，将砂仁末搅入瓷罐收贮。瘾发时，随瘾之大小，白开水化服。无论瘾之新久，无不断也。瘾来时，腹痛，加肉桂一两，炙草二两；咳嗽，加苦杏仁一两，研成泥，麦冬一两，蜂蜜四两，陈皮二两；浑身发摊，党参加倍用；泻者，加茯苓、炮姜加倍用；腰痛者，加杜仲三两；不欲食者，加砂仁一两；气下坠者，党参加倍用；大便滞者，加蜂蜜三两；肝气发者，加当归四两，姜香附二两。

又方：真怀山药、茯苓、法夏、杜仲、鹤虱、旋覆花、款冬花各三钱，加大烟灰三钱，河水熬成一面碗，去渣，分十余次兑酒服。早瘾早服，晚瘾晚服，无论新久，无不断者，已验多人，甚效。

又方：罂粟壳八钱，陈皮八分，楂炭一钱，焦术五分，炮姜八分，杜仲一钱，甘草二钱，炙芪三钱，香附七分，真台党一两，上药每日一服，服至月余，其瘾必断。已验多人，并无后患。

又方：每日用鳝鱼一二条，滴血冲酒，轻者吃四五十条，重者百余条。饮此酒大补气血，鱼又可以脍食，依此饮之，不断自断，见烟远避。

又方：用甘草一味熬膏，调入烟中吸食，二三日即渐不欲吸。此方最易，既不费钱，又不伤人，断后并无烟痢之疾。瘾深者照法治之，一月即断。

又方：顶上台党二两，金银花、旋覆花、大生地各五钱，麦冬、天冬、炒白芍、真云苓、木瓜各三钱，吴萸、柴胡各一钱，沙苑此味以皮货店为真，各药店均系假充、杜仲各四钱，加烟灰二钱同熬与熬烟膏一样，或加红糖五钱亦可。以后每一料加烟灰五分，至第五料则不用烟灰。瘾重者四五料即断，轻者三料除根。有人食烟二十余年，百药不效，照此服之，五料即安然戒断，并无难过之处。无论早中晚瘾，总于饭前热水冲服，如一钱瘾者每服二钱。戒烟方多，且多用鹿茸、人参及各补药方能见效者，此方药极平淡，不拘体气壮弱，服之有效无害，屡著奇功，不可轻视。

验方新编卷之十三

人畜蛇虫咬伤

凡各物咬伤，日久不愈者，人咬伤第二方甘草治之，极效。

人咬伤

凡被人咬伤，其牙最毒。若有牙黄入肉，则痛不可忍。咬手指者，指与手掌俱渐渐烂落，年久难愈，重者丧命。无论日久初起，虽至肿烂，总宜用童便用淘米水洗亦可洗净污血洗时虽痛至不省人事，亦须忍住，若护痛洗之不净，终难愈也，用人粪敷之。或用人中黄煎汤，时洗，较诸治法尤觉神效，不可嫌污秽而自误也。

又方：照前洗净之后，用甘草自己嚼融，厚敷，干则随换，日夜不断，三日必愈，屡试奇验。并治各物咬伤亦效。有人被鼠咬指，数年不愈，照此洗净敷治，三日收功，真神方也。

又方：鳖甲烧灰，敷之，奇效。

又方：先用童便洗净，用荔枝核焙，研，筛细，掺之，外用荔肉盖贴，虽入水，不烂，神效之极。

又方：好柿饼一个，令人漱口洁净，将饼嚼烂，盛碗内，饭锅上再蒸极烂，敷之，三日痊愈。治过多人皆效。仍先用童便洗净污血方能见效。

虎　伤

凡被虎咬伤，血必大出，伤口立时溃烂，疼不可当。急用猪肉贴之，随贴随化，随化随换。速用地榆一斤为细末，加入三七末三两，苦参末四两，和匀，掺之，随湿随掺，血即止而疼即定。盖地榆凉血，苦参止痛，三七末止血，合三者之长，故奏效如神。

又方：樟树嫩叶嚼食，并令人将此叶嚼融，敷之，绝无后患。

又方：但饮酒常令大醉，当吐毛出而愈。或用白砂糖调水多食，极效。

又方：嫩松毛捶融如泥，将伤口内塞满，极效。

又方：韭菜白捣汁，饮之，渣敷伤处。

又方：内服生姜汁，外以姜汁洗过，用白矾末敷之。

狼　伤

干姜末敷，或胡椒末敷。初觉肿痛，少刻即肿消痛止，三日而安。

癫犬咬伤

此症最怕七日一发，发时天本无风，病者但觉风大，入帐蒙头躲避，此非吉兆。过三七之日无此畏风，方为可治。被咬时先看头顶，如有红发二三根，赶急拔去，最为紧要。随于无风处以冷茶洗净污血，用杏仁捣融敷之，内服韭菜汁一碗，隔七日再服一碗，四十九日共服七碗。伤口上再煮熟鸡蛋白盖上，用艾绒在上烧数十次。百日内忌盐醋，一年内忌猪肉鱼腥酒色，终身忌食狗肉蚕茧红饭豆，方得保生，否则，十有九死。此系葛仙妙方。有癫犬一日咬三人，止一人用此方得活，亲见有效。切不可误吃斑蝥毒药，以致小便疼痛难忍。欲解斑蝥之毒，查解救诸毒门本方治之。

又方：花盆内栽种之万年青连根捣融，绞汁灌之，腹内如有小犬，变成血块由大便而出。不论久近皆治，一切不忌，真仙方也。万年青，其叶宽一二寸，高约八九寸，老而且厚者是。

又方：从来疯犬咬人，不治必死。投以打药，则小便痛不可忍，百日内忌闻锣炮声。又，药有斑蝥者，终身忌近苎麻处，否则即发。今得一方，服之能阴消，又不忌锣炮苎麻，但半年内忌酒色，并忌猪肉鱼腥盐醋葱蒜及一切发物。方用点铜锡三钱锉碎，明雄三钱打碎，马前子半个，甘草三钱，长灯心一根，长流水煎服，屡试如神，切不可疑而自误也。

又方：初被咬时，即用砂酒壶两个，壶内盛好烧酒烫滚，去酒，以壶按在伤口，拔出污黑血水，满则自落。再以一壶去酒，仍按伤口，轮流提拔，以尽为度，奇效无比。或用癞虾蟆即蟾蜍，目红腹无八字纹者不可用破开，连肠杂敷伤口，一日一换换过即埋土内，并另取癞虾蟆煮食，最为神妙。仍照前忌食一切，终身忌食虾蟆。

又方：被咬时，即用豆豉研末，香油调稠为丸如弹子大，常在伤处时时滚搽，丸内如有茸茸狗毛，此系毒气已出，换丸再擦，至无毛为止，神效。仍照前禁忌一切，常食杏仁，以防其毒。或用蚯蚓粪又名曲蟮，香油调为丸，搽之亦可。

又方：核桃壳半边，将人粪填满，取槐树皮盖伤口，再将核桃壳覆上，用艾火在核桃壳上烧之，烧至遍身汗出，其人大困而愈，简便而极神效。或用人粪厚敷伤口，以煮熟鸡蛋白盖之，用艾火烧数十次，更佳。

又方：龙牙齿又名马鞭草和荸荠煎水，饮之，神效之极。

又方：照后毒蛇咬伤服烟油之法治之。烟油味辣，服之味不辣者可治。缘犬因嗅蛇毒而疯，故可与蛇咬同治。

又方：地骨皮即枸杞根捣烂，熬酒，服一二日当茶饮，永无后患。

家犬咬伤

胡椒研细末，敷之，虽伤重，亦不过数日收功。惟初敷，必痛而且肿，少刻，痛止肿消。有人被犬咬伤，血流不止，用此药随敷随流，敷至第三次后血止，数日而愈，其效如神。

又方：用木一截，向伤处指定，在木尾烧之，问其痛否，不痛乃愈。犬本属土，此木能克土之意也。

又方：甘草煎水，洗净毒气，以热牛粪敷之，即时痛止。

又方：番木鳖切片，瓦上炙焦存性，研末，掺上，二三次收功。破烂日久者，半月必愈。

又方：刮肉店墩板上油腻，拌白糖，敷之，效。

又方：甜杏仁去皮尖嚼烂，敷之。

马咬伤

白煮猪肉一大片，同饭本人自嚼，贴患处，立时止痛，即愈。

又方：先以艾火炙患处，复用马粪及人粪烧存性，猪油调，搽，即愈。

又方：马齿苋一握，煎汤，日日服之，以愈为度。外栗子嚼烂，敷之。

又方：打马鞭子或笼头索烧灰，掺之，即愈。其毒入心者，此二方亦效。

又方：益母草捣烂，调醋，烘热敷之。

又方：鸡冠血涂之。牝马用雌鸡，牡马用雄鸡，效。

猪咬伤

生龟版炙，研细，麻油调，搽，即愈。药店多以熬过龟版假充，必不见效，须用生的自炙为要。

又方：熟松香贴患处，数日愈。

猿猴抓伤

金毛狗脊药名焙，研末，掺之，或麻油调，搽，立愈。

猫咬伤

用薄荷煎水，洗之。或用川椒煎水，洗之。

又方：陈藠头嚼烂，敷之，次日结痂，神效。

鼠咬伤

荔枝嚼融，敷，即愈。或用斑蝥烧灰，加麝香少许，口津调，敷。或用猫儿口水搽之。

蛇咬伤

烟精膏：凡遇毒蛇咬伤，恶毒攻心，半日必死。急取竹木杆烟筒内烟油又名烟屎，其色如酱，用冷水洗出，饮一二碗。受毒重者，其味必甜而不辣，以多饮为佳。伤口痛甚者，内有蛇牙，多用烟油揉擦必出。此为蛇咬第一仙方，切不可疑而自误。道光八九年间，粤西崇善县地方有农人被毒蛇咬住，绕缠不放，急服烟油水数碗，并以烟油滴蛇口内，蛇即松口，落地而死，其人无恙。

又方：有人被蛇咬伤，即刻昏死，臂肿如股，少顷，遍身皮胀黄黑色，一道人以新汲水调香白芷末一斤灌之，觉脐中声响，黄水从伤口流出，良久便愈。又一人，蛇伤一足，百药不效，后用新汲水洗净腐肉，以白芷末加胆矾、麝香少许掺之，恶水流出，一月平复。

又方：川贝母末，酒调，尽量饮之，少刻，酒自伤口流出，候流尽，以渣敷上，垂死亦效。

又方：用两刀在水内相磨，取水饮之，虽痛苦欲死，可救。此蛇医化人所传方也。

又方：用鸡蛋破一孔，对伤口按住，少刻，蛋内色即变黑，黑则又换，以蛋色不变为止要鸡蛋，不要鸭蛋。有人被蛇咬伤，即刻肿大异常，当将肿处用头发捆紧，毒气不致散开，照此方治之，立愈。至稳至便，百发百中之方也。或内服烟油，外用此法，更妙。

又方：用虾蟆拔毒法见卷十一痈毒诸方门治之，或用蜘蛛拔毒法见卷二手部门治之，均极神效。

又方：五灵脂一两，雄黄五钱，共为细末，每服二钱，酒调服。不饮酒者，开水调服。并敷伤处，虽至垂危，亦可救也。

又方：嫩黄荆叶生于野地，生药店有卖，采取生者以七叶为佳捣汁，敷之，极效。

毒蛇缠身不脱

蛇缠人身，愈缠愈紧，最难解脱。急令其人在地遍身转滚，蛇自骨软而解放也，神效。

又方：用草刺蛇尾上小眼，亦极神验。

蛇入七窍

割母猪尾血滴入，即出。

又方：以胡椒末入蛇尾小眼内，蛇自退出。或用草刺蛇尾小眼，亦妙。

蜈蚣咬伤

手指甲磨水，敷，立效如神，万无一失。有人被蜈蚣咬伤，其色碧绿，肿大如碗，痛不可忍，百药随敷随干，其毒不散，后用此方治之，应手而愈。此法最为简便，毋庸第二方也。各项毒物咬伤，虽未试过，想亦可治。

蝎螫伤

雄者伤人，痛在一处，雌者伤人，痛牵遍体。用井底泥敷之，干则再换。或用新汲水以青皮随痛处搭之，干则再换，亦效。

又方：用二味拔毒散见痈毒诸方更妙。

又方：痛牵遍身者，用屋上瓦沟底泥调水，敷之。

又方：画地作十字，取土煎水，服少许亦可。

又方：用木碗盖于痛处，过半日即愈，神验之至。

又方：蜗牛一条捣融，敷之，其痛立止。或照上蜈蚣咬伤方治之。

壁虎咬伤

一名守宫，又名蛇医，又名四脚蛇。桑叶煎浓汁，调白矾末，敷之。或照前蜈蚣咬伤方治之。

黄蜂伤

蚯蚓粪，井水调，敷，其痛立止。

又方：芋头梗捣融，敷，极效。

又方：如伤处麻木难过，用臭虫血涂之，立愈。

又方：用二味拔毒散见痈毒诸方敷之，最效。或照前蜈蚣咬伤方治之。

射工溪毒伤

此水中射工。又有树上毛虫，亦名射工者，见后毛虫伤方。射工，一名溪鬼虫，又名射影，又名水弩，出南方有溪毒处，长二三寸，宽寸许，形扁，前宽后窄，腹软背硬，如蝉，又如鳖，六七月甲下有翅能飞，作铋铋声，宽头尖嘴，嘴头有角如爪，长一二分。有六足，如蟹足，两足在嘴下，大而一爪，四足在腹下，小而双爪口有弩形，以气射人影，去人三四步即中，令人发疮，不治即死。病有四种，初得皆如伤寒，或似中恶，一种遍身有黑黡子，四边微红，犯之如刺，一种作疮，久则穿陷，一种突起如石，一种如火烧状。

又有溪毒中人，一名中水，一名中溪，一名水病，似射工而不见形，春月多有此病症，头痛恶寒，状如伤寒，二三日则腹中生虫，食人下部，渐食五脏，注下不禁，虽良医难治。初得则下部有疮红赤，形如截肉，为阳毒，最急。若疮如虫啮，为阴毒，其势稍缓，皆能杀人，过二十日，不治。方家用药，与伤寒瘟病相似，须用苍耳草绞汁，服一二升，并用棉蘸汁浓敷下部，或以小蒜煮微热汤不可大热，大热则无力洗之。若身发赤斑，其毒已出也。

又方：取豉母虫一枚，含入口中，立愈，虽死亦活。或用盐梅裹含之亦可。此葛仙《肘后方》也。豉母虫，一名豉虫，光黑，大如豆，浮游水上者即是。

又方：猪血饮之，即解。

又方：知母连根叶研末服，或投水绞汁，饮一二升，煮汤洗浴亦佳。夏月出行多带知母，连根捣碎，投水上流，可避此毒。

又方：鸡粪要白色者与糯米糖调，敷，效。

又方：苍耳草嫩苗生草药店有卖取汁，和酒，温灌之，其渣厚敷伤处，甚效。

又方：芥菜子末，和酒，厚敷，半日止痛。

又方：马齿苋捣汁一升服，以渣敷之，日四五次。

又方：皂角长尺余者，好醋煮浓汁如膏，敷之。

又方：白鹅血饮之，并敷其身，极效。

又方：夜睡时，以手摩身体有辣痛，熟视，当有赤点如针头，急捻之，以芋头叶入内刮出细沙，以蒜敷之，即愈。又痛处有刺如虾须，用芋头及甘蔗叶屈角入内，勾出其根则愈，迟则其根入骨，难治。

毛 虫 伤

毛虫，俗名杨辣子，又名射工，能放毛螫人，初痒，次痛，势如火烧，久则外痒内痛，骨肉皆烂，诸药罔效。用豆豉捣融，清油调，敷，少时则有毛出，去豆豉，用白芷煎汤，洗之。如肉已烂，用海螵蛸末掺之，即愈。

又方：先以水洗之，随用马齿苋捣烂敷之，一二次即愈。或以熟蜜搽之，亦效。

狗毛沾身

因搔痒而破烂者，用青果即橄榄绞汁，搽数次，即愈。或照上毛虫伤人各方治之，更妙。

蜘 蛛 伤

有人蜘蛛咬伤，腹大如鼓，遍身生丝，饮白羊乳，数日而愈。

又方：蓝靛汁一碗，入雄黄、麝香少许，点患处，并服其汁，神异之至。一人被伤，头面肿痛，几致不救，服此而愈。蜘蛛投入蓝靛即化为水，故有奇效也。

又方：用羊肝遍体擦之，极效。

又方：饮好酒至醉，则肉中自出小虫而愈。

又方：热甜酒洗之，即消。或照前蜈蚣咬伤方治之。

蟢 蛛 伤

此物形以蜘蛛而大，一名壁钱，一名壁镜，又名蟢子，时作白窠如钱大贴壁上，咬人最毒，不治必死。用桑树枝烧枯，煎浓汁，调白矾末敷之，极效。

又方：用花盆内铺地锦敷，或用陈醋捣，敷，即愈。

又方：以刀烧红，置白矾于上，汁出，乘热滴之，立愈，神验之至。或照前蜈蚣咬伤方治之。

多足虫伤

一名蠷螋，又云即是搔甲子，藏于壁间，以尿射人。若误中其毒，令人皮肤起燎浆泡，痛如火烙，初如饭粒，次如豆大，若不早治，伤处周围交合则难救。急用棉蘸热盐水敷，数次即消。甚者则毒延及遍身，瘙痒不止，宜用二味拔毒散见痈毒诸方敷之，神效。或用大黄末敷，亦效。或照前蜈蚣咬伤方治之。

蚯蚓毒

一名曲蟮，又名地龙。凡受蚯蚓毒，形如麻风，发眉脱落，或夜间身体作鸣。急以盐汤或石灰煎汤时时洗之，其毒自去。或以白鸭血搽之。或用白鸭粪和鸡蛋清调搽，更妙。或照前蜈蚣咬伤方治之。

蚕咬伤

凡蚕啮人，毒入肉中，令人发寒热。以家用苎麻叶捣汁，涂之，神效。

又方：蜜调麝香，敷之，亦效。或照前蜈蚣咬伤方治之。

乌龙刺伤

乌龙刺又名火把焦，刺入泥中，人若足上签踏，比蛇咬更毒，从脚肿至大腿，犹然可救，若至肚腹，则无救矣。急用蛔虫无则用粪坑蛆虫亦可数条捣烂，敷患处，消肿刺出而愈。

仙鹤毒

仙鹤其毒在顶，养鹤之家，其鹤或傍树枝，或卧丛草，将头瘙痒，遗有顶毒粘在树间，人或不知，误以手摸脚踏，登时赤肿疼痛异常。急以青松毛和糯米饭同捣，敷之，立愈。

狐尿刺毒

一名狐狸刺，由螳螂盛暑交媾精汁染于诸物，干久有毒，人之手足误触之，则成此患。初起红紫斑点，肌肤干燥，闷肿焮痛，不眠，若时至十日后，腐开，则疮口日宽。初起未溃者，以蒲公英连根煎浓，温洗若得鲜者，捣汁，涂之，更妙，内服黄连解毒汤，即愈。若已溃烂，照前人咬伤甘草诸方治之，或照痈毒诸方治之。

又方：肿痛欲死者，用雄鸡破开，敷之。或照前蜈蚣咬伤方治之。

各项毒虫咬伤

用二味拔毒散见痈毒诸方敷之，其效甚速。

又方：照前人咬伤甘草方敷之，神效。

又方：如毒重者，急照疔疮方内蜘蛛拔毒法治之见卷二手部，最为神效。或照前蜈蚣咬伤方治之。

汤火伤

汤泡火伤

凡汤泡火伤，无论轻重，急用童便灌之，以免火毒攻心。或用白砂糖热水调服，或用蜂蜜调热水灌之，均可。第一不可用冷水及井泥、沟泥等物，即使痛极难受，亦必忍住。倘误用冷水淋之，则热气内逼，轻则烂入筋骨，手足弯缩，缠绵难愈，重则直攻入心，则难救矣。先用真麻油敷之，再用糯米淘水，去米取汁，加真麻油一茶盅多加更妙，用筷子顺搅一二千下切莫倒搅，可以挑起成丝，用旧笔蘸油搽上，立刻止痛，愈后并无疤痕，神效无比。

又方：尿桶中陈尿新尿亦可或泡或淋一时之久，再用蜂蜜和真麻油加上敷之。

又方：先用真桐油真麻油亦可敷之，敷后上加食盐少许，再用生大黄研末撒上，立刻清凉止痛，愈后亦无疤痕，至神至验。

又方：蚯蚓数条，加白糖拌入，用碗盖住，半日即化为水，搽之，神效且速。无蚯蚓，用蜒蚰俗名鼻涕虫亦可。

又方：鸦片烟敷之，立刻清凉止痛。有人火药烧伤，百药不效，痛不能止，后用此方而愈。

又方：清凉膏：新出窖石灰用冷水化开水宜多，不宜少，次日水面上结一层如薄冰样者，取起，以真桐油和入，调极浓厚，敷之，立刻清凉止痛，日敷三五次，无论初起日久皆效。有人被火烧伤起泡，臭烂数月不愈，用此敷之，五日收功，屡试神效。并治一切游风丹毒，破与不破，皆极效验，真仙方也。

又方：先用麻油熬滚，次入白蜡熬数滚，再入白蜜熬匀，放冷水中半日，拔去火气，用鸭毛旧笔亦可调敷，其痛即止。若伤重者，并可内服，不至攻心。

又方：猪毛一篮，入锅内炒之，俟猪毛化成黑汁，取起冷定，加大黄数钱，共研末，再加冰片一分，香油、茶油、蜡烛油俱可调搽，至神至验之方也。

又方：用蚶子壳又名瓦楞子煅枯，研细末，配冰片少许，湿则干敷，干处麻油调搽，数次收功，真仙方也。

又方：汤火伤治不得法，以致焮赤肿痛，毒腐成脓，用麻油四两，当归一两，入麻油内煎焦，去渣，再入黄蜡一两搅化，隔水拔火气，以布摊贴，立能止痛生肌，神效之至。

又方：人乳和盐敷之。

以上各方，简便神效，虽伤及遍身，势在垂危，或溃烂已久，均有奇效。

又方：虫蛀竹灰，平时收存，用时，以麻油调，搽，极效。

又方：茶叶嚼烂将口漱净再嚼，敷之，立愈。

又方：南瓜用坛装贮埋土内，数月即化为水，愈陈愈佳，遇有汤火伤者，取水搽之，随手而愈。南瓜，北人呼为倭瓜。或用黄瓜亦可。屡试如神。

又方：葵花泡油，搽之，越陈越佳。

又方：真麻油二斤，生大黄切片半斤，铜锅熬至药色焦黑，瓦罐连渣收贮，遇有汤火伤者，用鸭毛旧笔亦可蘸油搽之，止痛如神，二日即愈。平时制出，可备急用。

火爆伤眼

三七叶捣汁，点入数次即愈。或用三七磨水，滴入亦可，屡试如神。又上二方用南瓜水、葵花油点入，亦极神效。又跌打损伤打伤眼睛，南瓜方亦效。

跌打损伤

损伤诸方

回生第一仙丹：治跌伤、压伤、打伤、刀伤、铳伤、割喉、吊死、惊死、溺水死等症雷击死虽未试过，想亦可治，虽遍体重伤，死已数日，只要身体稍软，用此丹灌服，少刻即有微气，再服一次即活。大便如下紫血更妙，惟身体僵硬者难救。此系豫章彭竹楼民部家传秘方。道光初年，民部宰直隶时，有人被殴死已三日矣，民部往验，见其肢体尚软，打开一齿，以此丹灌服一分五厘，少刻其尸微动，再灌一分五厘而活。其余甫经殴杀或殴死一二日者，全活尤多，终岁无一命案。惟时磁州地震，压毙甚众，民部制丹遣人驰往，救活不下千人，大有起死回生之妙，诚千古第一仙丹。如能施药传方，救得一人之生，可全两人之命，造福真无量也。

活土鳖虫又名地鳖，又名簸箕虫，形扁不能飞，大小不等，色黑而亮，背有横楞，前窄后宽。以大如大指头为佳，小者功缓，雄的更好。用刀切为两节放地上，以碗盖住，过夜，其虫自接而活，方是雄的。随处皆有，多生米店有糠之处及碓皿下、仓底、灶脚，冬天灶脚更多，或生面铺，或油榨坊并空屋干燥之处。总在松土内寻觅，取活的，去足，放瓦上小火焙黄，研细用净末五钱死的不效，假的更不效。药店有干的卖，一看便知，自然铜放瓦上，木炭火内烧红，入好醋内淬半刻，取出，再烧再淬，连制九次，研末，要亲身自制，药店制多不透，不效用净末三钱，真乳香以形如乳头，黄色如胶者为真。不真不效。每一两用灯草二钱五分同炒枯，与灯草同研细，吹去灯草用净末二钱，真陈血竭飞净二钱，真朱砂飞净二钱，巴豆去壳，研，用纸包压数次去净油用净末二钱，真麝香三分要当门子，以上各药拣选明净眼同研极细末，收入小口瓷瓶口大药易泄气，用蜡封口，不可泄气。大人每用一分五厘，小儿七厘，酒冲服。牙关不开者，打开一齿，灌之必活要药称准方效，灌时多用水酒，使药下喉为要，活后宜避风调养。若伤后受冻而死，须放暖室中，最忌见火，仍照卷十一急救门冻死法参酌治之。如活转心腹疼痛，此瘀血未尽，服白糖饮自愈见后。

玉真散：治跌打损伤已破口者，无论伤口大小，不省人事，或伤口溃烂进风，口眼歪斜，手足掣动，形如弯弓，只要心前微温，用此药敷伤口如脓多者，用温茶避风洗净再敷，无脓不必洗，另用热酒冲服三钱不饮酒者滚水冲服，亦能起死回生。惟呕吐者难治。药虽平淡，效最神奇，功在七厘、铁扇诸方之上。药料易觅无假，其价亦廉，或传方，或施药，功德亦非浅也。明天麻、羌活、防风、生南星姜汁炒、白芷各一两，白附子十二两，以上药料须拣选明净眼同研极细末，收入小口瓷瓶，以蜡封口，不可泄气。如湿烂不能收口，用熟石膏二钱，黄丹三分，共研极细加入，敷之。

当归汤：治跌打损伤未破口者，功能散瘀活血。虽已气绝，打去一牙，灌之亦活。此少林寺教师方也。当归、泽泻各五钱，川芎、红花、桃仁、丹皮各三钱，好苏木二钱，酒、水各一碗煎六分，服。头伤加藁本一钱，手伤加桂枝一钱，腰伤加杜仲一钱，胁伤加白芥子一钱，脚伤加牛膝一钱。

白糖饮：凡跌打损伤如已气绝，牙关紧闭，先用半夏在腮边擦之，牙关自开，急用热酒冲白砂糖二三两，灌入，不饮酒者，水服亦可，愈多愈妙。无论受伤轻重，服之可免瘀血攻心，至稳至灵，不可轻忽。

又方：如气绝不损人事者，急用生半夏研末，水调黄豆大，塞鼻孔，方能苏醒。男左女右。醒后鼻痛，用老姜汁搽过，即不痛也。

又方：先用活鸡连毛破开，去肠杂，不用着水，敷罨伤处，虽至垂危，只要胸前微温，即时立醒。然后用药治之，仍服白糖为要。

又方：野菊花连根阴干，每用一两，加酒与童便各一碗煎服，但有一丝之气，无不活也。

又方：仙桃草连根阴干研末，每服一二钱，开水送下。虽重伤垂危，服之立见功效。江南一盗，身受多伤，躺卧道旁，一人路过，见而怜之，村中乞水与饮，盗出此药调水服下，服后半刻，遍身伤处作响，立即起而行矣。询之，此草生麦地中，叶小梗红，有子如胡椒大，内有一虫，在小暑节内前后十五日采之，早则虫尚未生，迟则虫已飞去，无虫则无功效。闻广西阳朔一带亦有这种名麦杆草，八九月内方有虫生可采。

跌压伤死

凡跌压伤重之人，口耳出血，昏晕不醒，只要身体尚软，皆可救活。切忌人多嘈杂，只令亲人呼而扶之，且就坐于地，紧为抱定，曲其手足，如和尚打坐样。随以热童便灌之马尿更妙，或用白糖冲热酒灌之用水调灌亦可，尤为神妙，但能强灌得一二杯下喉，便好。然后轻移于怀中，抱入室内，如前坐法，更以足紧抵粪门，若系妇女，连阴户一并顶住，恐其气从下泄，以致不救。并将窗棂遮住，以房中黑暗为佳。一面查照前后各方，取简便者用之。伤重者瘀血必多，用前当归汤、白糖饮更妙，其余简便易得者，不妨兼用。急切不可令出大便，恐其气脱而死，必俟其腹中动而有声，上下往来数遍，急不能待，方可使解，所下尽是紫血，毒已解下，方可令睡。倘瘀血未尽，当归汤、白糖饮尤宜多服。

又一切扑折及从高坠下、木石倾压、落马坠车，以致瘀血凝滞，气绝欲死者，仓促无药，急以热小便灌之，免恶血攻心。或服白糖更佳。再取地上三尺下黄土数升，捣碎，甑蒸热，旧布重包二包，轮流熨伤处数次，痛止伤消。但不可太热，恐伤皮肉。

破口伤

龙眼核剥去尖皮不用，将核研极细，掺疮口，即定痛止血。此西秦巴里坤营中急救方也，大有功效。如口渴者，不可饮水，但食油腻之物以解其渴。更忌食粥，食则血必涌出而死。或用前玉真散最妙。

又方：鱼子兰叶珠兰叶更好捣融，敷之，立刻收口接骨。伤口宽大者，加白盐少许，第二次敷即不用盐。其效非常，功在诸方之上。

又方：月季花又名月月红，取叶捣烂，敷之，立能止血消肿，虽断筋亦可速愈。

又方：葱白、砂糖等分捣烂，研如泥，敷伤口，其疼立止，又无疤痕，屡试神验。

又方：生半夏研末，敷上，即刻止痛止血，且易收口。

又方：生松香、熟松香和匀，敷之，立愈。或加生半夏末亦可。此军营急救方也。

又方：老姜嚼融，敷之，数日平复如常，此方屡试屡验，可保不致进风。惟敷时痛极，忍耐几时可耳。

又方：胡椒末敷之，不惟速愈，且免缩筋，忍痛必效。

又方：端午日采野麻叶，去筋，捶融如绵，遇破口伤敷之，立能止血结痂。又后接骨白炭方治破口伤亦效。

止血法

瘦猪肉切厚片贴上，无论伤口大小，血流不止者，立效如神。或用猪皮亦可。此急救止血第一方也。

又方：穿山甲片炒枯，研末，候冷敷上。此亦止血神药。

凡身上毛孔无故血出不止，此二方俱有奇效。平时制出以备急用最妙，不可泄气。

又方：草纸烧灰，候冷敷上，亦止。

又方：老姜烧枯存性，研末，敷，亦神效也。

跌打吐血不止

干荷花焙枯，研末，酒调服，一日二三次，数日即愈，其效如神。干荷叶亦可。或多服白糖饮更妙见前。

破口伤风

凡破伤风寒热交作，口闭咬牙，或吐白沫，手足扯动，或头足扯如弯弓，伤口平塌者，最为险症。用前玉真散可以起死回生，最为神妙。如仓卒制药不及，用手指甲、脚趾甲各一钱，香油炒黄，研末，热酒调服，汗出即愈。终不如玉真散之妙。

凡破伤风，先以自手三指并连直插入病人之口，如可插入者，易治，若只有二指插入者，其症必危。即妇人产后惊风，亦用此法验之，可知生死。

凡人或以烟筒竹木等物戳伤喉咙，恐呼吸之气亦有风扇，如颈项漫肿，口张不大，饮食难下，亦防破伤风。此是内吸风，终不息，无药可治。医者遇此，先须明告病家，庶免归咎。

割颈断喉

急宜早救，迟则额冷气绝。乘初割时，轻轻扶住仰卧，将头垫起，合拢刀口，将血拭去，用大雄鸡一只，快手轻去其毛，生剥鸡皮，乘热贴伤口，内服玉真散见前自愈，愈后鸡皮自落。

又方：照前扶住仰卧，合拢刀口，用生松香、熟松香各半，或加生半夏末亦可，将伤口厚厚敷紧或用葱头和白蜜捣融敷亦可，外用膏药不论何项膏药，周围连好肉一并粘贴，再用布条围裹，针线缝好。每日服玉真散三钱方见前，觉伤处生肌即不必服，未生肌则日日常服。无论食嗓气嗓俱断，一月必愈，屡如神。若食气嗓俱未断，照前伤损各方治之亦可。如气嗓已断气绝，只要身体微软，一面照前敷治，一面以回生丹见前服之，亦可活也。

戳伤肠出

好醋煮热洗之不可太热，亦不可太冷，随洗随入，外用活剥鸡皮乘热贴上，再服玉真散见前自愈。有人肠出三日腐变，如法治之而愈，愈后鸡皮自落。

耳鼻打落

治法见前耳鼻各部。

手指砍断

将指接上，用苏木细末敷之，外用蚕茧包缚牢固，数日即愈。

又方：老姜嚼融，敷之，新棉包裹，简便神效，不可以平淡而轻忽也。

接骨法

杉木炭研极细末，用白砂糖蒸极融化，将炭末和匀，摊纸上，乘热贴之。无论破骨伤筋、断指折足，数日可愈，屡试屡验，不可轻视。忌食生冷发物。无杉木炭，用杉木烧枯亦可。

又方：凡骨断痛极者，先用风仙花根一寸以肥大者为佳，酒磨，服之，揉动则不知痛，然后可用药治。或用麻药见痛毒诸方敷之，亦不痛也。

又方：当归七钱五分，川芎五钱，乳香、没药各二钱五分，木香一钱，川乌四钱五分，黄丹六两，骨碎补五钱，古钱照前制法三钱，共为细末，入香油一两五钱调成膏，贴患处，虽骨碎筋断能续，神效。

又方：旱公牛角一个火上炙干一层刮一层，黄米面不拘多少荞面亦可，榆树内白皮不拘多少，川椒六七粒，杨树叶不拘多少如无，不用亦可，共研细末，以陈酽醋熬成稀糊，用青布摊贴，再用长薄柳木片缠住，时刻闻骨内响声不绝，俟定即接。如牛马跌伤及树木被风吹折者，以此药治之，俱效。

又方：古铜钱烧红，淬入好醋内，再烧再淬，连制七次，研末，用酒冲服二钱，伤大者服三钱，其骨自接。无古铜钱，用新铜钱亦可，不如古铜钱之妙。有人因鸡足折断，如法试之，果接续如故，乃烹此鸡验其骨折处，铜末周围束住。又有人脚骨折断，以铜末冲酒服之即愈，后因病故，十余年改葬，视其胫骨处亦有铜末束之，真神方也。

又方：大红月月红又名月季花采花瓣阴干为末，一岁一厘，好酒调服，盖被睡卧一个时辰，浑身骨响，此是接骨，不必畏惧。

又方：公鸡一只，重十两上下白毛乌骨者更妙，用手扭断头，竹刀割下，不用水，干拔去毛，竹刀剖开，去肚脏不用，剥下皮，去骨，将肉放石臼内，加真五加皮二两，骨碎补二钱，桂枝一钱，生大黄三钱，松香一钱，共为细末，同捣融烂，先将伤骨整好，将药敷上，将鸡皮包在药外，再用杉木皮夹好，过一对时取去，久则必生多骨。

又方：五加皮四两，小雄鸡一只，去毛连骨，不去血，不沾水，同捣极烂，敷断处，骨即发响，听至不响，即将药刮去，迟则多生骨矣。

又方：活螃蟹一二只，生捣烂，滚酒冲服，极为神效。

又方：取路旁墙脚来往人小便处日久碎瓦片，洗净烧红，淬入好醋内，再烧再淬，连制五次，刀刮为细末，每服三钱，好酒下，虽骨折筋断痛不可忍者，亦极神验。

跌打伤筋

用韭菜捣烂敷，过一夜即愈。或照前月季花及碎瓦片方治之，亦可。

又方：生旋覆花根捣汁，滴入并敷，日换三次，敷至半月，虽筋断亦续，其效如神。

伤损缩筋年久不愈

杨梅树皮晒干研末，和顶好酒蒸熟，调敷，用布扎好，每日一换，不过三五次即愈，屡试如神，不可轻视。

又方：见腰部三仙方，最为神效。

跌打损伤愈后行走不便

罐盛小便火上烧热，时时熏之，熏至数次即愈。有人手骨跌断，愈后其手直硬不能活动，照此熏之，平复如常。

脚趾割破久不收口行走不便

鸡脚骨烧枯，研末，敷，即愈，甚效。

跌 打 青 肿

整块生大黄用生姜汁磨融，敷之，一夜紫者转黑，黑者即白矣，一日一换，其效如神。

又方：生半夏末水调，敷，一夜即消。

跌打青肿内伤

凡一切跌打损伤，遍身青肿，瘀停作痛，及堕仆内伤，一服即愈。用白木耳四两如无白者，黑者亦可用焙干，为细末，每服一两，麻油拌匀，好酒送服，日服二次，药完其患若失，百发百中，神妙非常。

打 伤 眼 睛

火爆伤眼见汤火伤门。凡眼睛打伤，或跌伤，或碰伤，或火爆伤，用南瓜瓤捣烂，厚封，外用布包好勿动，渐即肿消痛定，干则再换。如瞳仁未破，仍能视也。瓜以愈老愈佳。有鲜地黄处，用地黄亦可。南瓜，北人呼为倭瓜。

又方：生猪肉一片，以当归、赤石脂二味研末，掺肉上，贴之，拔出瘀血，眼即无恙。

闪 跌 手 足

生姜、葱白捣融，和灰面炒热，敷之，或用生大黄和生姜汁磨，敷，均妙。

闪 跌 伤 腰

方见腰部。

跌打损伤湿烂不干

并治冻疮湿烂。羊皮金纸以金面贴伤处，过夜即愈，神效之至。

又方：寒水石二钱，煅，研细末，敷之，立见功效。

损伤碎骨在内作脓

田螺捶烂，加酒糟和匀，敷四围，中留一孔，其骨即出。

跌打损伤内有积血大小便不通

归尾二钱，生地、川芎、桃仁、生大黄、红花各一钱，酒水各半煎服。不饮酒者，无酒亦可。

跌打损伤胸膈胀痛不食

白砂糖用酒冲服水冲服亦可，以多为妙。

骑马伤股破烂

凤凰衣即抱过鸡蛋壳新瓦上焙枯，研末，麻油调，搽即愈。或照跌打破口各方治之。

跌打损伤百药不效

恐是中邪，照邪怪门鬼击伤方治之，内有狗粪烧熏一法尤妙极也。

旧伤日久作痛或天阴作痛

治法见腰部闪跌殴打腰痛方。

又方：益母草熬膏忌铁器为丸，每服数钱，热酒送下，十日痊愈，其效如神。

增补止血补伤方

刀箭伤、马踏伤、跌伤、一切物打伤无不验。生白附子十二两，白芷、天麻、生南星、防风、羌活各一两，共研极细末，就破处敷上。伤重者，用黄酒浸服数钱。青肿者，水调，敷上，一切破烂皆可敷之，即愈。此方宜平时预制以治斗伤，可活两命，价不昂而药易得，亦莫大之阴功也。

增补伤科圣药七厘散

上朱砂一钱二分水飞净，真麝香一分二厘，梅花冰片一分二厘，净乳香一钱五分，红花一钱五分，明没药一钱五分，瓜儿血竭一两，粉口儿茶二钱四分，以上各药拣选道地，于五月五日午时共为极细末，瓷瓶收贮，黄蜡封口，贮久更妙，每服七厘，不可多服，孕妇忌服。

上药专治金疮、跌打损伤、骨断筋折、血流不止者，先以药七厘烧酒冲服，复用药以烧酒调，敷伤处。如金刃伤重，或食嗓割断，不须鸡皮包扎，急用此药干掺，定痛止血，立时见效。并治一切无名肿毒，亦用前法调服。得此方者，调治斗殴诸伤，无不应手立效。

凡受伤之时，或仓卒无药，或乡僻无良医，恐伤轻变重，伤重致死多矣。地方官如虔合此药，遇有验伤，随时施用，不独伤轻者立愈，即伤重者亦可救，不啻救二命，实阴德无量也。

增补被殴伤风方

荆芥、黄蜡、鱼鳔炒黄色三味各五钱，艾叶三片，入无灰酒一碗煮一炷香久，热饮之，汗出立愈。惟百日内不得食鸡肉尔。凡被殴后以伤风致死者，在保辜限内，于律不能不拟抵，此一方可活二命，须广布之。

增补九分散

治跌打损伤。乳香一两，没药一两，麻黄去节一两，马前子一两，共研细末，瓷瓶贮存，黄蜡封固。遇跌打损伤，烧酒冲服九分，另用烧酒调，敷伤处。

增补八厘散

治跌打损伤。香瓜子一钱，生半夏一钱，明雄一钱水飞，西砂仁一钱，当归头一钱酒洗，土鳖二钱新瓦上焙干，巴豆霜一钱，乳香二钱，真血竭二钱，没药二钱，共研细末，瓷瓶贮存，黄蜡封固。遇患者，用好烧酒冲服八厘，小儿服三厘，能开口即可救活，受伤处用烧酒调敷。配药须忌用火炒。歌曰：此方八仙传授，世上千金难寻，不论断筋折骨，一服八厘保安宁，须臾便得活命。

增补红花散

治跌打损伤。鲜红花一两，全当归一两，乳香五钱，儿茶二钱，明雄一钱水飞，朱砂一钱水飞，上桂一钱，麝香五分，上四六冰片五分，没药三分，白芷三钱，血竭三钱，西大黄三钱晒干，共研细末，瓷瓶贮存，黄蜡封固。遇患者，用醇酒调服一钱五分，外用烧酒调一钱五分，敷伤处。伤轻者只敷一服，伤重者加倍调敷即愈。

增补大保红药丹

治跌打损伤，服各部引药，附此方，救人甚多。真上肉桂二钱去皮，广木香二钱要枯白者，大野三七二钱，大活土鳖二钱新瓦焙干，明亮朱砂一两水飞，上四六冰片六分，真麝子六分，共研细末，瓷瓶贮存，黄蜡封固。遇患者，用极薄白纸包三厘，卷成捻子，净水煎引药，加好烧酒和吞。头颈加川芎、藁本各二钱，胸背加泽兰、桔梗、蒲黄各二钱，腰上加杜仲、故脂各二钱，两手加嫩桂枝、钩藤勾各二钱，肾加橘核二钱，肚痛加制珍珠五厘，迦篮沉香一分，脚腿加牛膝、木瓜各二钱，五加皮、香独活各二钱，左脚腿加车前一钱，右脚腿加中黄二钱。

刑 杖 伤

夹 棍 伤

速用热童便一盆，将足浸入，如便冷，将红砖两块淬之即热，直浸至童便面上浮起白沫，其伤尽出矣。再用跌打损伤各方治之自愈。如已骨损，亦照跌打损伤门内接骨方治之。

杖 伤

血竭一钱，轻粉、黄丹水飞净各二钱，白矾一钱，共为末，掺上，忍痛一时，次日其肉四围生起，两日即平。杖伤久烂不愈，中有深眼不能收口，用此最效。或照跌打损伤各方治之亦可。

又方：杖后即饮童便一碗，或用酒冲白糖服之不饮酒者水服亦可，以免瘀血攻心。再用热豆腐铺在杖伤处，其气如蒸，其腐即紫，换腐数次，令紫色散尽，转淡红色为度。若杖后肿痛，用明雄二分，密陀僧一分，水研，调敷，极妙。又受刑杖极重者，杖后，日用白及末米汤饮下，神效。

铜铁竹木杂物入肉

铁 针 入 肉

针入肉内，随气游走，若走至心窝甚险。急用乌鸦翎数根瓦上焙焦黄色，研细末，酒调服一钱。外用车轮上油垢调真磁石末，摊纸上如钱大，贴之，每日一换，自出。

又方：生磁石一两研末，用菜油调，敷皮外离针入处寸许，渐渐移至针口，由受伤原处而出，神效。

又方：生癞虾蟆眼珠放针口，半日后自出，神效。

铁针并铜铁锡铅入肉

陈腌肉皮陈火腿皮更好捶融，敷之，即出，极效。

铁弹入肉

扁鱼肚胆俗名边鱼煮融，和糯米饭捣烂，敷之，换两三次即出，此在手足及两股用之。若在身上及肚腹内，用土狗又名蛞蝼同扁鱼肚煮融捣烂，敷，虽不能取出，其弹渐落下部，不能为害矣。

箭镞铜铁钖子并一切杂物入肉

蜣螂三个俗名推车虫，查药物备要便知，巴豆四五粒，共捣如泥，敷伤处，先止痛后作痒，少刻其物必出，神效之至。

又方：搔蛱子又名搔甲虫，又名偷油婆，江苏人呼为脏螂，查药物备要便知捣融，敷之，一日即出，神效。

又方：南瓜北人呼为倭瓜，江苏等处有呼为北瓜者捣融，四围敷之，隔日必出，极效。

又方：干苋菜捣烂，和红砂糖敷之，自出，奇效。

又方：真象牙刮末，水调敷，干则加水润之，甚验。

又方：红膏药见痈毒诸方敷之，无不出也。

瓷片入肉

白果要三角形者，去壳与心不拘多少，浸菜子油内，取出捶融，贴之，日换一次。虽入肉多年烂而不出者，三次即愈。

鱼肉各骨入肉

以上各方通治。山楂研末，调敷。如在口中牙缝等处，山楂煎浓汁，含一二时自出。

竹木入肉

以上各方通治。鹿角烧枯存性，研末，以水调敷，久不出者，不过一夜即出。

又方：松香敷上，用布包裹，三日必出，不痛不痒，甚妙。

又方：生蒲公英捣烂，敷，虽肿烂日久，亦效。

又方：鲜牛膝捣烂，敷，纵伤口已合，刺亦自出。

又方：蓖麻子捣烂，敷，痛止即出，神效。

水银入肉

真川椒研末，生鸡蛋白调敷，用布包紧，过夜即出。

铜铁竹木等物入肉虽已拔去伤口肿烂不愈

葱头和白砂糖又名洋糖，又名盐糖捣融，敷之，极效。如再不愈，即用玉真散见跌打损伤门治之，无不愈也。

药箭入肉箭已拔出伤口肿烂不愈

明雄末敷之，有水流出即愈。

铜铁入骨

昔邢曹进，箭中左目入骨，拔之不出，痛苦欲死，其家广修佛事后，梦一僧告以用寒食饧敷之，俟发痒时，将本人捆缚床柱，用力拔之而愈。见《龙威秘书·集异》记。寒食饧，即寒食日所做米糖也。如无，即平日所做米糖亦可用。

验方新编卷之十四

中风

与筋骨门参看。

中风症

凡中风忽然昏倒，不省人事，须先顺气，然后治风。用竹沥、姜汁调苏合丸，如口噤，抉开灌之，如抉不开，急用牙皂、生半夏、细辛为末，吹入鼻内，有嚏可治，无嚏则死。最要分别闭与脱二证。如牙关紧闭，两手握固，即是闭证，用苏合香丸药店有卖或三生饮见后治之。若口开心绝也，手撒脾绝也，眼合肝绝也，遗尿肾绝也，即是脱证更有吐沫、直视、肉脱、筋骨痛、发直摇头、上窜面赤如血、汗出如珠，皆脱绝之症，宜大剂理中汤灌之，及灸脐下，亦可十中之一。若误服苏合香丸、牛黄、至宝之类，即不可救矣。惟中脏之症，是闭而非脱者，宜苏合香丸、牛黄丸、至宝丹、活命金丹之类。若中腑与中血脉之症，断不宜用。

中风诸方

三生饮：治中风牙关紧闭，两手握紧。若口开手撒，则不可服。生南星二钱，生川乌去皮、生附子去皮脐各一钱，木香四分。气虚，加人参煎服，如无人参，用高丽参、真台党亦可。

稀涎散：治中风昏昏如醉，口开手撒，或口角流涎，顷刻不救，急用此散灌之，得吐即愈。新皂角四条去皮筋，明矾一两，共为末，每用一钱或一钱多，温水缓缓调灌。毋使大吐，恐过剂伤人。屡效，不可具述。醒后再用药调理，方免后患。

开关散：中风卒急，先用此药开关。皂角二钱，北细辛三分，共研细末，吹少许入鼻中，即醒。如买细辛不及，即皂角一味亦可。

瓷针砭法：用锋利碎瓷片刺少商穴，使出血即解。少商穴在两大指头甲之两旁，与出指甲之处相齐，只离指甲两边各一韭叶宽是也。先从手臂上抹至指间，使血行下方刺。须破竹筷头夹住瓷片，只露瓷锋一分在外，用线扎紧，以两指捏着筷梢直按穴上，再用竹筷一只横敲扎线处，使瓷锋刺入，则轻重有准，此为不善制者说法。

柏叶饮：中风不省人事，得病之日即服此，免成废人。侧柏叶一把，葱白连须一把，共捣如泥，用无灰酒一大碗煎一二十沸，去渣，候温灌服，不善饮者分数次服。中风脱证忌服。

又方：中风中痰皆治。生石膏一两，辰砂五分，各研末，和匀，每服三钱，用生蜂蜜调下，立效。中风脱证忌服。

又方：用生姜口嚼碎，不拘多少，向面上天庭等处频擦，又以生姜汁滴男左女右眼内角，即醒。

中风口眼歪斜

用活鳝鱼一条捣烂，左斜敷右，右斜敷左，嘴正即将鳝鱼血洗净，免口又扯斜一边。屡试皆验。

又方：皂角为末，陈米醋调，涂口上，左斜敷右，右斜敷左，干则频换，数次必愈。

又方：蓖麻子三钱去壳，冰片五分，共捣融，左扯贴右，右扯贴左，以正为止。或照后瘫痪各方治之。

中风不语

用泥捏成圈，围住肚脐，令人屙尿在圈内，一时苏醒，然后用药。

又方：黄芪、防风各数两，煎水一大盆，放床前，使热气熏之，时时不断，熏至一日即语，其效如神。

又方：见卷一咽喉部。

中风不语半身不遂

草乌一斤，绿豆半升，同煮，以豆熟为度，去豆，将草乌刮去皮，切片晒干，为末，烧酒兑服，虽老年久病亦愈。此人祖传秘方，屡试皆验。

中风角弓反张

凡中风头足往后扯动，弯曲不伸，其形如弓，名角弓反张。鸡屎白三钱，酒五杯，用竹筷顺搅一千遍，饮之，小儿减半，日服二次。此葛仙方也。

又方：见卷十小儿科。

自头麻至心而死或自足麻至膝而死

此症有类中风，故列此。小儿粪要干的，不要稀的阴干，放瓦上烧枯，烧至烟尽为止，每服用三钱，生豆腐调服，或用豆腐浆调服亦可，甚效。

又方：吴萸末三钱，热醋调，敷两脚心。

眼珠上翻手足弯曲状如中风时发时愈

此症名拘麻。生木耳滚水发开，病未发时，取木耳细嚼一二两，饮黄酒三四杯，盖被出微汗，服至二三斤除根。

忽然跌倒口吐白沫不省人事时发时愈

此名羊癫风。用菜叶不论何菜或青草塞口中，即醒，屡用极效。

中风瘫痪手足不举并治风湿脚气

穿山甲左瘫用右甲，右痪用左甲、大川乌头、红海蛤如棋子大各二两，为末，每用五钱，捣葱白汁和成厚饼，径寸半，随左右贴脚心，缚定，密室安坐，以脚浸滚水盆中，待身麻汗出，急去药，宜谨避风，自然手足可举，半月再行一次，除根。忌口并女色一年。

风湿瘫痪手足不能举动

癞虾蟆一只，打死后方去头足，剥皮剖开，去肚腹肠胆，须净洗过，略砍碎，用擂钵擂极融细，以烧酒冲入，搅匀，用布沥净渣，其酒炖热饮之。连服十余个，其效无穷，因饮酒多而得者更效。此仙方也。虾蟆红目红皮腹无八字纹者有毒，切不可用。其胆最宜取净，胆破者不用。再虾蟆口喷毒气，不惟沾着生疮，疮愈至期仍发，须谨防之。愈后终身戒食虾蟆。又腿足无力，寸步难移者，饮羊肾酒见内外备用诸方数日，即能行走，神妙非常。

风湿瘫痪半身不遂

有人风瘫，一身四体不能转动，百药不效，后服冯了性药酒一钱，浑身出汗，上呕下泻，半日后行动如常，用药调理，霍然痊愈，神效非常。又有一少年风瘫，先饮此酒五钱不效，后渐至一两始见功效。此少年体壮者饮之无碍，若体虚及老年人不宜多饮，是所切嘱。此酒广东佛山镇并省城及广西省城有买，并有药单。凡患风瘫，先饮一钱，如不见效，酌量加饮，总以见效为度。此酒性烈，不可过多，体虚者不饮为妙。若照单饮之，必致误事，慎之慎之。再此酒饮后汗出不止，此病从毛孔出也，切勿止汗，听其自收。

腰脚风湿作痛不能履地

松毛烧灰，布包，乘热熨之，神效无比。此仙方也。

又方：松毛一斤捣如泥，用烧酒三斤泡七日，随量饮，甚妙。

又方：生川乌头三个去皮脐，为末，醋调，用布摊贴，立能止痛。

又方：黄荆根四五月间生于野地，药店少有，须向生药店采取生者入坛中烧烟，熏两足心及痛处，汗出即愈。

又方：威灵仙洗净焙干，为末，入竹筒内，以酒润之，九蒸九晒，干则加酒，制过，用白蜜为丸梧子大，每服二十丸，温酒下。有人手足不遂，不能下地者数十年，服之数日便能步履，久服痊愈。体虚者少服。

风湿瘫痪诸方

熏药法：治左瘫右痪，半身不遂，手足腰肢疼痛，并酒风脚痛等症。真降香、真千年健、生草乌、闹羊花各一钱，生川乌三钱，真麝香三分要当门子，陈艾六钱，钻地风五分，百草霜三钱即锅底烟子，共研细末，摊纸上，卷成筒，用面糊紧，外用乌金纸包好扎紧，以火点燃熏患处。熏时用棉袱隔住，渐熏渐痛，痛则风湿易出，越痛越好，务必忍住。熏半时后暂歇，用手在患处四围揉捻，如有一处揉捻不甚痛者，即于此处再熏，风湿即从此而出。熏完此药一料而愈。有人风瘫年余，照此治愈。愈后戒食鱼腥生冷等物一月。体虚者其功稍缓。

豨莶丸：此药明目乌须，健脾胃，壮筋骨，能治中风，口眼歪斜，骨节疼痛，腰膝无力，手足瘫痪等症，屡试神验。五月五日采豨莶草，去根花并子，净用茎叶，加酒与蜜拌匀，蒸三炷香久，取出晒一日，加酒蜜再拌再蒸，以九次为度，晒干，磨细末，炼蜜为丸如梧子大，每服三钱，米汤送下。或六月六、七月七、八月八、九月九日修合俱可。《本草》豨莶草有二种，南北不同，南方一种名曰花菜。

豨桐丸：治男妇感受风湿，或嗜酒冒风，内湿外邪传于四肢，脉络壅塞不舒，以致两足软痠疼痛，不能步履，或两手牵绊不能仰举，凡辛劳之人常患此症，状似风瘫，服此丸立能痊愈。其药价廉而效速，诚秘方也，幸勿轻视。地梧桐俗谓臭梧桐，不论花叶梗子均可用，采取切片晒干，炒磨末子一斤，豨莶草炒磨末子八两，上二味和匀，炼蜜丸如桐子大，早晚以白滚汤送下四钱。忌食猪肝羊血番芋等物。或单用臭梧桐二两煎汤饮，以酒送之，连服十剂，其痛即愈。或煎汤洗手足亦可。

狗脊饮：治气血俱亏，手足麻木，感受风湿，不能行动。无论男女，一方分作五服，每日一服，六日痊愈。如未痊愈，用酒十斤将药泡服。此方试验数百人，神效非常，不可轻忽。金毛狗脊、川牛膝、海风藤、宣木瓜、桑树枝、松树节、续断、杜仲、秦艽、桂枝上身不用，要用下身、熟地各一钱，大归身二两，虎骨胶一两此味不用亦可，用河水二碗煎六分，用绍酒一小杯同饮。

瘫痪药酒：治一切风湿瘫痪甚效。苍术、白芷、羌活、独活、黄芩、川芎、薄荷、厚朴、荆芥、木瓜、桑寄生、白细辛各二钱，杜仲、牛膝、续断、当归、灵仙、钻地风、千年健各钱半，防风一钱二分，川乌、草乌、五加皮、秦艽、桂枝各一钱，猪筋四两，用雄鸡一只，重一斤者为率，轻重俱不合用，杀之焆去毛，不可见水，不要肠脏，用瓦锅同前药入糟烧酒五斤蒸好，取鸡先食，酒早晚随便饮。忌生冷寒凉滞气等物，宜逸不宜劳，宜避风湿，节房事。病轻者服鸡后即愈，重者饮酒完即愈，极重者再服一料痊愈。但饮酒时其痛更甚，须要忍耐，痛止即愈。

松豆酒：治风气骨节疼痛，半身不遂。黑料豆一升小扁如腰子样者佳，油松节锉碎四两，白蜂蜜一斤，好绍酒十五斤，蒸一炷香久，取出，泡水中，过十四日，早晚随量饮。有人瘫痪不能行动，饮此半月，行走如常，其效无比。

二妙散：治一切风湿瘫痪，筋骨疼痛，无不神效。生甘草、威灵仙各一斤，用水一担将药煎五六滚，入大缸内，用板凳坐其中，周围用布围住，乘热熏之，待水温，浑身洗透，务使汗出，谨避风寒，即愈。

筋 骨

皮肤病附后，与腿足及中风各门参看。

周身骨软

一人爱食烧炙炒煎厚味，以致周身筋骨疼痛软弱，渐至手足不能举动，经年不愈，后食冬瓜一二百斤而愈。

周身痛不可忍

一人遍身作痛，或云中风，或云中湿，或云脚气，百药不效，后一医云是气血凝滞，用延胡、当归、肉桂等分为末，温酒调服四钱而愈。或加天麻亦可。

服过轻粉筋骨疼痛

凡生杨梅等疮服过轻粉之人，必致筋骨疼痛挛缩，或破烂日久不愈，查解救诸毒门治轻粉毒方治之。

风湿疼痛

生紫苏一把如无鲜者，即干的亦可，葱头连须一把，生老姜一大块，陈皮二钱，共捣融烂，用菜子油一茶杯放锅内煎过，再加灰面搅匀，作成一饼，乘热敷上，冷即解下，再用菜子油少许放锅内，将旧药饼温热再敷，冷则随换，日夜不断，其风湿即散而愈矣。有人手疼不能抬起，十年不愈，敷至数日全安。不用菜子油，用顶好烧酒亦可。

又方：姜汁一两，葱汁一两，陈米醋五钱，牛皮胶三两，另用陈皮八钱熬浓汁，去渣和入，慢火煮成胶，冷透火气，青布摊贴，止痛神效。

又方：糯小米舂极熟小米有黏、糯两种，以糯为佳，炒热，用布包好，于痛处频频熨之，其痛立止。

又方：老姜一块切去一面，用广东冯了性药酒炒透，取出另用，冯了性药酒炖热，以姜蘸酒于痛处避风擦之，极效。

又方：樟树皮切细，加老姜捶融，和糯米酒糟炒热，冷则再换，日夜不断，三日痊愈。

又方：真净银朱三钱，枯矾四钱，为末，铺纸上作纸捻三条，每早以一捻蘸麻油点火向肚脐熏之，盖被取汗即愈。

风湿灸法：凡肩背腰胁手臂腿膝环跳大腿外侧为环跳贴骨等处感受风寒湿气，以致漫肿无头，皮色不变，惟酸痛麻木，筋拘抽痛，不能转侧动摇等症，即将手按揿其着骨极痛之处，用墨点记，随依后法灸之，即能消散。若耽延日久，致生肿毒，难以收功。沉香研、丁香研、木香研各五分，麝香二分研，乳香六分灯草同炒，研，穿山甲五分炒，研末，上临用时共研匀，以大核桃壳半个，将药末装满，复于墨记之处，再用干面水调，做成馒头面式，作一圈子围住核桃壳，不致移卸，上用湿荷叶一张盖护，以防火星落下，仍挖一孔，留出核桃壳，将艾绒作龙眼核大放桃壳上，以线香点火灸之。初灸一二次不觉其热，至五六次方有艾热之气钻透于内，能受热者再灸十四次，不能受热者止灸十一次，灸过其毒自消。如病甚者，加灸两三次，决不成毒，灸毕随愈。屡治多人，应验之至。

子龙丸：治人忽患胸背手足腰项筋骨牵引勾痛，走易不定，或手足冷痹，气脉不通，此乃痰涎在胸膈上下，误认瘫痪，非也。又治喉中结气，状似梅核，倏有倏无，冲咽闷绝。又治脚气疼痛，及遍身或起筋块，如榴如栗，皮色不变，不疼不痛，但觉酸麻，或自溃串烂，流水如涎，经年不愈，有若管漏。此乃痰滞经络所致，常服此丸，自能痊愈。方见阴疽门，每服三分，淡姜汤送下。痰猛，加数丸；如脚气，加槟榔、木瓜、松枝、卷柏；热痰，加盆硝；寒痰，加胡椒、丁香、干姜、肉桂。

筋骨疼痛不拘风湿气滞或杨梅疮毒或妇人月经诸病

先用此药止痛，然后调理。干马齿苋一斤又名瓜子菜，生马齿苋二斤，真五加皮半斤，茅山苍术四两，共舂碎，煎汤，洗之。洗后，急用葱头、生姜捣烂，冲滚开水服三碗，避风睡卧取汗，立时止痛。

筋缩不舒疼痛不止

当归一两，白芍、苡仁、生地、玄参各五钱，柴胡一钱，水煎服，神效。如脚膝转筋，加木瓜五钱，极妙。

历节风由下而上逐节疼痛

凡男妇先自两踝骨疼起，次日流上于膝，三日流于两股，上至于肩，肩流于肘，肘流于后弯，每至一骨节，或如锤钻，或如虫窜，痛不可忍，日轻夜重，诸药不效，六脉紧，此名历节风，又名白虎风。炭灰五升，蚯蚓粪一升又名曲蟮，又名地龙，红花三钱，和醋炒热，布包作两起，轮流熨之，甚效。

又方：真红川椒去子及闭口者，以草纸两层隔住炒出汗，放地上，用瓦钵盖住，四围用热灰遮住，约一时久，取出研末，用酒和米糕为丸梧子大，每服四十丸，空心盐水送下，服至一斤自愈，神效。体虚者少服。

箭风痛

俗名鬼箭打，或头项肩背手足腰肢等处筋骨疼痛不安。穿山甲一钱左边痛用右边甲，右边痛用左边甲，炒黄，研，泽兰叶三钱，酒煎服。此药专行血络，通瘀散邪，屡试如神，永不再发。

又方：延胡索、肉桂、五灵脂、当归、白芷、防风各一钱，水煎服。另用木香一钱，水磨兑服，极效。此林屋山人经验方也。

手足筋骨疼痛

熟地四两捣烂，浸入顶好烧酒二斤蒸热，用竹筷搅匀，放水中，三日取出，每日随量饮，至愈为止。并取所泡熟地送酒，甚效。此林屋山人经验方也。

肩背筋骨疼痛

槐花子、胡桃又名核桃、脂麻俗作芝麻、细茶叶各五钱，用水五碗煎至一半，热服，神效。

腋肋手足腰胁等处忽如火热肿硬如石痛不可忍或弯曲不伸

急用热糯米饭加食盐、葱头少许敷之，冷则熏热再敷，敷至过夜即松，连敷两日痊愈。其糯饭洗净喂鼠喂鱼，不可暴弃。

腰脚风痛不能履地四肢筋络不舒两手牵绊不能抬起

俱见前中风门。

尾脊骨上下左右疼痛大小便不通

服八味地黄汤见备用诸方甚效，再发再服。如不见效，加左归丸、右归丸见同上合服必愈。此症水火俱亏，初愈即应以八味地黄汤作丸常服，方可断根。

身中忽有一处作痛

浮面不痛，按之觉痛，或咳嗽牵扯作痛，此平时闪跌内伤，气血凝滞，或肩挑重物伤损，初时不觉，日久始发也。照腰部闪跌殴打伤腰第二方治之。

皮肤中痛

名癥疰。用醋调燕窝泥，敷之，甚效。

又方：杏仁炒黑，研如泥，敷之，即愈。

皮肤偶触衣物痛彻连心似乎无皮之状

此名脧痛，乃暴寒袭入肌肤故也。用胡椒四钱研，好烧酒四两煎滚，用布蘸酒乘热搽之。

身麻皮厚如铁

苦参二钱，酒煎服。外用苦参研末，酒调敷之，久敷自愈，极效。

皮肤枯如鱼鳞

牛骨髓用真苏合油煎炒，空心热酒服一酒杯，半月即愈。

积受潮湿四肢不仁方

歌诀云：

十大功劳三两重，八棱麻根五钱轻。

淫羊藿与千年健，红花当归五加并。
陈皮去白六两足，再加无灰酒十斤。
封坛七月随量饮，一月之后见奇功。

伤 寒

伤 寒 症

伤寒传变，症候繁多。大抵自霜降后春分前，寒邪所感者为正伤寒。春夏别感者，谓之四时伤寒，而兼杂症。惟得病之初，宜先审辨，则调理不差。夫伤寒症候，大类伤暑，但伤寒恶寒而身寒，伤暑恶热而身热。脉紧恶寒谓之伤寒，脉缓恶风谓之伤风，脉盛壮热谓之热病，脉虚身热谓之伤暑。伤暑，脉浮大而散，或弦而迟，盖热伤气散而脉虚也，外症见头痛身热，烦渴口干，面垢自汗，倦怠少气，或背寒恶寒，甚则迷闷不省，手足抽动，或呕泻腹痛、下血发黄、出斑等症。行路得之为中热，静室得之为伤暑。又胸膈胀满、头痛、发热时有止歇者，劳役食积也。惟头痛，恶寒发热，身足酸痛，昼夜不歇，伤寒也。依此看过，果系伤寒，若无良医，幸莫用药。盖此症死于病者少，而死于医者多。惟宜密室避风，勿食粥饭米粒，谨静自守，只以姜汁热酒或姜茶等类与饮，待七日传遍经络，虽不服药亦自然痊愈。古云：伤寒不药得中医，正此谓也。至于过经传、隔经传、两感传之症，病本至危，非良医不治，若用药一误，是速之死耳，可不慎欤！

伤寒外治诸方

点眼法：粉甘草六分，顶上梅花冰片四分，共研细末，凡伤寒病起一日至六日，用此药点眼内角，男左女右，点之出汗而愈。如过七日，不论男女，两眼并点，神效。

葱姜熨法：治伤寒胸膈不宽作痛，一切寒结、热结、食结、痰结、痞结、水结等症，并中气虚弱不堪攻击内消者，须以此法熨之，则滞行邪散，其效如神。连须葱白一大把，老生姜两大块，生萝卜四五个无则以萝卜子一合代之，三味共捣烂，炒热酒炒更妙，用布作两包，轮换久久罨熨心胸胁下痛处，自然豁然开散，汗出而愈。干则加酒炒，不宜太热，恐炮烙难受。若大便结，兼熨脐腹。又卷四饮食停滞门有外治一法，亦可用。

葱熨法：寒中三阴，口噤失音，四肢强直，挛急疼痛，两手无脉，似乎中风者，或厥逆唇青，男子肾囊俗名卵泡缩入，妇人乳头缩入，或男妇交合后气绝等症，但用葱白一斤微捣，炒热，分两包，轮换熨肚脐下，久久俟暖气透入自愈。并以葱白三寸捣烂，酒煎，灌之，阳气即回。此华佗救急方也。或用罐装热火，或装滚水，放炒热葱上熨之，更妙。病重者，更以艾丸如豆大，烧气海穴脐下一寸五分、关元穴脐下三寸各七次，则脉渐现，手足渐温，可得生矣。

蛋熨法：伤寒症不能分阴阳，医生不识，不能下药，目定口呆，不省人事，及身热，大小便不通而无汗者，用鸡蛋十个煮熟，留壳，切去一头，留七八分合在病人脐上，用银簪插入鸡蛋内取出黑色，蛋冷即换，俟银簪不黑，病人大汗即愈。用神仙粥见备用诸方调养，可无后患。此秘方也。或照后阴证伤寒外治各方亦妙。

吴萸熨法：治法同上。用吴茱萸一升捣碎，酒拌湿，布袋两个分包，甑蒸透，多熨两足心，兼熨肚脐下，候气透手足暖为度。或加麦面、食盐、葱白等分，同炒热，熨亦可，冷则随换。

紫苏熨法：伤寒内伤积食，小腹硬胀，大小便不通，不能言语，神思欲脱，两目直视，手足强直，证候危笃，难以下药者，用紫苏数两煎滚热汤，将手巾在汤内泡热，扭干，乘热摊病人肚上及小肚上，令人以手在手巾上盘旋摩擦，冷则随换，如此数次，一切宿粪硬块积血自下，其效如神。如肛门闭结不通，以蜜糖和猪胆煎成条子，徐徐插入，此法屡效。但积粪下后，须用药调理。

又方：土熨法见卷十一备用诸方亦妙。

又方：野芋头切片，磨擦背上第三节骨，如觉痛痒者即非伤寒，若不知痛痒即是，仍用野芋片周身骨节用力擦匀，并用芋片炒热煎浓汁，服二三次即愈。忌食荤并饭。

又方：急取巴豆十粒捣烂，入面一钱捻作饼，安脐内，以小艾火灸五次，气达即通。

伤寒发狂目不识人或见鬼神

大蚯蚓半斤，去泥，用童便煮汁饮，或生绞汁兑童便饮亦可。此葛仙方也。

又方：用新抱出鸡子的蛋壳煎汤服，即安，奇方也。

又方：灶心土煎水，日服三次，即愈。或用癞虾蟆贴心上方最妙。

伤寒发狂兼发斑疹

不发斑疹者亦效。重者多用癞虾蟆贴之，惟肝不宜多用。

凡伤寒发狂，眼直舌强，或发斑疹，急用铜钱于脊背、两手弯、两乳旁、两腿弯刮出青紫色，随取癞虾蟆一只目红皮红，腹无八字纹者勿用，破开，去肠肚各物，贴心坎上，取虾蟆肝煎水，服之。并用煮熟整鸡蛋去壳，于刮伤处乘热滚擦，随滚随换，其病顿减，有起死回生之功。滚过鸡蛋埋入土内，不可使鸡犬误食。此苗人秘方也。无癞虾蟆，用鸡亦可，不必食肝，终不如虾蟆之妙。

又方：先用纹银放脐上，再取燕子窝泥捣融，和鸡蛋煎成一饼，敷上，冷则随换，数次即愈。

伤寒舌出

巴豆一粒研细，去油，以纸卷纳鼻中，舌即收上。

又方：顶上梅花冰片以牙色为上半分，为末，搽之即收。

伤寒隔食

方见噎隔门。

伤寒口渴不止

百合一斤，水泡一夜，煮汤，洗身，并以百合食之。

伤寒毒攻手足肿痛欲断

水牛肉贴之，肿消痛止。或用清凉膏敷最妙见汤火伤门。菜子油敷，或用六安州茶叶研末别项茶叶亦可，惟功效稍缓耳，调菜子油敷。或用马齿苋又名瓜子菜捣融，敷。或用螺蛳入盐少许捣融，敷，均效。

伤寒五六日周身发黄

生姜火煨去皮，布包扭汁，蘸香油点两目大小眼角，效。或照卷十五黄疸各方治之，最妙。

伤寒后行住坐卧不定如有鬼神

名百合病。如已发汗者，用整百合七个，用泉水泡一夜，次日另用泉水煮汁一升，再用知母二两，用泉水煮汁一升，同百合汁再煮，取汁一升半，分服。已经吐后者，用百合七个，照前泡煮，入鸡蛋黄去白一个，分服。已经下后者，用百合七个，照前泡煮，再用赭石一两，滑石三两，水二升煮汁一升，同百合汁再煮，取汁一升半，分服。未经汗吐下者，用百合七个，照前泡煮，加入生地黄汁一升，同煮取汁一升半，分服。

此仲景方也。

阴证伤寒

以下各方，非因阴证而起者，无论男女亦治。男女交合后，或外受风寒，或内食生冷等物，以致肚腹疼痛，男子肾囊俗名卵泡内缩，妇女乳头内缩，或手足弯曲紫黑，甚则牙紧气绝，谓之阴证伤寒，又名夹色伤寒。急用砖烧红，隔布数层，在肚腹上熨之。或照前葱熨法治之，轻则用前蛋熨法治之。

又方：男女交合后，阳物缩入，绞痛欲死者，急取本妇阴毛烧灰，水调服，并取洗阴户水饮之。此急救良方，不可嫌秽自误，以速为妙，迟则不能救矣。

又方：纹银一块捶扁烧红，如病人未绝气，至烧滚热放在脐上，再用鸡一只连毛破开，不去肠，包于银上，用布缚住，以手按紧，即愈。若人已死，揭鸡看视，如鸡青银黑，另换鸡、银再包，即愈。如无银，只用鸡亦可。

又方：胡椒四十九粒，连须葱头四十九个，共捣成泥，加锅底烟又名百草霜，取烧草者佳一撮，再捣匀，分二处布摊，一贴脐上，一贴龟头，用线捆住，少顷即愈。

又方：胡椒四十九粒，飞矾一钱，黄丹一钱，共研细末，以好酒和为丸，男置左手心，女置右手心，正对阴眼合之，紧紧按定，少顷腹内燥热，不可摇动，即愈。女人尤效。

又方：以布贴脐上，取滚水一壶熨之。

又方：急使小儿溺小便于病人床前，令人用足男左女右将尿浸湿泥推擦成团为饼，敷脐上，再用滚水一罐在泥饼上熨之，甚效。

又方：用武营鸟枪火药二钱研碎，滚水冲服热酒冲服更妙，如得吐泻，即可回生。此症寒中三阴，命在顷刻，非此猛烈之药驱寒回阳，不能急救。此方屡试甚验，不可迟疑误事。此药必以武营为佳，爆竹店火药功缓无力。

又方：纯阳救苦汤：生姜一块约二三两者，切片，大黑豆三合炒熟，用水三碗，同黑豆煮数滚，沥去姜豆不用，取汁服之，汗出即愈。神效。

又方：白术三两，肉桂三钱，丁香、吴萸各一钱，水煎服，一剂而阴消阳回，不必再剂。此方名荡寒汤，妙在独用白术之多，则腰脐之气大利，又得肉桂以温热其命门之火，丁香、吴萸而止呕逆而反厥逆，则阴寒之邪自然潜消，故一剂而即愈也。

又方：人参五钱，白术三两，附子一两，干姜五钱，肉桂六钱，水煎，急灌之。此症最重最急，若不用此等猛烈大热重剂斩关直入，何以逐阴寒而追亡魂，祛毒气而夺阳魂。故人参少用，而桂附不可不多，况贫寒之家，无力买参，故方中又特多用白术以驱驾桂附，以成其祛除扫荡之功，而奏返魄还魂之效。无人参，以高丽参代之，或用顶上党参一两亦可。

又方：蛸蛺虫即鼻涕虫七只擂烂，滚水冲融，去渣，温服，有起死回生之功。

夏月身冷畏寒

症候治法均见中暑门。

感冒风寒

此偶为风寒所感，其症较轻，与前伤寒症不同，或照前伤寒外治各方治之亦可。

风寒头痛烧热

用荞麦散见头部第一方敷之最效。或用黄糖红砂糖亦可加老姜、葱头煎汤，或加豆豉并酒煎服。或用豆豉、葱、姜煮面亦可。均宜盖被睡卧取汗为妙。或照以后各方治之。

中寒面色青黑或不能言语

食盐一撮放刀口烧枯，用好汾酒或烧酒一盅煎滚服之，立效如神。

又方：核桃连壳打碎、连须葱头各七个，细茶叶三钱，共入大碗中，用滚开水冲入，向头面熏之，通口饮尽，盖被睡卧汗出即愈。加生姜煎服亦可。

又方：黑豆一合炒焦，以酒冲入，热饮微醺，盖被卧之汗出即愈。

风寒作痛

橘子叶、老姜、葱头不拘多少，和酒炒热，用布包裹，于患处频频熨之，其病若失。

身受风寒心腹疼痛饮食少进大便闭塞小便短涩上下关格不通浑身绷紧甚至手足僵硬不省人事凉热难分

用土熨法见内外备用诸方治之最妙。又身发寒热，四肢坚硬如石，敲之作钟磬声，方见卷十六奇病门。

闭住风邪体虚不能发表

有人外感风寒，误服补药，致将风邪闭住，体极虚弱，难以发表，后用大药店中包细辛中泥土一斤多煎水，乘热先熏，周身用布围住，取气熏身，后洗，发汗而愈。洗时避风为要。

暴风身如冰冷

用蜡溶化，摊新纸上布亦可，随患大小贴之，并裹贴两手足心，冷则随换，甚效。或用土熨法见内外备用诸方亦可。

发寒发热或麻木或不麻木

此症恐是疔疮，其形大小不一，随处皆生，急于遍身寻认，凡须发眼耳鼻肩下两腋手足甲缝脐眼前后阴处，尤宜一一细看，如有形迹，虽小如粟米亦是，急查卷十一疔疮各方治之。

验方新编卷之十五

中暑

与痧症、霍乱各门参看。

中暑论

中暑者，静而得之，如避暑深堂大厦，为阴寒所遏，暑不得越，故也。外症见身热头痛，烦躁不安，或咳嗽发热，汗出不止。然必热有进退，胁下有汗，方为伤暑。若久热不止，胁下无汗，便是夏月伤寒，症虽少见，不可不详辨而妄投汤药也。又腹痛呕泻为冒暑，宜凉解清利。四肢困倦，不思饮食，为热伤元气，宜补。忽然昏仆，不省人事为暑风，宜清凉而加风经药。不可概从中暑治也。

中暑诸方

蒜头二颗研烂，取路上热土，日晒热处净土，若污泥不可用，搅新汲井水调匀，服一钱，甚效。

又，黑芝麻炒，井水擂汁，灌下，即愈。

又，扁豆叶捣汁饮，亦效。

又方：六一散、益元散见内外备用诸方均效。

夏天道路受热忽然昏倒

名中热，又名中暍。切不可误用冷水喷灌，一受寒冷则不可救。急用稻草结为长带，曲盘肚脐，外用热土搓碎围之，使人撒尿其中，令温气入腹，久之自愈。

又方：草纸卷成筒，点火向口鼻间熏之，即活。其效如神。

又方：用布蘸滚水，更换熨之，熨脐与脐下三寸为要，醒后仍忌饮冷水，饮之复死。

又方：皂角烧存性、生甘草各一钱，共为末，温水调灌。

又方：白矾末，阴阳水调，服一钱，即醒，神效。

伤暑出丹

凡暑月身热昏沉，未明症候，恐是出丹。用生白扁豆数粒食之，如不知腥味，则以生白扁豆水泡湿，研汁一小杯，调水一盏服之。即愈。

夏月身冷畏寒

有人夏月身冷畏寒，身盖重被，尚发抖战，一医欲作伤寒治之，一医以为不可，云是中暑，用清暑益气汤见内外备用诸方调理而愈。

痧症

与霍乱症参看。

各项痧症

痧症有阴痧、阳痧、乌痧、斑痧、绞肠痧等症。初起多半腹痛，亦有并不痛，只觉昏沉胀闷者，切忌服姜，急用南蛇藤草药名煎水，兑酒服之，立可起死回生，最为神效。若或吐或泻者，名霍乱症，用之亦效，仍照后霍乱门各方治之。

痧症诸方

刮痧法：择一光滑细口瓷碗，另用热水一盅，入香油一二匙，将碗口蘸油水，令其暖而且滑，两手复执其碗，于病人背心上轻轻向下顺刮切忌倒刮，以渐加重，碗干则再蘸再刮，良久觉胸中胀滞下行，始能出声，顷之，腹中大响，大泻如注，其痛遂减，睡后通身瘙痒，或发出疙瘩遍身而愈。今有于颈臂刮痧者，亦能治病，然五脏之系咸附于背，向下刮之，邪气随降，故毒深病重者，非刮背不可也。此为痧症起死回生简便良方，最灵最稳。

又方：刺少商穴、委中穴二处，其法见霍乱门。

又方：以食盐一握揉擦两手腕、两胁、两足心并心窝、背心八处，擦出许多紫红点，渐觉松快而愈。一切痧胀及中暑、霍乱等症，虽垂死亦活，此第一简便良方也。

又方：嫩车前草七根揉软，塞鼻孔内，男左女右。

又方：用红纸捻看身上，如有红斑红点，名斑痧，即用灯火在斑点上烧之，务将斑点烧尽，以免复发。或用食盐二斤炒热，用青布裹作二包，在胸腹及背上熨之，冷则随换，此法最妙。再用荞麦五钱煎服。惟藿香正气丸断不可服别项痧症可服，以内有陈皮、紫苏、甘草、半夏等药，为斑痧所忌也。

又方：生白矾为末，每服一钱，不拘男妇，用阴阳水调下。各项痧症及受暑昏晕不省人事者服之，立可回生。此物能升清降浊，故奏效如神。存心济人者，宜佩带身旁，或路道，或深夜，可当仙丹。

又方：急取生芋头又名芋艿食之，如非痧，则生涩难食，若是痧，则食之味美，连食一个即愈，屡试神效。寻常腹痛，食之亦效。

又方：藿香正气散见内外备用诸方服之，稳而且效，惟斑痧症万不可服。

霍乱

霍乱症

上吐下泻者是。无论冬夏皆有。又有吐而不泻、泻而不吐者亦是。又有吐泻不出者，名干霍乱。治不得法，皆不可救。凡遇此症，断不可与饭食，即米汤亦不可服，并忌食姜，一入口即不救，须俟愈后平定久久，方可进食些少，亦不宜多。

霍乱诸方

食盐一撮放刀口上烧红，以阴阳水半滚水、半冷水名阴阳水冲服，服后，腹痛渐止，再服藿香正气散见内外备用诸方痊愈。

又方：陈皮、藿香各五钱，黄土澄水二盅煎服，虽死立生。

又方：炒盐填脐内，用艾放盐上烧之，以烧至止痛病醒为度。已死而心头微温者亦可活也。

又方：细细看病人背上，如有黑点，用针一一挑破出血，即愈。若迟一日，则不能救矣。

又方：用锋利瓷碎片刺少商穴、委中穴二处，使出血即愈，百发百中。少商穴在两大指甲之两旁，与出指甲之处相齐，只离指甲两旁边各一韭叶宽是也。先从手臂膊上揉至指间，使血气下行方刺。委中穴在腿弯，先用手蘸温水拍打，打出紫红纹是也，从紫红纹上刺之。

又方：白矾末，阴阳水调服一二钱，神效。此华佗方也。

又方：枫树皮煎浓汤，当茶饮，其效如神。

又方：樟木、旧杉木、旧铁丁、扫帚梗、车绳如无，用乱麻亦可、灶心土、苏叶各等分，加盐一撮炒焦，冲水一大碗煎浓，当茶饮，吐泻立止，有起死回生之功，方名七星茶。或用樟木一味煎浓汁，饮之，亦止吐泻而愈，更为简便神效。

又方：藿香、苏梗各三钱，煎服，吐泻立止，屡试如神。

又方：呕吐难以进药者，加真川椒末兑入药内，一滴一口，缓缓服之，自能平愈。或饮乌梅水少许，然后服药，皆极神效。

霍乱腹痛两腿转筋

藿香、苍术、柴胡、羌活各二钱，泽泻、木通各一钱，神曲、陈茶叶各三钱，老葱连根两条，水煎服。此四川吕祖庙内碑刻神方。轻者服一二剂，至重四剂痊愈，活人无算，屡试如神。

又方：男子以手挽其阳物向上，女子以手牵其乳向两旁，即愈，甚效。

又方：芥菜子研细末，填脐内，立效如神。

又方：热醋煮青布，抹之。或用布蘸极滚水抹之，冷则随换。

又方：大蒜头捣烂，敷两足心，立愈。

又方：皂角末吹一豆大入鼻，取嚏即安。

又方：令病人面墙直立，一人以手蘸温热水在腿弯上拍打数十下，有青筋现出，即将针刺出黑血，即止。

又方：以墨书“木瓜”二字于痛处，仍令病人口呼木瓜，随声而愈，屡试甚效。或用木瓜煎服亦可。

又方：勉强站起直立，少顷即愈，屡验。

霍乱转筋入腹

吴茱萸二分炒，酒二盏煎一盏，分二服，得下即安。

霍乱烦渴

真乌梅煎水，和蜜饮之。

三香宝暑散：专治七十二种痧症，霍乱转筋尤为神妙。凉茶吞服，忌米饮，每服一钱，重者二钱，立愈，小儿减半。同治癸亥年，上海救活无数，皆此方也，幸勿轻视。方用细辛三钱，荆芥四钱，郁金一钱，檀香三钱，沉香三钱，上药生晒研末，滚水调丸如绿豆大，或研末用亦可，勿令泄气，只可少服。

疟疾

疟疾须知

凡疟疾口渴，切不可饮冷水冷茶并一切生冷之物，犯之，其疾更甚，惟以姜汤乘热饮之，此良法也。

凡疟疾热未全退，不可饮食，必俟其热退尽方可食之，不然，必成痞积。

凡服截疟之药，必俟发疟过后方可食物，若食早，疟必再发，下次截疟无灵矣。

凡小儿疟疾，多有秽气，必熏烧檀香苍术等药以避其邪，更常熏其衣物，秽气去而邪易除矣。

疟疾三方

倪涵初曰：疟之为害，南人患之，北人尤甚。弱者患之，强者尤甚。虽不致遽伤其命，然不治则发无已，不得其道，则恶邪内伏，正气日虚，久而久之，遂不可药。予所定三方，甚为平易无奇，绝不入常山、草果等劫剂，且不必分阴疟、阳疟、一日、二日、三日及非时疟，人无老幼，病无久近，此三方不用加减，惟按其次第服之，无不应手而愈。

第一方：广陈皮、陈半夏姜汁煮透、白茯苓、威灵仙各一钱，苍术米泔水浸一日，切，炒、真紫朴姜汁拌抄、柴胡、黄芩各八分，青皮、槟榔各六分，炙草三分，生姜三片，井水、河水各一盅煎九分，饥时服，渣再煎服。如头痛，加白芷一钱。此方平胃消痰，理气除湿，有疏导开先之功，受病轻者二服而愈，勿再药。若三服后病势虽减而不痊愈，用第二方，少则三服，多则五服。

第二方：生首乌三钱，陈皮、柴胡、白茯苓、黄芩各八分，白术炒、当归、威灵仙各一钱，知母、鳖甲醋炙酥，研粉各二钱，炙草三分，生姜三片，井水、河水各一盅煎八分，加无灰酒五分再煎一滚，空心服，渣再煎服。此方妙在补泻互用，虚实得宜，不用人参、黄芪，屏去常山、草果，平平无奇，实有神效。即极弱之人缠极重之病，十服后立奏奇功，万无一失。所云加减一二即不灵验者，正此方也。

第三方：人参一钱，白术炒一钱，炙芪、当归各一钱二分，陈皮、柴胡各八分，炙草三分，升麻四分，或加首乌二钱，知母炒一钱，或加青蒿子八分，麦芽一钱，生姜一片，大枣一枚，水二盅煎八分，半饥时服。用三五服，元气充实，永不发矣。方虽有三，第二方实为主治良方，既不刻削，亦不峻补，是以功独归之。其第三方，专为有力者而设，贫家安得有参，宜多服第二方可也。

又方：青蒿四两，真川贝母七钱，青皮、槟榔、厚朴、神曲、半夏各二两，甘草二钱，共为末，姜汁为丸绿豆大，以朱砂为衣，于未发前三个时辰，每服三钱，姜汤送下，勿经妇人手。此方屡试屡验，神效非常，不可轻忽。

又方：真川贝六两去心，生半夏四两，各为细末，端阳午时合和，铜锅微火炒至嫩黄色，冷定，收贮瓷瓶，勿令泄气，每用生姜汁调药二分，蒸热，于病发先一时服之，轻者一服，重则三服，必愈。愈后忌食发物及鸡鹅南瓜芋艿等物三月。此方有人施药多年，屡著神效。

又方：牛皮胶二两熬化，加生姜三两捣烂如泥，搅匀，熬成膏听用。于病发先一时，用皂角水洗净背脊，拭干，再以生姜一大块揉擦极热，用宽长细布一大块将膏摊上，贴之，从衣领处贴起，过一二日病即痊愈，愈后五日方将膏药揭去。有人患此三年，一贴即愈，简便而极效也。

又方：用草从左手中指顶尖处量至中指根处为止，将草摘断，即用此草从根量至掌，再从掌量至腕为度，以墨点记，用独头大蒜研烂，敷于墨点处，用核桃壳盖上，以布扎上一个时辰，即去之，神效。

又方：信石五分，巴豆七粒，雄黄七分，共为末，于端午日午时丸如麻子大，三阴疟贴额中，余男左女右贴之。

又方：巴豆二十一粒，南星一个，白面少许，水调捻饼，用膏药贴额上。

又方：洒地金钱草又名遍地金钱，又名破铜钱，又名满天星，清早塞两鼻孔中各一丸，虽三日一发之疟，可以立愈。

又方：桃头七个向天者，独头蒜七个，胡椒四十九粒，五家粽尖，五月五日午时共捣为丸，扎肚脐内，一周时即愈。

又方：常山、草果、丁香少许，用上好酒半茶杯煎数滚，盛盅内，热熏鼻孔，即愈。

又方：当归、川芎、防风、甘草、陈皮、苍术、杜仲、槟榔、草果、半夏、常山、荆芥、知母各一钱，真乌梅五钱，烧熟打碎，将药共放锅内炒热，于疟未发时，用稀布包裹，捆紧脐上。脐内先以药末三分填满，其发必轻，再炒再捆，无有不效，间日疟者更效。轻者一服，重者两服必愈。年老人不肯服药者，用此最效。

又方：龙眼树叶，男用十一片，女用十二片，加白芝麻三钱，煎浓汁，于疟发先半时服，服后盖被卧片时，汗出即愈。诸药不效者，用此最妙。

三阴疟

午时以后发者是。青皮、陈皮、当归、知母各三钱，真乌梅五个，水二碗煎八分，露一宿，临发日炖热服，其效如神。

隔日疟

旱莲草研碎如黄豆大，以紫苏叶裹之，男左女右塞鼻孔内，半日即出涕泪，轻者立愈，重者渐次而愈。或照以上各方治之。旱莲草，查卷十六药物备要便知。

三日疟

首乌五钱，苍术三钱，白术二钱，甘草一钱，知母五分，水四碗煎碗半，鸡鸣时服，立止。如不愈，即照以上各方治之。

久疟不愈

前外治各方可治久疟。

鳖甲醋炙研末，酒服二钱，隔夜一服，清早一服，临时一服，无不断者。入雄黄少许更佳。此葛仙《肘后方》也。

又方：牛膝一大把，水四碗煎二碗，未来时一服，来过时一服，即愈。

又方：或一日二发，或一日二三发，或二三日一发。用五灵脂、头上油腻各一钱，陈石灰二钱，研末，饭为丸如蚕豆大，每服一丸，五更无根水下即止，神效方也。

又方：大肉枣二个去皮核，斑蝥二个焙研，同入枣肉研匀，加熟猪油少许捏成饼子指头大，贴在两眉中间印堂上，一周时即愈。

又方：常山酒煮，晒干、知母、贝母、草果各钱半，水煎，五更热服。此方有人用之三十余年，奇效不能尽述，切勿妄为加减。

平疟养脾丸：不论远年近日，百发百中，诚治疟之王道也，久疟体虚者，非此莫愈。人参无则用高丽参、焦术、漂苍术、茯苓人乳蒸、陈皮酒炒、青皮醋炒、制半夏、紫川朴姜制、北柴胡、炙箭芪、猪苓炒、泽泻炒、桂枝焙、常山焙、鳖甲醋炙、白当归、炙甘草、草果仁姜制、川芎酒炒各等分，共为细末，酒煮面糊为丸如米粒大，每服一二钱，米汤下。有痞者，加三棱、莪术。

二三日疟年久不愈

当归、半夏各五钱，常山、槟榔各二钱半，红枣半斤去核，好酒一斤，井水一斤，共入砂罐，忌铁器，煮烂，露一宿，次日清晨炖微温，连枣作数次食完，即愈。屡验如神。忌鸡与鸡蛋发物三月。

又方：青蒿二两，长流水煎服，伏暑在肝发疟一二年不愈者，一服即止。

久疟虚极

人参五钱，生姜五钱，水二碗煎一碗，露一宿，次日五更温服，当日即止。无力用参者，以白术一两，生姜一两，如前煎服，二服即止。或用平疟养脾丸见前亦效。

隔年疟

干姜五钱，白术三钱，煎服，愈。

又方：雄黄三钱为末，生龟板一个去两旁，放火上，将雄黄末徐徐铺在龟板上，煅黑，碗盖存性，取起研末，酒服，厚被盖卧汗出即愈。

三十年疟

常山、黄连各五钱，酒一斤泡一夜，瓦罐熬至七分，发日早饮一半，发时再饮一半，或呕或泻即愈。

久疟成痞

胸胁高起者是，又名疟母。毛脚芹菜、大蒜、银朱同捣烂，涂患处，以油纸盖上，扎住半日，皮上疼痛，口中有蒜气出，其块自消。

又方：大蒜一个晒干，研末，朴硝三钱研末，独头蒜共捣融成膏，贴上自消。

又方：独头蒜一个，黄丹一钱，番木鳖焙，为末五分，共研成饼放患处，扎好，口中有蒜气出即去之，内自消矣。

小儿久疟不愈

鳖鱼煮食，多则二次，无不立愈。

又方：大鳖甲小者不用用醋炙枯，研末，每服一钱或钱半，隔夜一服，清早一服，将发时一服，无不愈也。

又方：赭石三钱烧红醋淬，朱砂五分，砒霜一豆大，各药用纸包七层，水浸湿，火中煨干，研末，加麝香五厘，香油调搽鼻尖、眉心及手足心，神效。

黄疸

五种黄疸

此症有阴黄、阳黄之分，如用黄蜡方不效，即系阳黄。用满天星方治之，无不愈也。

黄疸、谷疸、酒疸、女疸、劳疸，此五种也。身黄如金，或兼肿胀呕吐，或眼目亦黄，急用薄草纸以笔管卷如爆竹样，将一头以纸封紧，用黄蜡用铜器融化将纸筒四围浇匀，不可使蜡入筒内，令病人仰卧，将蜡筒罩肚脐上以封过一头向下，再用灰面作圈护住筒根，勿令倒下，勿令泄气，筒头上点火，烧至筒根面圈处取出，另换一筒，再烧，看脐中有黄水如鸡蛋黄者取出，轻者烧七八筒，重者数十筒，日烧二次，总以取尽黄水为度。有人黄疸，身如金色，遍身肿胀，饮食入口即吐，百药不效，照此治之，三日痊愈。真仙方也，珍之宝之。

又方：苍耳子、薄荷、木通、绵茵陈各三钱，用陈酒入各药煎汁一碗，另用炒砂仁末三钱冲服。小便赤如血者，加黄连一钱同煎，神效。此林屋山人方也。

又方：苦丁香为细末，嗃鼻内一时，鼻出黄水，水尽即止，三日后再嗃一次，痊愈。

又方：满天星叶小而光，多生花盆及阶砌下连根洗净约半茶盅，捣融，煮猪肉数两，食汤与肉，一二次黄退而愈。屡试如神。

又方：先用麝香一分放脐眼内，再取黄皮癞虾蟆破开，连肠杂覆肚脐上，用布捆住，数日愈。孕妇不用麝香。

又方：生茅草根煮猪肉食，数次即愈。

又方：水芹取汁服，或煮食，或生食，多食极效。

发黄欲死不省人事

此阳黄也。用白毛乌骨鸡一只即绒花鸡，又名白凤凰，一名丝毛鸡，干挦去毛，破开去肠杂，铺心头上，少顷即活，再照前蜡筒方治之，再照前满天星治之，无不愈也。

黄疸吐血

此亦阳黄，病后身面俱黄，吐血成盆，诸药不效，用田螺十个，水漂去泥，捣烂，露一宿，五更取清汁，服二三次，血止黄退即愈。黄如不退，仍照前满天星方治之，最妙。

胸满腹胀黄肿

方见胸部。满天星又名移星草，又名金钱草，医黄疸病圣药也，医法照前。

瘟疫

瘟疫症

此症多发于春分之后夏至之前，故曰瘟疫。如有鬼疠之气，又曰疠疫。以众人所患相同，又曰天行时疫。其症与伤寒相似，传经表里，亦无不同。惟时令已暖，毒气郁蒸，与伤寒微异，发散宜用辛平等剂。又有四时瘟疫，治法大略相同。

瘟疫诸方

姜糖饮：黄砂糖一杯，生姜自然汁一杯，用白滚水一大杯调匀，乘热急服，盖被出汗即愈。四时瘟疫皆治。

又方：白粳米三合，连须葱头十根，煮成稠粥，加好醋一酒盅再煮一二滚，食一碗，热服取汗自愈，已出汗者不用。

又方：松毛切碎，捣，每用二钱，酒冲服，日三服，极妥极效。

又方：凡闻病人汗气入鼻透脑，即散布经络，初觉头痛，即用芥菜子研末，温水稠调，填肚脐中，隔布一二层，上以壶盛热水熨之，至汗出而愈。

又方：并治大头瘟。苍术、良姜、枯矾各等分，为末，每用一钱，以葱白一大个捣匀，涂手心，男左女右，将手掩肚脐，手须窝起，勿使药着脐，又以一手兜住外肾前阴，女子亦如之，煎绿豆汤一碗饮之，点线香半炷久可得汗，如无汗，再饮绿豆汤催之，汗出即愈。

又，刺少商穴即愈，法见霍乱门。

除疫救苦丹：专治一切瘟疫时症并伤寒感冒，无论已传经未传经，大人一丸，小儿半丸，凉水调服，出汗即愈。重者连进二服，服药后未汗，切忌食热汤热物，汗后不忌。此丹寒热并用，功极神奇，百试百效，有力者宜修合以济人。

麻黄、干姜、明天麻、绿豆研成粉、松萝茶各一两二钱，生甘草、明亮朱砂、明雄黄各八钱，生大黄二两，共为细末，蜜丸弹子大。

酒熨法：治瘟疫伤寒时症，或饭后气恼，心口胀闷填塞不舒。上好烧酒炖热，将布二块蘸酒自胸向下搽抹，布冷再换热布，轮替搽抹，如此数次，其气自通而愈。

雷击散：专治瘟疫，并治忽然腹痛，手足厥逆，面色青黑，并上吐下泻霍乱朱砂症以及一切痧症。此方于乾隆元年间，贵州省疫疠甚行，忽于丹平山石壁上雷火击书此方，活人无数。道光元年，江南各省软脚瘟盛行，亦照此方治之，神效无比。牙皂、北细辛各三钱半，朱砂、明雄各二钱半，藿香三钱，枯矾、白芷各一钱，桔梗、防风、木香、贯众、陈皮、苏薄荷、法夏、甘草各二钱，共研极细末，贮瓶中勿泄气，随带身边，凡遇急症，取二三分吹入鼻中，再用一二钱姜汤冲服，服后，安卧片时，汗出而愈。

菩提救苦丸：专治春夏感冒风寒、时行瘟疫、暑湿，头痛口渴，身热目胀，筋骨疼痛，恶心怯寒，脉息洪数等症，屡试神验。紫苏、葛根、羌活各四两，苍术、赤芍、香附、花粉、元参各三两，陈皮、生地、白芷、防风、川芎、黄芩、厚朴各二两，甘草、细辛各一两，共研为末，新荷梗、荷叶煎水为丸，每丸重二钱半。内伤饮食，外感风寒者，炒神曲煎汤化下，余俱用生姜汤或用开水下，惟受暑勿用姜。大人一丸，小儿半丸。日久药味发变更妙。

辟瘟散：此方专治伤寒伤风，憎寒壮热，头痛身痛，项痛脊强，腰痛目胀，鼻塞声重，风痰咳嗽，上呕下泻，口渴便赤，内伤饮食及感冒四时不正之气。发痧，瘟疫瘴疠，鬼疟瘟疟，赤眼口疮，湿毒流注，脚肿腮肿，风火喉痹，毒痢，风热斑疹。并治朱砂症又名心经疔，其症初起，脉散牙紧，手足麻木发软，闭目不语，喉肿，心痛心慌等症，急视前后心有红点，用针刺破出血，如内有红丝即挑出，可免无事。惟此症传染甚急，顷刻不救，药宜早备。制苍术五钱，桔梗、神曲各三钱，贯众、滑石、熟大黄、明雄、厚朴姜汁炒、生甘草、法半夏、川芎、藿香各二钱，羌活、白芷、柴胡炒、防风、荆芥、细辛、前胡、枳壳炒、薄荷、陈皮去白、皂角去筋子、朱砂、石菖蒲、公丁香、广木香、草果煨，用子、香薷各一钱，共研极细末，瓷瓶收贮，勿令泄气，每遇患者，先用二三分吹入鼻内，再用三钱滚姜汤冲服。体虚者加台党四钱，煎汤冲服，小儿每服一钱。凡病重者三服即愈。此方屡经试验，活人甚多，不可以药味多而轻忽视也。药味每料须钱百余文，可治十余人，费钱无多，功德甚大。

瘟疫心腹疼痛

与后羊毛瘟参看。白乌骨鸡杀之，破开去肠杂，扑心上即愈。或用血涂心上亦可。并用鸡肉煮汤食，极效。或用癞虾蟆破开扑心上亦可。愈后须戒杀放生，免再传染。

羊毛瘟

与卷十一痈毒门羊毛疔方参看。凡男妇大小，陡然腹痛，不过一二时即死。医药不及用，针灸不及施，惟有速往十字街心或十字路心，于众人日逐往来之处挖泥土数升，以冷水和丸如鸡蛋大，即在病人脐旁及心窝内外磨擦良久，俟泥丸稍热，破开看之，如丸中有羊毛，是其症无疑矣。另换泥丸再擦，以不见羊毛为度，虽已气绝，身未冷者皆可治。若擦之并无羊毛，即非此症，当另求医药施治。

又方：用荞面照上法治之，更妙。

大头瘟

此症头面肿大，咽喉闭塞，急用延胡索钱半，皂角、川芎各一钱，藜芦五分，踯躅花二分半，共为末，用纸捻蘸药推入鼻中取嚏，日三五次，甚效。嚏出脓血者更妙，无嚏者难治。左右看病之人用此取嚏，亦不传染。

又方：蚯蚓又名曲蟮十余头，以白糖拌入碗，碟盖好，半日即化为水至迟一日必化，用鸭毛蘸水敷之即消，百发百中之仙方也。如无白糖之处，用蚯蚓粪、井水调敷亦可。须戒杀生。

又方：燕子窝连泥带粪捶融，醋调敷，立愈。

又方：靛花三钱福建者为佳，鸡蛋清一个，烧酒一杯调服，神效。

又方：黑豆二合炒焦，炙甘草一钱，水二盅煎八分，热服，神效。

又方：吴萸研末，醋调，敷足心，一周时取下，即消。如未愈，再敷一周时，必效。

辟瘟诸方

立春后庚子日，煮蔓青汁即诸葛菜不拘多少，举家大小人温服，可免时疫。

又方：六月六日采马齿苋晒干收藏，于元旦日煮熟，盐醋腌食，一年可免时疫。

又方：马骨一块，装红布小袋内佩带身旁，男左女右。

又方：每年腊月二十四日五更，取井花水平旦第一汲者，盛净器中，计家中人口多少浸乳香，至元旦五更煎水，从幼者起至老人，每人以乳香一小块饮水三口咽下，则不染时症矣。

又方：五更时投黑豆一大握于井中，勿使人见，凡饮水家俱无传染。若食河水之处，各家于每日清晨投黑豆一撮于水缸内，全家无恙。

又方：雷丸、大黄各四两，飞金箔三十张，朱砂三钱水飞，生明矾一两，共研末，以水为丸。乾隆丙子，瘟鬼被雷击，匿于江苏长洲主簿署中，所授此方，服之可免瘟疫，活人无算，屡试如神。

又方：贯众一个，白矾一块，放水缸内亦效。

又方：向东桃枝煎汤，日浴二次，自然不染。

又方：苍术、雄黄、丹参、桔梗、白术、川芎、白芷、藜芦、菖蒲、皂角、川乌、甘草、薄荷各五钱，细辛、芫荑各三钱，以上俱用生料，晒干研末，烧熏，可避瘟疫，屡试神验。

又方：红枣二斤，茵陈八两切碎，大黄八两切片，共烧烟熏，可免瘟气。

又方：苍术末、红枣，共捣为丸如弹子大，时时烧之，可免时疫不染。

又方：凡入病家，用香油调雄黄、苍术末涂鼻，既出，用纸条刺鼻孔取喷嚏，再饮雄黄酒一杯，决无传染。

又方：雄黄研细末，水调，多敷鼻孔中，与病人同床，亦不传染，神方也。

蛊　毒

中蛊论脉

中蛊之脉，多系阳分盛。盖蛊家毒药，皆于端午日制之，乘其阳气极盛之时以制药，故中其毒者脉皆强旺，所以利用清凉之药一切蛊毒，皆忌补药。又蛊药皆属蛇末，故治之皆以杀蛇发表为主。知脉者先切其脉，用药随脉加减：肝脉强者，多加柴胡、槐花、白芍、青蒿；心脉强者，多加连翘、麦冬；脾脉强者，多加慈菇菜；肾脉强者，多加生地、玄参；肺脉强者，多加条参。而紫苏、薄荷，则凡中蛇、中癫、中肿、中疳治方断不可少者。至蛊毒将愈，肺心脉平和则紫苏少放，肝脉平和则薄荷少放。不知脉者，即照后篇成方治服，亦可取效。

生蛇蛊

人初中其毒，或肚痛极，或作吐作泻。自后凡遇肚痛时，行动则皮内或肚内有物坚实，夜卧以手按之，则肚皮内有物肿起，长二三寸，微觉跳动，心烦涎溢，得吃肉则止。或移入左胁右胁，则饭食减少，或跳上心，则心胀欲作吐。又此物在身，时有时无，至四五年则成形，会咬，又有变成肉鳖、肉龟以作咬者。至蛇老时在皮内肚内行咬，有日咬二三十次者，命在顷刻。此时内蛇翻动作咬，则通身发热，额焦头痛，如有发刺蚁咬，夜则更甚。此乃蛊家之外蛇从风而至也。内蛇咬脏腑，外蛇入毛孔，其蛇无形亦无数。用雄黄五钱研末，生菖蒲四两，蒜子四两捣烂，三味缺一不可，用放浴盆内，倒热水于内，令病者自头至脚处处洗到，隔日一洗，以御外蛇。再用马兜铃四两，同水久煨多服。服药后，忌食茶水饮食半日。若蛇不吐出泻下，仍将苏荷汤四方见后加减治，服过半月，复用马兜铃半斤煎浓汤服，如此三五次，其蛇自化不见。愈后仍戒鸡鸭二年，鱼虾螺蚌等戒三年，终身戒食蛇蛤。

有李姓妻者中此毒，内蛇长五六寸，日咬数十次，照方服药，不戒盐荤，两月而愈。又路姓二人，中生蛇蛊，尚未见咬，服马兜铃，兼服苏荷汤，一月而愈，后因食鱼复发，慎之，慎之。

阴蛇蛊

中此毒者，不出三十日多死。初中时或吐或泻，以后则肚腹膨胀，不想饮食，口极腥，甚则额热面红，头面上筋起，如虫行蚓行，或耳鼻内如有一二虫乃药气冲上，非虫也，或肚内如蛇翻有声，大便结秘。若酒醉后在酒中受毒者，不独肠脏青黑，即肺肝心脾俱染黑气，服败毒发毒解毒之药。受毒重则粪黑，受毒轻则粪蓝。若不知解药，则因黑气而变成黑星，黑星有一颗则肚内如针刺，有十余颗便开成蛇口，如蛇咬状咬上心，出恭泻血，多不可救。又加以癫药，则人多昏愦，又加以肿药，则一耳常满塞，一耳少红厚，如有一二虫行样。服解药，则黑气随粪出。黑气一毫不净，须要戒口，不然一翻，则肠脏内如有数十颗黑星，如两三只蛇口在肚内咬，而外蛇亦从风而至，病人夜不得卧者。亦用雄黄末、蒜子、菖蒲捣烂，放热水内，洗身以御外蛇。若在酒内中毒，断不可用酒罐煨药，犯之必翻，愈翻则毒入愈深。茶内中毒戒茶，病痊后可吃。病重时戒吃太饱，戒生冷煎炒，戒吃一切补药，戒雨淋湿身湿脚，戒远行，戒忿怒，照后中痧方调治。戒荤盐，每餐用笋水一茶杯煮菜吃。无力者，常煎紫苏、薄荷二味作茶吃，即是要药，或兼田内慈菇菜更妙。有力者，照后苏荷汤四方加减治服。其余所食之物，俱与后中痧篇同，但看食物全不变，如吃菜屙菜，甚至吃饭则屙成颗饭，则毒净矣。自此以后，过三四日，食物仍变，出恭转黄，开吃荤盐生冷酒醋煎炒无妨，惟鸡鸭宜戒二年，羊鹅戒三年，鱼虾螺蚌等腥物宜戒三四年，蛇蛤终身不可食。后中痧篇同此戒口。又水内之物，惟鳖可食无妨。按：初中一二日，有吃马肉而愈者。又中蛊者不肯戒荤盐，则饮食中盐宜少放，荤少吃，但戒鸡鸭鱼虾等物可也。

浸笋水法

凡笋皆可浸，惟味苦而艳者尤妙。笋用净刀、净砧板切片，放瓦坛内，用午后水浸之，不可犯荤犯嫩糠，水将浸过笋不可多，后添生笋则添生水。又按：初中蛊时，有吃雄黄、蒜子、菖蒲同滚水服取吐，再用紫苏、薄荷、笋水同滚水服取泻，吐则上部毒净，泻则下部毒净，自愈。

癫蛊

受毒者，肚必常叫，如在脏外叫，服解药则在脏内叫。壮俗埋蛇土中，取菌毒人，则人心昏头眩，笑骂无常。或遇饮酒时，药毒辄发，忿怒凶狠不可制者，名曰癫蛊，照后薄荷汤四方治之，不用戒色，下条同。

肿蛊

受毒者，肚必常叫。肿蛊者，壮俗谓之放肿，腹大肚鸣，大便结秘，甚则一耳常塞，一耳少厚，治方见后苏荷汤四方。

若病危甚时，必戒盐荤方效。外用慈菇菜煎水洗之。

疳蛊

疳蛊者，匪人谓之放蛋，又谓之放疳，又谓之放蜂，惟两粤最多。

端午日取蜈蚣与各小蛇、蚂蚁、蝉、蛆、蚓、蜒蚰虫、头发等研末。其人常刻一小五瘟神像在房内或箱内奉之，常将毒药置于神前。若将蛇虫等末放肉菜酒饭内与人吃，亦有放在路上踏着即入人身，则药末粘于肠脏之上。初吃轻则肚略胀，肚微叫，如粥滚状，如欲泻状，而出恭仍结实，头带黑色。若受药重则肚痛，肚常鸣，毒气冲上，或鼻内如有一二虫，或耳内如有一虫，卧则肚大鸣如蛇翻状，出恭渐少，或一日一次，或二日一次，带黑色，出亦不多，人必瘦黑。人或静坐，头发内如有蚁咬，以手搓之则无。或夜卧静听，面上如有虫行，如发缠，如蚤咬，或肉忽跳，或身上如蚁咬，或肛门如有小虫小蛆三四只动，或身上如蚓行，或口旁如有蜒蚰虫粘上，拭之则无迹可寻，或忽然一手麻极一脚麻极，或半手麻极，或半脚麻极，此皆药毒到处使然。

或初受毒不知，至三四日后，或因洗身，或因静坐于外，如有蜂飞来咬，静听片刻，身上如有数十蚁咬者，搓之则气散不见，此必吃着人蛊药。不知者，未有不疑为风症也。但此蛊药在内，治不得法，断不泻出。其药化一点染在脏腑之上，则药气行于周身，气到处即如虫咬，非真虫也，气降于肛门，即如虫动蛆动，气随粪出，非黑即蓝，亦非真虫。

受蛊至七八月，药未化尽，肚鸣不歇，其气冲上如蛇翻状，周身如虫行蚁咬，顶心发凉极如有虫出入，肉内如有虫行蚁行小蜈蚣行。而蛊家平日所毒死之冤鬼，与其阴蛇阴虫随而阴附之，病者如闻有飞集之声，而旁人不闻者，一见风则更甚，如虫出入毛孔，鼻门如有数十虫飞来集，甚则下阴脚底如蚁咬者，此皆药气行于周身，非真虫也。至此时，则手脚麻木，周身如麻布通风，腠理毛孔皆开，或手指脚趾扯开，或唇掀，或身上肉跳。又加以肿药，则一耳常满，一耳少焦红厚。又加以癫药，则头眩心昏肚胀。又加以闷香，则面起紫泡。

凡中此蛊者，务宜戒色，若不知戒色，小便一见白浊，则移毒引入膀胱，变成五痈，则痈虫先生于下部，此时则实有虫矣，往往以杨梅疮概之，不数月必死。若止知戒色而不知药方治服，小便虽未见白浊，终死于肿。此皆得之蛊医之言，屡经验者，治法见后苏荷汤四方。

一中痈蛊小便未见白浊，势虽极危，果能持戒，照方服药，无有不愈。或玉茎旁湿烂，外用槐花一两，白矾二钱，胆草三钱，煎水服之，可也。

一中痈蛊小便未见白浊，周身虽如蚁蚤行咬，乃药气行走，并无虫也，不必疑惧，同室之人，任其同卧同餐，断不传染。病者首宜戒色，戒盐荤，戒煎炒，糖食红枣甘蔗一切招痈之物，与一切飞禽水族鳞虫腥物。

一中痈受毒甚者，小便未见白浊，宜食各物诸中蛊症皆同：豆腐、苋菜、蒜、紫苏、薄荷、笋、马肉甚妙、青菜、白菜、姜、青瓜少吃、黄瓜少吃、白瓜少吃、芋苗、芋头少吃、细粉、芥蓝、苦荬、木耳、慈菇此味能泻脾胃之毒，亦能杀蛇解毒蛊，消肿败毒，每餐同茶煮吃，甚妙、龙眼龙眼宜成颗剥吃，龙眼肉恐有糖、荔枝病重甚者，果品惟此二味可吃，笋水每餐放一茶杯，同茶煮妙，以上诸品，中毒甚者皆可吃。盖毒甚则心肺肝脾皆受伤，带黑气，周身之血皆被毒药染黑，故宜静养服药。先泻大肠脾胃之黑气，后泻肺肝心上之黑气，最后则周身血液沥入肺肝心脾，由肺肝心脾沥下胃与大肠，随粪而出，于是，脏腑复生，恶血泻尽，新血充满，自愈。而薄荷、紫苏尤为要品，二味皆杀蛇，且表其毒气出于外。笋水亦杀蛇，但笋水止及肠胃，而苏、荷追其心肺肝脾，要之三味，皆不可缺一者。若每餐菜用茶油煎开水，放生紫苏叶与薄荷叶及笋水一茶杯，同各品菜煮吃，即是要药。无生叶，即取根、梗煎水，同笋水、茶油煮菜吃亦妙。若无苏、荷，但用笋水煮菜亦验。

一中痦蛊受毒未至极危，及虽极危，既服药月余病渐减，凡辣椒、芹菜少吃、萝卜可吃，菜叶不可吃、金针、桐蒿、莴苣、胡椒、醋少吃、韭菜、羊肉等物皆可吃，柑、橘、棠梨、石榴、萝卜、葛、薯、李、荸荠、西瓜皆可吃。

一凡中痦受药轻者，或见风则面上如蚁行发痒，以手搓之则散，见火烘之则止者；或隔数日，静听肛门如有三四小虫动；或时而耳内如有一小蛆跳入，时而鼻内如有一小蛆跳入；或一手麻极，一脚麻极，一月一次，一月几次；或肚时鸣而出恭结实；或因吃发毒之物，药气表于外，面上如虱行如发缠，身上如蚤咬；或以上诸病时有时无者，俱不宜近色。

一痦蛊服解毒败毒发毒之药，则大便秘结者，盖药毒在身，逢解药则降下大肠，毒甚者初出恭黑，次出恭青，次出恭蓝，或出恭有恶物如烂木耳者，此乃身上之恶血随肠脏沥出也。亦有服药二三剂而泻血两三日者，病愈更速，盖蛊药在身，其毒气周流，通身之血皆黑，服药之后，旧血泻尽，新血自生，不足畏也。亦有服药月余，毒气大减，时而粪黄，时而粪转黑或蓝者，盖恶血不泻则粪黄，恶血一泻则粪蓝，恶血一点未净则出恭尚时带蓝色。然受毒虽极重，依方持戒，服药至四五个月后，粪虽不能尽黄，开荤近色无妨，但盐与煎炒尚宜戒之，即不戒亦可，惟鸡鸭宜戒三年，鱼虾等腥物宜戒五年。然粪不至于纯黄，则耳内肛门尚有药气出如虫行状，通身或头面上或发内亦间有药气行动如小蚁咬式，此断不可疑惧，乃身上之恶血未能净尽故也，但照后方服药。受毒极重者，开荤盐后，其药仍宜常服。无力者，常将紫苏、薄荷、慈菇菜三味煨水当茶吃可也。但看出恭食物全不变，则不用服药矣。

一服药将愈之时，一遇食饭，通身发痒，此乃饭气到处，新血与旧血战也，食毕，气静如常。

一将愈之时，凡所食之物，出恭半不变，或肛门常胀者，此乃蛊毒将净，不可服补药，俟至食物全不变则毒尽，以后出恭必黄而病愈矣。

一凡出恭如有虫三五只随恭出，视之不见者，其粪不黑则蓝，否则必带血丝，此乃毒药之气，非真虫也，不必疑惧。

一凡蛊毒既净，脾胃虚寒，宜服补药。然既服补药之后，时而出恭转蓝，此乃余毒未净，即取紫苏、薄荷二味，加笋水一茶杯，冲水煎服可也。不用戒荤盐煎炒。又受毒轻者，出恭仍黄，服解药后，或略带灰白色耳。

一中痞蛊初服药一二剂，通身发红紫块者无妨，再服药十余剂自消。

一酒醉后，在酒中吃着蛊毒，肺肝心脾受毒太重，照方服药月余，蛊毒既退，酒毒忽发，口舌热烂，则笋水与苏荷等暂停半月，宜用连翘、生芪、甘草、生地、柴胡、槐花、黄柏、黄连、元参、石膏等药，用酒与水煎服，俟火退后，仍照原方调治。

一凡中痞蛊，或因吃鱼虾腥物而毒发于身成癣者，或毒发于脚成臁疮者，或毒发于下部湿热溃烂者，或毒发手背虎口手指间如疥疮出汁经年不愈者，或因吃马肉发毒之品，表其毒出于鼻门出汁者，或时而脚麻，时而肚痛，时而脚酸者，但果中其毒，人多瘦黑，身上必有如蚤咬虫行者，治方与前同，不用戒色，亦不用戒荤盐。

一凡中痞，或一二人或三五人同在一处受蛊毒，或各在一处受蛊毒，其一人受毒重者，先发作一二月或先发半年，诸人渐次方知者，人或疑为传染，此决不可信。予盖得之于蛊医之言，兼历试之于中蛊之人者。至一切方书之论蛊论病者，皆不得其详，不足信也。

一中痞受毒极重者，必吃着药多次，照方持戒。服药至两个月，可吃生冷醋煮物件；至六个月，虽出恭尚带蓝色，开荤盐煎炒近色无妨，依旧照方加减服药；但看出恭食物皆不变，则毒净尽，以后出恭必黄，可以食鸭，惟鸡宜戒一年，鱼虾螺蚌一切水内腥物戒三年，蛇蛤终身不可食。中毒轻者，不用戒荤盐煎炒，但戒鸡鱼等物可也。常将紫苏、薄荷二味冲笋水少许，同水煎服，久服自愈。

一凡中疳，惟肺经受毒重，不宜近色，盖肺金生肾水，肺受毒重，一近色则浊气引入肾，小便一变白浊，即变五疳。若肺经不受毒及服药后肺经毒既净，虽身上肉尚跳，尚有如蚤咬蚁咬，无妨也。按：中毒轻者则肚不大鸣，虽不吃药，不持戒鸡鱼亦无妨，但时觉身上不快耳。

一疳蛊当受毒重时，夜则身热头痛不得眠，治方用雄黄末五钱，同菖蒲、蒜子捣烂，放盆内用热水冲入，处处洗到，亦能御之。

一疳蛊服药后病必大减，或时而病忽翻者无妨，但照方服药，自然病退。

变疳论

按中疳蛊不知持戒，小便变白浊，遂变五疳，先从下部腐蚀生虫，后至口内腐烂生虫。而蛊毒在身，一见风来，如有群虫飞集，到此时则五脏受伤，一切发毒之药如紫苏、薄荷、川芎、姜、蒜及马肉、羊肉、桐蒿、莴苣等菜断不可食，亦断不可服补药，然亦难挽回矣。但此症决不传染人，只恐疳汁滴上旁人手脚，用紫苏、薄荷、槐花、苦参、蒜子、雄黄煎汤洗之无妨。临终时，孝子家人皆近得，如有汁滴上人手脚，亦用前方洗之。此皆得之蛊医之言者。

中疳既变疳后药方凡药宜温服，不可冷服，恐变别病：生地、槐花、元参、条参、连翘、百合、白芍、青蒿、决明子、泽泻、贝母、茯苓、花粉、麦冬、黄连、栀子、黄柏、天冬、胆草、知母，以上二十味，俱可酌用。

槐连汤：连翘、条参、生地、元参、贝母、黄芩各五钱，青蒿、槐花各一两，黄连二钱，水煎服。因病加减不外以上二十味，全在人神而明之。皮破者，用慈菇叶煎水洗。按：连翘、条参治蛊之品，槐花、元参治疳之品，其余可以类推。

中疳既变疳后食品

豆腐、青菜、苋菜、冬瓜、竹笋、慈菇、葛薯、白菜、苦荬、莲藕、细粉，以上诸菜，每餐用笋水一茶杯同菜煮食，妙。

中疳既变疳后药方

一既变疳后，五经皆有疳虫，照方持戒服药，每日一剂，随时斟酌加减不出上二十味之药，服至三个月后，各经疳毒尽去，惟肾经疳毒尚难骤愈，再服药持戒十个月，必然痊愈。开荤盐无妨，或开荤戒盐更妙。仍旧时时服药，但看小便常清，并无白浊，则疳毒已尽。肉内并无发芒时刺，身上并无蚁咬，则蛊毒亦将净。虽或时有虱行蚤咬，乃蛊毒之余气血液未尽净故也。此时可开吃煎炒烧肉，近色无妨，仍不时服药，俟至出恭食物全不变，则蛊毒亦净尽矣。此时一切发毒之物如马肉羊肉等开吃无妨。鸡鸭鱼虾螺蚌等戒三年，一切飞禽水族鳞虫仍戒数年，终身戒食蛇蛤。又按：一变疳之后，照方服药，病势渐减，即当严为戒口，若持戒不严，则病必翻，愈翻则毒入愈深，再治亦不甚见效矣，慎之慎之。

中害神

放害神，亦蛊类也，人中其药，则额必焦，口腥，神昏性躁，目见邪鬼形，耳闻邪鬼声，如犯大罪，如见恶役持练锁至，如有刀兵健卒追赶，常思自尽。不知医，十无一生。治方：用柴胡汤加减服，宜戒盐荤，俟毒净自愈。愈后，不用戒鱼虾等物。

柴胡汤：生地四钱，白芍、知母、元参、生芪、连翘各三钱，柴胡一两，百合五钱，青蒿六钱，天冬一钱，水煎服。

又方：夏枯草二两，紫背浮萍二钱，水煎服。

一中害神，先用灶心土同凉水搅，澄清服，取吐，或用白矾、细茶叶研末，凉水搅和，饮之，取吐。在茶酒内中毒者，必吐出黑星数十颗，在肉内中毒者，必吐出肉一二块。此黑星与肉勿令狗吃，用火烧之，则反着放蛊之人死矣。蛇蛊同此治法。病人夜不得睡，亦用蒜子、菖蒲、雄黄捣烂，放热水内，洗身，甚妙。

泥鳅蛊

蛊家用竹叶放水中，同蛊药浸之，即变泥鳅鱼，煮与客吃，食毕，肚内如有鳅鱼三五只行走，时而冲上喉咙，时而走下肛门，大便不通。不知治，必死。治方：用雄黄、蒜子、菖蒲同滚水生咬吃，得泻而愈。愈后戒鱼虾等一二年。

石头蛊

闻蛊俗将石头一块放于路上，结茅标一二个，人行过则石跳上人身，或入肚内。初中肚内硬实，至三四个月则会动肚鸣，大便结秘，人渐瘦弱。时而此石飞入两手，时而此石走入两脚，奇怪之至。不出三五年，其人必死。治方：用雄黄、蒜子、菖蒲滚水生咬吃，得吐与泻自愈。不用戒荤盐，愈后仍戒鱼虾等一二年。

篾片蛊

闻蛊俗将竹篾一片约四五寸放于路上，人行过则此篾跳上脚腿，痛不可忍，久则此篾入于膝盖，脚渐小如鹤膝，不出四五年，其人必死。治方：用雄黄、蒜子、菖蒲生咬吃，滚水送下，得吐与泻自愈。后用雄黄末五钱，蒜子一斤，菖蒲一斤，同捣烂，放滚水内，汤洗脚膝数次，自愈。不用戒口。

金蚕蛊

此蛊金色，其形如蚕，能入人腹，食人肠胃，其粪亦能毒人。养蛊之家，蓄以害人，用金银等物将蛊送之路旁，有人遇之，蛊即随往，谓之嫁金蚕。此蛊不畏水火刀枪，最难灭除，惟畏刺猬。中此蛊者，食白矾味甜，嚼黑豆不腥者即是。又初吃药后，周身皮肉如有数百虫行，痒极难忍者亦是。用石榴皮根煎汤，饮之，可以吐出。或用刺猬皮烧枯，研末，用水调服一二钱亦可。刺猬又名毛刺，又名蝟鼠，其头嘴似鼠，身有刺，毛似壕猪箭。

又方：常山四钱，山豆根五钱，蜈蚣一条烘干，黄柏五钱，蜘蛛五只烘干，穿山甲五钱，白鸽血一只全血烘干，以上七味同研末，分三次泡滚酒服，其毒自化。毒重者服此方必愈，不用戒口。按：以上五蛊未曾经验，即用苏荷汤服之，想亦可以取效。

中疳中蛇中肿中癫诸方

苏荷汤：紫苏、南薄荷、青蒿各一两，条参、连翘各八钱，槐花、元参各七钱，柴胡六钱，川芎二钱，生黄芪五钱。按：蛇蛊加白芷一两，三七二钱，受毒重者用水煎服，服药之后病渐减者即是对症，久服自愈。大便秘结者，加慈菇菜一两更妙。上方条参清肺火，消肿胀，连翘泻心火，败毒，紫苏入肺心脾，杀蛇发表，薄荷入肺杀蛊，槐花清肝火解毒，生黄芪败毒发表，元参清肾火解毒，川芎发表，青蒿杀蛊解毒。凡中蛊治方，大要不外杀蛇解毒发毒败毒之品。按：初中毒，服药得吐泻者皆妙。受毒者如不能戒盐荤，但戒鸡鸭鱼虾蚌蛤等可也。

槐芪汤：凡口干火盛者，此方主之。槐花、青蒿各一两，生地、紫苏、南薄荷、连翘各七钱，生黄芪、天冬、元参、花粉各五钱，黄柏三钱，头痛加白芷三钱，川芎二钱，水煎服。

归连汤：当归、生白芍各三钱，生地、连翘、百合、紫苏、苏薄荷各五钱，川芎、槐花、黄连、生甘草各二钱，水煎服。肚胀，除甘草；大便结秘，加慈菇菜一两。

参芪汤：条参七钱，生黄芪、紫苏、南薄荷、麦冬去心、青蒿各五钱，川芎四钱，茯苓三钱，百合、生地各二钱，连翘一钱，水煎服。

以上四方，皆治蛊要药，治疳蛊更效，受毒者随时加减服，药不外四方内药品。受毒极重者，戒盐荤女色，服药数月后，开荤盐近色无妨，仍旧照方服药一年或两三年，至出恭食物全不变，则毒净尽矣。体虚者分两酌量减用。

苏荷生地汤：紫苏、南薄荷、青蒿各一两，生地、条参、连翘各八钱，槐花七钱，柴胡六钱，川芎二钱，生黄芪五钱。此中蛇、中疳、中肿、中癫良方也，与前四方同功。大便结秘者，重加槐花、黄柏、黄芩、慈菇菜等味；小便赤者，加元参、栀子、茯苓；肝火盛者，加生白芍；头痛，加白芷；蛇蛊，加白芷一两，三七二钱。或带热嗽或咳血者，紫苏、薄荷减半，加百合、麦冬、生芍各一两；或时而伤风带寒嗽者，去条参、连翘、槐花、青蒿、生地，加干姜、当归、半夏、陈皮、白芷；或人弱带痢者，去条参、连翘、槐花、柴胡、生芪、青蒿、生地，加百合、白芍、茯苓、麦冬、砂仁、白术、干姜。总之，神而明之，存乎其人。但蛊毒未净，不可服补药与收敛药。或兼有别病，则兼治之，而紫苏、薄荷则断不可去也。又口舌热烂，实火炎上，则去紫苏、薄荷，重加槐花、黄柏、黄芩、茯苓、白芍、元参、泽泻、天冬、石膏等味，酒水煨服。

中疳一症，有毒气走在手者，时而移上头者，或初服药通身发红片者，有通身麻木肉大跳者，有头面上血忽开忽合者，或脑内有声者，治方同。

蛇蛊一症，有在两胁皮内痛，忽移上两肩下皮内痛，永不出汗，怕寒，服药后如有声走入肚内者，有在肚内痛会动会移者，有在心上胀，口涎出，痛而不移，大便常下蛔虫者，或遍身如虱走窜，卧则手脚跳起者，治方同。

老人中蛇蛊方

百合四钱，苏子、南薄荷、当归、茯苓、白芷、白芍各三钱，麦冬、连翘各二钱，水煎服。

又方：南薄荷、苏子、麦冬、白芷、当归各三钱，三七、生首乌各二钱，连翘四钱，广陈皮、木香各五分，百合五钱，水煎服。

老人血气既衰，不可全用峻利之品与大寒凉之药，故斟酌平和之剂，集成两方。但照方服药之后，内毒不安，仍然在内走窜，而静听其毒渐渐坠下，不能升上，即是对症。服药不必太急，急则内毒跳起，病人不安。但当戒食鸡鸭飞禽鱼虾螺蚌蛇蛤水族穿山甲鳞虫等物。久服药，或吐出肉一二块，或吐出黑星如豆大十余颗者，或泻下蛔虫数条者，或泻下黄泥水者，泻净自愈。愈后仍戒食鸡鸭鱼虾等物数年，终身戒食蛇蛤。一服药时，凡一切发毒之物并猪牛马羊肉及果品煎炒皆可食，惟糖枣甘蔗宜戒。以上见治蛊新方。

通治蛊毒

梅师士云：凡中蛊毒，或下血如鹅肝，或吐血，或心腹切痛如有物咬，不即治之，食人五脏即死。欲知是蛊，但令病人吐水，沉者是，浮者非也。用旧鼓皮烧灰，酒服一二钱，须臾自呼蛊主姓名。

又方：旧鼓皮宽五寸长一尺，蔷薇根五寸如拇指大，水一升、酒三升煮二升，服之当下。

又方：斑蝥四只去翅足，炙熟，桃树皮五月初五日采取，去黑皮，阴干、红芽大戟去骨各为末，此二味比斑蝥份两各加一倍，共为丸如枣核大，用米汤送下，必吐出蛊。一服不好，十日再服必愈。此人祖传秘方，神效无比。斑蝥有毒，病愈后用解斑蝥毒方见解救诸毒门服之。

又方：毒在上者，用升麻煎汤吐之，在腹者，用郁金煎汤下之，或合二味服之，不吐则泻，活人甚捷。

又方：一觉腹中不快，即以生黄豆食之，入口不闻腥气者，此中蛊也，急以升麻浓煎汤饮，以手抠吐即愈，极效。如食豆而腥者，即非蛊也。

又方：蚯蚓十四条，好醋泡至蚓死，取醋汁服。如肝烂已死者，皆可治。此葛仙方也。

又方：马齿苋又名瓜子菜捣汁一升饮，渣敷痛处，日饮四五次，甚效。

又方：先取炙甘草一寸，嚼之咽汁，若中蛊毒，随即吐出，仍以炙甘草三两，生姜四两，水煎，日三服。若含甘草而不吐者，则非蛊毒。此盖蛊家秘传也。

又方：凡中蛊毒，无论年代远近，但煮一鸡蛋，插银器于内，含入口中，约一时久取出，蛋银俱黑者，即中蛊也。方用五倍子二两，硫黄末一钱，甘草三寸一半微炒，一半生用，丁香、木香、麝香各一分，轻粉三分，糯米二十粒，入小砂罐内煎服木香忌火，磨水兑服。服后，用高枕平正仰卧，腹中如有物冲心，不必惊动，预备瓦钵，以便呕吐，吐出如鱼鳔之类，乃是恶物，吐罢饮茶一杯，泻亦无妨，少时服食白粥。忌生冷油腻酢酱。十日后，再服解毒丸两三粒，即愈。

辟蛊毒法

凡人家房屋洁净，并无灰尘蛛网者，即系有蛊之家，勿与往来，以免受害。

又方：凡食茶水菜饭等物，将要食时，用筷子向杯碗上敲动，并向主人问云食内果有蛊毒否，一经问破，则可免害。

又方：将食时，自带生大蒜头食之，有蛊必当场吐出，不吐则死，主人畏累，则不敢下蛊。

又方：大荸荠不拘多少，切片晒干，为末，每早空心白滚汤调下二钱，入蛊家无害，此神方也。

又方：凡不饮酒之人，受蛊轻而易治，饮酒者受蛊重而难治。蛊毒多在烟瘴边地，凡有烟瘴之处，又宜饮酒以辟瘴气，是亦不能不饮。总之，在家多饮，出外少饮为妙。

烟　　瘴

解烟瘴毒

用瓷瓦有锋者，或刺额上，或刺眉丛，或刺两手腆，出血一升即解。血红而多者轻，血紫而少者重。

又方：白术、陈皮、茯苓、半夏、栀仁、山楂、神曲各一钱，连翘、前胡、苍术各七分，生甘草四分，生姜引，煎服数剂，神效。凡客游不服水土者亦效。

又方：生熟大蒜各七片，共食之，少顷腹鸣，或吐血，或大便，即愈。

辟烟瘴法

凡云贵两广等省地方，忽有一股香味扑鼻，即是瘴气，断不可闻，以免生病。

又方：凡有瘴气之处，饮食不可过饱，每日须饮酒数杯，不饮酒者亦强勉饮之，可辟瘴气。有三人早行山雾中，一死一病一安然无恙，后乃知死者过于食饱，病者系空腹，无恙者饮酒也。

验方新编卷之十六

诸 血

七窍出血

凡耳鼻目口一齐出血，名曰上虚下竭，死在须臾，不及用药。先将冷水当面喷几口，或妇女急分开头发以水喷之，男子无发可分，用粗纸数层，冷醋浸透搭在囟门，其血即止。或用鼻部鼻血第一方，立止如神。随用补血汤，炙黄芪一两，当归五钱，煎浓汤，加沉香五分磨汁，童便一盏，兑服，血自归经，再加调理，多有全活。

口鼻出血不止

吐血，见劳伤吐血门。用多年尿壶火上烘热，向鼻熏之，立止如神，屡试屡验。或照鼻部鼻血第一方治之，更为神妙。

又方：韭菜捣自然汁半碗，饮之，立见功效。

又方：生地、麦冬各一两，煎服，亦效。

又方：因酒色过多，口鼻出血如泉涌者，荆芥烧枯，研末，陈皮煎汤调服二钱，即愈。

耳鼻流血不止

照上口鼻出血各方治之。

脐中出血并治齿上出血

俱用六味汤加骨碎补一钱，饮之，即愈。盖脐齿亦俱是肾经之位，而出血俱是肾火之外越也。六味汤滋其水，则火自息焰矣。骨碎补专能止窍，补骨中之漏者也，故加入相宜。或用鼻部鼻血第一方亦效。

毛孔出血不止

瘦猪肉一厚片贴之，即止，如神。猪皮亦可。

又方：煮酒坛上纸扯极细碎如杨花样，摊在出血处，按之即止。

又方：草纸烧灰，候冷敷之，亦止。

又方：穿山甲炒，研细末，敷之，用布扎住，即止，随服补血汤见前数剂全安。有人手背毛孔出血，数日不止，又一人肾囊上毛孔流血数日，均用此方而愈，效若仙丹。凡油篓破漏，小孔油出不止者，用此亦极效验。

毛孔节次出血不出则皮胀如鼓顷刻口鼻眼目俱胀

此名脉溢症。饮生姜汁一二盏，即愈。

诸汗

止诸汗法

健猪肚一个洗净，以糯米装满，用线缝口，放砂锅内，水煮极烂，将肚与汤食尽，糯米晒干为末，每用小盏空心米汤调服，极效。

自汗

常出者为自汗。郁金研末，卧时蜜调涂于两乳，即止。

又方：何首乌末，口水调，封脐中，用布捆定，即止。

又方：五倍子、枯矾等分为末，口水调匀，填脐中，用布缚定，立效。

又方：旧蒲扇烧灰，和粉扑之，或用酒调服一钱，极效。

盗汗

睡中出者为盗汗。五倍子研末，用人乳调，蒸熟，丸如龙眼大，每用一丸贴脐上，外以核桃壳盖之，用布缚定，一周时取下再换，贴至十日后即止。

又方：带露桑叶瓦上焙干，为末，空心米汤调服二钱，数次痊愈。有人睡后汗出，遍身衣被皆透，二十年不愈，后照此方服至数日断根，真神方也。

又方：鸡蛋五个，将壳轻轻敲破，勿破内之白皮，浸童便内一昼夜，用冷水渐渐细火煮熟食之，数次即愈。

又方：莲子、真浙江黑枣各七个，浮小麦、马料豆各一合，水煎服，数次痊愈，其效如神。

身出黄汗

此湿热也，将变黄疸，照黄疸门各方治之。

遍身瘙痒

身痒难忍

或痒如虫行，抓破见血，或风热疹子成颗成片，后列各方皆治。

消风散：荆芥、防风、当归、生地、苦参、苍术炒、蝉蜕、胡麻仁、牛子炒，研、石膏煅、知母各一钱，甘草、木通各五分，水煎服。痒极者，宜服此药以消风热，即愈。极重者，外用摩风膏见痈毒诸方搽之，极为神效。体虚者，前药断不可服，只用摩风膏外敷可也。

又方：白花益母草熬浓汤，服，并洗浴数次，神效。血虚者忌服，只须洗浴可也。

又方：胡麻仁、威灵仙、何首乌、苦参、菖蒲各三钱，甘草二钱，共研为末，每服三钱，淡酒送下。此武当山碑刻神方也。

又方：荆芥、防风各一钱，赤芍、银花、小生地各八分，木通五分，甘草三分，水煎服，极效。此叶天士先生方也。

又方：苍耳子煎水，洗，极效。或用生车前子研末，水调搽，或蜜调搽，俱妙。

又方：好熟白蜜，酒调服，并用蜜调热水搽之。

又方：盐二斗，水一石熬至一半，候温，洗浴三五次，能散一切风气。

又方：香附草又名莎草，园地阶墀随处皆有，其草只有两茎，高不过三四寸，根名香附子，用苗不用根，取苗二十斤少则不效切细，煎浓汤，乘热熏洗数次，汗出痒止，常用即可断根，其效如神。一切风热发痒皆治。

又方：赭石研末，酒调一钱空心服，甚效。又用后南瓜方治之，亦极效验。

一人夜静，面上皮内痒不可忍，诸药不效，用滚水烫洗略住，后用好醋煮滚，加硫黄和入，时时擦之而愈。

又方：一人田间收稻，忽然遍身痒入骨髓，用食盐九钱，以滚开水分作三碗泡之，每饮一碗，以手抵住舌根使自呕吐，三饮三吐而愈。

又方：一人浑身上下四肢俱生风热疹子，成颗成片，耳孔鼻孔俱已生满，心中发热闷燥，头眼俱肿，以滚水烫之，自在一时，少刻又痒，百药不效。后以灯火烧背脊两旁共六下，心口一下，乳下二下，软胁眼左右二下，肩尖左右二下，手弯上左右二下，脉门左右二下，虎口左右二下，小指节缝中左右二下，圆膝下外左右二下，腿肚之下左右二下，大脚趾丫左右二下，天庭中、太阳共五下，随用糯米擂浆调水服一菜碗，精神松爽，并用糯米浆以鹅翎蘸扫浑身二三次，方愈。

又，一小儿身痒，用生姜捣烂，布包擦之而愈。

风湿疹子

疹乃热也，不可用人参、白术，当理血而不宜散血。疹初起，必发热口渴，状如红云一片，与斑相同，但斑无头粒而疹有头粒，如虫咬之状。用元参三钱，当归二钱，升麻五分，甘草五分，葛根一钱，水煎服。心火加黄连三分，肝火加栀子六分，肺火加黄芩、麦冬各一钱。

又方：生地、牛子、丹参各三钱，荆芥、防风、木通各钱半，石斛、连翘各二钱，紫草绒、蝉蜕、郁金、犀角各一钱，西河柳叶五钱又名观音柳，水煎服。此叶天士先生方也，屡试如神。西河柳能达皮肤，非此不效，体虚者少服。

风热疹子作痒心下迷闷

巴豆五十粒去皮煮浓汁，以布蘸抹，即愈。

风热疹子作痒成疮

蚕沙一升，水五斗煮取一斗二升，去滓洗浴，避风。

遍身瘙痒抓破见血

名血风疮。老南瓜北人呼为倭瓜去皮煮烂，布包挤去水，厚厚敷之，三日收功。

又方：内服消风散见前，外用黄连膏见鼻部鼻内生痈内或摩风膏见痈毒诸方门敷之，极为神效。

又方：枫子肉、蛇床子各五钱，枯矾、点铜锡各一钱，共为末，加水银二钱，和生猪油捶融，搽之。并治坐板疮及癣疮虫疮，其效甚速。

痱子痒痛

滑石五钱，绿豆四两，研成粉，微炒和匀，以棉扑之。

痱子作痒抓之又痛难于坐卧

苦参四两，大菖蒲二两，河水五瓢同煎数沸，添水二瓢，盖片时，临洗和入雄猪胆汁四五枚，洗之，避风，甚效。或照各前方治之。

邪　怪

男妇病邪与邪物交独言独笑悲哭恍惚

明雄黄研细、苍术研细各一两，松香二两，先将松香溶化，以虎爪和各药末为丸如弹子大，夜烧火笼中，令病人坐其上，以被蒙住，露头在外，扶住熏之，连熏三夜，邪物自去。愈后，必然泄泻，多服平胃散见内外备用诸方自愈。内有苍术，最能避邪，此仙方也。终身忌食螃蟹。

驱狐怪法

凡狐怪作祟扰人，用朱笔写“关圣大帝在此”六字贴之。如仍不去，即诚心向关圣庙拜祷，必去。或立九天应元雷神普化天尊牌位，供奉中堂，诚心拜祷。或赴雷神庙祷告，一切邪怪皆退。缘关帝雷神能制邪魔，诚求必应。

又方：凡狐迷男女，白日用口吸精，夜间交媾如人，用真桐油搽阴处自去。或用珠兰根搽之，则兽自死，即将兽肉晒干为末，服之，更妙。

灸鬼法

治一切邪祟癫狂、胡言乱语、逾墙上屋、寻死等症。以病人两手大拇指用线齐头捆拢，用艾绒于两指缝中离指甲角一分半之处名鬼哭穴，半在甲上，半在肉上，四处尽烧。一处不烧，其疾不愈。神效不可量也。

又方：丝绵一尺烧灰，兑酒服，或开水送下，均效。

制邪鬼法

端午日午时，用猪头血和明雄，晒干收之，或烧烟熏，或带身旁，即能制鬼。

辟鬼火法

夜行时，见碧火出没，此鬼火也，能夺人精气，用铁马镫敲动作响即灭。

鬼箭伤

鬼打伤死见卷十二急救门。身痛有青色，用乱发搽之，发卷成团而硬者即是。用金银花一两煎水饮之，即愈。

又方：山栀炒，灰面炒，桃枝尖七个，共捶融作饼，贴之，次日将饼取下，分作七丸，放炭火中烧之，烧时声响即愈。不愈再烧，以愈为止。

又方：狗骨烧灰二钱，栀子七个，灰面、椿芽各一两，共为末，醋调敷。切忌针刺。

又方：有人为鬼气所中，腿上生疮，百药不愈，后用干狗粪枯而白者烧烟，向疮口熏之，拔出清水数碗、乱发十余团而愈。又有人折足肿痛，不能履地，屡治不效，亦用狗粪熏之，初次不效，二次拔出肉钉三个而愈。

又方：铁渣取细净者二两，核桃又名胡桃取净肉一斤，桃仁八两，同入瓷瓶内，加好酒四斤蒸熟，每日不拘时随量饮酒，盖被取汗，服后痛甚无妨，越痛越好，服完自愈。

奇 病

头顶生疮五色形如樱桃破则自顶分裂连皮剥脱至足

此症名肉人,常服牛乳自愈。或照头部葡萄疮治之,亦效。

眉毛摇动昼夜不眠呼唤不应饮食如常

大蒜二两捣汁，兑酒饮，自愈。

头面发热身有光色

大蒜汁五钱，酒调服，吐物如蛇即愈。

面肿如斗眼中见人只三寸长

此痰症也，用瓜蒂炒、红饭豆各一钱，水煎服一二剂，使痰吐尽，肿消而愈。再用党参、焦术、茯苓、半夏各三钱，甘草一钱，陈皮五分，水煎服。

见一物如有两物

此好食鱼鲜所致。食姜、醋加紫苏水，数日自愈。

见一物如两物或三四物又见桌椅等物平正者视之反歪斜歪斜者视之反平正

或用补药泻药寒药热药皆不效，又服滚痰丸更不效者，此胸膈有伏痰也。用常山五钱酒煮，党参芦三钱，甘草一钱，生姜五片，水二碗煎八分，食远服，吐痰而愈。

醉后呕吐视物颠倒

治法见卷十二烟酒醉伤门。

眼见诸般飞禽走兽以手摸捉则无

此肝胆邪火也。用枣仁、羌活、青葙子花即草决明花、元明粉各一两，共为末，每服二两，水一碗煎七分，和渣饮之，一日三服，即愈。

眼见五色之物忽又变成美女

此色欲过度，虚极所致，急请明医诊治必愈。

爱食猪肉或生油生菜

均见痞癖门。

口鼻流出臭水以碗盛之内有鱼虾走动捉之即化为水

此肉坏也，多食鸡自愈。

口鼻中气常出不散凝如黑盖过十日后渐渐至肩胸与肉相连坚如铁石

泽泻煎汤，日饮三盏，连服五日即安。

身发寒热四肢坚硬如石敲之作钟磬声

吴萸二钱，先用热水泡过，煎水，木香二钱研末，兑服，自愈。

周身皮肉内滚滚如波浪声痒不可忍抓之出血

此名气奔症。用虎杖又名苦杖、大虫杖、酸杖，其梗似红蓼，其叶圆似杏，其枝黄似柳，其花似菊，其色如桃花，其树高数丈或丈余不等、台党、青盐各二钱，细辛七分，水煎，缓缓服。

面如虫行不时烧热

此症恐是麻风，查卷十一麻风症辨明治之。

身如虫行痒不可忍

此风热也，照前遍身瘙痒方治之。

身如蛇虫行走作咬或腹中蛇虫鸣动

此症恐是蛊毒，查卷十五蛊毒方治之。

皮肤中如有蟹行走有声如小儿啼哭

此筋肉之化也。用雷丸、雄黄各五钱，共为末，掺猪肉片上，火中烧熟，食之即愈。

又，胁下生疮，有声如小儿啼哭，治法见肋部内。

皮肤手足之间如蚯蚓鸣

此水湿生虫也。用蚯蚓粪敷于患处一寸厚，鸣止。再用薏苡仁、芡实各一两，白术五钱，生甘草三钱，黄芩二钱，附子三分，防风五分，水煎服，即愈。此治湿则虫无以养，又有生甘草以解毒杀虫，防风去风而逐瘀，附子斩关而捣邪，所以奏功如神也。

周身发斑眼赤鼻胀气喘毛发硬如铜铁

此胃中热毒结于下焦。用滑石、白矾各一两，水三碗煎至一碗，冷服即愈。外用吴萸末，热醋调，敷两脚心，一周时一换，以愈为止，此法最妙。

身上忽现蛇形痛不可忍

外用雄黄末，猪油调搽，内用托里解毒汤见内外备用诸方即愈。气旺者用荆防败毒散见同上更妙。

又方：取雨滴磉石上苔痕，用水融化，噙之即消。

又，痈毒门内有蛇形疮方，可参看。

遍身忽然肉出如锥痒而且痛不能饮食

此名血摊症，不速治，则溃烂脓出，急用赤皮葱烧灰，淋洗，内服淡豆豉汤数盏，自安。

遍身生燎泡如甘棠梨破则水流其泡复生内有小石一片如指甲大

此症抽尽肌肉，难治。三棱、莪术各一钱，为末，酒调服，极效。

自头麻至心窝而死或自足心麻至膝盖而死

小孩粪干结者佳，稀者不用阴干，瓦上烧枯，烧至烟尽为止，每服三钱，豆腐浆调服，或用豆腐调服亦可，甚效。

又方：川楝子烧灰，为末，每服一钱，黄酒调下，不如前方之妙。外用吴萸末，热醋调，敷两脚心，一周时一换，以愈为止，此法最妙。

临卧遍身虱出血肉俱坏渐生渐多舌尖出血身齿俱黑唇动鼻开

日饮盐醋汤数碗，十日自愈。

忽有人影与己随行坐卧久则成形与己无异

此名离魂症。用党参五钱有力者用人参一钱，或用高丽参三钱亦可，辰砂、茯苓各三钱，煎服数剂，俟形影不见，再服十全大补汤，以免后患。

人前不食背地偷食见人则避面色黄瘦

此名鼠膈病，乃食过夜鼠馋之涎所致。用十大功劳叶一名鼠怕草。叶似蒲扇，有五角，角有刺，焙干，为末，每早空心服一钱，酒下，服至半月即愈。

卧床四肢不能举动口说大话并喜说食物

此名失说物望病也。病人如说食肉，便云与尔食猪肉一顿，病人闻之即喜，以肉放病人前，临要吃却不与吃，此乃失他物望也，不必服药，其人睡中口流涎出自愈。

疮疖内有雀鸟出者有乱发出者有瓜菜出有杂物出者

此邪祟也。用狗粪要干而色白者烧烟熏之，越出越多，出尽自愈。

人生尾巴

用药线见痈毒诸方捆住尾根，渐渐捆紧，半月自落。落后再请名医诊脉，多服补阴之剂，以免复发。

药物备要

地黄：以怀庆产者为上，闻彼处顶上者每斤需银一两有奇，近来两湖两广每斤不过三五百文，至多亦不过七八百文，焉能无假，总以透心黑者为佳，中心微黄者次之。有以红白萝卜用地黄汁浸透假充，尤宜细辨。

白术：以于潜产者为上，然贵而难得。此外，总以术内白者方可用，不白即系苍术，用之有损。

茯苓：取整个切片照之，微有筋膜为真。近来多以米粉和苓末咀片假充，又有以米粉包裹松根种成整个者，亦宜细辨。

茯神：真者木心，或在旁或在中，亦不一心，切开有筋膜者是也。假者木心在中，且止一心而无筋膜。

人参：参最易蛀，见风尤易蛀，惟纳新器中封紧，经年不坏。若炒来包藏，须摊过一夜方用，否则参亦易坏。然炒米亦能生虫，或用新棉包之。又参最忌日晒，惟火烘不妨。煎参须用流水，用止水功缓。参本多假，难于辨认，无力尤不易得，以故集中少用。

高丽参：多以东洋参及别药假充，其法用大红绉绸包裹蒸之，使绉纹颜色透入，再用桂元肉汁拌入，烘干，色味与真高丽参无异。欲试真假，以气虚及昏晕时服之，有无功效为准。

党参：色黄味甜，枝软，菊花心为佳。有以一种甜党染色假充者，功缓无力。

鹅不食草：又名石胡荽、野园荽、鸡肠草、地胡椒、地桐毫，叶小花黄，子如胡椒，阶砌及平地随处皆有。

旱莲草：又名鲤肠草、墨斗草、墨头草、墨东草，其茎微红，折断处色即变黑。

红芽大戟：肉色微红者真。色白者名棉大戟，疮毒用之不效。

穀树：又名楮树、构树，叶有两杈如云板样，亦有无杈者。以刀扎树身有浆流出者是。

甘遂：味苦寒。每斤用甘草四两煎汤浸入，三日后去汤，用河水淘洗后，用净水浸之，每日数次，三日后去心，再淘再浸四五日，取一撮入白瓷盆内，隔一宿，看盆中水色不变乃妥，再淘三四次，沥干，以面裹如团，入糠火内煨，煨至面团四面皆黄，内药熟透，取出晒干，入锅炒透，磨粉。其苦寒之毒经制则净，不苦而甜，不寒而温，专消坚结痰块核毒。

木鳖：水浸半月，入锅煮数滚，再浸热汤中数日，刮去皮心。每日辰时入香油锅中煮至油沫尽，再煮百滚，透心黑脆，以铁丝筛捞出，即拌入炒红土砖细粉内，拌至土粉有油气，入粗筛筛去油土，再换炒红土料拌一时，再筛去土，连制十日，时刻不可错乱，以木鳖同细土锅内再炒，入盆拌罨一夜，取鳖去土磨粉。用此物能搜筋骨入骱之风湿，祛皮里膜外凝结之毒痰。所煎之油可入熬膏用。此物最毒，倘炮制不透，服之必发战而死，是不可不慎也。

乳香：如乳头明透者良。近来多以枫香假充，性粘难研。每两用灯心二钱五分同炒，炒至圆脆可粉为度，扇去灯心，取香磨细用。

没药：色赤如琥珀者良。亦用灯心同炒，与制乳香同。

冰片：多以樟脑假充。以牙色如梅花片者良。杉木炭养之，则不损耗。

血竭：味甜咸，色赤，以染透指甲者为真。若味大咸有腥气者，是海母血假充。

阿魏：味极臭，取少许沾铜器上，过夜，沾处色白如银者真。

硼砂：色黄如胶者真。

沙苑蒺藜：以潼关产者良。皮货店所带形扁如腰子，色绿者真。

赤小豆：又名饭豆，扁而红者是。若半红半黑，名鬼眼豆，无益有损，断不可用。

乌梅：生青梅蒸熟，用稻草灰拌入，晒干即是。店中多有以小杏假充。必须自制，用之方效。

柿饼：以大者为佳。有以小野柿假充，用之有损。

蓖麻子油：蓖麻子五升捣烂，用水一斗煮有白沫即取起，待沫尽乃止，去水，将沫熬至点灯不炸为度。

灯心炭：取活竹一段，两头留节，中开一眼，以灯心塞满，外将原刻竹仍填原眼，加泥裹好，入糠火内煨至竹成一炭，取内灯心炭用。

阿胶：味不臭者佳，色绿者为上。有气味者必假，不如好牛胶代之。

鹿茸：茸有数种，佳者颇不易得，茸片尤假。一人与茸客至交，因体虚向客索得血片一斤服之，体虚如故，毫不见功，怪而问之，茸客醉后吐实，系用牛尾、猪血和药制成，其片放手心亦能卷动，与真茸无异。

鹿胶：凡胶以自熬为真，鹿胶必用真关东鹿角熬服方效。若川角鱼角色白而长者，俱无力。

龟版：龟版生用有力，药店多以熬过龟版混充，不可不辨。

龟胶：此胶亦宜自熬，板以厚而黑者为佳，黄而薄者无力。

癞虾蟆：又名癞团，又名老蟾。目红腹无八字纹者不可用。

蜣螂：又名推车虫、推屎虫。以人粪一团如推车者是。

搔蛱子：本名蛸蛱虫，又名偷油婆，江苏人呼为髒髋。有翅能飞，其色紫如油，灶边及有食物之处最多。

蜒蚰：本名蛞蝓，又名鼻涕虫，其形似也。

蜗牛：头有须，尾有螺壳者是。

蝼蛄：又名蟪蛄，即土狗也。

虻虫：大如蜜蜂，腹四褊微黄绿色，喜食牛马血。

杂 治

治热病法

外用吴萸末，热醋调，敷两脚心，一周时一换，以愈为止，此法极妙。

凡热证有心胸烦闷者，有日久沉睡不言者，此火伏于内也。用绿豆和建橘饼煎汤，温服，一面服以清凉之药，一面以此汤饮之，自易奏效。再以好梨食之，更妙。

困倦喜睡齿暗无色舌白昏昏不知痛痒处或下痢或不下痢

此虫食肛门症也。用桃仁十五粒去皮尖，好醋一碗，盐三钱，煎热，连桃仁服。

沉闷无聊若有病状

一人沉闷无聊，若有病状，遇一名医云：此热症已极，气血消铄，不急治，一二年后必发大痈而死。惟每日食好梨一个，服至一年，不可间断，依法服之而愈。梨久易坏，照后收藏食物法可以久留。

夜不能睡

生地黄三钱，麦冬二钱，北五味七粒，水煎，连服三日，必效。

灯草一两，煎水当茶饮，向晚不可饮茶。

飞丝缠身

飞丝缠住耳鼻手足等处，肿痛不已，用威灵仙煎浓汤，洗，即愈。

身上无故生蛆

蛇蜕研末，麻油调擦，蛆出自愈。

除虱子

一人临睡，周身虱出数升，血肉俱坏，每宿渐多，痒极难言，舌尖出血不止，身齿俱黑，唇动鼻开，用盐醋汤饮之，十日而愈。寻常生虱子者，用后银朱方神效。

辟臭虫

臭虫多则迷人，耗损气血，须将门窗关闭紧密无缝，用宣木瓜烧熏极效。居客店者尤宜熏之。

又方：硫黄数钱为末，和棉花子烧烟熏之，二三次即去。又后有银朱方最效。

辟蠹鱼跳蚤虱子臭虫

七里香即芸香置书中及席下，自去。

又方：顶上银朱一两，纸卷烧熏，一切虫蚁蜈蚣闻之即死，真妙方也。

辟蚂蚁

粤西蚂蚁最多，有入衣箱及被褥者，一见大蒜即去，或勤加点检亦去。

辟白蚁

栀子能消白蚁为水。或用银朱方极效。

辟蛇

香白芷栽植园中，蛇不敢入。

又方：独脚莲草，初发生时便似莲房，栽植园中，蛇虺不敢过其下。

又方：用雄黄如桐子大，烧烟以熏衣服被褥之类，则蛇不敢近。

辟蜈蚣

头发烧烟，熏床下或厨房，蜈蚣闻之，入土三尺。或用前银朱方尤效。

辟食尸虫

有种怪虫，爱食死尸，挥之不去，惟用豹皮将尸掩盖则散。

收蚊虫

五月五日，取癞虾蟆一只剖开，不去肠杂，埋入十字街心，六月六日取出，将虾蟆肉在房中壁上画一圈，其蚊尽入圈内，此房永无蚊患。

又方：五月五日五更时，使一人在堂中向空扇，一人问云：扇甚么？答云：扇蚊子。凡七问七答，不可嬉笑，一夏永无蚊入。此山西九十老翁黄澹翁所传也。

耗鼠窃油

香油一斤，入桐油三两，点灯，鼠不敢窃。

野猪践食田禾

用机轴纺织器具置放田间，即去。

辟盗贼刀兵疾病鬼怪虎狼蛇虫

萤火虫、鬼箭羽、蒺藜各一两，雄黄、雌黄各二两，羚羊角煅存性一两五钱，枯矾二两，铁锤上木柄取锤眼中者，烧焦一两五钱，共为细末，加雄鸡冠一具，鸡蛋数枚，黄丹五钱，和捣一千下，为丸如杏仁大，用三角形绛色绸包，每盛五丸，入病人家带左臂上，从军系腰中，居家挂门上，行船挂船头，可避贼盗刀兵疾病鬼怪及虎狼蛇虫。有人在军中配带此药，贼放箭炮，离身数尺即落，不能伤人。此务成子方也。见《本草纲目·萤火》小注。

避难时止小儿啼哭

预备绵为小球，随儿大小为之，以甘草煎浓汁或熟枣膏浸过有甜味者，随身带之，临时以口津润透，放儿口中，儿不啼哭，免贼搜寻，贼过则去之。前朝靖康年间有神人书于通衢，救人甚众。

止火法

凡遇火起之处，用鸡蛋三个，每个大头写“温”字，小头写“琼”字，向火焰绝高处尽力掷去，口念敷施发润天尊，连掷连念，其蛋落处，火焰自低矣。

又方：火起之处，不论远近，各家男妇大小，每人持米一盘，诚心向天摇簸，口念敷施发润天尊，其火自熄。康熙年间，山西伍某事母极孝，一日母病，祷于神，梦神人告曰：尔母病易愈，惟尔村中月内当有火灾，可速迁避。某因事未即迁居，后屡梦神人促之。某向神禳解法，神即以前二法告之，数日后，村中火起，某告村众如法试之，其火顿熄。此亦黄澹翁所传。

救饥法

凡饥年，官民设厂施粥，多有奸徒搀和石灰，串通渔利，南北皆然，不可不察。

糯米三升水淘，慢火炒熟，芝麻三升水淘，慢火炒熟，先将糯米磨粉，后入芝麻同磨为末，又用红枣三斤煮烂，去皮核，捣和为丸，每重五钱，日食一丸，滚水送下，可以不饥。如无糯米、红枣，即黏米、黑枣亦可。饥年制送，功德无量。

又方：板栗去皮、红枣去皮核、胡桃去皮即核桃、柿饼去蒂各等分，蒸一二时取出，放石臼中捣极融烂，捻为厚饼，以冬月吉日修合，晒干收贮，一饼可耐三四日不饥，过三四日再服一饼，更能耐久。此药补肾健脾，润肺清肝，须细嚼为妙。

又方：黑豆七升，芝麻三升，水淘过即蒸，不可泡久，蒸过晒干，去壳再蒸，以三蒸三晒为度，捣为丸如龙眼大，每服一丸，三日不饥。

又方：红薯洗净蒸熟，候半干捣烂，加糯米粥和如泥，糊竹篱上，愈久愈坚，不蛀不坏。如遇荒年，取手大一块煮清粥一大锅，食之能耐饥。或做土块样，砌成墙壁留下更妙。

又，凡遇凶年施粥，饥民急于得食，若过于沸热，必伤肠胃，往往食后百步间即仆倒而死，宜于夜间煮粥，盛大瓮中，次早以木棍搅匀与食最妙。

又，饿极之人不可食干饭干物，宜以极清稀粥少少与食，一日食数十次，总不宜多。或以稀粥泼桌上，令其渐渐吮食，食至数日后，方可稍食干饭，亦不宜多。缘饥久肠细，饱食往往胀死。乾隆戊戌年间，湖南省岁歉施粥，饥民贪食，死者甚多，后用此法活人无算。

行路不迷

带龟而行，虽入深山无人处，至三叉路口，将龟放下，依龟而行，自不迷路。

夜行无恐

用右手中指在左手心写“我是鬼”三字，将手握紧，自不畏惧。黄澹翁传。

客路须知

凡水陆舟车孤村野岸之处，有一种闷香贼匪，稍不防备，即被迷闷，窃掠一空。临睡时口含冰糖砂糖、片糖亦可或含甘草可免。如或吞下，必须添含。其门脚窗缝，多撒白砂糖黄砂糖亦可为妙。或用清水一盆置房中，亦免昏迷，并避邪鬼。如被迷闷不醒，饮冷水或糖水、甘草水均可解。

又，睡时用明雄要大块的戴头上，或系左腋下，亦能辟邪。

又，客店人多屋少之处，多有人死未及殓埋，将尸藏匿榻下，尤宜详细看过。

晕船晕车

坐船头晕呕吐者，开船时向天后宫或江神水神之处诚心拜祷，即安。或饮童便最妙，饮白砂糖水亦可。或用撑船竹篙水滴碗中，以滚开水兑服，亦效。

又方：上船时，将灶心土一块藏发中，勿使人知，即安。或写“土”字于手心，坐船即不恐怖，取土能掩水之义。晕车呕吐者，亦饮童便为妙，或白砂糖水亦可。

渡江胆怯

用黄纸以朱砂写“禹”字戴身旁，自安。黄澹翁传。

罪囚邪术辟刑

有口含药物，或带身旁，或贿差役内侍传递，尤宜加意关防。

黄纸上用朱砂水印二颗，先将印用皂角水洗净油，一贴罪囚背上，一贴心口，并用绿豆煎水与服可破，甚效。

又方：用细竹条出其不意扑之，或子夜静忽然提讯，猝不及防，亦可破也。又有运气自耳鼻及粪门出者，塞其耳鼻粪门自招。

造屋禳解

凡起造房屋，先请善观阴阳者过细查看屋内，如有邪怪，即将瓦椽拆去，用牛将地犁过一次。若有古冢，必须作文祭祷，起迁另葬为要。

解酸酒法

头二蚕砂干者二两，量酒多少加减酌用，布包放酒中封固，三日后开饮，味好且能益人。

又方：红饭豆扁而微红者是炒香，量酒多少，用布包入酒中，味即转正。

又方：好酒一斤加碱水一二滴，试过再加，不可多，亦不可少，加后即炖热饮，久则味变。酒店多用石灰解之，饮之伤人。

制食物法

煮肉，用篱上旧竹篾捆之，则易融烂。煮肉、烧肉忌用桑柴火。蒸腊肉或火腿，取烧红炭放皮上略烧片刻，则皮易烂。煮臭肉须切片，用短稻草同煮，其臭气尽入草内。暑天煮冻肉，将肉煮透，放灰中过夜即冻。

又方：用洋菜煮融，和入亦可。夏月肉用醋煮，可留数日。炖羊肉，加青草一把，易烂而不膻。煮杂色羊肉，入松子数粒则不毒，投灶边瓦一片易烂。煮老鸭，放灶边瓦一片亦易烂。洗猪肚猪脏，用盐或用糖则不臭，用面同洗亦可。

煮鱼，临熟入川椒数粒则去腥，用枳实数片或凤仙花子数粒则骨软，下木香亦不腥。造鱼鲊，先用盐并矾腌，洗去涎，再用炒盐、红曲末腌透入坛，则经久味佳。糟蟹，用皂角一寸置坛底，则黄不沙亦不散，或入白芷，黄亦不散。

腌姜，先用蝉蜕泡水洗，再用蝉蜕数个入坛底，虽姜老亦无筋。煮笋，入薄荷加盐则不老而味更鲜。腌茄，入石绿数颗则切开不黑。食蒜，与生姜、枣子同食则不臭。

洗象牙器，或用豆腐渣浸擦，或用人乳浸半日洗之。象箸油透，插入芭蕉梗内，则洁白如新。伽南香枯，以新荷叶包裹，露过夜，即发香如新。写石碑，用皂角水调朱，写上不落。

收藏食物

米中放螃蟹壳，日久不生虫。梨用萝卜隔开，小萝卜整用，大萝卜切开用，勿使相着，用竹篓收藏，忌木器，经年不坏。

香橼收法与梨同。橙、橘以绿豆拌收，经久不坏，用松毛包藏三四月不干，用有盖新瓦罐，每罐放一个，密封，藏楼上，更可经久，此法最妙。

书中藏芸香又云七里香可辟蠹，枝叶皆可用。笔用硫黄水浸过收藏不蛀，或用川椒水贮笔套内。砚水，当严寒时，用荔枝壳煎汤或川椒煎汤，写字不冻。瓶花水，夏日入火烧瓦一片不臭，冬月入硫黄不冻。皮衣，包裹紧密，不使透风，箱内四角各放浮水之炉甘石一块，可收湿气，永不生虫。

试井中毒

凡古井及五月井中恐有毒，淘井者不可轻入，先以鸡毛投入试之，毛直下者无毒，回旋者有毒，以好醋数斗倾入，则可下矣。

耐点烛法

黄蜡、松香、槐花、浮水石各一斤，共为细末，熔化，用灯心浇成烛，一昼夜只点一寸。

留宿火法

胡桃一个又名核桃烧半红，埋热灰中，三五日不烬。

各物污衣

凡衣被污坏，总以先用滚水泡透，再照后开各方加洗：墨污者，饭洗，或枣洗，或灯草洗；黄泥污者，姜汁洗；血污者，萝卜汤洗，或小便洗；疮毒脓血污者，牛皮胶洗；漆污者，先用油洗水搓，再用杏仁嚼洗；蓝靛污者，杏仁嚼洗；膏药污者，或用油洗，或用滚酒，或用灶心土；槟榔水污者，白醋洗；酒酱醋污者，藕汁洗；清油污者，蜜洗，或萝卜水洗；猪油污者，栗子洗；牛羊油污者，石灰洗；桐油污者，豆腐渣洗；烟油又名烟屎污者，瓜子嚼洗，或用米洗。

墨污绸绫皮棉衣服

滑石为极细末，和水调上，干即扫去，自除。或用赤石脂末更妙。

墨污纸绢书画

灯草水洗。

又方：硼砂一钱，百草霜二分，明矾五分，用鸡蛋一个去黄留白，将药为末调和，装入鸡蛋内，晒干，用时涂字背面，待半干，用指轻弹，墨自落。

去墨法

用西瓜一个半熟者约重三斤，蒂边开一孔，入官硼砂三钱五分，硇砂四钱，共为细末，入瓜孔内，将孔盖塞，悬一七，白霜自出，以翎毛扫下，又一七收取。用时先将清水湿墨，以药蘸上，待干，用翎扫净，纸白如新。

去朱法

黄瓜一条,蒂边开一孔,入官硼砂一两,依上去墨法取霜用之。

书被水浸

揭不起者，蒸片时可揭。

去书画雨漏痕

大甑中蒸片时，取出晒干，至一二次后，用物压平，其痕自退十分之八。

辟秽气

零陵香草、生大黄各四两，苍术、白芷各三两，沉香、芸香、山柰、辛夷、甘松各二两，共为细末，烧之，大可辟秽。

辟油漆气

凡房屋器皿新经油漆者，其气难闻，将绿豆煮滚，取气熏之，其气渐收，或以绿豆汁洗之，更妙。

阿胶着物臭气不退

墙壁旧红对联纸烧烟熏之，即退。

禽兽诸疾

鹤病：蛇床子和大麦煮熟，喂之。

鹿病：用盐拌料豆喂之，豌豆亦佳。

百鸟疮：鸟饮恶水，鼻生烂疮，甜瓜蒂为末，敷之，即愈。

百鸟翅足折损：喂以芝麻，仍嚼敷患处，自愈。

鸡病：真麻油灌之，立愈。若中蜈蚣毒，则研茱萸汁灌之。

鸡瘟：巴豆一粒，捣极碎，香油调灌入口即愈。又绿豆磨粉，水和成条，喂数次愈。又生硫黄灌食，极效。

鸭病：真香麻油灌之。

犬病：以水调平胃散见内外备用诸方灌之。

猫犬生癞：硫黄拌饭与食，极效。或用硫黄纳猪肠内煮熟喂之，或用百部煎水涂之。狗蝇多者，以香油遍搽，立愈。

猫病：乌药磨水，灌之。如被人踏伤，苏木煎汤洗。小猫啼叫不止，陈皮研末，涂猫鼻，即止。

猪病：割去尾尖，出血即愈。若瘟疫，用萝卜菜或同樟树叶与食之，不食则难救。

猪瘟：大黄五钱，朴硝五钱，共泡汤一罐，倾出候温，竹筒灌下，泻出毒即愈。又方：贯众三两，猪牙皂一二两，水四五碗煎二三十滚，再用朴硝末三两煮一二滚，候温，灌下亦效。

牛猪病：大黄、黄芩、黄柏、栀子、连翘、柴胡、苍术各三钱，水三大碗煎一碗，灌之，自愈。

牛羊猪瘟：牙皂、细辛、川乌、草乌、雄黄同烧灰，研末，吹入鼻中五六分，即愈。加麝香二三厘更妙。

牛马疥癞：荞麦杆烧灰，淋汁洗。又藜芦为末，水调涂，甚妙。

羊生疥癞：锅底烟子及盐与桐油各二两，调匀，涂之。

马病：用白凤仙花连根叶捣汁，熬膏，有病，抹其眼四角上，即汗出而愈[1]。

注［1］而愈　此后原有“附愈病法”一段，显非鲍氏原文，据潘本、谭本删。